竞攀系列

上海市高校085内涵发展专业建设资助项目

中医学基础

主　编　邹　军

副主编　江　岩　杨　杰

编写人员（按姓氏笔画排序）

方映慧　吕　爽　刘子清　江　岩　孙忠广

杨　杰　李丽辉　吴　伟　吴隽旎　邹　军

宋亿南　张　丽　张玲莉　陈炳霖　林　菲

苑建齐　季明勇　秦淑娟　屠嘉衡　董苗淼

董洁琼

U0258083

复旦大學 出版社

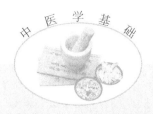

前　言

　　中医学是一门研究人体生理、病理、疾病的诊断与防治，以及摄生康复的传统医学科学，并具有独特的理论体系。教育部有关运动人体科学专业、运动康复与健康专业的培养目标和课程设置，要求这两个专业学习中医学的基础知识，这是本教材的编写目的。

　　目前在体育院校使用有关中医基础理论的教材主要有高等中医院校教材《中医基础理论》或供非中医专业使用的《中医学概论》等，教材或为纯基础理论介绍、或偏于常见内外科疾病的诊治，主要适合将来从事医药工作的医科院校学生学习了解中医学基础知识。这些教材较缺乏中医运动医学相关内容，如中医体质学说在体育运动中运用、常见伤科病症的治疗、常见运动性疾病的治疗、中医运动医学学科发展概况等。体育院校运动人体科学专业、运动康复与健康专业学生毕业后主要服务对象是竞技运动员或养生康复人群，因此有必要将有关中医运动医学内容完善到这两个专业学习的中医学基础教材中。

　　本教材第一章到第六章主要介绍中医的基础理论、诊断方法与常用方药，其中有关中医体质学说在体育运动中运用、伤科病症与运动性疾病的常用方药等有关运动医学内容在相关章节中作了介绍。第七章到第九章是临床部分内容，主要介绍临床常见内科疾病、伤科病症、运动性疾病的中医药防治方法。第十章介绍中医运动医学学科的现状。据此，本教材根据理论联系临床的原则，在充分阐述中医学基础理论的基础上，增加有关中医运动医学内容。

　　本教材除适合运动人体科学专业、运动康复与健康专业两个专业的学生学习中医学的基础知识与技能外，也适合民族传统体育专业学生学习中医的基本理论，或为竞技体育的教练员和运动员学习一些中医的基本内容、了解中医药在运动医学的运用提供参考。

　　在本书编写过程中，力求做到层次清楚，语言流畅，内容丰富，既便于循序渐进地系统学习中医学，又能使读者了解到中医学结合运动医学方面的新进展，希望本书为中医运动医学的发展起到一定的推动作用。

　　限于编者的学术水平，错误与不妥之处在所难免，敬请读者批评指正。

邹　军

2013 年 2 月

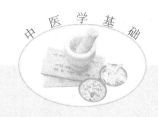

目　录

第一章　导论 1

第一节　中医学理论体系 1

　　一、中医学理论体系的形成 1

　　二、中医学理论体系的发展 3

第二节　中医学整体观念和辨证论治 4

　　一、整体观念 4

　　二、辨证论治观 6

第三节　中医学基础的主要内容 9

第二章　中医学哲学基础 11

第一节　阴阳学说 11

　　一、阴阳学说的起源与形成 12

　　二、阴阳的基本概念 12

　　三、阴阳学说的基本内容 13

第二节　五行学说 15

　　一、五行学说的起源与形成 15

　　二、五行学说的基本概念 16

　　三、五行的基本特性 16

　　四、事物五行属性归类 16

　　五、五行学说的基本内容 17

第三节　阴阳与五行学说在中医学中的应用 19

　　一、阴阳学说在中医学中的应用 19

　　二、五行学说在中医学中的应用 23

第三章　中医学的生理观 28

第一节　气血津液 28

　　一、气 28

　　二、血 35

　　　三、津液 36

　　　四、气血津液的关系 38

　第二节　藏象 39

　　　一、五脏 39

　　　二、六腑 42

　　　三、奇恒之府 43

　第三节　体质 43

　　　一、体质的基本概念 43

　　　二、体质的分类 44

　　　三、体质学说的应用 44

第四章　中医学的病理观和防治原则 50

　第一节　病因 50

　　　一、外感病因 50

　　　二、内伤病因 53

　　　三、病理产物性致病因素 54

　　　四、其他 56

　第二节　发病 56

　　　一、发病的基本原理 56

　　　二、发病类型 57

　第三节　病机 57

　　　一、邪正盛衰 57

　　　二、阴阳失调 58

　　　三、气血失常 60

　第四节　中医学的防治原则 60

　　　一、预防原则 61

　　　二、治疗原则 62

第五章　中医诊断方法 66

　第一节　绪论 66

　　　一、中医诊断学的主要内容 66

　　　二、中医诊断的原理与原则 67

　　　三、中医诊断学的发展简史 68

　第二节　望诊 68

　　　一、全身望诊 68

　　　二、局部望诊 70

　　　三、望排出物 74

　　　四、望小儿指纹 75

　　　五、望舌 75

　第三节　闻诊 78

　　　一、听声音 78

二、嗅气味 81
第四节　问诊 82
　　一、问诊的意义及方法 82
　　二、问诊的内容 82
　　三、问现在症状 83
第五节　切诊 90
　　一、切诊概述 90
　　二、正常脉象 92
　　三、病理脉象 93
第六节　按诊 97
　　一、按诊的方法与意义 97
　　二、按诊的内容 98

第六章　中医治疗手段 104
第一节　中药学 104
　　一、中药的起源和中药学的发展 104
　　二、中药的产地与采集 106
　　三、中药的炮制 107
　　四、药性理论 107
　　五、中药的配伍 110
　　六、用药禁忌 111
　　七、中药的剂量 112
　　八、中药的用法 112
　　九、解表药 114
　　十、清热药 115
　　十一、泻下药 120
　　十二、祛风湿药 121
　　十三、化湿药 123
　　十四、利水渗湿药 124
　　十五、温里药 125
　　十六、理气药 126
　　十七、消食药 127
　　十八、止血药 128
　　十九、活血化瘀药 131
　　二十、止咳平喘药 136
　　二十一、安神药 138
　　二十二、平肝熄风药 139
　　二十三、补虚药 141
　　二十四、收涩药 147
第二节　方剂学 148
　　一、方剂学发展简史 149

二、方剂与治法 151

三、方剂的组成与变化 152

四、剂型 154

五、方剂的服法 156

六、解表剂 156

七、泻下剂 158

八、和解剂 159

九、清热剂 160

十、温里剂 162

十一、补益剂 163

十二、安神剂 166

十三、理气剂 166

十四、理血剂 167

十五、治风剂 168

十六、治燥剂 169

十七、祛湿剂 169

十八、祛痰剂 171

十九、消食剂 172

二十、祛暑剂 173

附　运动创伤、运动性疾病方剂 173

第七章　**内科疾病** 182

第一节　辨证 182

一、八纲辨证概要 182

二、风火燥湿寒辨证 184

三、脏腑病证辨治概要 189

四、气血津液病证辨治概要 199

第二节　常见内科疾病的中医药治疗 202

一、感冒 202

二、咳嗽 203

三、中风 205

四、胃痛 207

五、便秘 208

六、头痛 210

七、腰痛 211

八、消渴 212

九、肥胖病 213

第八章　**常见伤科病症的治疗** 216

第一节　肩部 216

一、肩部扭挫伤 216

二、肩峰下滑囊炎 ………………………………………………………… 217
　　三、肩关节脱位 …………………………………………………………… 218
第二节　肘部 ……………………………………………………………………… 221
　　一、肘关节扭挫伤 ………………………………………………………… 221
　　二、肱骨外上髁炎 ………………………………………………………… 222
　　三、肱骨远端全骺分离 …………………………………………………… 223
　　四、肘关节脱位 …………………………………………………………… 224
第三节　腕部 ……………………………………………………………………… 226
　　一、腕三角纤维软骨盘损伤 ……………………………………………… 226
　　二、腱鞘囊肿 ……………………………………………………………… 228
　　三、腕舟骨骨折 …………………………………………………………… 229
第四节　膝关节 …………………………………………………………………… 230
　　一、膝关节半月板损伤 …………………………………………………… 230
　　二、膝关节创伤性滑膜炎 ………………………………………………… 231
　　三、髌骨软化症 …………………………………………………………… 233
　　四、膝关节侧副韧带损伤 ………………………………………………… 234
　　五、髌骨脱位 ……………………………………………………………… 235
第五节　踝及足部 ………………………………………………………………… 236
　　一、踝关节扭挫伤 ………………………………………………………… 237
　　二、跟腱损伤 ……………………………………………………………… 238
　　三、跟痛症 ………………………………………………………………… 239
　　四、跖跗关节脱位 ………………………………………………………… 240
第六节　颈部 ……………………………………………………………………… 241
　　一、落枕 …………………………………………………………………… 241
　　二、颈椎病 ………………………………………………………………… 242
第七节　腰部 ……………………………………………………………………… 245
　　一、腰部扭挫伤 …………………………………………………………… 245
　　二、第三腰椎横突综合征 ………………………………………………… 247
　　三、梨状肌综合征 ………………………………………………………… 248

第九章　常见运动性疾病的治疗 ……………………………………………… 250
第一节　过度训练 ………………………………………………………………… 250
第二节　过度紧张 ………………………………………………………………… 251
第三节　运动性心律失常 ………………………………………………………… 253
第四节　运动性低血糖症 ………………………………………………………… 256
第五节　胃肠神经官能症 ………………………………………………………… 257
第六节　运动性高血压 …………………………………………………………… 259
第七节　运动性血尿 ……………………………………………………………… 261
第八节　运动性月经失调 ………………………………………………………… 263
第九节　运动员停训综合征 ……………………………………………………… 269
第十节　运动性晕厥 ……………………………………………………………… 270

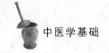中医学基础

第十一节　运动性腹痛 272
第十二节　肌肉痉挛 274
第十三节　赛前应激调理 276

第十章　中医运动医学学科现状概述 279
第一节　中医运动医学的学科特性 279
　一、中医药学科群的构建已日臻完善 279
　二、中医运动医学已经具有相对独立的临床病种 280
　三、中医运动医学的人才资源、教学和科研储备都已有了相当规模 280
　四、中医运动医学和西医运动医学有较明确的分界线 280
　五、中医运动医学的概念及其特色 281
　六、结语 281
第二节　中医运动医学的教学、临床、科研现状与分析 281
　一、中医运动医学的教学现状与分析 281
　二、中医运动医学的临床现状与分析 287
　三、中医运动医学的科研现状与分析 293

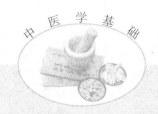

第一章 导 论

　　中医学是在阴阳五行理论的指导下,从动态和整体的角度研究人体生理、病理、药理及其与自然环境之间的关系,从而寻求防治疾病最有效方法的一门学科。它是在中国古代辩证法和唯物论思想的影响和指导下,经过长期的医疗实践,不断积累并反复总结而逐渐形成的独具风格的传统医学,是中国人民长期与疾病作斗争所取得的极为丰富的经验总结,具有几千年的悠久历史,在中国传统文化中有着举足轻重的地位。

第一节　中医学理论体系

一、中医学理论体系的形成

(一) 中医学与中医学理论体系

　　1. 中医学　医学属于自然科学范畴,是一门研究人类生命的过程以及同疾病作斗争的科学体系;中医学是一门研究人体生理、病理、疾病的诊断与防治以及摄生康复的传统医学科学,具有独特的理论体系。

　　2. 中医学理论体系　中医学理论体系是由中医学的基本概念、基本原理以及按照中医学逻辑演绎程序从基本原理推导出来的科学结论即科学规律而构成的,是以中国古代的辩证法和唯物论思想,即阴阳五行学说和气一元论为哲学基础,并以整体观念为指导思想,以辨证论治为诊疗特点,以脏腑经络的生理和病理为核心的独特医学理论体系。

(二) 中医学理论体系形成的条件

　　早在先秦时期,中医学就已经出现,并于战国到秦汉时期形成其理论体系。《黄帝内经》成为中医学理论体系的核心,《神农本草经》完成了从药物经验的积累向《中药学》经典著作的飞跃,而张仲景的《伤寒杂病论》则代表了中医临床诊疗水平的显著提高和辨证论治原则的确立。鉴此,中医学理论体系的框架得以形成。

　　1. 古代哲学思想的影响　中医学属于古代自然科学范畴,其理论体系始终没有脱离古代自然哲学。战国至秦汉的中医学家结合了哲学家们解释阴阳、五行、精、气、神等的哲学思想和当时的中医知识,作为认识人与自然,解释人体生理功能、病理变化和指导诊断、治疗、判断预后的基本方法和理论,使零散或半零散的医疗经验系统化、理论化,形成了中医理论

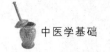

体系的基本框架,代表作有《黄帝内经》。

2. 社会自然科学的渗透　从春秋战国到秦汉这一历史时期,出现了各种文化学术流派,如道家、儒家、法家、墨家、名家、纵横家、农家、兵家、阴阳家等,并展开了学术争鸣与交流,这一时期学术上呈现出"百家争鸣"的繁荣景象,也在客观上成为中医学理论体系建立的内在动力。汉代以前就有众多医药文献问世,除马王堆医书《五十二病方》以外,仅《汉书·艺文志》记载就有医经七家(《白氏旁篇》、《扁鹊内经》、《扁鹊外经》、《黄帝内经》、《黄帝外经》、《白氏内经》、《白氏外经》)、经方十一家(《妇人婴儿方》、《五脏六腑疝十六病方》、《五脏六腑痹十二病方》、《五脏六腑瘅十二病方》、《泰始黄帝扁鹊俞拊方》、《风寒热十六病方》、《客疾五脏狂颠病言》、《五脏伤中十一病方》、《汤液经法》、《金创》、《神农黄帝食禁》),由此可见社会环境对中医学发展有着重要作用。现存的《黄帝内经》语言风格各异,著作年代不一,甚至某些观点相抵触,这也正反映了当时"百家争鸣"的历史痕迹。

3. 丰富医疗经验的积累　中国自公元前21世纪进入奴隶社会以来,随着医疗实践经验的积累,人们对疾病的认识不断发展。中华民族的祖先通过长期的生产斗争和医疗实践,逐步积累了最原始的医药知识,为中医学理论体系的形成奠定了丰富的实践基础。早在周代,就产生了"食医、疾医、疡医、兽医"的专职医生。在战国时期,涌现出了扁鹊、医缓、医和等著名医家。秦国医缓去晋国出诊,认为秦景公"病入膏肓",无药可救,竟而言中,成为千古佳话。秦国医和,明确地排除了鬼神致病的传统观念,认为晋侯"疾如蛊"是因沉溺女色而成,同时提出了最早的病因学说——"六气致病说"。扁鹊,在青年时期"为人舍长",并与长桑君交往十余年。长桑君认定扁鹊是个有为青年,就将秘密医书传给扁鹊。此后扁鹊行医以望诊、切诊为主,曾因诊治齐桓侯、虢太子、赵简子等疑难大症闻名全国,而且擅长各科,随俗为变,所以颇受各地欢迎。通过以上各代表医家丰富的临床经验和辉煌的事迹不难看出,中医理论体系的建立是历史之必然。

东汉三国社会动荡,战火不息,民不聊生,传染病大流行。众多的疾患使医家认识到已经拥有的经验不能够满足诊疗的实际需要,需努力探讨解决问题的方法;此外,众多的疾患在客观上也为医家提供了大量的临床实践和创新锻炼的机会。见解独到、技术高超的名医也应运而生,华佗、张仲景就是其中的优秀代表。华佗早年游学徐州,学识渊博,通晓数经及养生之术。在无数疾病之中取得了医学上很高的成就,精通内、外、妇、儿、针灸等科,尤其擅长外科手术,被后人誉为"外科鼻祖"。剖腹术、麻沸散等正是他在军队供职多年大量野战外科临床实践上的发明创造。张仲景在面对其家族200人中在不到10年间就因疾病死亡2/3,死于伤寒者竟占7/10的惨痛情况下,结合自己平脉辨证的经验和体会最终写成《伤寒杂病论》,成为中国医学史上首部临床医学百科全书式的经典著作,享誉千余年,就算是到了现在仍表现出其蓬勃的生命力,而张仲景也作为"医圣"彪炳史册。《神农本草经》虽然不是一人一时之作,但是书中所载的大部分药物,已被千百年来的临床实践和现代的科学研究证实,不愧为经典之作,显然也是在许多医家大量临床实践经验的基础上产生的。

(三) 中医学理论体系形成的过程

中医学理论体系初步形成于战国至两汉时期。伴随着《黄帝内经》、《伤寒杂病论》、《难经》、《神农本草经》等医学专著的成书,中医学理论体系的也初步形成,而且逐渐形成了以五脏为中心的藏象理论。

《内经》的问世,是先秦至西汉先辈们努力发展医学的必然结果。《内经》包括《灵枢》和《素问》两部分。《内经》全面论述中医学的思维方法,人与自然的关系,以及与人体有关的生理、病理及疾病的诊断、防治等,为中医学理论体系的确立奠定了基础,也为中医学在理论与实践方面提供了继续发展的基石。

《难经》是一部可以和《内经》相媲美的古典医籍,相传为秦越人(扁鹊)所作。全书所述以基础理论为主,尤其是对脉学有较详细而精当的论述和创见,在对经络学说以及藏象学说的命门和三焦论述中,则是在《内经》的基础上有所阐释与发展,和《内经》一同成为后世指导临床实践的重要理论性著作。《伤寒杂病论》的成书,开创了辨证论治的诊治理论。该书系东汉张机(字仲景,公元 150~219 年)在《难经》和《内经》等理论基础上进一步总结前人的医学成就并结合自己的临床经验所作,后人王叔和将其分为《伤寒论》与《金匮要略》两部分。《伤寒论》是中医学中第一部成功地运用辨证论治的专著,以六经(太阴、少阴、厥阴、太阳、阳明、少阳)辨伤寒,确立了六经辨证论治纲领,为辨证论治奠定了基础。《金匮要略》以脏腑论杂病,其内记载了 40 多种疾病,262 首方剂。《神农本草经》简称《本草经》或《本经》,为我国现存最早的药物学专著。书中记载的药物有 365 种,并按各种药物毒性的大小有上、中、下三品之分:上品药无毒性,主益气;中品药或有毒或无毒,主治病与补虚;下品药有毒性,主除病邪与破积聚。而更为重要的是,该书提出了"四气五味"这一药性理论,使药理学与病理学紧密结合,更加充实了中医学理论体系。

1. 魏晋隋唐时期 从魏晋隋唐至五代,出现了许多名医名著,推动了中医学理论体系的发展。晋·王叔和编撰的《脉经》,为我国首部脉学专著;晋·皇甫谧编撰的《针灸甲乙经》,为我国现存最早的针灸学专著;隋·巢元方编撰的《诸病源候论》,为我国首部病因病机证候学专著;唐·孙思邈所著的《千金要方》和《千金翼方》,可称我国首部医学百科全书。两书详细地阐述了唐以前医学的理论、方剂、诊法、治法、食养等,代表了当时盛唐的医学发展水平。

2. 宋金元时期 宋金元时期,南宋陈言(字无择)通过结合自己的临床实践与《内经》的有关论述,著成了《三因极一病证方论》一书,简称为《三因方》。该书将病因归纳为三大类:外感六淫属外因,七情内伤属内因,而其他如饮食所伤、叫呼伤气、中毒、虫兽所伤、跌打损伤、金疮等属不内外因。金元时期更是出现了各具特色的医学流派,其中最具有代表性的是刘完素、张从正、李杲、朱震亨等。

3. 明清时期 吴瑭(字鞠通)著《温病条辨》,创建了温热病的三焦辨证理论,进一步完善了在外感病和热性病方面的中医的基本治法。在其中的一种划分中医"四大经典"的方法中,吴氏的《温病条辨》与汉代的《黄帝内经》、《伤寒论》和《神农本草经》一同称为中医必读的"四大经典"。

二、中医学理论体系的发展

在中医学理论体系发展的过程中,随着社会实践,尤其是医疗实践的发展,《黄帝内经》所构建的理论体系中,有的已无法解释一些新的事实,出现了原有的科学理论和新的科学事实之间的矛盾。在社会需要的推动下,中医学理论体系内部不断地发生一些分化与综合,新的理论学派与新的分支学科由此应运而生。中医学理论体系在理论与实践、传统与创新、分化与综合的对立统一运动中,不断地向前发展着。

(一)中医理论体系的近现代发展

第一次鸦片战争以后,大量西方医学传入我国,给我国传统医学带来了非常大的影响,中西文化乃至中西医学之间发生了激烈的碰撞,中国的传统文化、中国的传统医学到了是否能够立足生存的关键时刻。从那时开始,直至现在的一百多年来,祖国医学始终在寻求中医发展之路。自新中国成立以来,在党和政府的关怀下,中医学理论取得了迅速的进展,在研究的广度及深度以及方法上都超过了历史上的任何时期。当代中医学理论的研究中,在系

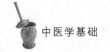

统整理、发扬提高的前提下,灵活运用传统方法和现代科学方法,从多学科多途径的方面一步一步揭示中医学理论的奥秘,使中医学理论出现了不断深化、更新,并有所突破的态势。

(二)中医学理论体系的研究

在中医学文献的系统整理和研究方面,构筑了以中医高等院校统编教材《中医基础理论》、《中医学基础》为标志的中医基础理论的基本体系。论述经旨,赋予新义,开创新境的《阴阳五行》、《实用中医基础学》、《中医学概论》、《气血论》等许多论著和佳篇,则切实反映了中医学理论水平有所提高。

在中医学理论的研究方法上,除了要运用文献方法去研究中医学理论的本源进而揭示其学术内涵外,还要利用多学科知识和方法来研究中医学理论,这是当代中医学理论研究的很重要特点。中医基础理论里还体现了现代自然科学中的某些前沿理论的始基,为哲学、气象学、天文学、物理学、数学、生命科学、系统科学等,提供了一些思维原点或者是理论模式。例如《内经的哲学与中医学的方法》问世,以及泛系理论与辨证论治、运气与气象、太极阴阳理论、天文学与五运六气、控制论与气场、治法理论、气与量子力学等研究成果的发表,使得中医学理论研究与当代前沿科学相互沟通,具有强烈的时代特点和创新意识。

运用现代医学和其他现代科学的知识和方法,特别是其中的一些实验方法,研究中医学的脏象、气血、经络、证候、诊法、治法等,这样使得中医基础理论研究的方法从经验的、经学的、自然哲学的方法提升为现代科学技术方法,初步阐述了中医学理论中的某些概念、原理的科学内涵。如通过肌电图、血流图、皮肤温度、皮肤电阻、超声波、激光及放射性核素追踪、内分泌、微观解剖、神经化学等多方面研究,证实了经络现象是客观存在这一观点。关于经络的实质,则提出了神经体液说、皮质内脏相关说、低阻抗说、波导论和液晶态说、第三平衡系统论等学说,这些学说尚有待进一步的验证、探索。对中医学脏象学说的研究,则通过临床观察,特别是动物实验,从而在探讨中医脏腑的实质方面取得一定的进展,其中尤以脾肾研究为多。

第二节　中医学整体观念和辨证论治

中医学在认识人体病理、生理、疾病病因和诊治疾病等方面有着独特的观点,这一独特的理论体系包含两个基本特点:一是整体观念,二是辨证论治。

一、整体观念

(一)整体观念的基本概念

中国古代哲学是以气一元论哲学体系为基础,以天、地、人三才为立论基点,强调了天人合一、万物一体,人-自然-社会为一个有机整体,整个世界是处于一种高度和谐和协调的状态之中,即所谓"天人合一"观。

(二)整体观念的内容

1. 人是一个有机整体

其一:就形体结构而言,人体是由若干脏腑器官构成,这些脏腑器官在结构上不可分割和相互关联。每一个脏腑都是人体有机整体中的一个重要组成部分,不能够脱离整体而独立存在,是属于整体的部分。

其二：就生命物质而言，气、血、精、津、液是组成人体的基本物质，维持人体生命活动。换言之，则气、血、精、津、液，实则都是由气所化。它们在气化这个过程中，相互转化，在全身各脏腑器官分布、运行。这种物质的同一性，使各脏腑器官功能活动的统一性得到了保证。

其三：就功能活动而言，形体结构与生命物质的统一性决定功能活动的统一性，让各种不同的功能活动能够互根互用，协调和谐，密切联系。人体以五脏为中心，然后通过经络系统，将六腑、五官、五体、九窍、四肢百骸等全身器官组织有机地联系起来，构成了一个表里相关、上下沟通、协调共济、密切联系、并然有序的统一整体，而且通过精、气、神作用来完成机体统一的功能活动。这种五脏一体的观念充分地反映了人体内部各组织器官并不是孤立的，而是彼此关联的有机的统一整体。

中医学十分注重运用机体的整体统一性来分析疾病病理变化。一般情况下，人体某一局部的病理变化往往会和全身的脏腑、气血、阴阳的盛衰有关。由此可以看出，中医病理的整体观念实际上很大部分体现在病变的相互影响与相互转变方面。如肝气郁结，初起可因肝失疏泄而出现胸胁闷胀和疼痛，日久则可致肝气乘脾犯胃，进而表现出脘腹胀满、纳食不香和恶心呕吐等脾失健运、胃失和降的一系列病理变化。

中国在诊断疾病时，主要根据"有诸内，必形诸外"理论，通过观察面色、舌象、形体、脉象等外在的病理变化来分析、判断其内在的脏腑的病变状况，从而对疾病做出正确的诊断。

中医在治疗疾病时，对于局部的病变，并不采取头痛医头的做法，而是主张应从整体上加以调治，要求从整体出发，全面了解和分析病情，不但要看到发生病变时的局部情况，还要看到病变所在脏腑的病理变化；不但要注意病变和其他脏腑之间的关系，还要注意整体阴阳气血失调的状况，并从协调整体阴阳气血和脏腑平衡出发；以扶正祛邪，从而消除病变对全身的影响，切断由疾病转变引起的病理连锁反应。比如因"肝开窍于目"，肝与目两者联系密切，故临床上在治疗眼疾时，多从调肝着手，并获得满意疗效。在养生保健时，中医也十分重视整体观念，强调心神的安宁。中医认为心为五脏六腑之大主，若心神宁静安定，则五脏六腑皆会安定；若心神浮躁不安，则五脏六腑皆不会安，并且易导致各种疾病的产生。

2. 人与自然环境的统一性　　人与自然之间有着统一的本原与属性，是自然界进化的结果，人的生命活动规律必然会受到自然界规律的影响。人和自然的物质统一性决定了生命和自然运动规律的统一性。

"天人一体观"的观点认为，人体和自然界息息相通，密切相关。人类不仅能够主动地适应自然，还能主动地改造自然，从而能够保持健康，生存下去，这就是人体内部和自然环境的统一性。其具体体现在如下所述的几个方面。

（1）人是禀天地之气而生存的：中医学认为世界本原于气，这是阴阳二气相互作用下的结果。天地作为生命起源的基地，天地阴阳二气两者的对立统一运动为生命的产生提供最合适的环境。故曰："人生于地，悬命于天，天地合气，命之曰人"，"天覆地载，万物悉备，莫贵乎人"（《素问·宝命全形论》）。

（2）自然界对人体产生的影响：人的生理活动会随着自然界的运动与自然条件的变化而发生相对应的变化。"人之常数"亦即"天之常数"（《素问·血气形志》），"天地之大纪，人神之通应也"（《素问·至真要大论》）。如果违背了自然规律，将导致不良后果，即所谓"至数之机……其往可追，敬之者昌，慢之者亡"（《素问·天元纪大论》）。

（3）季节气候与人体："人能应四时者，天地为之父母"（《素问·宝命全形论》）。一年之中四个季节的气候呈现出的春温、夏热、秋燥、冬寒节律性变化，因此人体也就相应发生了适应性的改变，例如"春弦夏洪，秋毛冬石，四季和缓，是谓平脉"（《四言举要》）。

（4）昼夜晨昏与人体：天地有着五运六气的节律性的周期变化，不仅有"年节律"、"月节

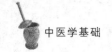

律",还有"日节律"。比如人体的阳气,会随着昼夜阳气朝始生、午最盛、夕始弱、夜半衰的波动的规律性而出现同样规律性的波动。

（5）地域环境与人体:地理环境是自然环境因素中的重要部分。地理环境包括了地质水土、人文地理、地域性气候和风俗习惯等。一般来说,东南土地卑弱,气候多为湿热,人体腠理多呈疏松,体格多为瘦削;西北地处高原,气候多为燥寒,人体腠理多属致密,体格多壮实。

3. 人与社会的统一性 人生活在社会环境下,社会生态变迁与人的身心健康和疾病发生有着非常密切联系。政治、经济、文化、法律、宗教、婚姻、人际关系等多种社会因素通过和人的信息交换影响了人体的心理活动生理功能和病理变化,尤其是社会的安定与动乱、社会的进步和社会地位的变更等方面对人体产生的影响更大。

首先,社会的变迁使人们的思想意识、精神状态、生活条件和生产方式等方面发生了相应的变化,而社会环境方面的不同则造就了人的身心功能和体质的个体差异。良好安定的社会环境可以使人精神振奋,勇于进取,利于人的身心健康,进而增强人体抵抗力,疾病不易发生,人健康长寿;动荡不安的社会环境,可使人紧张恐惧,精神压抑,危害人的身心健康,进而降低抵抗力,疾病容易趁机发生。故曰:"太平之世多长寿之人"(《论衡》),《医述》曰"大饥之后必有大疫"。

其次,社会进步,无疑为人们的健康带来了很多的好处。随着社会的进步,提供给人们选择的食物和服饰日趋丰富,居住环境也日益舒适,卫生条件逐渐得到改善,更加利于人们的身心健康,使得人寿命随着社会的进步而延长。可是,社会进步在带给人们身心健康的同时,也给带来了不利于人类健康的因素,诸如环境污染、生态危机、资源危机、能源危机等,使人类的生存和发展受到了威胁;社会的进步加快了人的生活节奏,使人过度紧张,从而导致精神焦虑、失眠、头痛、头晕等病症。再者,个人社会地位的变更,必定会给人带来物质和精神生活上的变化,进而影响人的身心。社会地位过高,容易使人产生骄傲和自满情绪,从而表现出霸道、目空一切的现象;相反社会地位低下,容易使人产生自卑心理与颓丧情绪,表现出精神不振、意志消沉等消极现象。《素问·疏五过论》:"故贵脱势,虽不中邪,精神内伤,身必败亡。始富后贫,虽不伤邪,皮焦筋屈,痿躄为挛"。个人地位在社会的变更中,可以影响人体体质的形成,从而造成人体身心功能的某些差异。正如《医宗必读·富贵贫贱治病有别论》曰:"大抵富贵之人多劳心,贫贱之人多劳力;富贵者膏粱自奉贫贱者藜藿苟充;富贵者曲房广厦,贫贱者陋巷茅茨;劳心则中虚而筋柔骨脆,劳力则中实而骨劲筋强;膏粱自奉者脏腑恒娇,藜藿苟充者脏腑恒固;曲房广厦者玄府疏而六淫易客,茅茨陋巷者腠理密而外邪难干。故富贵之疾,宜于补正,贫贱之疾,易于攻邪。"由此可见,古人认为不要把贫富、贵贱看得太重,否则会影响健康。故《素问·上古天真论》曰:"恬淡虚无,真气从之,精神内守,病安从来"。

二、辨证论治观

(一)辨证论治观的含义

辨证论治,是用中医学理论辨析相关疾病的资料以确立证候,进而论证其治则治法方药并且付诸实施的思维与实践的过程。辨证论治是辨证和论治的合称,是中医学的恒动观念、整体观念和辨证观念的具体体现,不但是中医学认识疾病与治疗疾病的基本原则,还是诊断和防治疾病的基本方法和中医学术特点的集中表现,同时也是中医学理论体系的基本特点之一。

1. 症、证和病的概念 症状为疾病的个别表面现象,是由病人主观感觉到的一些异常的感觉或某些病态改变,例如头痛、咳嗽、发热、呕吐、恶心等。而能被觉察的客观表现则称体征,如舌苔、脉象等,广义的症状包括体征。

证,又称为证候,是中医学所特有的概念,是中医学认识与治疗疾病的核心。它是对机体疾病发展过程中某一阶段的病变部位、性质、原因,及邪正关系的概括。因此,证是反映疾病的发展过程中某一阶段的病变本质,所以它在揭示疾病时比症状揭示更加全面、更加深刻、更加正确。其临床表现是:在致病因素作用下,机体和周围环境之间及机体内部各系统间相互关系紊乱的综合表现,这是一组特定的、具有内在联系的,全面揭示疾病本质的症状与体征。其结合环境等因素进行了分析、归纳和综合,进而对疾病的致病因素、疾病的性质、病变部位和发展趋势,以及机体的抗病反应能力等所作出的病理概括。它标志了机体对病因的整体反应状态,调控、抗病的反应状态。例如"脾阳虚证",其病位在脾,病因为寒邪为害,病性为寒,病势属虚。如此,病位在脾,病因病性为寒,病势属虚,有机地组合在了一起,就构成"脾阳虚证"。证由症状组成的,但它并不是由若干症状的简单相加,而是透过了现象,抓住具有本质意义的辨证指标(症状),弄明白其内在联系,进而揭示疾病的本质。可以看出,证比症状更加全面、更加深刻、更加正确地揭示疾病的本质,所以症和证的概念不同。

病,又称疾病,是机体在病因的作用下,邪正交争,阴阳失调,而出现具有一定的发展规律的演变过程,其具体表现出若干特定症状与各阶段的相应证候。病由证体现出来,反映病理变化的全过程与发生、发展、变化的基本规律。

2. 症、证和病的关系　症、证、病三者之间既有区别又有联系,三者均统一在人体病理变化基础之上;但是,症仅是疾病的个别表面现象,证则反映疾病某个阶段的本质的变化,它将症状和疾病联系起来,进而揭示了症和病之间的内在联系,而病则反映病理变化的全部过程。

所谓辨证,就是在认识疾病的过程中确立证候的思维和实践过程,即把四诊(望、闻、问、切)所收集到的有关疾病的所有资料,如包括症状与体征,运用中医学理论进行综合分析,辨清疾病的性质、原因、部位和发展趋向,然后概括和判断为某种性质的证候的过程。其中辨证的关键在"辨",辨证过程是对疾病病理变化作出的正确、全面判断的过程,由感性的认识上升到为理性认识,分析并找到病变的主要矛盾。因为证候是疾病发生过程中某一阶段或者是某一类型的病理概括,仅反映疾病某一阶段与某一类型的病变本质,所以中医学在辨识证候时,要求要同时辨明疾病的病因、病性、病位及其发展变化趋向,即要辨明疾病从它的发生到转归的总体病机。

辨病因:即要利用病因理论来分析疾病的症状与体征,推断出疾病发生的原因与机制,得出根据病因命名的证候,为针对病因来治疗提供依据。如当病人出现头痛身痛、恶寒发热、无汗脉紧等表现,可以判断为风寒邪气为患,证当属风寒感冒。病因一旦辨出,证候亦随之确立,治疗也就可以针对病因处方遣药。对外感性质的疾病,辨明病因是辨证过程中首要的环节。但多数内伤性的疾病,运用病因辨证方法并不能找出直接的病因,只能以疾病的临床表现来推断其某阶段与某类型的病机特点以此确定证候。例如消渴病在其发展的一定阶段可表现出肾阴亏虚的病机特点,其临床就断定为消渴病的肾阴亏虚证。

辨病位:即确定病证的所在部位。致病因素的不同导致人体受侵袭的部位不同,引起不同的病证。一般来说,外邪多侵袭人体之表,引起表证,后由表入里;情志内伤、劳逸失度、饮食不节则易直接损伤到脏腑精气,病变在里。辨析病变部位,既可以推知致病邪气的属性,又可以了解病情轻重和疾病的传变趋向,因而对确立证候是十分重要的。如水肿病,若为腰部以上水肿,或者是全身水肿而以眼睑、头面明显者,乃是外感风邪所致,病属表,称为风水,治当发汗;若是腰部以下水肿,而以两腿为重但头面不肿者,多是脾肾功能失调所致,病属里,称为石水,治当利尿。病变部位的不同,致病的原因不同,证候有别,因而治疗也就不一样了。

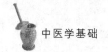

辨病性：即明确疾病的虚、实、寒、热之性。疾病是由邪气作用于人体，而人体正气奋起抗邪引起的邪正相搏的结果。邪正之气的盛衰决定了病证的虚实，故《素问·通评虚实论》曰："邪气盛则实，精气夺则虚。"但是致病邪气有阴阳之分，人体正气也存在阴阳之别。不同属性病邪侵犯人体，人体的相应正气则与之抗争，以致出现不同类型的阴阳失调而出现寒、热性病证，即所说的阴胜则寒，阳胜则热，阴虚则热，阳虚则寒。

辨病势：即辨别疾病的发展变化趋势和转归。疾病一般都有它自身一定的传变规律。《伤寒论》中把外感热病分作6个病期，用六经来表示其不同的病期与发展趋势，其传变规律可以概括为：太阳→阳明→少阳→太阴→少阴→厥阴。温病学家们则用卫气营血与上、中、下三焦来表示温热病与湿热病的传变规律。内伤杂病的传变，《内经》中是用五行生克乘侮规律来表达的，现在趋向于通过脏腑之间的相互关系与精气血津液之间的相互影响表达。掌握疾病的传变规律后，可以洞察疾病的发展变化和转归的全局。这不但对确立证候在疾病过程中所处阶段与类型大有裨益，而且对该证的来龙去脉，即上下联系也会随之明确，因而能够提高辨证的准确性。另外，在辨明疾病的传变时候，应该从整体观念出发，全方位考察，把自然与社会环境对人体的影响因素充分考虑在内。

辨明了疾病的性质、原因、部位，以及传变规律，才可认清疾病过程中某阶段或是某类型的病机特点，进而对证候、疾病作出明确诊断，为治疗提供依据。

所谓论治，又称施治，就是在辨证思维得出证候诊断的基础上，然后确定相应的治则、治法，选适宜的治疗手段与措施来处理疾病的思维与实践过程，也是研究与实施治疗的过程。论治过程一般可分以下几个步骤。

因证立法：即依据已辨明的疾病某阶段或是某类型的证候，确立相应治疗方法。证候不仅是辨证的结果，还是论治的依据。只有在确立疾病某阶段或某类型的证候时，才能确定对该证候的具体的治疗方法。如辨明病是属风寒感冒证，治疗时当用辛温解表法；若病属风热感冒证，则当用辛凉解表法。

随法选方：即据证立法后，随治法选择相应治疗手段或措施，并给出处方。治疗手段包括药物疗法与非药物疗法。药物疗法又有内服和外用之分；非药物疗法内容很多，其中包括针灸和推拿等法。处方，是根据选定的治疗手段，依据治法要求，给出的具体的治疗方案。如选用药物疗法，则应开出符合治法要求的方剂和药物组成，并注明每味药的服用时间、用量、制作方法及一次用量等。若选用针灸疗法，则应在治法要求下开出符合的穴位配方及针灸手法、刺激量和刺激时间等。在治疗同一证候时，既可选用一种治疗手段，也可以几种疗法联合应用。

据方施治：即按照处方，实施治疗方法。治疗的实施一般应是由医务人员执行，某些情况下也可由医生指导病人自己执行。

总而言之，辨证论治就是在中医学的理论指导下，从四诊所获得的资料加以分析综合、概括和判断出证候，并且以证为据确立治疗原则与方法，并付诸实施的过程。辨证是决定治疗的前提与依据，论治是治疗疾病的手段和方法，通过论治来检验辨证是否正确。辨证论治的过程，就是认识和解决疾病的过程。辨证与论治，是治病过程中相互联系密不可分的两个方面，是理论与实践相结合的体现，是理法方药理论在临床上的具体应用，为指导中医临床工作中的基本原则。

（二）辨证论治的运用

辨证论治过程就是中医的临床思维的过程。

1. 常用的辨证方法　病因辨证、八纲辨证、脏腑辨证、六经辨证、气血津液辨证、卫气营血辨证、三焦辨证等。这些辨证方法,虽然有其各自的特点,在对不同疾病诊断时各有侧重,但又是相互联系和相互补充的。

2. 辨证论治的过程 在整体观念的指导下,运用四诊对病人进行仔细的临床观察,把人体在病邪作用下反映出的一系列症状与体征,依据"辨证求因"的原理进行推理,然后判断其发病的病因。再结合地理环境、气候、时令,病人的体质、职业、性别等情况具体分析,进而找出疾病的本质,得出辨证结论,最后确定治疗法则,选定方药进行治疗。这就是中医临床辨证论治的基本过程。

3. 辨证和辨病的关系 辨证和辨病,都是认识疾病的思维过程。不同的是,辨证是对证候的辨析,是以确定证候为目的,从而根据证候来确定治法,据此拟定处方来治疗疾病;辨病则是对疾病的辨析,是以确定疾病的诊断为目的,为治疗提供依据。辨证和辨病都是以病人临床表现为依据,但是,一是为了确立证候,另一为确诊疾病。

中医学虽然是以"辨证论治"为诊疗特点,但是临床上从来就是存在着"辨病施治"的方法。尤其是在中医学理论体系构建之初,证候的概念还未从疾病中分化出来,就以"病"来作为辨析目标的,治疗也就根据病来施行。如《内经》13 方基本上都是以病作为治疗靶点的;《诸病源候论》《神农本草经》等著作也是多数以具体疾病作为治疗目标,如以"黄连治痢"、"常山截疟"等。即便是在近代,中医在注重"辨证论治"的同时,仍然在运用辨病治疗思维。如对肺痈、肺痨、肠痈、天花、湿疹、疟疾、麻疹、绦虫、水痘、蛔虫病等的防治,主要基于辨病思维。因此,中医学的辨病思维和辨证思维是同时存在并且交织在一起而综合运用的。

辨病的过程实际上就是疾病诊断的过程,既通过四诊来采集有关病变的资料,并且还要作相应的物理与生化方面的检查,然后综合分析所有与疾病有关的材料,作出疾病诊断的思维与实践过程。疾病的诊断确定后,就要根据"病"来采取不同的方法进行治疗。有些病可以用有特异性治疗作用的中药复方或单方治疗。例如,疟疾可用常山治之,痢疾一般用黄连、马齿苋、三颗针等治之,肠痈一般用大黄牡丹汤可治之等。但以一方一药治疗一种疾病,不是中医治病方法的主流。

第三节 中医学基础的主要内容

《中医学基础》内容包括有阴阳五行、脏象气血津液、体质、病因病机、防治原则、中医诊断方法、中药与方剂、内科疾病、常见伤科病症的治疗、常见运动性疾病的治疗、中医运动医学学科现状概述等。

中医学运用阴阳五行学说阐述生命的起源与本质,人体生理功能和病理变化,疾病的诊断与防治的根本规律,贯穿于中医学的理、法、方、药,并十分有效地指导着临床上的实践。本书主要阐明阴阳五行的基本概念、基本规律、基本内容及其在中医学中的应用。

气血津液,作为人体生命活动的基础物质,其运动变化的规律也代表了人体生命活动的规律;生成与代谢皆有赖于脏腑经络及器官组织的生理活动。本书主要阐明了气、血、津液的生成和作用以及气血津液之间的相互关系。

脏象学说,是研究人体各脏腑和器官组织的生理功能、病理变化以及相互关系,及脏腑组织器官和外界环境之间相互关系的学说。本书具体阐明了五脏、六腑和奇恒之腑的生理功能及相互关系。

体质学,是人类认识自身与研究自身的一门学科,其综合了心理学、生物学、人类学和医学等学科的主要成就所形成的。体质是人体在先天遗传与后天获得的基础上形成的在功能

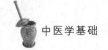

与形态上相对稳定的固有特性。本书主要阐述体质的基本概念、主要内容以及其在体育运动中的应用。

病因病机与防治原则介绍了中医对疾病发生、发展过程的认识,在疾病预防与治疗上应采取的原则。

中医诊断疾病的基本方法主要有望诊、闻诊、问诊、切诊四诊。

中医治疗手段在本书囊括了中药学、方剂学,从中药的采集和炮制、药性理论以及中药配伍禁忌、用法和剂量,对常用药的性能、功效和应用等方面做了全面介绍。方剂学,则是研究和阐明了治法和方剂的理论及它的临床运用的一门学科,也是中医学的主要基础学科之一。本书介绍了方剂的发展简史到常用治法、分类和服法,常用方剂的组成、用法、功用、主治。

内科疾病的诊断与辨证皆要从分析证候入手,证候包括了症状与体征,是内科疾病诊断的主要线索。本书对常见内科疾病主要症状、治法与方药进行了全面介绍。

除此之外,中医在运动医学领域有着非常丰富的经验与理论积累。本书还融入了中医和运动相关的理论与实践应用的知识,介绍了常见伤科病症和运动性疾病的中医药治疗,并从学科发展、教学、科研、临床等角度介绍了中医运动医学的概况。

参 考 文 献

[1] 乔明琦,张惠云.中医基础理论的发展方向.现代科技(中医药现代化),2010,12(5):740

[2] 乔明琦,魏盛,王海军,等.现代中医基础理论创建与其学科分化探索.陕西中医学院学报,2012,35(1):1~2

[3] 王三虎.中医学理论体系建立的主要因素.中华医史杂志,2000,30(2):118~119

[4] 李成文.宋金元时期中医学发展特点及其对后世的影响.中国医药学报,2003,18(3):133~135

[5] 郭荣,秦华.明清——中医发展史上的高峰时期.云南中医学院学报,1987,10(1):13~15

[6] 叶新苗.中医学近现代发展的探索与研究.中国医药学报,2000,15(4):55~57

[7] 陈曦,潘桂娟.论中医学的整体观.辽宁中医杂志,2008,35(4):515~516

[8] 严虹,杨敏.浅谈中医学的辨证论治.中国中医药,2003,11(7):42~43

[9] 印会河,张伯讷.中医基础理论.上海:上海科学技术出版社,2004

[10] 周军.中医学概论.北京:人民体育出版社,2008

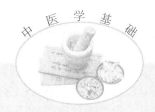

第二章　中医学哲学基础

中医学属于中国古代自然科学的范畴,以中国古代自发的辩证法思想和朴素的唯物论即五行学说和阴阳学说为哲学基础来构建理论体系,并使之成为中医学理论体系中极为重要的组成部分。

阴阳学说,是古代人认识宇宙本原和阐释宇宙变化的一种世界观和方法论,是建立在唯物论基石之上的朴素的辩证法思想。阴阳是中国古代哲学中相互对立的两个方面。阴阳的最初含义十分朴素,是指阳光的向背,向日为阳,背日则为阴,后来引申为方位的上下、左右、内外,气候的寒暖以及运动状态的躁动和宁静等。

五行学说,既是一种原始而质朴的系统论,又是古代朴素的唯物辩证的宇宙观和方法论。五行学说认为世界上的所有事物,都是由木、火、土、金、水 5 种基本物质之间通过运动变化而生成的。同时,还以五行之间的生克关系来阐释各种事物之间的相互联系,认为任何事物都不是静止的、孤立的,而是在不断的相生相克运动之中维持协调与平衡,这亦是五行学说的基本含义。

阴阳学说与五行学说分别从不同的角度阐释了人体生命活动、病理变化以及养生防病等重大问题,它们之间相互补充、相互联系,构建了中医学理论体系的基本框架,并阐述了人体生命活动的基本规律和人与自然社会环境的密切联系,构建了独特的理论体系。

第一节　阴　阳　学　说

阴阳学说,是古人认识宇宙本原和阐释宇宙变化的一种世界观和方法论,是研究阴阳的内涵及其运动变化规律,并用以解释宇宙万物万象的发生、发展和变化的一种古代哲学理论。阴阳学说是根据自然界运动变化的现象和规律来探讨人体的生理功能和病理变化,从而说明人体的组织结构、功能活动及其相互关系的学说。阴阳学说是从最朴素的经验发展而来,它源于古人在生活实践中对自然界万物万象的观察、分析、抽象和纯化。阴阳一词起源很早,可追溯到殷商时期甚至更早,阴阳理论至迟也于战国时期即已形成。春秋战国时期的诸子百家发展了阴阳学说,而《周易》提出的"一阴一阳之谓道"的思想,则标志着古代哲学阴阳学说的形成。且其影响越来越大,乃至成为人们行为义理的准则。如现今博得世界称赞的《孙子兵法》,就将阴阳义理在军事行为中运用至极,达到了出神入化的境界。

阴阳学说认为,世界是一个物质性的整体,世界上的一切事物,都包含有阴、阳相互对立

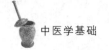

的两个方面,一切事物的发生、发展和变化都是阴阳二气既对立又统一的矛盾运动。因此,《素问·阴阳应象大论》曰:"阴阳者,天地之道也,万物之纲纪,变化之父母,生杀之本始,神明之府也。"

阴阳学说,作为一种方法论,渗透医学领域的各个方面,成为中医学独特的思维方式。中医学将阴阳学说应用于医学,形成了中医学的阴阳学说,从而促进了中医学理论体系的形成与发展。中医学的阴阳学说是中医学理论体系的基础之一,也是其重要组成部分,是理解和掌握中医学理论体系的关键。于是古语云"明于阴阳,如惑之解,如醉之醒"(《灵枢·病传》),"设能明彻阴阳,则医理虽玄,思过半矣"(《景岳全书·传忠录·阴阳篇》)。

一、阴阳学说的起源与形成

古人在认识宇宙万物发生、发展和变化的过程中,逐渐认识了阴阳的相互关系和运动变化规律,标志着阴阳这一古代哲学理论的形成。阴阳一词,早在夏商时代就已经出现,战国时期则已形成阴阳理论。如《易经》八卦中阴阳的爻的出现。《易传》"一阴一阳之谓道",即认为阴阳是天地万物运动和发展变化的根源和规律。阴阳相合,则万物生长,在天形成风、云、雷、雨等各种自然气象,在地形成河海、山川等大地形体,在方位则有东、南、西、北四方,在气候则有春、夏、秋、冬四季之分。考阴阳原义,"阴"为云之覆,"阳"为日之出;月为阴、日为阳。从字形上分析,阴阳二字均有"阝"(偏旁),"阝"即"阜","阜"为岗、为山、为高地,所谓阴阳,无非是山的两面,一面暗,一面明。阴阳是对立统一的,它们都以"阜"为坐标,没有阜,阴阳也就无法分辨。由此引申出阴是指山之北,河之南;阳是指山之南,河之北。因为高山的北面,河水的南面,都是太阳照不到的地方,所以为阴;而高山的南面,河水的北面,则是阳光普照的地方,所以称为阳。

古代哲学的阴阳学,是一种世界观和方法论。但阴阳学说用于医学领域,主要是将其视为一种方法论,即用阴阳的互根、消长、对立、制约和转化等运动变化规律和形式来阐释人体的形态结构、生理功能以及病理变化,并指导疾病的观察、辨识、预防、诊断和治疗。古代哲学的阴阳学说与医学的理论实践相结合,并融为一体,成为中医学理论体系的重要组成部分之一。

二、阴阳的基本概念

阴阳最初是指日光的向背,朝向日光为阳,背向日光则为阴。如《说文》记载:"阴,暗也。水之南,山之北也。""阳,高明也。"这时的阴阳含义是最原始最朴素的,仅指日光的向背,并没有哲学上的含义。后来随着观察面的扩展,阴阳的朴素含义逐渐引申开来——如向日光处温暖、明亮;背日光处寒冷、晦暗等。于是古人就以黑暗、光明,寒冷、温暖分阴阳。如此不断引申,几乎把自然界一切事物和现象都划分为阴阳两个方面。此时的阴阳不再特指日光的向背,而变为一个用以概括自然界具有对立属性的事物和现象双方的抽象概念。

(一)阴阳的含义

阴阳属于中国古代哲学的基本范畴。气物两体,均可分为阴阳。阴阳是气本身所具有的一种对立统一属性,具有对立统一的意思,且阴和阳之间有着既对立又统一的辩证关系。中医学认为,阴阳的对立统一是宇宙的总规律:阴阳不但贯穿于中国古代哲学,而且与天文、医学、农学、历算等具体学科相结合,成为各门具体学科的理论基础,从而促进了各门具体学科的发展。阴阳的互根、对立、消长和转化构成了阴阳的矛盾运动,是阴阳学说的基本内容。

(二)阴阳的基本属性

阴和阳代表着一对相对立而又相关联的事物和现象的属性。因此属性相反而又处于同一统一体中的两种事物或现象,或一事物或现象内部既对立相反又相关联的两个方面,都可以用阴阳来标示其属性。然而,要正确说明事物或现象的阴阳属性,就必须首先明了阴阳的基本特征。古人在长期的生活实践中渐渐发现,大自然虽然千奇百怪、物种纷繁、五光十色,但整个自然界却是浑然一体的。自然界中一切生命现象的生息变化,都与天地的相互作用密切相关,正是天地的相互作用才产生了循环往复的白天与黑夜,温热与寒凉的自然变化。而天地间一切事物的运动变化,又都与这循环往复的自然变化息息相关。因此,为了探明自然界中各种事物与现象的变化规律,古人便首先对左右宇宙万物变化的天地自然运动规律进行了归纳和总结,阴阳学说也便应运而生。并对阴和阳的基本特征概括为:凡是运动的、上升的、外向的、温热的、无形的、明亮的、兴奋的,都属于"阳";凡是相对静止的、下降的、内向的、寒冷的、有形的、晦暗的、抑制的,都属于"阴"。阴和阳特性是区分事物或现象阴阳属性的标准(表2-1)。

表2-1　阴阳属性归类表

属性	空间	时间	温度	湿度	季节	重量	亮度	事物运动状态			
阳	上/外	昼	温热	干燥	春/夏	轻	明亮	上升	动	兴奋	亢进
阴	下/内	夜	寒凉	湿润	秋/冬	重	晦暗	下降	静	抑制	衰退

三、阴阳学说的基本内容

阴阳学说的基本内容主要介绍阴阳的运动形式、运动规律及其对宇宙万物包括人体的发生、发展变化的意义和作用。阴阳之间的运动变化是复杂的,概括起来主要包括阴阳对立、阴阳互根、阴阳消长和阴阳转化4个方面。

(一)阴阳对立

阴阳对立是指阴阳双方的互相排斥与互相斗争。对立是统一的前提,统一是对立的结果。没有阴阳的对立,就没有事物和现象的相成。阴阳学说认为:阴阳双方的对立具有绝对性,如天与地、上与下、内与外、升与降、动与静、出与入、明与暗、昼与夜、寒与热、虚与实、散与聚等等。万事万物均是阴阳对立的统一。例如:在自然界中,春、夏、秋、冬四季分别有温、热、凉、寒的气候变化,夏季原本是阳热盛,但夏至后阴气却渐次以生,用以制约火热的阳气;而冬季原本是阴寒盛,但冬至后阳气却随之而复,用以制约严寒的阴。春夏之所以温热是因为春夏阳气上升抑制了秋冬的寒凉之气,而秋冬之所以寒冷是因为秋冬阴气上升抑制了春夏的温热之气的缘故。

在人体内,生命现象的主要矛盾是生命发展的动力,它贯穿于生命过程的始终。若用阴阳来表述这种矛盾,就生命物质的结构与功能而言,生命物质为阴(精),而生命功能为阳(气)。其运动转化过程则是阳化气,阴成形。生命是生命形体的气化运动,而气化运动的本质是阴精与阳气、化气与成形的矛盾运动,也就是阴阳的对立统一。阴阳在对立斗争中,取得统一,并维持动态平衡状态,即所谓的"阴平阳秘",机体才能进行正常的生命活动。我们知道,有斗争就会有胜负,若阴阳的对立斗争被激化,动态平衡遭到破坏,出现阴阳胜负、阴阳失调,疾病也就随之发生。

总而言之,阴阳的对立是用阴阳说明事物或现象之间相互对立的两个方面及其相互制约的关系。

(二)阴阳互根

阴阳互根是指一切事物或现象中相互对立着的阴阳两个方面,具有相互依存、互为根本

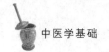

的关系。即阴或阳任何一方都不能脱离另一方而单独存在,每一方都以相对的另一方的存在作为自己存在的前提和条件。如上为阳,下为阴,没有上也就无所谓下,没有下也就无所谓上。热为阳,寒为阴,没有热也就无所谓寒,没有寒也就无所谓热等等,所以说阳依存于阴,阴依存于阳。中医学把这种相互依存的关系,称之为"互根"。

1. **阴阳互根是确定事物属性的依据** 阳依赖于阴,阴依赖于阳,双方都以其对立的另一方作为自己存在的条件。倘若事物不具有相互依存的关联性,不是统一体的对立双方,就无法分析其阴阳属性,也就不能用阴阳加以说明了。如昼属阳,夜属阴,没有昼之属阳,就无所谓夜之属阴;没有夜之属阴,也就没有昼之属阳。又如上属阳,下属阴,没有上之属阳,也就无所谓下之属阴;没有下之属阴,也就无所谓上之属阳。再如热属阳,寒属阴,没有热之属阳,也就无所谓寒之属阴;没有寒之属阴,也就没有热之属阳。

2. **阴阳互根是事物发展变化的条件** 阳根于阴,阴根于阳,阴与阳相互依赖。若缺少任何一方,则另一方便不复存在。所以阴阳二者对事物的发展变化而言,是缺一不可的。就个体的生理活动而言,在物质与物质之间、物质与功能之间、功能与功能之间,都存在着阴阳互根的关系。物质属于阴,功能属于阳,物质是生命的物质基础,而功能是生命的主要标志。物质是功能的基础,功能则是物质的反映。只有脏腑功能活动健全,才会不断地促进营养物质的化生,也只有营养物质的充足,才能保护脏腑活动功能的平衡。

3. **阴阳互根是阴阳相互转化的内在根据** 由于阴阳代表着相互关联的事物的双方或同一事物内部对立的两个方面,因此阴和阳在一定条件下,可以向各自相反的方面转化。但阴阳在一定条件下的相互转化,也是以它们之间相互依存、相互为根的关系为基础的。如果阴阳对立的双方没有相互联结、相互依存的关系,也就不可能会各自向着和自己相反的方向转化。

(三) 阴阳消长

消,即减少之意;长,即增长之意。阴阳消长,是指阴阳对立双方的盛衰、增减、进退的运动变化。阴阳对立双方始终处于此盛彼衰、此增彼减、此进彼退的运动变化之中,而不是处于静止不变的状态。其消长规律为阳消阴长或阴消阳长。阴阳双方只有在彼此消长的动态过程中保持相对的平衡,人体才能保持正常的运动规律。平衡作为维持生命的手段,只有达到常阈(生理限度)才是健康的特征。阴阳双方在一定范围内的消长,体现了人体动态平衡的生理活动过程。如果这种"消长"关系超过了常阈,就会出现阴阳某一方面的偏盛或偏衰,于是人体的生理动态平衡失调,疾病也就由此而生。而在疾病过程中,同样也存在阴阳消长的过程。若一方太过,必然导致另一方的不及;反之,一方的不及,也必然会导致另一方的太过。阴阳偏衰,是属于阴阳某一方面"消"得太过的病变,而阴阳偏盛,是属于阴阳消长中某一方"长"得太过的病变。阴阳偏盛偏衰就是对阴阳异常消长病变规律的高度概括。一般而言,阴阳消长有常有变,正常的阴阳消长言之常,异常的阴阳消长言之变。

(四) 阴阳转化

阴阳对立的双方,在一定的条件下,可以各自向其相反的方向转化,阴可以转化为阳,阳也可以转化为阴,从而使事物的性质发生根本性的改变。阴阳的对立统一包含着量变与质变。事物的发展变化,表现为由量变到质变,又由质变到量变的互变过程。倘若说"阴阳消长"是一个量变的过程,那么"阴阳转化"便是一个质变的过程。

在阴阳消长的过程中,事物由"化"至"极",即发展到一定的程度,一旦超越了阴阳正常消长的阈值,事物必然会向着相反的方面转化。而这种转化是事物运动变化的基本规律。

但是阴阳的转化,必须具备一定的条件,这种条件中医学称为"重"或"极"。阴阳的消长(量变)与转化(质变)是事物发展、变化全过程中密不可分的两个阶段,阴阳消长是阴阳转化的前提,而阴阳转化则是阴阳消长的必然结果。以一年四季气候变化为例,春夏属阳,秋冬属阴,春夏秋冬四季运转不已。当寒冷的冬季结束转而进入温暖的春季,便是阴转化为阳;而当炎热的夏季结束转而进入凉爽的秋季,则是由阳转化为阴。这便是阴阳互相转化的具体体现。

在生理上,物质与功能之间新陈代谢的过程,如营养物质(阴)不断地转化为功能活动(阳),而功能活动(阳)又不断地转化为营养物质(阴)也是阴阳转化的表现。实际上,在生命活动的过程中,物质与功能之间的代谢过程是阴阳消长和转化的统一,即量变与质变的统一。在疾病的发展过程中,阴阳转化通常表现为在一定条件下,表证与里证、虚证与实证、寒证与热证、阴证与阳证的互相转化等。如邪热壅肺的病人,表现为高热、烦躁、面红、脉数有力等,这是机体功能反应旺盛的表现,称为阳证、热证、实证。但当疾病发展到严重阶段的时候,由于热毒极重,大量耗伤人体正气,在持续高热、烦躁、面赤、脉数有力的情况下,可突然出现面色苍白、精神委靡、四肢厥冷、脉微欲绝等一派阴寒危象。这是机体反应能力衰竭的表现,称为阴证、寒证、虚证。这种病证的变化便属于由阳转阴。又如咳喘患者,当出现咳嗽喘促、口不渴、痰液稀白、舌淡苔白、脉弦等脉症时,属于寒(阴)证。然而咳喘病人易因重感外邪,寒邪外束,阳气闭郁而化热,反而出现咳喘息粗、口渴、咳痰黄稠、舌红苔黄、脉数之候,其证又属于热(阳)证。这种病证的转化,是由寒证转化为热证,即由阴转阳。明确了这些转化,不但有助于认识病证演变的规律,对于确定相应的治疗原则也有着极为重要的指导意义。

阴阳的互根、对立、消长与转化,是阴阳学说的基本内容。这些内容并不是孤立存在的,而是互相联系、互相影响且互为因果的。只有了解了这些内容,进而理解中医学对阴阳学说的运用,才能更好地掌握中医学理论。

第二节　五行学说

五行学说,是研究五行(木、火、土、金、水)的内涵、归类、特性及生克乘侮规律,并用以解释世间万物的发生、发展、变化及其相互关系的一种古代哲学思想。它既是一种原始而质朴的系统论,又是中国古代朴素的唯物辩证的宇宙观和方法论。

我国古代人民在长期生活和生产实践中认识到,木、火、土、金、水是必不可少的最基本的物质,由此引申为世界一切事物都是由这5种最基本物质之间的运动变化生成的。这五种物质之间,存在着既相互资生又相互制约的关系,在不断的相生相克运动中维持着动态平衡,这就是五行学说的基本含义。

一、五行学说的起源与形成

五行学说源于古人在生产和生活实践中对自然界中各种事物和现象的观察,一般经历从原始概念的产生、对五行特性和相互关系的认识到学说的建立等几个阶段。

五行是指木、火、土、金、水5种元素,它是中国古代哲学思想的重要内容。五行学说初始于夏商之际,完善于春秋战国,其影响持续至当今社会。它虽然隶属中国古代自然哲学的范畴,但在其发展的过程中,却广泛渗透于中国的社会制度、思想文化、语言文字与自然科学等各个领域。庞朴在《稂莠集》中说道:阴阳五行"弥漫于意识的各个领域,深嵌到生活的一切

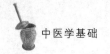

方面。如果不明白阴阳五行图式,几乎就无法理解中国的文化"。所以,探讨五行对中国传统文化的影响,具有追本溯源的意义。

二、五行学说的基本概念

五行一词,最早出现于《尚书》。五行中的"五",是指木、火、土、金、水5种构成世界的基本元素或基本物质;而"行",是指这5种物质的运动变化及其相互关系。因此,五行即是指木、火、土、金、水5种物质及其运动变化。

五行是中国上古原始的科学思想,也是中国古代哲学的基本范畴之一。五行,是指木、火、土、金、水5种物质的运动变化。五行不是静态的,而是五种动态的相互作用。它是一种物质和运动,而又不只是物质和运动,其不即不离,又亦即亦离,是5种性、5种物、5种能力,故称五德。五行学说和阴阳学说一样,从一开始就着眼于事物的矛盾作用以及事物的运动和变化。

三、五行的基本特性

五行特性是古人在长期的生活与生产实践中,在对木、火、土、金、水5种物质的直观观察和朴素认识的基础上,不断进行抽象概括进而逐渐形成的理性概念,是用以识别各种事物的五行属性的基本依据。《尚书·洪范》中将五行的特性归纳为"水曰润下,火曰炎上,木曰曲直,金曰从革,土爰稼穑"。

木的特性,古人称"木曰曲直"。曲,屈也;直,伸也。木具有能屈能伸,升发、生长、条达、舒畅等特性。木代表着生发力量的性能,标示着宇宙万物的生生不已。凡具有这类特性的事物或现象,均可归属于"木"。

火的特性,古人称"火曰炎上"。炎,热也;上,向上。火具有温热、上升的特性。火代表着生发力量的升华,光辉与热力的性能。凡具有温热、茂盛、升腾性能的事物或现象,均可归属于"火"。

土的特性,古人称"土爰稼穑"。春种曰稼,秋收曰穑,是指农作物的播种与收获。土具有生化、受纳、承载的特性,故称土载四行,为万物之母。土具生生之义,为世间万物和人类生存之本。凡具有生化、受纳、承载性能的事物或现象,均归属于"土"。

金的特性,古人称"金曰从革"。从,顺从;革,变革、改革。金具有清洁、收敛、肃降的特性。凡具有这类性能的事物或现象,均可归属于"金"。

水的特性,古人称"水曰润下"。润,湿润;下,向下。水具有滋润、寒凉、下行、闭藏的特性。凡具有这类特性的事物或现象均可归属于"水"。

从上述五行的特性可以看出,五行的特性虽然源自人们对木、火、土、金、水5种物质特性的具体观察,但经抽象和归纳以后的五行特性,已不再是原来所指事物的原型了,而具有更抽象、更广泛的含义,成为表示五行属性的标志性符号。

四、事物五行属性归类

事物的五行属性以五行的特性为依据进行归类。五行归类理论的构架,是将自然界万事万物纳入木、火、土、金、水五行的框架中。

历代医家为了说明人体内外的复杂性和整体性,亦把人体的脏腑组织、生理活动、病理反应,以及与人类生活密切相关的自然界事物作了广泛地联系。五行属性归类见表2-2。

表 2 - 2　事物五行归类表

自然界							五行	人体						
五音	五味	五色	五化	五气	五方	五季		五脏	五腑	五官	五体	五志	五声	变动
角	酸	青	生	风	东	春	木	肝	胆	目	筋	怒	呼	握
徵	苦	赤	长	暑	南	夏	火	心	小肠	舌	脉	喜	笑	忧
宫	甘	黄	化	湿	中	长夏	土	脾	胃	口	肉	思	歌	秽
商	辛	白	收	燥	西	秋	金	肺	大肠	鼻	皮毛	悲	哭	咳
羽	咸	黑	藏	寒	北	冬	水	肾	膀胱	耳	骨	恐	呻	栗

根据上述归类表,主要说明以下三方面的问题。

（1）以五行的特性,说明五脏的功能。如木性条达曲直,有生发的特点,而肝性柔和舒畅且主疏泄,又主升发之气,故肝属木;火为阳热之象,有上炎之性,而心为阳脏主动,心阳有温煦的作用,故心属火;土为万物之母,有生化、长养万物的特性,而脾能运化水谷精微,为气血生化之源,后天之本,故脾属土;金有清肃、收敛的特性,而肺主呼吸,主肃降,故肺属金;水有湿润下行的特性,而肾能藏精,主人体水液代谢的调节并能使废水下行排出体外,故肾主水。

（2）形成了以五脏为主体,外应五季、五方、五气等,内联五官、五脏、形体、情志等的 5 个功能活动系统。

（3）说明人体的内环境与外在的自然环境之间也存在着对立统一的联系,如春属木,肝气旺于春,春天多风等。在内则肝与胆相表里,开窍于目,主筋,主怒,在病理上易于化风等。

五、五行学说的基本内容

五行学说的基本内容包括五行相生与相克、五行制化与胜复、五行相乘与相侮和五行的母子相及 4 个方面。其中五行的相生相克是指五行间存在着动态有序的相互资生和相互制约的关系;五行的制化与胜复,是指五行系统中具有的自我调节机制。由于五行之间存在着这些关系,从而维持五行结构系统的平衡与稳定,促进事物的生生不息。

1. 五行的正常调节机制　五行的生克制化规律即五行结构系统在正常情况下的自动调节机制。

（1）相生规律:所谓"五行相生",是指五行中某一行事物对另一行事物具有促进、助长和资生的作用。

五行相生的顺序是:木生火,火生土,土生金,金生水,水生木。在相生的关系中,任何一行都有"生我"与"我生"两方面的关系,《难经》中把它比喻为"母"和"子"的关系。"生我"者为母,而"我生"者为"子",所以五行的相生关系又称"母子关系"。以火为例,生"我"者为木,因为木能生火,所以木为火之母;"我"生者为土,因为火能生土,则土为火之子。余以此类推。

（2）相克规律:所谓"五行相克",也称"相胜",是指五行中某一行事物对另一行事物具有抑制、约束、削弱等作用。

五行相克的顺序是:木克土,土克水,水克火,火克金,金克木……（图 2 - 1）。这种克制关系也是循环无穷的。木得金敛,则木不过散;火得水伏,则火不过炎;土得木疏,则土不过湿;金

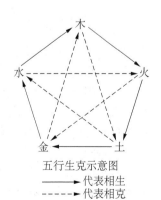

五行生克示意图
——→ 代表相生
- - -→ 代表相克

图 2 - 1　五行生克示意图

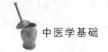

得火温,则金不过收;水得土渗,则水不过润。在相克的关系中,任何一行都有"克我"与"我克"两方面的关系,《黄帝内经》称之为"所胜"与"所不胜"的关系。"克我"者为"所不胜",而"我克"者为"所胜"。因此,五行相克的关系,又称"所胜"与"所不胜"的关系。以土为例,"克我"者为木,则木为土之"所不胜";"我克"者为水,则水为土之"所胜"。其余以此类推。

在上述的生克关系中,任何一行皆有"生我"与"我生","克我"与"我克"4个方面的关系。以木为例,"生我"者为水,"我生"者为火;"克我"者为金,"我克"者为土。

(3)制化规律:五行制化,是指五行之间既有资助、促进,又存在着制约、拮抗的对立统一关系,从而维持着事物间协调平衡的正常状态。制,是指五行的生与克之间的制约关系。化,即生化,是指事物间的正常状态。五行制化关系是指五行的相生与相克两种关系协调并存的状态,是维持五行之间动态平衡不可缺少的两种方式。因此,必须生中有克(化中有制),克中有生(制中有化),相反相成,才能维持和促进事物相对平衡协调与发展变化。五行之间这种生中有制、制中有生、相互制约、相互生化的生克关系,称为制化。

其规律是:木克土,土生金,金克木;火克金,金生水,水克火;土克水,水生木,木克土;金克木,木生火,火克金;水克火,火生土,土克水。

就相生而言,木能生火,是"母来顾子"的意思,但是木的本身又受水之所生,这种"生我"与"我生"的关系是平衡的。如果只有"我生"而没有"生我",那么对木而言,会形成太过,就好似收入与支出不平衡一样。另外,水与火之间,又存在相克的关系,所以相生之中,又寓有相克,而不是绝对的相生,这样就保证了生克之间的动态平衡。

就相克而言,木能克土,金又能克木,而土与金之间,又存在相生的关系,所以就形成了木克土、土生金、金又克木(子复母仇)。这说明五行相克也不是绝对的,相克之中,也必然寓有相生,才能维持平衡。换而言之,被克者本身有反制的作用,所以当发生相克太过而产生受害的时候,才能够保持正常的平衡协调关系。

2. 五行的异常调节机制   五行结构系统在异常情况下的自动调节机制为母子相及与乘侮胜复。

(1)母子相及:五行的母子相及包括母病及子和子病及母两种情况,其皆属于五行之间相生关系异常的变化。

母及于子,是指母的一方异常时波及子的一方,导致母子两行都异常。其顺序和方向与正常调节中的相生关系一致,如火发生异常时影响并波及于土,即属于母及于子。

子及于母,是指子的一方异常时就会波及母的一方,导致母子两行皆异常。其顺序方向与相生关系相反,如土的一方异常时,波及火的一方,即属于子及于母。

(2)相乘相侮:相乘相侮,实际上是一种反常情况下的相克现象。

相乘,有乘虚侵袭的意思,也就是相克太多。五行相乘,是指五行中一行对其所胜的过度制约和克制。

五行相乘的次序与相克相同,即木乘土、土乘水、水乘火、火乘金、金乘木。五行之间相乘的顺序与相克相同,但被克者更为虚弱。相乘现象可分为两个方面:其一,五行中任何一行本身不足(衰弱),使原来克它的一行乘虚侵袭,而使它更加不足,即乘其虚而袭之。例如木克土:在正常情况下,木克土,木为克者,土为被克者,由于它们之间的相互制约而维持着相对的平衡状态。但在异常情况下,虽然木仍然处于正常水平,但土本身不足(衰弱),导致两者之间失去了原来的平衡状态,木则乘土之虚而克之。这样的相克,超过了正常的制约关系,使得土更虚弱。其二,五行中任何一行本身过于亢盛,而受它克制的那一行仍处于正常水平,在这种情况下,虽然"被克"者正常,但由于"克"者超过了正常水平,所以也同样会打破两者之间的正常制约关系，导致过度相克。仍以木克土为例：在正常情况下，木能制约土，维持正常的相对平衡。若土本身仍处于正常水平，但由于木过度亢进，导致两者之间失去了原来的平衡状态，从而出现了木亢乘土的现象。

"相克"与"相乘"是有区别的，前者属于正常情况下的制约关系，后者是正常制约关系遭到破坏后的异常相克现象。在人体，前者为生理现象，而后者则为病理表现。但是近代人习惯将相克与反常的相乘混淆，病理的木乘土，也称木克土。

相侮，有恃强凌弱之意，又称反克。五行相侮，是指五行中一行对其所不胜的反向制约和克制。

五行相侮的次序与相克相反，即木侮金，金侮火，火侮水，水侮土，土侮木。

相侮现象也表现在两个方面，如以木为例：其一，当木过度亢盛时，金原本是克木的，但由于木过于亢盛，则金不但不能克木，反而为木所克制，使金受损，这就叫木反侮金；其二，当木过度衰弱时，金原本是克木的，木又克土，但由于木过于衰弱，则不仅金来乘木，而且土也乘木之衰而反侮之。习惯上把土反侮木称为"土壅木郁"。

（3）胜复规律：胜复指胜气与复气的关系。五行学说把由于太过或不及所引起的对"己所胜"的过度克制称为"胜气"，而这种胜气在五行系统内必然会招致一种相反的力量（报复之气）将其压抑下去，这种能报复"胜气"的气称为"复气"，总称"胜复之气"。"有胜之气，其必来复也"（《素问·至真要大论》）。这是五行结构系统本身作为系统整体对于太过或不及的自行调节机制，旨在使其恢复正常的制化调节状态。比如木气太过，作为胜气则过度克土，导致土气偏衰，土衰不能制水，则水气偏胜而更加克火，火气受制而减弱克金之力，于是金气旺盛起来，把太过的木气克伐下去，使其恢复正常。反之，倘若木气不足，则将受到金的过度克制，同时又因木衰不能制土而引起土气偏亢，土气偏亢则加强抑水而使得水气偏衰，水衰无以制火而使火偏亢，火偏亢则导致金偏衰而无以制木，从而使不及的木气恢复于平，以维持其正常的调节状态。故曰："形有胜衰，谓五行之治，各有太过不及也。故其始也，有余而往，不足随之，不足而往，有余从之"（《素问·天元纪大论》）。

胜复的调节规律是：先有胜，后必有复，以报其胜。"胜气"重，"复气"也将重；"胜气"轻，"复气"也随之轻。在五行具有相克关系的各行之间有多少不及，便会招致多少太过；有多少太过，又会招致多少不及。由于五行为单数，所以对于任何一行而言，有"胜气"必有"复气"，而且在数量上相等。这是五行运动的法则。通过胜复调节机制，可使五行结构系统整体在局部出现较大不平衡的情况下，随之进行自身调节，继续维持其整体的相对平衡。

总之，五行结构系统具有两种调节机制，一是正常情况下的生克制化调节机制，二是异常情况下的胜复调节机制。通过这两种调节机制，可形成并保障五行结构系统的循环运动和动态平衡。

第三节　阴阳与五行学说在中医学中的应用

一、阴阳学说在中医学中的应用

在中医学理论体系中，处处体现着阴阳学说的思想。阴阳学说被用来阐释人体的组织结构、生理功能及病理变化，并用于指导疾病的诊断和治疗。

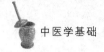

（一）阐释人体的组织结构

人体是一个有机整体,人体内部充满着阴阳的对立互根关系。在阐释人体的组织结构时,阴阳学说认为人体是一个对立统一的有机整体,其组织结构可分为相互对立的阴阳两部分,且彼此又密切合作,相互联系。

首先,就人体的部位与结构而言,头部为阳,足部为阴;外为阳,内为阴;体表为阳,内脏为阴;背为阳,腹为阴。而体表之中又有皮肤为阳,肌肉筋骨为阴之分;脏腑中六腑为阳,五脏为阴。五脏之中,又可分心肝为阳,肺脾肾为阴。再具体到每个脏腑,也有阴阳之分,如心有心阳、心阴;肾有肾阳、肾阴;胃有胃阳、胃阴等。其次,若从经络系统循行的部位来讲,则循行于人体四肢外侧及背部者属阳(如手足三阳经,但足阳明例外),循行于人体四肢内侧及腹部者则多属阴(如手足三阴经)。

但应当指出的是,人体各部位、各脏器、各组织结构的阴阳属性是相对的,而并不是绝对的,它们常会因一定条件的改变而改变。以胸背关系来讲,则背属阳,胸属阴。但倘若以胸腹上下关系来讲,则胸又属阳,腹则属阴。同样,五脏如果以上下关系来分,则心肺在膈上属阳,但心为阳中之阳脏,而肺为阳中之阴脏;肝脾肾在膈下属阴,且肝为阴中之阳脏,而肾为阴中之阴脏,脾亦为阴中之阴脏。总而言之,人体部位、组织结构上的阴阳,仅是对其相对属性的一般归类。

（二）概括人体的生理功能

中医生理学认为,人体之所以能保持正常的生命活动,是由于其阴阳两方面的对立统一与协调平衡的结果。人体的生理功能,一方面表现为脏腑组织的功能活动,另一方面则表现为机体防御邪气侵袭的整体卫外功能。

1. 说明物质与功能之间的关系　人体生理活动的基本规律可用阴精(物质)和阳气(功能)的矛盾运动进行概括。属阴的物质和属阳的功能之间的关系,就体现了这种对立统一的关系。营养物质(阴)是功能活动(阳)产生的物质基础,而功能活动又是营养物质所产生的功能体现。人体的生理活动(阳)是以物质(阴)为基础的。倘若没有阴精,则无以化生阳气,而生理活动的结果,又能不断地化生阴精。没有物质(阴)就无法产生功能(阳),没有功能也就不能化生物质。这样,物质和功能,阴和阳共处于相互依存、对立、消长和转化的统一体中,维持着物质和功能、阴和阳的相对动态平衡,也就保证了生命活动的正常进行。

2. 说明生命活动的基本形式　气化活动属于生命运动的内在形式,是生命存在的基本特征。而升降出入则是气化活动的基本表现形式。阳主升,阴主降。阴阳之中复有阴阳,因此阳虽主升,但阳中之阴也能降;阴虽主降,但阴中之阳又能上升。阳升阴降是阴阳所固有的性质,而阳降阴升则是阴阳交合运动的变化。人体阴精和阳气的矛盾运动过程,便是气化活动的过程,也是阴阳升降出入的过程:死生之机,升降而已。气化正常,则升降出入正常,表现为正常的生命活动。否则,气化失常,则升降出入失常,表现为生命活动的异常。由于阴阳双方是对立统一的,所以两者之间的升与降、出与入也是相反相成的。这是从阴阳运动形式的角度,并用阴阳升降出入的理论来说明人体的生理功能。

从机体的防御机制来讲,阳在外,是保护人体内部组织器官的卫外功能;阴在内,则是阳的物质基础,并不断地为阳储备和提供能量补充。

从脏腑功能活动来讲,则五脏主藏精气属阴,六腑能消化、传导饮食水谷属阳。而每一脏腑中又各有阴阳,凡是功能活动的均属阳,而能产生这些功能活动的器质和营养物质则属阴。比如心有主持精神意识思维活动和推动血液循环的功能,这种功能属阳,而心脏、器质、心血则属阴。

对于人体整体生理上的阴阳关系,则主要强调其协调与平衡。比如就人体功能状态来说,则功能亢进属阳,功能减退属阴;功能兴奋属阳,功能抑制属阴。但在生理活动中,兴奋与抑制、亢进与衰退等是互相拮抗的,并保持着相对平衡的状态。又如阳气与阴精的转化,阴精是化生阳气的物质基础,而阳气的作用则能不断地产生阴精,因而阳气与阴精,相互为用又相互转化,并保持着相对的平衡。故《素问》说:"阴平阳秘,精神乃至。"

(三) 说明人体的病理变化

中医学认为疾病的发生,是由于某种因素的影响使得人体的阴阳关系失去相对的平衡协调,从而导致人体功能的偏盛或偏衰。疾病的发生与发展,受正气与邪气两方面的影响。正气与邪气,以及它们之间相互作用与相互斗争的关系,都可以用阴阳加以概括说明。

1. 分析病因的阴阳属性　疾病是由于病邪作用于人体,引起邪正相争,导致机体阴阳失调、脏腑组织损伤、生理功能失常或心理活动障碍的结果。疾病的发生、发展取决于两方面的因素,一为正气,正气泛指人体的功能活动,常与邪气对称;二为邪气,所谓邪气,是指各种致病因素的总称。正气有阴精和阳气之别;而邪气又有阳邪(如风邪、火邪)与阴邪(如寒邪、湿邪)之分。

2. 分析病理变化的基本规律　疾病的发生、发展过程实际上就是正邪斗争的过程。阳邪侵入人体,人体正气中的阴气奋而抗之;阴邪侵犯人体,正气中的阳气与之斗争。如此产生了邪正互搏,导致阴阳失调而发生疾病。阴阳失调的主要表现方式是阴阳偏盛偏衰和互损。

(1) 阴阳偏盛:即阳盛、阴盛,是属于阴或阳任何一方高于正常水平的病理状态。

阳盛则热:阳盛是病理变化中由于阳邪亢盛而表现出来的热的病变,是指因阳邪所致的疾病的性质。阳邪致病,如暑热之邪侵入人体可导致人体阳气偏盛,从而出现高热、口渴、汗出、面赤、脉数等表现,其性质属热,故称"阳盛则热"。因为阳盛往往可导致阴液的损耗,如在高热、汗出、面赤、脉数的同时,必然会出现阴液耗伤而口渴的症状,故曰"阳盛则阴病"。

阴盛则寒:阴盛为病理变化中阴邪亢盛而表现出来的寒的病变。若阴邪致病,如纳凉饮冷,则可以造成机体阴气偏盛,从而出现腹痛、泄泻、形寒肢冷、舌淡苔白、脉沉等症状,其性质属寒,故称"阴盛则寒"。阴盛往往会导致阳气的损伤,如在腹痛、泄泻、形寒肢冷、舌淡苔白、脉沉的同时,必然会出现阳气耗伤而形寒肢冷的症状,故曰"阴盛则阳病"。

阴阳偏盛所形成的病症是实证:阳偏盛导致实热证,阴偏盛导致实寒证。

(2) 阴阳偏衰:阴阳偏衰即阴虚、阳虚,是指阴阳任何一方低于正常水平的病变。

阳虚则寒:阳虚是指人体阳气虚损,导致体内阴气出现相对偏盛的病变。阳虚无法制约阴,则阴相对偏盛而出现寒象:如机体阳气虚弱,则可出现面色苍白、舌苔淡白、畏寒肢冷、神疲蜷卧、自汗、脉微等寒象症状,其性质亦属寒,故称"阳虚则寒"。

阴虚则热:阴虚是指人体的阴液不足,导致体内阳气出现相对偏胜的病变。阴虚无法制约阳,则阳相对偏亢而出现热象:如素体阴液亏损或久病耗阴,则可出现潮热、盗汗、五心烦热、口舌干燥、舌红少苔、脉细数等热象症状,其性质亦属热,故称"阴虚则热"。

用阴阳消长理论加以分析,"阳虚则寒"属于阳消而阴相对长,故出现寒象;而阴虚则热属于阴消而阳相对长,故出现热象。其中,以消为主,因消而长,长居其次。

(3) 阴阳互损:阴阳互损,是指阴阳双方中的任何一方虚损到一定程度而导致另一方也不足的病理变化。阳虚至一定程度的时候,因阳虚不能化生阴液,导致同时出现阴虚的现象,称"阳损及阴"。同样,若阴虚至一定程度时,因阴虚不能化生阳气,则会导致同时出现阳虚的现象,称"阴损及阳"。"阳损及阴"或"阴损及阳"最终会导致"阴阳两虚"。阴阳两虚是指阴阳的对立处在低于正常水平的平衡状态,属于病理状态而不是生理状态。

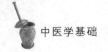

（四）指导疾病的诊断

中医诊断疾病过程中包括诊察疾病和辨识证候两个方面。阴阳学说用于疾病的诊断，主要包括分析四诊所收集的资料和概括各种证候的阴阳属性两个方面。

1. 分析四诊资料 即将望、闻、问、切四诊所收集的各种资料，包括即时的症状和体征，以阴阳理论辨析其阴阳属性。如色泽鲜明者属于阳，晦暗者属于阴；语声高亢洪亮者属于阳，低微无力者属于阴；呼吸有力、声高气粗者属于阳，呼吸微弱、声低气怯者属于阴；口渴喜冷者属于阳，口渴喜热者属于阴；脉之浮、数、洪、滑等属于阳，沉、迟、细、涩等属于阴。

2. 概括疾病证候 辨证论治是中医学的基本特点之一。确定证候是中医学诊断疾病的核心。在临床辨证中，阴阳学说用阴阳来概括分析错综复杂的各种证候，才能抓住疾病的本质，做到执简驭繁。所以辨别阴证、阳证是诊断疾病的重要原则，在临床中具有重要意义。如在八纲辨证中，表证、热证、实证属于阳；里证、寒证、虚证属于阴。在临床辨证中，唯有分清阴阳，才能抓住疾病的本质，从而做到执简驭繁。在脏腑辨证中，脏腑气血阴阳失调可出现许多复杂的证候，但不外乎阴阳两大类，如在虚证分类中，心有气虚、阳虚及血虚、阴虚之分，而前者则属阳虚范畴，后者则属阴虚范畴。

（五）指导疾病的防治

1. 指导养生防病 养生，又称"摄生"，即保养生命之意。养生的目的，一是延年，二是防病。中医学历来非常重视对疾病的预防，不但用阴阳学说来阐发摄生学说的理论，而且摄生的具体方法也以阴阳学说为依据。阴阳学说认为：人体的阴阳变化如果与自然界四时阴阳变化协调一致，就可以延年益寿。因而主张人应顺应自然，春夏养阳，秋冬养阴，精神内守，饮食有节，起居有常，要做到"法于阴阳，和于术数"（《素问·上古天真论》），就可以保持机体内外界环境之间的阴阳平衡，达到增进健康、预防疾病的目的。

2. 用于疾病的治疗 由于疾病发生的根本原因是阴阳失调，因此，调整阴阳，补偏救弊，促使阴平阳秘，使阴阳达到相对平衡状态，是治疗疾病的基本原则。阴阳学说用以指导疾病的治疗，一是用来确定治疗原则，二是可以归纳药物的性能。

（1）确定治疗原则：由于阴阳失调是疾病的基本病机，而偏胜偏衰和互损又是基本表现形式，因而在把握阴阳失调状况的基础上，用药物、针灸等方法去调整其偏胜偏衰和互损，恢复阴阳的协调平衡，是治疗疾病的基本原则之一。

阴阳偏盛的治疗原则：损其有余，实者泻之。阴阳偏盛，即阴或阳过盛有余，为有余之证。阳盛则热属于实热证，宜用寒凉药以制约其阳，治热以寒，即"热者寒之"。阴盛则寒属于实寒证，宜用温热药以制约其阴，治寒以热，即"寒者热之"。因两者均为实证，其中一方超出了平衡范围，故称这种治疗原则为"损其有余"，即"实者泻之"。

阴阳偏衰的治疗原则：补其不足，虚者补之。阴阳偏衰，即阴或阳虚损不足，或为阴虚，或为阳虚，为不足之证。阴虚不能制阳而导致阳亢者，属于虚热证，治疗时应当滋阴以抑阳。如肾阴不足，则会虚火上炎，此非火之有余，乃水之不足，故应滋养肾水。若阳虚不能制阴而导致阴盛者，属于虚寒证，治疗时应当扶阳制阴。如肾主命门，为先天真火所藏，肾阳虚衰则出现阳微阴盛的寒证，此非寒之有余，乃真阳不足，故应当温补肾阳，消除阴寒。

阴阳互损的治疗原则：阴阳互损导致阴阳两虚，故应采用阴阳双补的治疗原则。对阳损及阴呆滞的以阳虚为主的阴阳两虚证，当补阳为主，兼以补阴；对阴损及阳导致的以阴虚为主的阴阳两虚证，当补阴为主，兼以补阳。如此则阴阳双方相互资生，互相为用。

（2）分析和归纳药物的性能：阴阳用于疾病的治疗，不仅可用以确立治疗原则，而且也用来概括和分类药物的性味功能，可作为临床用药的指导和依据；治疗疾病时，不但要有正确的诊断及确切的治疗方法,同时还必须熟练地掌握和了解药物的性能。根据治疗方法,选用适宜药物治疗相应的病证,才能收到良好的疗效。

中药的性能,是指药物具有四气、五味、升降浮沉及归经、有毒无毒等特性。四气(又称四性),指寒、热、温、凉。五味即酸、苦、甘、辛、咸。四气属阳,五味属阴。四气之中温热与寒凉属于两类不同的性质,温热属阳,寒凉属阴。五味之中,辛味能散、能行,甘味能补、能和、能缓、能益气,故辛甘属阳,如桂枝、甘草等;酸味能收、能涩,苦味能泻下、能燥,故酸苦属阴,如大黄、芍药等;淡味能渗能利,有渗湿利水作用(物质的浓淡对比而言,浓属阴,淡属阳)故属阳,如茯苓、通草;咸味药能软能下,故属阴,如芒硝等。按药物的升降浮沉特性分类,药物质轻,具有上升向外,升浮作用的属阳,如桑叶、菊花、薄荷等;药物质重,具有下行向内,沉降作用的属阴,如龟板、赭石、朱砂等。

总之,养生防病,须"法于阴阳",治疗疾病,要根据病证的阴阳失调情况确立相应的治疗原则,再结合药物性能的阴阳属性选择适当的药物,以纠正疾病过程中的阴阳失调,从而达到治疗的目的。

二、五行学说在中医学中的应用

五行学说在中医学中的应用,主要是以五行特性来类比五脏的生理特点和构建以五脏为中心的生理学体系。以五行为中心的应用体现在:可运用五行的特性来分析和归纳人体的形体结构及其功能,以及外界环境各种要素和事物的五行属性;可运用五行的生克制化规律来阐述和说明人体五脏系统之间的局部与局部、局部与整体的关系,以及人与外界环境的相互关系;可运用五行乘侮胜复规律来说明和解释疾病发生、发展的规律和自然界中五运六气的变化规律。五行学说在中医学中的应用,加强了中医学关于人体以及人与外界环境为一个统一整体的论证力度,使中医学所采用的整体系统方法更进一步地系统化,同时具有指导临床诊治的实际意义。

(一) 解释生理现象

五行学说在人体生理的运用,体现在可用五行特性类比五脏的生理特点,演绎五脏与六腑、形体、官窍之间的联系,说明五脏之间的相互关系及五脏与六腑及自然环境之间的联系。

1. 人体组织结构的分属 中医学在五行配五脏的基础上,又采取类比的方法,根据脏腑组织的性能及特点,把人体的组织结构分属于五行,以五脏(肝、心、脾、肺、肾)为中心,以六腑(胆、小肠、胃、大肠、膀胱、三焦)为配合,支配五体(筋、脉、肉、皮毛、骨),开窍于头面五官(目、舌、口、鼻、耳),外荣于体表组织(爪、面、唇、毛、发),形成了以五脏为中心的脏腑组织的结构系统,从而为脏象学说的创立奠定了理论基础。

2. 演绎五脏与六腑形体官窍情志的联系 以五脏为中心,用五行学说演绎五脏(六腑)、五体、五窍、五液、五志等五行属性,并将它们分别归属于五行系统之中,从而构建了以五脏为中心的五个生理病理系统。说明了每一系统中脏与腑、体、窍、液、志等的内在联系。

肝(木)系统:肝与胆为表里,在体合筋,开窍于目,其华在爪,在液为泪,在志为怒;心(火)系统:心与小肠为表里,在体合脉,开窍于舌,其华在面,在液为汗,在志为喜;脾(土)系统:脾与胃为表里,在体合肉,开窍于口,其华在唇,在液为涎,在志为思;肺(金)系统:肺与大肠为表里,在体合皮,开窍于口,其华在毛,在液为涕,在志为忧;肾(水)系统:肾与膀胱为表里,在体合骨,开窍于耳及二阴,其华在发,在液为唾,在志为恐。

3. 类比五脏的生理特点 五行学说将人体的内脏分属于五行,可用五行的特性来说明五脏的部分生理功能。如木性曲直,条达顺畅,有生发的特性,肝属木,故肝喜条达而恶抑

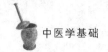

郁,有疏泄的功能;火性温热,有温热上升的特性,心属火,故心阳有温煦之功;土性敦厚,有生化万物和受纳的特性,脾属土,故脾有消化水谷,运送精微,营养五脏、六腑、四肢百骸及运化水湿之功,为气血生化之源;金性清肃,收敛,肺属金,故肺有收敛肃降之性;水性润下,有滋润、寒凉、下行及闭藏的特性,肾属水,故肾有闭藏,有藏精、主水等功能。

4. 说明五脏之间的相互关系 五脏的功能活动不是孤立的,而是相互联系的。五行学说不仅用五行特性说明五脏的功能特点,而且还运用五行生克制化理论来说明脏腑生理功能的内在联系,即五脏之间存在着既相互资生又相互制约的关系。

用五行相生说明和阐述五脏间的联系:如木生火,即肝木济心火,肝藏血,心主血脉,肝藏血功能正常,心主血脉功能才能正常的发挥。火生土,即心火温脾土,心主血脉,脾主运化水谷精微和水湿、主生血和统血,心主血脉功能正常,血能营脾,脾才能发挥主运化、生血及统血的功能。土生金,即脾土助肺金,脾能益气,主生血,运化水谷精微以充肺,促进肺主气的功能,使肺宣肃正常。金生水,即肺金养肾水,肺主清洁肃降,肾主藏精,肺气肃降有助于肾藏精、纳气、主水的功能。水生木,即肾水滋肝木,肾藏精,肝藏血,肾精可化为肝血,可以帮助肝藏血功能的正常发挥。这种五脏相互滋生的关系,就是用五行相生理论来阐明和解释的。

用五行相克说明和阐述五脏间的相互制约关系:如心属火,肾属水,水克火,即肾水能用来制约心火,如肾水上济于心,可以防止心火的亢盛。肺属金,心属火,火克金,即心火能够制约肺金,如心火的阳热,可控制肺气清肃之太过。肝属木,肺属金,金克木,即肺金能够用来制约肝木,如肺气的清肃功能,可以抑制肝阳的上亢。脾属土,肝属木,木克土,即肝木能够制约脾土。如肝气条达顺畅,可以疏泄脾气之壅滞。肾属水,脾属土,土克水,即脾土能够用来制约肾水,如脾土的运化,有防止肾水的泛滥的功能。这种五脏之间的相互制约关系,就是用五行相克理论来说明和解释的。

5. 阐释五脏与自然环境的联系 事物属性及自然要素的五行归类,除了可将人体的脏腑组织结构分属于五行之外,同时也将与自然的有关事物及现象进行了归属。例如,人体的五脏、六腑、五体、五官及体表组织等,与自然界的五方、五季、五味、五色等相应(见表2-2),这样就可以把人与自然环境统一起来。这种归类方法,不但说明了人体内在脏腑的整体统一,而且也反映出人体与内环境和外界的协调统一。如春应东方,风气主令,所以气候温和,气主生发,万物滋生。人体肝气与之相应,肝气旺于春。这样就可以将人体肝脏系统和自然春木之气统一起来。从而反映出人体内环境于外界环境相统一的整体观念。

（二）解释病理传变

五行学说,不仅可用以说明在生理情况下脏腑间的相互联系,而且也可以说明在病理情况下脏腑间的相互影响。某脏有病可以传至其他脏,其他脏疾病也可以传至本脏,这种病理上的相互影响称之为传变。以五行学说阐释五脏病变的相互传变,可分为相生关系的传变和相克关系的传变两类。

1. 相生关系传变 包括"母病及子"和"子病犯母"两个方面。

母病及子,又称"母虚累子"。母病及子系病邪从母脏传来,侵入属子之脏,即先有母脏的病变后有子脏的病变。如水不涵木,即肾阴虚不能滋养肝木,其临床表现在肾,则为肾阴不足,多见耳鸣、腰膝酸软、遗精等;在肝,则为肝之阴血不足,多见眩晕、消瘦、乏力、肢体麻木,或手足蠕动,甚则震颤抽掣等。阴虚生内热,故亦现低热、颧红、五心烦热等症状。肾属水,肝属木,水能生木。现水不生木,其病由肾及肝,由母传子。由于相生的关系,病情虽有发展,但互相滋生作用不绝,病情较轻。

子病犯母，又称"子盗母气"。子病犯母系病邪从子脏传来，侵入属母之脏，即先有子脏的病变，后有母脏的病变。如心火亢盛而致肝火炽盛，有升无降，最终导致心肝火旺。心火亢盛，则现心烦或狂躁谵语、口舌生疮、舌尖红赤疼痛等症状；肝火偏旺，则现烦躁易怒、头痛眩晕、面红目赤等症状。心属火，肝属木，木能生火。肝为母，心为子，其病由心及肝，由子传母，病情较重。

疾病按相生规律传变，有轻重之分，"母病及子"为顺，其病轻；"子病犯母"为逆，病重。

2. **相克关系传变** 包括"相乘"和"反侮"两个方面。

相乘，是相克太过为病，如木旺乘土，又称木横克土。木旺乘土，即肝木克伐脾胃，先有肝的病变，后有脾胃的病变。由于肝气横逆，疏泄太过，影响脾胃，导致消化功能紊乱，肝气横逆，则表现为眩晕头痛、烦躁易怒、胸闷胁痛等症状；及脾则表现为脘腹胀痛、厌食、大便溏泄或不调等脾虚之候；及胃则表现为纳呆、嗳气、吞酸、呕吐等胃失和降之证。由肝传脾称肝气犯脾，由肝传胃称肝气犯胃。木旺乘土，除了肝气横逆的病变外，往往是脾气虚弱和胃失和降的病变同时存在。肝属木，脾（胃）属土，木能克土，木气有余，相克太过，其病由肝传脾（胃）。病邪从相克方面传来，侵犯被克脏器。

相侮，又称反侮，是反克为害，如木火刑金，由于肝火偏旺，影响肺气清肃，临床表现既有胸胁疼痛、口苦、烦躁易怒、脉弦数等肝火过旺之证，又有咳嗽、咳痰，甚或痰中带血等肺失清肃之候。肝病在先，肺病在后。肝属木，肺属金，金能克木，今肝木太过，反侮肺金，其病由肝传肺。病邪从被克脏器传来，此属相侮规律传变，生理上既制约于我，病则其邪必微，其病较轻，故《难经》谓"从所胜来者为微邪"。

（三）指导诊断疾病

人体是一个有机整体，当内脏出现病变时，人体内脏的功能活动及其相互关系也发生异常变化，可以通过体表相应的组织器官反映出来，如出现色泽、声音、形体、神态、脉象等诸方面的异常变化。由于五脏与五色、五音、五味、五体等都以五行分类归属关系形成了一定的联系，这种五脏系统之间的层次结构，为诊断和治疗疾病奠定了理论基础。因此，在临床诊断疾病时，就可以通过综合望、闻、问、切四诊所得的资料和根据五行的所属及其生克乘侮关系的变化规律，来推断疾病病情。

1. **推断本脏之病** 从本脏所主之色、味、脉等来诊断本脏之病。如面见青色，且喜食酸味，脉弦，可以诊断为肝病；面见赤色，且口味苦，脉象洪，可以诊断为心火亢盛。

2. **推断脏腑相兼病变** 可从他脏所主之色来推测五脏病势的传变。脾虚的病人，如面见青色，则为木来乘土；心脏病病人，如面见黑色，则为水来克火，等等。

3. **推断病变的预后情况** 从脉与色之间的生克关系来判断疾病的预后是否良好。假如肝病色青见弦脉，则为色脉相符，如果不得弦脉反见浮脉则属于相胜之脉，即克之脉（金克木）属于逆；假如得沉脉则属相生之脉，即生色之脉（水生木）属于顺。

（四）指导临床治疗

五行学说指导疾病的治疗，主要表现在：根据药物的色、味，按五行归属指导脏腑用药；按五行的生克乘侮规律，控制疾病的传变和确定治则治法；指导针灸取穴和情志疾病的治疗等几个方面。

1. **指导脏腑用药** 不同的药物，有着不同的颜色和气味。以颜色分，有青、赤、黄、白、黑"五色"；以气味辨，则有酸、苦、甘、辛、咸"五味"。药物"五色"、"五味"与五脏之间的关系，是以天然色味为基础，以药物的不同性能与归经为依据，按照五行属性来确定的。临床脏腑用药除了根据药物五色、五味归属指导运用外，还应该结合药物的特性如四气（寒、热、温、凉）

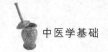

和升降浮沉理论加以综合分析,辨证应用。中药是以色味为基础,以归经和性能为依据,按照五行学说加以归类的:如青色、酸味可入肝;赤色、苦味可入心;黄色、甘味可入脾;白色、辛味可入肺;黑色、咸味可入肾。除色味外,还必须结合药物的四气(寒、热、温、凉)和升降浮沉等理论综合分析,辨证应用。

2. 控制疾病传变　运用五行学说中子母相及和乘侮规律,可以判断五脏疾病的发生原因和发展趋势。一脏受病,可以影响到其他四脏,如肝脏有病时可以影响到心、肺、脾、肾等脏。他脏有病时也可传给本脏,如心、肺、脾、肾之病变,也会影响到肝的功能。因此,在临床治疗时,除了应对所病本脏进行处理之外,还应考虑到其他有关脏腑之间的传变关系。根据五行的生克乘侮规律,可以来调整其太过与不及,控制其传变,使其恢复正常的生理功能活动。比如肝气太过,木旺必克土,此时应该先健脾胃以防止其传变。脾胃不伤,则病不传,疾病易于痊愈。这是五行的生克乘侮理论在阐述疾病传变规律和确定预防性治疗措施方面的应用。至于疾病能否传变,则取决于脏腑的功能状态是否健全,即五脏虚则传,实则不传。

3. 确定治疗原则和方法　疾病的治疗原则和方法,一般应根据其病理传变的规律来确定。根据五行学说,如疾病的传变规律是母子相及和乘侮,故治疗时应有补母泻子和抑强扶弱等。治疗疾病时不仅要考虑发生病变的脏腑本身情况,还应根据脏腑之间的生克关系,以控制疾病的传变。正如《难经》说:"见肝之病,则知肝当传之于脾,当先实脾。"

(1) 根据五行相生规律确定治则和治法:临床上运用相生规律来治疗疾病的情况,多属于母病及子,其次为子盗母气。其治疗原则是补母和泻子,即所谓的"虚者补其母,实者泻其子"(《难经·六十九难》)。

补母,即"虚则补其母",可用于母子相生关系之间的虚证。如肾阴不足,不能滋润濡养肝木,而导致肝阴不足者,称作水不生木或水不涵木。治疗时,不是直接治肝,而是补肾之虚。因为肾为肝之母,肾水可生肝木,所以补肾水可以生肝木。又如肺气虚弱发展到一定程度,会影响脾之健运功能而导致脾虚。因脾土为母,肺金为子,脾土可生肺金,所以可用补脾气以益肺气的方法来治疗。针灸疗法中,凡是虚证,可补其所属的母经或母穴,比如肝虚证可取用肾经合穴(水穴)阴谷,或者本经合穴(水穴)曲泉来进行治疗。这些虚证,就是利用了母子关系来治疗,即所谓的"虚则补其母"。假如属于相生不及,补母也能令子实。

泻子,即"实者泻其子",可用于母子相生关系之间的实证。比如肝火炽盛,有升无降而出现肝实证时,因肝木属母,心火属子,这种肝之实火的治疗,可采用泻心法,泻心火亦有助于泻肝火。针灸疗法中,凡是实证,可泻其所属的子经或子穴。比如肝实证可取心经荥穴(火穴)少府,或者本经荥穴(火穴)行间进行治疗。这就是所谓的"实者泻其子"。

(2) 根据五行相克规律确定治则和治法:临床上由于五行相克规律的异常而出现的病理变化,虽然有相克太过、相克不及和反克的不同,但总的来说,可区分成强弱两个方面,即克者属强,表现出功能亢进;被克者属弱,表现出功能衰退。因而,在治疗上同时采取抑强扶弱的方法,并侧重制其强盛,使弱者易于恢复。另一方面强盛尚未发生相克现象,必要时也可以利用这一规律,预先加强被克者的力量,以防止病情的发展和传变。

抑强,用于相克太过的情况。如肝气横逆,犯胃克脾,则出现的肝脾不调,肝胃不和之证,称作木旺克土,应以疏肝、平肝为主。或木本克土,反为土克,称作反克,亦叫反侮。如脾胃壅滞,则影响肝气条达,此时该当以运脾和胃为主。抑制其强者,则被克者的功能自然易于恢复。

扶弱,用于相克不及的情况。如肝虚郁滞,则影响脾胃健运,称作木不疏土。治宜和肝为主,兼顾健脾,来加强双方的功能。

4. 指导针灸取穴　在针灸治疗中,针灸医学将手足十二经四肢末端的穴位分别归属于五行,即井、荥、俞、经、合5种穴位分别归类于木、火、土、金、水的属性。临床根据不同的病情可以五行生克乘侮规律来进行选穴治疗。

5. 指导情志疾病的治疗 精神疗法在临床上主要用于情志疾病的治疗。情志生于五脏,五脏之间有着生克关系,所以,情志之间也存在这种关系。由于在生理上人的情志变化可以相互抑制,在病理上和内脏也有密切关系,故在临床上可以用情志的相互制约关系来治疗疾病。如"怒伤肝,悲胜怒……喜伤心,恐胜喜……思伤脾,怒胜思……忧伤肺,喜胜忧……恐伤肾,思胜恐"(《素问·阴阳应象大论》)。即所谓以情胜情。

由此可见,临床上依据五行生克规律治疗疾病,的确有其一定的实用价值。但是,并非所有的疾病都可用五行生克规律来治疗,所以不要机械地生搬硬套。换言之,在临床上既要正确地掌握五行生克的规律,又要具体情况具体分析,进行辨证施治。

参 考 文 献

[1] 孙广仁.中医藏象生理学.北京:中国医药科技出版社,2002

[2] 孙广仁.中医基础理论新世纪.第2版.北京:中国中医药出版社,2007

[3] 王琦.中医藏象学.北京:人民卫生出版社,1998

[4] 匡调元.中医体质病理学.上海:上海科学普及出版社,1996

[5] 王琦.中医体质学.北京:中国医药科技出版社,1995

[6] 孙广仁.藏象的概念及其生成之源.中医研究,1997

[7] 孙广仁.两种不同学科范畴的元气学说.北京中医药大学学报,1999

[8] 史正刚.中医识脑.甘肃中医,2003,16(9):1~3

[9] 朱忠宝.道是"无形"实有形——三焦别论.上海中医杂志,1982,(11):30

[10] 李德新.中医基础理论.北京:人民卫生出版社,2001

[11] 李德新.中医基础理论.第2版.北京:人民卫生出版社,2011

[12] 罗石标.也谈气.中医杂志,1962,3:26

[13] 李德新.气血论.沈阳:辽宁科学技术出版社,1990:60~61

[14] 秦伯未.内经知要浅解.北京:人民卫生出版社,1957

[15] 王志斌.口腔诸疾从脾论治验案6则.辽宁中医学院学报,2003,3(5):233

[16] 王琦.中医体质学.北京:人民卫生出版社,2001

[17] 温茂兴.中医学概论.北京:高等教育出版社,2003

[18] 周军.中医学概论.北京:人民出版社,2008

[19] 樊巧玲.中医学概论.北京:中国中医药出版社,2010

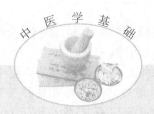

第三章 中医学的生理观

第一节 气血津液

气、血、津液是构成人体与维持人体生命活动的基本物质。气,是人体内活力非常强,运行不息,又无形可见的极细微物质。它不仅是人体的重要组成部分,还是机体生命活动的动力;血,是红色的液态物质;津液,则是人体内正常水液的总称。气、血、津液,既是脏腑经络和组织器官生理活动的产物,又是脏腑经络和组织器官生理活动的物质基础。

气、血、津液是人体生命活动的物质基础,其运动变化规律也是人体生命活动的基本规律。气、血、津液的生成与代谢,有赖于脏腑经络和组织器官的生理活动,而脏腑经络和组织器官的生理活功,又必须依靠气的推动和温煦等作用以及气、血、津液的滋养与濡润。因此,气、血、津液与脏腑经络和组织器官的生理与病理之间有着密切关系。

此外,构成人体基本物质的还有"精"。在中医学理论中,"精"有狭义与广义之分,狭义之"精",即通常所说的生殖之精;广义之"精",泛指一切精微物质,包括气、血、津液和从食物中摄取的营养物质,又称"精气"。

一、气

中医学的气学说,是研究人体之气的概念、生成、分布、功能及其与脏腑、精、血、津液之间关系的系统理论,与古代哲学的气学说有着明显的区别。

(一)气的基本概念

气是人体内活力很强运行不息的极精微物质,是构成人体和维持人体生命活动的基本物质之一。气运行不息,推动和调控着人体内新陈代谢,维系着人体的生命进程。气的运动停止,则意味着生命的终止。

1. 气的哲学含义 气是一种肉眼难以相及的至精微的物质。气和物是统一的。运动是气的根本属性,气始终处于运动变化之中,或动静、聚散,或升降、屈伸,以运动变化作为自己存在的条件或形式。而气的阴阳对立统一即气的胜复作用,则是物质世界运动变化的根源。气和形及两者的相互转化是物质世界存在与运动的基本形式,世间万物的发生、发展与变化,皆取决于气的气化作用。中医学将气学理论应用于医学中,认为人是天地自然的产物,且人体也是由气构成的,人体是一个不断发生着升降出入气化作用的、形和气转化的、运动着的有机体,并以此阐述人体内部气化运动的基本规律。

2. 气的医学含义 中医学从气是世界的本原,是构成天地万物的最基本元素这一基本观点出发,认为气是构成人体最基本的物质,也是维持人体生命活动最基本的物质。生命的基本物质,除气之外,还有血、津液、精等,但血、津液及精等均是由气所化生而来。在这些物质中,"精、气、津、液、血、脉,无非气之所化也"(《类经·脏象类》)。故说,气是构成人体与维持人体生命活动的最基本物质。

(1)气是构成人体最基本的物质:"天地合气,命之曰人"(《素问·宝命全形论》)。正如《素问》中所说,人既然生活在宇宙之中,就必然与宇宙万物一样,都是由气所构成,且都是物质自然界有规律地运动变化的结果,天地形气阴阳相感的产物。然而,人能应四时而知万物,有高度发展的意识与思维,这是万物中最宝贵的。气为一种至精至微的物质,是构成自然万物的原始材料。人与自然万物一样,也是天地自然之气合乎规律的产物。因此说,气也是构成人体生命最基本的物质。

(2)气是维持人体生命活动最基本的物质:气化作用为生命活动的基本特征。人的生命功能来源于人的形体,而人的形体又依靠摄取天地自然界中一定的物质才能生存。生命活动为物质自然界的产物,人类只有同自然界进行物质交换,才能维持正常的生命活动。人体能通过五脏六腑呼吸清气,受纳水谷,进而将其转变为人体生命活动所需要的气血津液等各种生命物质,并由经脉而运送至全身。

精神活动是在全部生命功能的基础上所产生的更为高级的功能活动。中医学认为人的思维、感觉等精神情志活动,也是由物质机体所产生的一种气的活动。"五脏者,所以藏精神魂魄者也"(《灵枢·卫气》),"人有五脏化五气,以生喜、怒、悲、忧、恐"(《素问·阴阳应象大论》)。感觉亦是一种精神现象,形体感官与充盛的精气是产生视、听、味、嗅等感觉的物质基础。故曰:"其血气皆上于面而走空窍,其精阳气上走于目而为睛,其别气走于耳而为听,其宗气上出于鼻而为嗅,其浊气出于胃,走唇舌而为味"(《灵枢·邪气脏腑病形》)。

中医学认为,整个世界便是一个由气到形,又由形到气,即循环往复的形气转化过程。气为世界的本原物质,气具有永恒运动的属性,因此物质世界处于永恒的运动变化之中。人的生命活动亦是如此。父母之精相合而构成人的形体,精属于一种生命物质——气的一种,"精乃气之子"(《脾胃论·省言箴》),气化为精。"精者,身之本也"(《素问·金匮真言论》),实即气为身之本。身即形体,气化为形,形以气充,气为形体之本,形为生命之根。"吾之所赖唯形耳,无形则无吾矣"(《景岳全书·治形论》)。天地是大生化之宇,人体为小生化之器。人的生命需要形体才得以存在,若形体散解,则生命活动也将随之终止。故曰"器者生化之宇,器散则分之,生化息矣"(《素问·六微旨大论》)。

人为自然界的产物,禀天地之气而生,依四时之法而成。天地阴阳五行之气内化于人体,便构成了人体生理之气。而生理之气是维持人体生命活动的物质基础,其运动变化规律也是人体生命的活动规律。人和天地相应,人体和自然界不但共同受阴阳五行之气运动规律的制约,且许多具体的运动规律也是相通应的。综上所述,气是真实存在且至精至微的生命物质,乃生命活动的物质基础,负载着生命现象。故曰:人生所赖,惟气而已。"惟气以形成,气聚则形存,气散则形亡","气聚则生,气散则死"(《医门法律·明胸中大气之法》)。所以说,气是构成人体与维持人体生命活动最基本的物质。

(二)气的生成

人体之气,源于先天之精气和后天摄取的水谷精气及自然界的清气,并通过肺、脾胃和肾等脏腑生理活动作用而产生。其中,先天之精能化为先天之气;而后天之精所化之气与肺

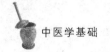

吸入的自然界的清气相合而为后天之气。先天之气和后天之气相合而为人体一身之气。

1. **生成来源** 人体之气来源于先天之精所化生的先天之气(元气)、水谷之精所化生的水谷之气和自然界的清气,后两者有合称为后天之气(宗气),三者结合而成一身之气,成为"人气"。

先天之气,此精气先身而生,禀受于父母,是生命的基本物质,故称为先天之精。"生之来谓之精"(《灵枢·本神》)。人始生,先成精,若无精气则无生命。这种先天之精,是构成胚胎的原始物质。人之始生,以母为基,以父为楯,父母之精气相合,便形成了胎。先天之精是构成生命与形体的物质基础,精化为气,先天之精化为后天之气,便形成有生命的机体,所以说先天之气为人体之气的重要组成部分。

水谷之气,又称谷气、水谷精微,是食物中的营养物质,乃人赖以生存的基本要素。胃为水谷之海,人摄取食物之后,将经过胃的腐熟,脾的运化,将食物中的营养成分化生为能被人体所利用的水谷精微,并输布于全身,滋养脏腑,化生气血,成为人体生命活动主要的物质基础。故曰:"人之所受气者谷也"(《脾胃论·脾胃虚传变论》),"人以水谷为本,故人绝水谷则死"(《素问·平人气象论》)。

呼吸之清气,为通过人体本能的呼吸运动所吸入的自然界的新鲜空气,故又称呼吸之气、清气、天气。人体只有进行呼吸运动,才能使体内的气体在肺内不断交换,实行吐故纳新,并参与人体气的生成。故曰:"天食人以五气,五气入鼻,由喉而藏于心肺,以达五脏"(《类经·气味类》)。

2. **生成过程** 从其本源看,人体的气是由先天之精气、自然界的清气和水谷之精气三者相结合而成的。气的生成是全身各脏腑组织综合作用的结果,其中与肺、脾胃和肾等脏腑的关系尤为密切。气的生成不足,可以出现面色淡白、身倦乏力、少气懒言、脉虚无力等气虚证。

(1) 肺乃气之主,主呼吸,是体内外之气交换的场所,在气的生成过程中占有重要的地位。通过肺的呼吸可吸入自然界的清气,而呼出体内的浊气,从而实现体内外之气的交换。经过不断的呼浊吸清,保证自然界的清气能源源不断地进入体内,参与人体正常新陈代谢的进行。

另外,肺将吸入的清气与脾气上输水谷精微所化生的水谷之气两者结合起来,生成宗气。宗气积于胸中,上走息道行呼吸,贯注心脉行血气,下蓄丹田资元气。若肺主气的功能失常,则清气吸入较少,宗气生成不足,导致一身之气衰少。

(2) 脾胃乃气血生化之源,脾主运化,胃主受纳,共同完成对饮食水谷的消化和水谷精微的吸收。脾升胃降,纳运相得,将营养物质化生为水谷精气,靠脾的转输与散精作用,将水谷精气上输于肺,再由肺通过经脉而布散全身,以营养四肢百骸、五脏六腑,从而维持正常的生命活动。脾为五脏之轴,胃为六腑之首,脾胃合而为后天之本,气血生化之源,在气的生成过程中起着中流砥柱的作用。若脾胃的受纳腐熟及运化传输的功能失常,则不能消化吸收饮食水谷之精微,水谷之气的来源匮乏,影响一身之气的生成。

(3) 肾乃生气之根,肾藏先天之精,并受后天之精的充养。先天之精是肾精的主体部分,先天之精所化生的先天之气(即元气),是人体之气的根本,因而肾藏精的生理功能对于气的生成至关重要。肾所藏之精,包括先天之精与后天之精。先天之精是构成人体的原始物质,是生命的基础。而后天之精,又称五脏六腑之精,它来源于水谷精微,由脾胃化生并灌溉五脏六腑。肾精的盛衰,除受先天条件影响外,和后天之精的充盛与否也有着密切的关系。

(三) 气的功能

气对于人体具有十分重要的作用,它既是构成人体的基本物质之一,又是推动和调控脏脏功能活动的动力,从而起到维系生命进程的作用。人体之气的生理功能主要有以下几个方面。

1. 推动作用 气的推动作用指气有激发和推动作用。气是一种具有很强活力的精微物质对于人体的生长发育各脏腑、经络等组织器官的生理活动,血液的生成、运行,津液的生成、输布和排泄,均起着激发和推动作用。若气的推动作用减弱,可影响机体的生长、发育,或出现早衰,并可使脏腑、经络等组织器官的生理活动减退,出现血液、津液的生成不足或运行迟缓,输布、排泄障碍,从而引起血虚、血瘀、水停等病理变化。

人体的脏腑经络,有赖于气的推动以维持其正常的功能。比如血液在经脉中运行于周身,其动力来自于气。血为气之配,气降则降,气升则升,气凝则凝,气滞则滞。津液的输布与排泄也赖于气的推动,气行则水行,气滞则水滞。

2. 温煦作用 气的温煦作用指气具有温暖作用。气的温煦作用具有重要的生理意义。人体的体温,依靠气的温煦作用来维持恒定;各脏腑、经络等组织器官也要在气的温煦作用下才能维持正常生理活动;血和津液等液态物质,依靠气的温煦作用,才能正常循行。气虚为阳虚之渐,阳虚为气虚之极。若气虚而温煦作用减弱时,可出现畏寒肢冷,体温低下,脏腑功能衰退,血液和津液运行迟缓等寒象。

3. 防御作用 气的防御作用是指气有护卫肌肤和抗御邪气的作用。人体功能总称为正气,而气的防御作用是通过正气而体现出来的。中医学用气的观点来解释病因与病理现象,用"正气"代表人体的抗病能力,而用"邪气"代表一切致病因素,并用正气不能抵御邪气的侵袭说明疾病的发生。气的防御作用主要体现如下。

(1)护卫肌表,抵御外邪:皮肤作为人体的藩篱,具有屏障的作用。肺合皮毛,且肺宣发卫气于皮毛。卫气行于脉外,达于肌肤,从而发挥防御外邪侵袭的作用。

(2)正邪交争,驱邪外出:邪气侵入机体后,机体的正气便奋起与之抗争,正盛邪祛,邪气迅即被驱除体外,如此疾病便无法发生。"太阳之为病,脉浮,头项强痛而恶寒"(《伤寒论·辨太阳病脉证并治》)。太阳主一身之表,功能固护于外,外邪侵袭人体,从表而入,必先犯之。脉浮,恶寒,或已发热或未发热,为卫气和邪气相争的反映。如果正气战胜邪气,则脉浮、恶寒自罢,而病愈。

(3)自我修复,恢复健康:在疾病发生之后,若邪气已微,正气未复,此时正气若足以使机体阴阳恢复平衡,则机体将病愈而康复。总而言之,气的盛衰决定正气的强弱,而正气的强弱则决定疾病的发生、发展和转归。

4. 固摄作用 气的固摄作用指气对体内的液态物质具有固护、统摄和控制不使其无故流失的作用。气的固摄作用具体表现在以下3个方面。

(1)固摄血液,使血液不溢出脉外,保证血液在脉中的正常循行。

(2)固摄津液,约束汗液、尿液、胃液、肠液、唾液等,控制其分泌量、排泄量,防止体液丢失。

(3)固摄精液,防止其妄泄耗损。

气的固摄作用减弱,必将导致机体内液态物质的大量丢失,表现为各种出血、多汗、多尿、尿失禁、流涎、滑精、遗精、早泄、小产、滑胎等。

5. 营养作用 气的营养作用,指气具有为机体脏腑功能活动提供营养物质的作用。具体可表现在3个方面:其一,人以水谷精微为本,它是化生气血的主要物质基础。而气血又是维持全身脏腑经络功能的基本物质。所以说,水谷精气为全身提供生命活动所必不可少的营养物质。其二,气通过卫气以温养皮肤、腠理、肌肉、筋骨,并通过营气化生血液,以营养五脏六腑、四肢百骸。其三,气可通过经络之气,起到输送营养和濡养脏腑经络的作用。

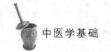

6. 气化作用 气的气化作用是通过气的升降出入运动而实现的。气化,是指气的运动而产生的各种各样的变化,即精、气、血、津液的各自新陈代谢以及物质转化和能量转化过程。气化过程包括形化、气化及形气转化。在这一过程中,既有形化为气,如食物经过脾胃消化腐熟运化之后化生营气、卫气,又有气化为形,如营气在心肺等脏腑作用下化为血液。脏腑经络、周身组织的功能活动即气化运动,气化运动是人体生命最基本的特征。气化运动是永恒的,存在于生命过程的始终,没有气化就没有生命。若气化作用失常,则影响整个物质代谢过程,如影响饮食物消化、吸收,影响气、血、津液的正常转化,影响汗、尿、粪便的排泄,导致各种复杂的病证。

(四)气的运动

1. 气机的概念 气的运动称为气机。人体之气是不断运动着的活力很强的极细微物质,它流行全身,内至五脏六腑,外达筋骨皮毛,发挥其生理功能,推动和激发人体的各种生理活动。气的运动是自然界所有事物发生发展变化的根源,故称气的运动为气机。

人体的气时刻处于运动之中,它流行于全身各脏腑经络等组织器官,无处不有,并时刻激发和推动着人体的各种生理活动。气的升降出入运动一旦停止,便失去维持生命活动的作用,人的生命活动也就终止了。

2. 气机的形式 气的运动形式,因气的种类与功能不同而有所不同,但总的来说,可以简单地归纳为升、降、出、入 4 种基本形式。

(1)气机运动的基本规律:位有高下,则高者下降,下者上升;气有盈虚,则盈者溢出,虚者纳入,故有高下盈虚的阴阳对立,就必然会产生气的升降出入运动,这属于事物的辩证法。古人以升、降、出、入 4 个字来说明物质气的运动规律及其具体的表现形式。其中,升,指气行向上;降,指气行向下;出,指气由内而外;入,指气由外而内。气的升降出入之间互为因果且互相联系协调。人类生活于宇宙之中,人体的气化运动也必然要遵循这一规律。若没有升降出入,也就没有生命活动。可见,升降出入是气化运动的规律,是万物变化的根本,是生命活动的体现。一旦升降出入失去协调与平衡,便会出现各种病理变化;而倘若升降出入止息,生命活动也就终止了。

(2)脏腑气机运动的一般规律:人体的脏腑、经络、形体、官窍,都是气升降出入的场所。气的升降出入运动,也只有在脏腑、经络、形体、官窍的生理活动中,才能得到体现。

脏腑之气的运动规律,有其独特之处,体现了脏腑生理活动的特性,也表现了脏腑之气运动的不同趋势。脏腑气机升降的一般规律:人体的生命活动,内而消化循环,外而视听言行,都是脏腑升降运动的表现。而"出入"则是升降运动的外在表现,与升降运动密切联系。一般而言,五脏贮藏精气,宜升;六腑传导化物,宜降。而就五脏而言,心肺在上,宜降;肝肾在下,宜升;脾居中而通连上下,乃升降之枢纽。左右为阴阳之道路,而肝主升发,从左而升,肺主肃降,从右而降,肝左肺右,犹如两翼,为气机升降的道路。六腑,"所以化水谷而行津液者也"(《灵枢·本脏》),尽管传化物而不藏,以通为用,宜降,但在食物的消化与排泄过程中,也有吸收水谷精微和津液的作用。如胃之腐熟水谷、胆之疏泄胆汁、大肠之主津液、小肠之泌别清浊等等。可见,六腑的气机运动降中寓升。不但脏与脏、腑与腑、脏与腑之间处于升降的统一体中,每一脏腑本身也是升和降的统一,即升降中亦复有升降。总而言之,在生理状态下,脏腑的气机升降运动是有一定规律的,一般可体现为升已而降、降已而升、升中有降、降中有升等特点。

综上所述,由于人体各脏腑之气的运动调畅,脏腑之间的气机升降出入处于一个协调的对立统一体中,从而保证了机体不断从自然界摄取人体生命活动所需物质,并经过气化,升清降浊,摄取精微,排泄废物,维持物质代谢和能量转化的动态平衡,共同完成整个机体的新陈代谢,促进生命活动的正常进行。

(五) 气的分类

气的生成来源主要有 3 个方面,即由肾所藏的禀受于父母的先天之精、由脾胃所化生的水谷精气和由肺吸入的自然界的清气。通过肺、脾胃、肾等脏器的共同作用,相互结合而化气。根据其生成、分布和功能的不同,可以分为元气、宗气、营气和卫气。

1. 元气

(1) 基本含义:"真气"又名"元气"(《脾胃论·脾胃虚则九窍不通论》)。故中医文献上常常真气、元气、原气通称。元气是人体生命活动的原动力。

(2) 生成与分布:元气主要由肾藏的先天之精所化,通过三焦而流行于全身。肾中之精气,虽以先天之精为基础,但也赖后天水谷精气的培育。故李东垣说:"元气之充足,皆由脾胃之气无所伤,而后能滋养元气。"元气根源于肾,由先天之精所化生,并赖后天之精充养而成。然而元气之盛衰,并非完全取决于先天禀赋,它与脾胃运化水谷精气的功能也密切相关。

元气始于肾间(命门),经过三焦,沿经络系统与腠理间隙循行于全身,外于肌肤腠理,内于五脏六腑,无处不到,作用于机体的各个部分。

(3) 元气的主要生理功能、推动人体生长发育和生殖,温煦和激发各脏腑经络等组织器官的生理功能。机体生、长、壮、老、已的自然规律与元气的盛衰密切相关。其中元阳之气,能助长一身之阳气,促进脏腑的温煦、推动功能。元阴之气,能滋养一身之阴气促进脏腑的滋润、宁静功能。元气充沛则水火协调,阴阳平衡,人体生长发育、生殖功能旺盛,脏腑功能强健,抗病力强。若元气不足,则人体各脏腑功能失调,产生诸多病证。

2. 宗气

(1) 基本含义:宗气又名大气、动气。宗气是由肺吸入的清气和脾胃化生转输来的水谷精气相互结合,聚于胸中而成。宗气在胸中所聚之处,称为"上气海"、"膻中"。

(2) 生成与分布:宗气是由水谷精微与自然界的清气所生成的。食物经过脾胃的受纳和腐熟,化生为水谷精气,水谷精气赖脾的升清而转输于肺,与肺从自然界吸入的清气相结合而化生为宗气。肺与脾胃在宗气的形成过程中起着十分重要的作用。所以,肺的呼吸功能与脾胃的运化功能正常与否,将直接影响着宗气的盛衰。

宗气积聚于胸中,并贯注于心肺之脉。它向上出于肺,循喉咙而走息道,通过肺的作用而布散于胸中上气海,而向下则赖肺的肃降而蓄于丹田(下气海),并注入足阳明之气街(相当于腹股沟部位)而下行于足。

(3) 宗气的主要生理功能

1) 走息道而司呼吸:宗气能上走息道,推动肺的呼吸,即"助肺司呼吸"。所以凡声音、言语、呼吸的强弱,都和宗气的盛衰有关。因此临床上对语声低微,呼吸微弱,脉软无力之候,称为肺气虚弱或宗气不足。

2) 贯心脉而行气血:宗气能贯注入心脉之中,帮助心脏推动血液的循行,即"助心行血",因此气血的运行和宗气盛衰有关。由于宗气具有推动心脏搏动、调节心率及心律等功能。所以临床上常以"虚里"的搏动与脉象状况来测知宗气的旺盛及衰少。若宗气不足,不能助心行血,便会引起血行瘀滞,即所谓"宗气不下,脉中之血,凝而留止"(《灵枢·刺节真邪》)。

3) 人体的视、听、言、动等功能与之相关:"宗气者,动气也。凡呼吸、言语、声音,以及肢体运动,筋力强弱者,宗气之功用也"(《读医随笔·气血精神论》)。

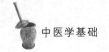

3. 营气

（1）基本含义：营气，为血脉中的具有营养作用的气。因其富含营养，故称为营气。由于营气行于脉中，且能化生血液，故常常"营血"并称。相对卫气而言，营气属于阴，故又称为"营阴"。

（2）生成与分布：营气是由来自肺吸入的自然界清气和脾胃运化的水谷精气中的精粹部分相结合所化生。宗气为营卫之所合，其中运行于脉中者即"营气"。

营气通过十二经脉及任督二脉而循行于全身，贯五脏而络六腑。其十二经脉循行为：营气出于中焦（脾胃），循行至手太阴肺经，由手太阴肺经传注至手阳明大肠经，再传至足阳明胃经，接着依次传注至足太阴脾经、手少阴心经、手太阳小肠经、足太阳膀胱经、足少阴肾经、手厥阴心包经、手少阳三焦经、足少阳胆经、足厥阴肝经，最终由足厥阴肝经复注入手太阴肺经，构成营气在十二经脉中循行流注于全身的通路，此即为营气的十二经脉循行。营气在十二经脉循行周流时，还有另一分支，即从肝别出，上至额部，循巅顶，下行项中，沿脊骨下入尾骶部，此乃督脉循行的路径；继而其脉又络阴器，上过毛际入脐中，向上入腹里，此为任脉循行的路径。最后再进入缺盆部，下注入肺，复出于手太阴肺经，构成营气的任督循行路径。

营气的十二经脉循行及任督循行，形成了营气的十四经流注顺序。如此自上而下，又自下而上，出阴入阳，又出阳入阴，相互逆顺运行，如环无端。

（3）主要功能：营气的主要功能是化生血液和营养全身。营气经肺注入脉中，成为血的组成成分之一。《灵枢·邪客》说："营气者，泌其津液，注之于脉，化以为血。"营气随血由脉运行于全身上下，外达皮毛肌腠、四肢百骸内至五脏六腑，为脏腑经络等组织器官的生理活动提供营养物质。

4. 卫气

（1）基本含义：卫，有"保卫"、"护卫"之义。卫气为行于脉外之气。相对营气而言，卫气属于阳，故又称"卫阳"。卫气，其性慓疾滑利，流动迅速，活动力强。所以说："卫者，水谷之悍气也"（《素问·痹论》）。

（2）生成与分布：同营气一样，卫气也是由肺吸入的自然清气和水谷精微所化生。

卫气的运行，昼行于阳分，始于足太阳膀胱经之睛明穴而出于目，以周于六腑而及于肾经，是为一周。夜则行于阴分，始于足少阴肾经以周五脏，其行以相克为序，故肾、心、肺、肝、脾相传为一周，而复注于肾，阴尽阳出，又复合于目。

（3）主要功能：卫气的主要功能是防御、温煦和调节作用。卫气能护卫肌表，防御外邪入侵。卫气这一功能是卫气的防御作用的具体表现。卫气由肺宣发于肌表、皮肤之中，抗御外邪入侵，又可驱邪外出。卫气温养脏腑、肌肉、皮毛的作用是它的温煦作用的具体体现。卫气可以保持体温，对肌肉、皮肤等的温煦，使肌肉充实、皮肤润滑。卫气调节肌腠的开阖、汗液的排泄，维持体温相对恒定的作用，是它的固摄作用的具体体现。卫气往来于肌腠皮毛间，有节律地调节肌腠的开阖，调节人体的汗液排泄和体温的恒定。若卫气不足，则出现易感外邪，肢体畏寒，自汗、多汗或无汗等病证。

此外，卫气的循行与人的睡眠也有密切关系。当卫气行于体内之时，人便入睡；而当卫气自睛明出于体表之时，人则醒寤。

营气与卫气，既有联系，又有区别。营卫二气均来源于脾胃所化生的水谷精气，皆出入脏腑，流布经络，作用于人体全身。但营行脉中，卫行脉外；营性精辟，属阴，卫性慓悍滑利，属阳；营气具有化生血液、营养全身的作用，卫气具有温养脏腑、护卫体表的作用。两者之间的运行必须协调，不失其常，才能发挥正常的生理功能。营卫之气的运行，阴阳相随，外内相贯，营中有卫，卫中有营，分则为二，合则为一。若外邪入侵，或其他因素导致营卫不和，则出现恶寒发热,无汗或汗多,昼不精,夜不寐,机体抵抗力下降等病变。

除上述外,还有"经络之气"、"脏腑之气"等等。所谓"经络之气"和"脏腑之气",实际上都是由真气所派生的,真气分布于某一经络或某一脏腑,即成为某经络或某脏腑之气,它属于人体气的一部分,是构成各经络、脏腑的最基本物质,又是推动与维持各脏腑经络进行生理活动的物质基础。中医学中,气的名称还有许多,如正气与邪气、"六气"(风寒暑湿燥火六种正常气候)、"六淫之气"(异常状态下的六气)、"四气"(中药的寒热温凉四种性质和作用)等。由此可见,"气"在中医学里一字多义,或作"功能",或作"性质",或作"气候"等等。这些气与我们所论述的构成人体最基本物质的"气"存在一定的区别的。

二、血

血是循行于脉中,流注于全身,富有营养和滋润作用的红色液态样物质。血液是构成人体和维持人体生命活动的基本物质之一。脉管是血液循行的管道,又称血府。血必须在脉中运行,才能发挥它的生理效应。在某些因素的作用下,血液不能在脉管内循行而溢出脉外时,即是出血,又可称为"离经之血"。离经之血离开脉道,失去了其发挥作用的条件,故丧失了血的生理功能。

(一)血的基本概念

血主于心,藏于肝,统于脾,布于肺,根于肾,有规律地循行于脉管之中,在脉内营运不息,充分地发挥了灌溉一身的生理效应。

(二)血的生成

1. **血液**　血液是最基本的物质。饮食营养的好坏,脾胃运化功能的强弱,都直接影响着血液的化生。因此,长时间饮食营养摄入不足,或脾胃运化功能的长期失调,都会导致血液的生成不足而形成血虚的病理变化。

2. **营气**　营气是血液的组成部分之一。

3. **精髓**　"肾为水脏,主藏精而化血"(《侣山堂类辨·辨血》)。"肾藏精,精者,血之所成也"(《诸病源候论·虚劳病诸候下》)。由此可见,精髓也是化生血液的基本物质之一。

4. **津液**　津液能够化生为血,不断补充血液量,以使血液盈满。"津亦水谷所化,其浊者为血,清者为津,以润脏腑、肌肉、脉络,使气血得以周行通利而不滞者此也。凡气血中,不可无此,无此则槁涩不行矣"(《读医随笔·气血精神论》),故血液的盈亏与津液有密切关系。

(三)血的循行

血液循行的方向:脉乃血之府,脉管是一个相对密闭,自我衔接,如环无端的管道系统。血液在脉管中运行不息,其流布于全身,环周不休,以营养人体周身上下内外。血液循行的方式为"阴阳相贯,如环无端"、"营周不休"。从中可以了解到血液离心性与向心性的具体循行方向,这个方向虽然与现代生理学对血液循环的认识不尽相同,但已明确提出了心、肺及脉管构成了血液的循环系统。

(四)血的生理功能

血的主要功能是营养和滋润全身。血液行于脉中,内而五脏六腑,外而皮肉筋骨,如环无端,运行不息,不断地将营养物质输送到全身各脏腑组织器官,发挥营养和滋润作用,以维持其正常的生理活动。同时,血又是神志活动的物质基础。血液充足,则神志清楚,精力充沛,思维敏捷;血液亏虚,则出现精神不振、心悸、健忘、失眠、多梦、面色无华、爪甲不荣等病证。

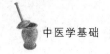

三 、津液

中医学的津液学说,是有关人体内津液的概念、生成、输布、排泄及其与脏腑、精、气、血相互关系的理论。

(一) 津液的概念

津液是人体一切正常水液的总称,包括各脏腑组织器官内在体液及正常的分泌物,如唾液、肾液、肠液、涕、泪、汗、尿等,是构成人体、维持人体生命活动的基本物质。津与液,在性状、功能及分布等方面有一定区别。性质清稀,流动性大,主要布散于体表皮肤、肌肉、孔窍等部位,并渗入血脉,起滋润作用者为津;性质稠厚,流动性较小,灌注于骨节、脏腑、脑、髓等组织,起濡养作用者为液。津液同属水液,在体内可相互补充、相互转化,故津液常并称。

(二) 津液的代谢

1. 津液的生成   津液来源于饮食水谷,通过脾胃的运化及有关脏腑的生理功能而生成。津液的生成、输布及排泄,是一个涉及多个脏腑一系列生理活动的复杂生理过程。

津液来源于饮食,并通过脾、胃、小肠及大肠消化吸收饮食中的水分与营养而生成。脾胃的腐熟运化:胃为水谷之海,主受纳腐熟,赖游溢精气而吸收水谷中的部分精微;脾主运化,赖脾气之升清,将胃肠吸收的谷气和津液上输于心肺,而后输布于全身;小肠主液,能泌别清浊,吸收饮食物中大部分的水分及营养物质,上输于脾,而后布散全身,并将水液代谢产物经肾输入膀胱,将糟粕下输于大肠;大肠主津,能接受小肠下注的饮食物残渣及剩余的水分,将其中的部分水液重新吸收,最后使残渣形成粪便而排出体外。大肠通过其主津液还可参与人体内津液的生成。津液的生成是在脾的主导下,由胃、小肠及大肠的参与下共同完成的,但与其他脏腑也有一定关系。

2. 津液的输布   津液的输布虽然与五脏皆有密切关系,但主要是由脾、肺、肾及三焦来完成。脾将由胃肠而来的津液上输于肺,肺通过宣发肃降的功能,经三焦通道,使津液外达皮毛,内灌脏腑,输布于全身。津液的正常输布是多个脏腑生理功能密切协调、相互配合的结果,是人体生理活动的综合体现。

3. 津液的排泄   津液的排泄和津液的输布一样,主要依赖肺、脾、肾等脏腑的综合作用,其具体排泄途径如下:肺气宣发,可将津液输布至体表皮毛,使津液被阳气蒸腾而形成汗液,并由汗孔排出体外。尿液为津液代谢的最终产物,它的形成虽与肺、脾、肾等脏腑密切相关,但与肾的关系最为密切。肾之气化作用和膀胱的气化作用相配合,共同形成尿液并将其排出体外。肾在维持人体津液的代谢平衡中起着关键的作用,故有"水为至阴,其本在肾"之说。另外,大肠排出的水谷糟粕所形成的粪便中也会带走一些津液。所以腹泻时,大便中含水多,会带走大量的津液,易引起伤津。

(三) 津液的功能

津液的功能主要包括滋润濡养、化生血液、调节阴阳及排泄废物。

1. 滋润濡养   津液是液态物质,有着较强的滋润作用。津液中含有丰富的营养物质,又有着丰富的濡养作用。滋润和濡养两者作用之间相辅相成,难以分割。不过,由于津的质地比较清稀,其滋润作用较明显,而液的质地较浓稠,其濡养作用较明显。

2. 化生血液   津液经孙络渗入血脉之中,成为化生血液的基本成分之一。同时,津液还能使血液充盈,并濡养和滑利血脉,使血液环流不息。

3. 调节阴阳   津液的代谢对调节机体内外环境的阴阳相对平衡起着十分重要的作用。

在正常的情况下,人体阴阳处于相对平衡的状态。津液作为阴精的一部分,对调节人体的阴阳平衡起着十分重要的作用。脏腑之阴的正常与否,和津液的盛衰密切相关。人体根据体内的生理状况和外界环境的变化,经过津液的自我调节可使机体保持正常的状态,以适应外界的变化。比如寒冷的时候,皮肤汗孔便闭合,津液则不能借汗液排出体外,而下降入膀胱,使小便增多;而夏暑季节,出汗多则津液减少下行,使小便减少。当体内丢失水液后,则通过多饮水以增加体内的津液,以此调节机体的阴阳平衡,从而维持人体正常的生命活动。

4. 排泄废物　津液在其自身代谢的过程中,能通过汗液、尿液等方式将机体的代谢产物不断地排出体外,以使机体各脏腑的气化活动正常。倘若这一作用受到损害或发生障碍,便会使代谢产物潴留于体内,从而产生痰、饮、水、湿等多种病理变化。

(四) 五脏化液

1. 五脏化液的概念　汗、泪、涎、涕、唾 5 种分泌物或排泄物称为五液。它是由五脏所化生,即心为汗,肝为泪,脾为涎,肺为涕,肾为唾。因五液由五脏所化生并分属于五脏,故称五脏化液或五脏化五液。

2. 五脏与五液的关系　五液的化生、输布及排泄是在津液的化生、输布及排泄的气化过程中完成的,是多个脏腑,特别是肺、脾、肾等综合作用的结果。然而,五脏是脏象学说的核心,故又将汗、泪、涎、涕、唾分属于五脏。五液属于津液的范畴,皆由津液所化生,分布于五脏所属官窍之中,具有滋润、濡养以及调节津液代谢的作用。五脏和五液的关系是津液代谢的过程中,整体调节与局部调节的统一。

(1) 汗为心之液:汗液是津液通过阳气的蒸腾气化后,从玄府里排出的液体。汗液的分泌与排泄,还有赖于卫气对腠理的开阖作用。腠理开,则汗液排泄;腠理闭,则无汗。因汗为津液所化,血与津液又同出一源,故有"汗血同源"之说。血又由心所主,汗为血之液,气化而为汗,故又有"汗为心之液"之称。由于汗和血液,在生理上有密切的联系,故它们在病理上也互相影响。就汗和血液的关系而言,若汗出过多,将耗血伤津。反之,若津亏血少,则汗源将不足。因此临床上出现血虚之候时,应慎用汗法,"夺血者无汗,夺汗者无血"的道理便在于此。就汗和心的关系而言,汗出过多,耗伤心的气血,则可见心悸怔忡等症状。由于汗出是阳气蒸发津液的结果,故大汗淋漓也会伤及人的阳气,从而出现大汗亡阳的危候。反之,若心的气血不足,也会引起病理性出汗,比如心气虚,表卫不固而自汗;心阴虚,则阳不敛阴而盗汗。

(2) 涕为肺之液:涕是鼻内所分泌的黏液,具有润泽鼻窍的功能。鼻为肺之窍,五脏化液,肺为涕。若肺的生理功能正常,则鼻涕润泽鼻窍而不外流。而若肺感风寒,则鼻流清涕;肺感风热,则鼻流浊涕;再如肺燥,则鼻干涕少或无涕。

(3) 涎为脾之液:涎为口津,唾液中较清稀者为涎。涎具有保护与清洁口腔的作用。在进食时涎分泌较多,可湿润并溶解食物,使之易于吞咽与消化。在正常的情况下,涎液上行于口但不溢于口外。如脾胃不和,则往往会导致涎液分泌急剧增加,从而发生口涎自出等现象,故脾在液为涎。

(4) 泪为肝之液:肝开窍于目,泪从目出。泪具有濡润和保护眼睛的功能。在正常的情况下,泪液的分泌,是濡润而不外溢的,但若异物侵入目中,泪液即可大量分泌,从而起到清洁眼目和排除异物的作用。在病理情况下,泪液的分泌则异常。比如肝的阴血不足,泪液分泌减少,常出现两目干涩的症状;再如风火赤眼,肝经湿热,则出现目眵增多、迎风流泪等症状。此外,在极度悲哀的情况下,也会大量分泌泪液。

(5) 唾为肾之液:唾和涎同为口津,即唾液。较稠者为唾,较稀薄者为涎。脾之液为涎而

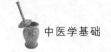

肾之液为唾：唾液除了具有湿润和溶解食物，使之易于吞咽，以及清洁及保护口腔的作用外，还具有滋养肾精之功。因唾为肾精所化，多唾或久唾，则易耗肾精，故气功家常吞咽津唾以养肾精。

四、气血津液的关系

人体是一个有机的整体，气、血、津液均是构成人体和维持人体生命活动的基本物质，虽然都有自己的功能和特点，但它们之间又是相互渗透、相互促进、相互转化的。在生理上相互依存、相互制约，在病理上相互影响、相互转化。

（一）气与血的关系

气与血是人体的两大类基本物质，在人体生命活动中占有重要的地位。气属阳，主动，主煦之；血属阴，主静，主濡之。此乃气与血在属性和生理功能上的区别。但两者均源于脾胃化生的水谷精微及肾中的精气，在生成与输布（运行）等方面关系密切。气是血液生成和运行的动力，血是气的化生基础和载体。

1. **气对血的作用**　气对血的作用，是气为血之帅，气为血帅包含有三方面的意义：气能生血、气能行血及气能摄血。

气能生血：气能生血，指的是气的运动变化是血液生成的动力。血液的化生以营气、津液和肾精作为物质基础，在这些物质本身的生成以及转化为血液的过程中，每一个环节都离不开相应脏腑之气的推动和激发作用，这就是血液生成的动力。

气能行血：气能行血是指气的推动作用是血液循行的动力。一方面，气可以直接推动血行，比如宗气；另一方面，气又可促进脏腑的功能活动，并通过脏腑的功能活动推动血液的运行。

气能摄血：指血液能够正常循行于脉管中离不开气的固摄作用。气的固摄作用使血液能够正常地循行于脉管之中而不逸于脉外。气能摄血主要体现在脾气统血的生理功能之中。

2. **血对气的作用**　血为气之母主要指血能载气，血能生气。气是一个不断运动着的物质，在机体要发挥作用，必须附着于有形之血才能行于脉中而达全身，不至于无故流失。同时，血不断地为气的生成和功能活动提供水谷精微，使气得到不断的补充。血液充足，气得以载，气得以养，才得以行，发挥正常功能。大出血时气亦随之涣散，而形成气随血脱之候。气虚的表现，其道理即在于此。

气和血，一阴一阳，互相维系，气为血之帅，血为气之守。倘若血气不和，则百病丛生。

（二）气与津液的关系

气属阳，津液属阴，这是气与津液在属性上的区别，但两者均源于脾胃所运化的水谷精微，在其生成及输布的过程中有着密切的关系。在病理上病气即病水，病水即病气。因此在治疗上，治气即是治水，治水即是治气。气与津液的关系是密不可分的。

1. **气对津液的作用**　气对津液的作用主要表现为气能生津、行津及摄津3个方面。气是津液生成及输布的物质基础与动力。津液源于水谷精气，而水谷精气则赖脾胃的腐熟运化而生成。气能推动和激发脾胃的功能活动，使中焦气机旺盛，运化正常，则津液充足。因此，津液的生成、输布及排泄均离不开气的作用。故若三焦之气失职，则津液停聚而为湿、为水、为肿。

2. **津液对气的作用**　津液对气的关系表现为津能载气，津能化气。气依附于津液而在体内发挥其正常生理效应。元阳之气蒸腾津液，可化而为气，散布于脏腑，保证脏腑组织的正常生理活动。若汗、吐、下，使津液大量丢失，则气亦随之而外脱，出现气短息微、身倦乏力、面色㿠白、脉微欲绝等"气随津脱"之危候。

（三）血与津液的关系

血与津液均为液态物质，属阴，来源于脾胃所化生的水谷精微，对人体有滋润和濡养作用。血和津液在循行、输布过程中，津液从脉外渗入脉内则化生血，血从脉内渗出脉外则化生津液，津血互生互化。病理上，若血行瘀阻，无以渗出脉外化津，则肌肤失常，表现为肌肤干燥、粗糙甚至肌肤甲错。失血过多，则津液渗入脉中，使脉外津液不足，表现为口渴、尿少、皮肤干燥，称为耗血伤津。若因汗、吐、下等大量伤亡津液，则脉中津液渗出脉外，导致血脉空虚，称为津枯血燥。临床上，出血的病人不要用汗法，以免伤津液；而大汗伤津的病人，不宜用辛燥耗血的药物，以免更伤阴血。故历来有"夺血者无汗，夺汗者无血"、"血衄家不可发汗"、"亡血家，不可发汗"之说。

总之，津液进入脉中，与营气结合，便化生血液；血液中的津液，与营气分离而渗出脉外，便化为津液。脉中脉外，有进有出，有分有合，就是津液与血液互相转化的生理病理基础。

第二节　藏　象

藏象学说是研究人体以五脏为中心的脏腑形态结构、生理功能、病理变化及相互关系的学说。藏象二字中的"藏"，是指藏于体内的内脏；"象"，指表现于外的生理功能和病理现象。"藏象"，即藏于体内的内脏所表现于外的生理功能和病理现象的概括。藏象学说的特点，是以五脏为中心的整体观。它表现为脏腑的整体联系、人身的整体联系、天人一体三个方面。藏象学说中的脏、腑的概念不仅具有解剖学的意义，更突出的是其生理学、病理学的特定概念，因此不能将中医学的脏腑概念与现代医学的脏器等同。

"藏象"一词，首见于《素问·六节脏象论》。藏，是指隐藏于体内的脏器。象，其义有二，其一是指脏腑的解剖形态，"象者，像也。论脏腑之形象，以应天地之阴阳也"（《黄帝内经素问集注·卷二》）。其二是指脏腑的生理病理表现于外的征象。"藏"是"象"的内在本质，而"象"则是"藏"的外在反映，两者结合起来便称为"藏象"。"藏象"今作"脏象"。脏象为人体系统现象和本质的统一体，是人体脏腑生理活动及病理变化反映于外的征象。中医学以此作为判断人体健康与诊断、治疗疾病的依据。

脏腑是人体内脏的总称，包括脏、腑和奇恒之府三类。脏，即心、肝、脾、肺、肾，合称五脏；腑，即胆、胃、小肠、大肠、三焦和膀胱，合称六腑；奇恒之府，即脑、髓、骨、脉、胆和女子胞。脏与腑各有不同的功能特点。五脏的生理功能是化生和贮藏精气，六腑的生理功能是受盛和传化水谷（包括水谷精微及糟粕）。《素问·五脏别论》说"五脏者，藏精气而不泻也，故满而不能实。六腑者，传化物而不藏，故实而不能满也，所以然者，水谷入口，则胃实而肠虚；食下，则肠实而胃虚。故曰，实而不满，满而不实也。"所以说，五脏必须保持"藏而不泻"，"满而不能实"；六腑必须保持"泻而不藏"，"实而不能满"的状态。奇恒之腑，形态中空，与腑相近，内藏精气，又类于脏，似脏非脏，是腑非腑，故称之为"奇恒之腑"。奇恒之府和六腑都是腑，但是，前者"藏而不泻"，名曰奇恒之府；后者受盛和传化水谷，"泻而不藏"，故名传化之腑。可见，奇恒之府是既不同于五脏，也不同于六腑的内脏。

一、五脏

心、肝、脾、肺、肾合称为五脏。从形象上看，五脏属于实体性的器官；而从功能上看，五

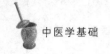

脏主"藏精气",即生化及贮藏气血、津液、精气等精微物质,主持着复杂的生命活动。

1. 心 心位于胸腔偏左,膈膜之上,形如倒垂未开之莲子(芯),外有心包护卫。心开窍于舌;在体合脉;其华在面;在志为喜;在液为汗;其应在虚里,外与夏季之气相应,与小肠相为表里,从而构成心系统。心在五行属火。

心的生理功能主要有主血脉与主神志。

心主血脉,即指心气推动和调节血液在脉道中运行,流注全身,发挥营养和滋润作用。血即血液。脉,即脉管,又称经脉,为血之府及血液运行的通道。心脏与脉管相连,形成一个密闭的系统,成为血液循环的枢纽。心脏的不停搏动,推动血液在全身脉管中周流不息,循环无端,成为血液循环的动力。由此可见,心脏、脉及血液所构成的这个相对独立系统的生理功能,都为心所主,都有赖于心脏的正常搏动。而心主血脉的生理作用包括两方面的内容:其一是行血以输送营养物质。心气可推动血液在脉内循环运行,通过血液运载营养物质以供养全身,使整个身体(五脏六腑、四肢百骸、肌肉皮毛等)都获得充分的营养,借以维持其正常的功能活动。若心气不足,心脏搏动无力,或心阴不足,心脏搏动过快无力,或心阳不足,心脏搏动迟缓无力,均可导致血液运行失常。心主血的另一内涵是心有生血的作用,使血液持续不断地得到补充。胃肠消化吸收的水谷精微,可通过脾主运化、升清散精的作用,上输于心肺,在肺部吐故纳新之后,贯注心脉,变化而赤成为血液。若心脏功能正常,则心脏搏动如常,脉象节律调匀,和缓有力,面色红润光泽。倘若心脏发生病变,则会通过心脏搏动、脉搏、面色等方面反映出来。例如心气不足,血液亏虚,脉道不利,则血脉空虚,或血液不畅,而见面色无华、脉象细弱无力等症状,甚则发生气滞血瘀,血脉受阻,而见心前区憋闷与刺痛,面色灰暗,唇舌发绀,脉象结、代、促、涩等症状。可见,心有总司一身血液的运行以及生成的作用。若心火虚衰,则会导致血液化生障碍。

心主神志,主要指心具有产生和主宰人体的五脏六腑、形体官窍的一切生理活动和人体精神意识思维活动的功能。心主宰人体的五脏六腑、形体官窍的生理活动表现在:若心神正常,人体各部分的功能互相协调、彼此合作,脏腑功能强健,则全身安泰;若心神不明,人体各部分得不到应有的协调与统治,因而产生紊乱,疾病由是而生,甚至危及性命。

心血与心神的关系表现为血养心,心生神。心血是心神活动的物质基础,心神是心血功能是否正常的外在表现。心血充足,则心神得到充分滋养,精神安详而思维敏锐;若心血不足,心神失养则神虚气弱、失眠、健忘、多梦、记忆力减退。藏象学说将人的精神、意识及思维活动归属于五脏而且主要归属于心的生理功能。因此,心主神志的实质是指大脑通过感觉器官,接受并反映客观外界事物,进行意识与思维情志等活动。中医学的心神论长期以来一直指导着中医的临床实践,具有重要的科学与实践价值。

2. 肺 肺位于胸中,横膈之上,左右各一,在人体脏腑中位置最高,覆盖其他脏腑,故有"华盖"之称。肺开窍于鼻;在体主皮;其华在毛;在志为悲;在液为涕;其应在胸膺,外与秋天之气相应,与大肠相为表里,从而构成肺系统。肺在五行属金,在人体气和津液的代谢中起着重要的作用。肺在五脏六腑中,位居最高,为五脏之长。其与四时之秋相应。

肺主要的生理功能为肺主气、主行水、主治节及主宣肃。

肺主气是肺主呼吸之气与肺主一身之气的总称。"肺藏魄,属金,总摄一身之气"(《周氏医学丛书·脏腑标本药式》)。人身之气均为肺所主,因此说:"诸气者,皆属于肺"(《素问·五脏生成论》)。

肺主行水,指肺的宣降运动对体内津液的输布、运行和排泄,有疏通和调节作用。《素问·经脉别论》曰:"饮入于胃,游溢精气,上输于脾,脾气散精,上归于肺,通调水道,下输膀胱,水精四布,五经并行。"水液虽然来源于脾胃,但输布、运行、排泄,又依赖于肺的宣发和肃降作用来疏通与调节。肺气宣发,使水液、卫气等向上、向外输布,布散全身外达皮毛,通过卫气的司开阖作用,将代谢后的津液化为汗由汗孔排出体外。肺气肃降,使水液向下、向内输送,发挥其濡养作用,并下行输送至肾与膀胱,经肾与膀胱的气化作用,化为尿液并排出体外。肺气的这种疏通与调节水液的作用又称为"肺主行水"。由于肺为华盖之脏,位置最高,又参与调节体内水液代谢,因而又有"肺为水之上源"的说法。若肺失宣降,则水液代谢失常,出现多汗或者无汗,多尿或者小便不利,或者表现为水液停聚而生痰、生饮,出现水肿。

肺主治节,即治理调节,是指肺辅助心脏治理调节全身气、血、津液和脏腑生理功能的作用。心为君主之官,乃五脏六腑之大主,而肺为相搏之官而主治节。"肺与心皆居膈上,位高近君,犹之宰辅"。心为君主,肺为辅相。人体各个脏腑组织之所以能够依着一定的规律活动,有赖于肺协助心来治理及调节。因此称肺为"相搏之官"。

肺主宣发是指肺气的向上升宣和向外布散的作用。其生理作用体现在以下3个方面:一是排出体内的浊气;二是将津液、血液等精微物质向上布散至头面,向外输布到皮毛;三是宣散卫气,调节毛孔的开阖,能温养机体,调节体温,防御外邪。肺主肃降,是指肺气向下通降、收敛和使呼吸道保持清洁的作用。其生理作用体现在以下3个方面:一是吸入自然界的清气;二是将清气、津液、血液等精微物质向下、向内布散;三是肃清呼吸道的异物,保持呼吸道的洁净。肺的宣降作用正常,则呼吸调匀,体内气、血、津液的运行正常。若肺气不宣或肺失清肃,均会出现咳喘气逆、胸闷等证。

3. **脾**　脾位于中焦,横膈之下,与胃以膜相连。脾开窍于口;在体主肌肉、四肢;其华在唇;在志为思;在液为涎;其应在大腹,外与长夏之气相应,与胃相为表里,从而构成脾系统。脾在五行属土。

脾的生理功能主要包括脾主运化、主生血统血及主升清。

脾主运化,运即转运输送,化即消化吸收。脾主运化,是指脾具有将水谷化为精微,并将精微物质转输于全身各脏腑组织的功能。实际上,脾就是对营养物质进行消化、吸收与运输的功能。

脾主生血,是指脾具有生血的功能。统血,统是统摄及控制的意思。脾主统血,是指脾具有统摄血液,使之行于经脉之中而不溢于脉外的功能。

脾主升清,指脾气上升,并将其运化的水谷精微,向上转输至心、肺、头、目,通过心肺的作用化生气血,以营养全身。脾气能升清,则水谷精微才能正常吸收和输布,气血生化有源,则脏腑之气旺盛,肌肉组织健壮结实,机体生命活动旺盛。若脾不升清,则水谷不能运化,气血化生无源,可出现神疲乏力、头晕目眩、泄泻等症状。藏象学说中用脾升胃降来概括整个消化系统的生理功能。同时,脾胃之间气机的升降相因、协调平衡,亦是维持人体内脏相对恒定于一定位置的重要因素。脾胃升降为人体气机之枢纽,脾气主升,对维持腹腔的内脏位置有重要作用,使内脏位置稳定而不至于下垂。如果脾气不升,中气下陷(又称脾气下陷),则可见久泄脱肛,甚或内脏下垂等病症。

4. **肝**　肝位于腹部,横膈之下,右胁之内。肝开窍于目;在体主筋;其华在爪;在志为怒;在液为泪;其应在胁,外与春天之气相应,与胆相为表里,从而构成肝系统。肝在五行中属木。

肝的生理功能主要包括肝主疏泄及肝藏血生血。

肝主疏泄。疏,即疏通,疏导。泄,即升发,发泄。肝主疏泄是指肝具有疏通、舒畅及条达以保持全身气机疏通畅达,散而不郁,通而不滞的作用。它是保证机体多种生理功能得以正常发挥的重要条件。

肝藏血是指肝脏具有贮藏血液、防止出血及调节血量的功能。因此有肝主血海之称。

肝以血为体,以气为用。肝生血,血足则肝体自充。刚劲之质得为柔和之体,通其条达

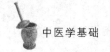

畅茂之性,则无升动之害。疏泄和生血,肝气和肝血,相互为用,动静有常。肝血不足则肝气有余,疏泄太过,而为肝火、肝气、肝风之灾。

5. **肾** 肾位于腰部,左右各一。肾开窍于耳;在体主骨,其华在发;在志为恐;在液为唾;外与冬天之气相应,与膀胱相为表里,从而构成肾系统。肾在五行中属水。

肾的生理功能主要有肾藏精、主纳气、主水液及主一身阴阳。

肾藏精是指肾具有贮存及封藏人身精气的作用。肾藏精是指肾具有贮存、封藏精气的生理功能。肾主闭藏的主要生理作用,是将精气藏于肾,并促使其不断充盈,防止精气从体内无故丢失,为精气在体内充分发挥其生理效应创造必要的条件。肾精所化之气称为肾气,通过三焦,布散到全身。肾精与肾气互根互用,肾精化生肾气,肾气固涩肾精,两者不可分离,故常称为肾中精气。

水液为体内正常液体的总称。肾主水液,从广义上讲,是指肾为水脏,泛指肾具有藏精及调节水液的作用。而从狭义上说,是指肾主持和调节人体水液代谢的功能。本节所及属于后者。肾主水的功能是通过肾阳对水液的气化来实现的。

肾主纳气是指肾具有摄纳肺所吸入的清气,保持吸气的深度,防止呼吸浅表的作用。肾气的封藏、摄纳,能够协助肺从自然界吸入清气。肺主出气,肾主纳气,阴阳相交,呼吸乃和。肺、肾两脏共同调节人体的呼吸运动,故有"肺为气之主,肾为气之根"之说。肾主纳气的功能,实际上就是肾主封藏功能在呼吸运动中的具体体现,其物质基础仍是肾中之精气。若肾中精气不足,摄纳无力,不能帮助肺维持吸气的深度,则会出现呼吸浅表,或呼多吸少、动则气短等病理表现,称为"肾不纳气"。

肾主一身阴阳是指肾具有主宰和调节全身阴阳,以维持机体阴阳动态平衡的功能,是通过肾精、肾气作用而实现的。肾精化为肾气,肾气又产生肾阴和肾阳两种不同的生理效应。凡是对人体脏腑具有滋润和濡养作用者称为肾阴,其具有凉润、宁静、抑制、凝结的特性;凡是对人体脏腑组织具有温煦和推动作用者称为肾阳,其具有温煦、推动、兴奋、宣散的特性。肾阳称为元阳、真阳,肾阴又称为元阴、真阴。肾因藏先天之精而倍受重视,故将肾精、肾气及其分化的肾阴、肾阳称为机体生命活动的根本,肾阴、肾阳又称为"五脏阴阳之本"。

在病理的情况下,由于某些原因,肾阴与肾阳的动态平衡遭到破坏而又无法自行恢复时,即能形成肾阴虚与肾阳虚的病理变化。肾阴虚,则表现为五心烦热、腰膝酸软、眩晕耳鸣、男子遗精、女子梦交等症状;而肾阳虚,则表现为精神疲惫、形寒肢冷、腰膝冷痛、小便不利或遗尿失禁,以及男子阳痿、女子宫寒不孕等性功能减退及水肿等症状。

由于肾阴和肾阳之间的内在联系,在病变的过程中,常互相影响,肾阴虚发展到一定程度时,可累及肾阳,从而发展为阴阳两虚,称为阴损及阳;肾阳虚到一定程度时,也可累及肾阴,发展为阴阳两虚,称为阳损及阴。

二、六腑

胆、胃、大肠、小肠、膀胱、三焦合称六腑。府通"腑",为府库之意。从形象上看,六腑属管腔性器官;而从功能上看,六腑主"传化物",即受纳与腐熟水谷,传化及排泄糟粕,主要是对食物起消化、吸收、输送与排泄的作用。

1. **胆** 胆与肝相连,附于肝之短叶间,是中空的囊状器官,其内藏清净之胆汁。胆汁味苦,色黄绿。故胆有"中精之腑"、"清净之腑"、"中清之腑"之称。

胆的生理功能主要包括贮藏和排泄胆汁、主决断及调节脏腑气机。

2. **胃** 胃居于横膈之下,在上腹部。胃又称胃脘,分为三部,胃的上部称为上脘,包括贲门;胃的中部称为中脘;胃的下部称为下脘,包括幽门。

胃的主要生理功能包括受纳及主腐熟水谷。

3. **小肠**　小肠居于腹中,上通过幽门与胃脘相接,下通过阑门与大肠接通,是一个回环叠积状的管状器官。小肠的主要生理功能是主受盛化物及泌别清浊。

小肠的生理功能主要包括主受盛化物及主泌别清浊。

4. **大肠**　大肠位于腹腔,是一个管状器官,上端接阑门与小肠相通,下端为肛门。

大肠的生理功能主要包括传导糟粕及吸收水液。

5. **膀胱**　膀胱又称净腑、水府、玉海、脬、尿胞。位于下腹部,在脏腑中,位居最下。上与肾相通,其下有尿道,开口于前阴。主贮存尿液和排泄尿液,与肾相表里,在五行中属水,其阴阳属性为阳。

膀胱的生理功能主要包括贮存尿液及排泄小便。

6. **三焦**　三焦是上、中、下焦的总称。三焦的功能从两个方面理解:一是作为六腑之一,是水液和元气运行的通道;二是以部位来分,上焦,指横膈以上部位,包括心肺、头面、上肢;中焦指横膈以下、脐以上的部位,包括脾、胃、肝、胆等;下焦指脐以下的部位,包括肾、膀胱、小肠、大肠、下肢等。其生理功能根据各部的部位所包含的不同脏腑而有不同的特点。

三焦的生理功能主要包括通行元气、疏通水道及运行水谷。

三、奇恒之府

脑、髓、骨、脉、胆、女子胞六者合称为奇恒之府。奇者异也,恒者常也。奇恒之府,形多中空,与腑相近,内藏精气,又类于脏,似脏非脏,似腑非腑,故称"奇恒之府"。所以说:"脑、髓、骨、脉、胆、女子胞,此六者,地气之所生也,皆藏于阴而象于地,故藏而不泻,名曰奇恒之府"(《素问·五脏别论》)。奇恒之府的形态类似于腑,多为中空的管腔性器官,而功能类似于脏,主藏阴精。其中除胆为六腑之外,其余的都无表里配合,也无五行之配属,但和奇经八脉有关。

奇恒之府的功能特点为"藏于阴而象于地,故藏而不泻"。比如脑藏脑髓,骨藏骨髓,脉藏血液,胆藏胆汁,而女子胞藏有精血,可孕育胎儿。其中胆与肝相表里,故属六腑之列;而其所藏胆汁,属人体精气,且又名"中正之官","决断出焉",具有"五神脏"的功能特点,又与一般的腑不同,故又归于奇恒之府。

第三节　体　　质

人是形与神的统一体。人类既有脏腑经络、形体官窍、精气血津液等相同的形质和功能活动,也有神、魂、意、志,以及喜、怒、悲、思、恐等相同的心理活动,这是人类的生理共性。但在正常人体上是有差异的,不同的个体在形质、功能、心理上又存在着各自的特殊性,这种个体在生理上的身心特性便称之为体质。

一、体质的基本概念

体质是指人类个体在生命过程中,由遗传性和获得性因素所决定的表现在形态结构、生理功能和心理活动方面综合的相对稳定的特性。换言之,体质是人群及人群中的个体,禀受于先天,又受后天影响,在其生长、发育和衰老过程中所形成的与自然、社会环境相适应的相对稳定的人体个性特征。

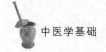

二、体质的分类

中医体质学主要是根据中医阴阳五行、脏腑及精气血津液等基本理论来确定人群中不同个体间的体质差异性。其具体的分类方法有阴阳分类法、五行分类法、脏腑分类法、禀性勇怯分类法，以及体型肥瘦分类法等。

（一）体质分类的方法

体质的分类方法是认识和掌握体质差异的重要手段。中医学体质的分类，是以整体观念为指导思想，以阴阳五行学说为思维方法，以藏象及精气血津液神理论为理论基础而进行的。

（二）常用体质分类及其特征

理想的体质应该是阴阳平和之质。"阴阳匀平，命之曰人"，"阴平阳秘，精神乃治"。但是，机体的精气阴阳在正常生理状态下，总是处于动态消长变化之中，使正常体质出现偏阴或者偏阳的状态。体质类型的阴阳，主要是指以对立制约为主而多表现为寒热、动静偏倾的阴阳两气。因此，人体正常体质大致可以分为阴阳平和质、偏阴质及偏阳质3种类型。

1. 阴阳平和质　阴阳平和质是指功能较为协调的体质。体质特征为：其身体强壮，胖瘦适度，或虽然胖却不臃滞，虽然瘦却有精神；其面色和肤色虽有五色之偏，却目光有神，明润含蓄，性格开朗、随和，食量适中，二便调畅，对自身调节及对外适应的能力强。

阴阳平和质者，不易感受外邪，少生疾病，就算患病，往往也能自愈或易于治愈；其精力充沛，夜眠安稳，休息效率高，工作潜力大。若后天调养得宜，且无暴力外伤或慢性病患，则其体质不易改变，且易于长寿。

2. 偏阴质　偏阴质是指具有抑制、偏寒、多静等特点的体质类型。体质特征为：多见形体偏胖，但比较弱，易于疲劳；面色偏白而欠华；性格内向，胆小易惊，或喜静少动；平时畏寒、喜热，或体温偏低；食量较小，消化吸收功能一般；精力偏弱，反应较慢，动作迟缓。

偏阴质者较易感受寒、湿之邪，受邪后多从寒化，表证不发热抑或发热不高，且易传里或直中内脏；内伤杂病多见阴盛、阳虚之证；冬天易生冻疮。比较容易发生湿滞、痰饮、水肿、瘀血等病证。

具有此种体质者，长期发展，容易导致阳气偏弱，脏腑功能偏衰，水湿内生，进而形成临床常见的痰湿、痰饮、阳虚等病理性体质。

3. 偏阳质　偏阳质是指具有亢奋、偏热、多动等特点的体质类型。体质特征为：多见形体偏瘦，但比较结实。其面色多略微苍黑或偏红，或呈油性皮肤；其性格外向，喜动，自制力较差，易急躁；其食量也较大，消化吸收功能健旺。偏阳质者平时畏热、喜冷，或体温略偏高，喜饮水，动则易出汗；精力旺盛，反应快，动作敏捷，性欲旺盛。

偏阳质者较易感受风、暑、热邪，受邪发病后多表现为实证、热证，并化燥、伤阴；其皮肤易生疖疮；内伤病多见火旺、阳亢或兼阴虚之证，比较容易发生头痛、眩晕、心悸、失眠以及出血等病证。

由于这类体质者阳气偏亢，多动少静，有耗阴之热。兼之操劳过度，纵欲失精，思虑不节，则必将加速阴伤，从而发展演化为临床常见的阴虚、阳亢、痰火等病理性体质。

三、体质学说的应用

体质的特殊性是由脏腑之盛衰，气血之盈亏所决定的，反映了机体阴阳运动形式的特殊性。由于体质的特异性、多样性和可变性，形成了个体对疾病的易感倾向、病变性质、疾病过程及其对治疗的反映等方面的明显差异。因此,中医学强调"因人制宜",并把体质学说同病因学、病机学、诊断学、治疗学和养生学等密切地结合起来,以指导临床实践。

(一) 说明个体对某些病因的易感性和耐受性

体质因素决定个体对某些病邪的易感性和耐受性。不同的体质对某些病因与疾病有特殊的易感性和耐受性。中医病因学对此现象早有认识,针对某种体质容易感受相对应的淫邪的特点尚有"同气相求"之说。比如迟冷质者素体阳虚,形寒怕冷,易感寒邪而为寒病,且感受寒邪易于入里,常伤脾肾之阳气;而燥红质者素体阴虚,故不耐暑热而易感温邪;黏滞质者则体素湿盛,易感湿邪,常因外湿引动内湿进而为肿为泄等。因为脏腑组织有坚脆刚柔之别,故不同体质者发病情况也各不相同。

(二) 阐释发病原理

体质强弱决定发病与否及发病情况。邪正交锋是疾病发生的基本原理。中医学认为,正气虚为形成疾病的内在根据,而邪气仅是疾病形成的外在条件。正气虚,则邪乘虚而入;正气实,则邪无自入之理。即所谓"邪之所客必因正气之虚"。正气由体质所决定,体质的强弱决定着正气的虚实。所以,疾病发生的内在因素在很大程度上是指人的体质因素。

人体受邪之后,因其体质不同,发病情况也不尽相同。体质决定了发病与否和发病的情况,体质的强弱决定了是否感受外来的邪气。有立刻发病的,也有不立刻发病的,还有时而复发的。体质健壮,正气旺盛,则难以致病;而体质衰弱,正气内虚,则易于发病。比如脾阳素虚的人,稍进生冷的食物,便会发生泄泻,而脾胃强盛的人,即使食生冷,也不发病。可见,感受邪气之后,机体是否发病,往往决定于人的体质。当然我们绝不能为了强调体质在发病过程中的作用而否定邪气的作用。我们都知道,若没有邪气就不可能发生疾病。然而,即使人体感受了邪气,因其体质的不同,也不一定就会患病;即使患病,其临床类型与发病的经过也因人而异。

(三) 解释病理变化

1. 体质与病机的从化 体质因素决定病机的从化。从化,即病情随体质而变化。由于体质的特殊性,不同的体质类型有其潜在的、相对稳定的倾向性,称为"质势"。人体在感受邪气之后,由于体质的特殊性,病理性质往往也会发生不同的变化。中医学中,病情从体质而变化,称为从化。如同为感受风寒之邪,阳热体质之人得之往往从阳化热,而阴寒体质者则易从阴化寒。又如同为湿邪,阳热体质之人得之则湿易从阳化热,而为湿热之候;阴寒体质之人得之则湿易从阴化寒,而为寒湿之证。因禀性有阴阳之别,脏腑有强弱之分,故机体对致病因子有化热、化寒、化燥、化湿等区别。

2. 体质与病机的传变 体质因素决定疾病的传变。传变是说疾病的变化和发展趋势,是指病变部位在脏腑经络等之间的传递转移,以及疾病性质的转化和改变。疾病传变与否,虽与邪之盛衰、治疗得当与否相关,但是主要还是取决于体质因素。若患者体质不同,其病变过程也迥然有别。中医学中,言疾病之变化与发展趋势为传变。传变并不是一成不变的,一切都因人而异。体质强壮抑或其邪气轻微,则正能胜邪而病自愈。如太阳病伤寒,患病七日以上而自愈者,正因为太阳行经之期已尽,正气能胜邪之故。若在邪气盛而身体又具备传变条件的情况下,则疾病可迅速传变,患伤寒病六、七日,而身不甚热,但若病热不减,病人烦躁,即为因正不敌邪,病邪从阳经传入阴经之故。

综上所述,疾病的发生与发展过程,虽然与病邪的质和量密切相关,但主要还是取决于患者的体质特征。在整个病程中"证"具有时相性的特征,它不是固定不变的,而是随病情的

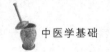

变化而时刻变化着。"证"常以体质为转变,体质为形成"证"的物质基础之一。所谓"异病同证"及"同病异证",在某种程度上是以体质学说为依据的。因此,我们在观察疾病的发生、发展的过程中,必须掌握患者的体质特点,注意患者在致病动因作用下,体内阴阳矛盾的运动情况,分清阴阳表里、寒热虚实。

(四) 指导辨证

体质是辨证的基础,体质决定疾病的证候类型。同一种疾病或同一致病因素,由于患者体质各异,其临床证候类型也便有阴阳表里、寒热虚实之不同。如同样感受寒邪,有的人出现发热恶寒,头身疼痛,苔薄白,脉浮等风寒之表证;而有的人一发病却出现畏寒肢冷,腹痛泄泻,纳呆食减,脉象缓弱等脾阳不足之证。前者平素体质尚强,故正气御邪于肌表;而后者阳气素虚,正不胜邪,以致寒邪直中太阴,才会出现上述的情况。又如同一时期、同一地区所发生的感冒,由于病邪的不同,体质的差异,感受也有轻重。故其临床类型有风寒与风热两大类别,以及挟湿与挟暑等不同兼证。同病异证的决定因素,在于其体质而不在于其病因。有的人从厥阴而热化,而有的人却从少阴而寒化,原因就在于,从热化者素体阴虚,而从寒化者素体阳虚。由此可见,疾病相同或病因相同,而体质不同,则会出现不同的证候。另一方面,异病同证也和体质有关。即使是不同的疾病或不同的病因,由于患者的体质在某些方面具有共同点,也常常会出现类似甚至相同的临床证型。比如泄泻和水肿都可以表现出脾肾阳虚之证。这可能是因为虽然疾病不同或病因不同,而体质相同,所以才会出现相同的证候。

由于体质的特殊性决定着发病后临床证候类型的倾向性,证候的特征中包含着体质的特征,故临床辨证特别重视体质因素,将判别体质状况视为辨证的前提和重要依据。

(五) 指导治疗

体质为治疗的重要依据。在疾病的防治过程中,以体质论治不但是因人制宜的重要内容,也是中医治疗学的特色。临床上所见的同一种病、同一治法对此人有效,而对他人则不但无效,反而有害,其原因就在于病同而人不同,因其体质不同,故疗效也就不一。体质和治疗有着密切的关系,体质决定着治疗的效果。

1. 因人论治 体质有强弱之分,偏寒偏热之别。所以在治疗中,常以患者的体质状态作为立法处方用药的重要依据。针对证候的治疗实际上包含了对体质内在的偏倾的调整,是根本的治疗,也是治病求本的表现。比如面白体胖,属阳虚体质者,本为寒湿之体,若是感受了寒湿之邪,则非姜附参苓之类的大热方药,则邪不能去;若是感受了湿热之邪则必缠绵难愈,尚须通阳以化湿,若药性过凉,则湿邪愈加闭阻于内而阳气更加虚乏。反之,比如面色苍白形瘦,属阴虚体质者,易生内火,湿从热化,反而耗损津液,故其治与阳虚之体必将迥然不同。故阳虚与阴虚之体,虽同感湿热之邪,治法却大不相同。总而言之,阳盛或阴虚之体,应慎用温热伤阴之剂;而阳虚或阴盛之体,应慎用寒凉伤阳之药。

此外,在治疗的过程中还应重视年龄、性别、地理环境等因素造成的体质差异。

(1) 年龄:人体气血,脏腑盛衰,以及生理活动均随着年龄的增长而发生着不同的变化,进而影响机体对致病因素的反应能力,所以年龄长幼和治疗疗效关系密切。如小儿属"稚阴稚阳"之体,无论用温热剂还是苦寒剂,均应中病即止。因为辛热之属易损真阴,而苦寒之品则易伐小儿生生之气。又如老年人大多中气虚乏,肾气已衰,易受邪致病,而病好之后多见虚证,或虚中夹实。故治病用药尤须审慎。正如清代医家叶天士所说的,对于老年病的治疗应审体质、保真气、慎劫夺。

(2) 性别:妇女在其生理特点上有别于男子。盖女子以肝为先天而血常不足,所以在临床治疗中应当特别注意女性患者是否有血虚、肝郁之证。

（3）地理环境：地区不同、生活习惯不一，则人体的体质也有差异，故中医治病讲究因地制宜。

2. 同病异治、异病同治　"同病异治"和"异病同治"是辨证论治的具体体现。因为体质的差异，即使同一疾病也会出现不同的证候，故其治也异。另一方面，即使疾病或病因不同，由于患者的体质在某些方面有共同点，往往也可出现相似甚至相同的证候，故其治则相同。

3. 用药宜忌　体质有寒热虚实之差，药物也有性味偏倾，因此，临证应视体质而用药。其一，应注意药物性味，一般而言，阴虚体质者宜甘寒、咸寒、酸寒、清润，而忌辛热温散、苦寒沉降；阳虚体质者宜益火温补，而忌苦寒泻火；气虚体质者宜补气培元，而忌耗散克伐等。其二，应注意用药剂量，一般而言，体长而壮实者剂量宜大，而体瘦而弱者，则剂量宜小。急躁者宜大剂取其速效，而性多疑者宜平妥之剂缓求之。

4. 善后调理　疾病初愈或趋向恢复时，中医学非常重视善后调理，以促进病情的进一步康复。这也属于其治疗的范畴。此时常需多方面措施的相互配合，包括药物、食饵、生活习惯和精神心理等。这些措施的具体选择应用，都要看患者的体质特征而异。如燥红质者热病初愈，则慎食桂圆、狗肉、羊肉等辛温食物或辛辣之味；而腻滞质者大病初愈，则慎食龟鳖等滋腻之物及乌梅、五味子等酸涩收敛之品。

（六）中医体质学说在体育运动中运用

在体育科学领域，体质的定义是人的质量，它是人的有机体在遗传变异和后天获得性的基础上所表现出来的功能和形态上相对稳定的特征。评价一个人的体质水平时，应从以下几个方面综合考虑：身体的发育水平、身体的功能水平、身体的素质及运动能力、心理的发育水平、适应能力。中医认为体质是可分的，而且不同体质人群应该有不同的形态功能特征。中医体质学说在体育运动中运用主要表现在以下几个方面：

1. 区别对待不同类型中医体质，分班教学　体育教学的根本任务之一是传授体育卫生保健知识。但是大部分学生对中医体质的保健知识并不了解，如果能将学校体育的教学与中医体质理论的传授相结合，将有效消除亚健康，增强学生体质。每一种体质者的适应能力、体征、心理特征都不相同。可以根据不同类型的特点，选择不同的运动项目、运动强度和不同的教学方法。中医学认为，精、气、血、津液是构成人体的基本物质，脏腑体窍是人体的主要结构，它们都是构成体质的要素。中医学体质的偏颇主要表现为阴虚、阳虚、气虚、血虚、阳盛、气滞、血癣、痰湿等，各种偏颇中医学体质者都具有不同的对外界的适应能力、疾病的易感性、形体特征、心理特征和表现症状。例如，阴虚质厌恶炎热与夏天，易感温热暑邪，形体消瘦，颧红口干，五心烦热，潮热盗汗，腰膝酸软，眩晕耳鸣，或见胁痛眼涩，视物模糊，或见心悸健忘，失眠多梦。

2. 根据不同中医学体质类型，科学制定运动处方　所谓的运动处方就是针对不同的体质适应功能情况制订不同的运动方式方法。运动是维持和促进人体健康的基本因素，运动锻炼可增强机体功能。适当的运动锻炼，可以达到增强体质和改善调整偏颇体质的目的。平和质在运动上，可选择一些强度大的运动比如跑步、打球。气虚质可根据自己的体能，可选用一些传统的健身方法，如太极拳、太极剑等，不宜做大负荷运动和出大汗的运动，忌用猛力和长久憋气。阳虚质在运动方面，因体力较弱，可做一些舒缓柔和的运动，如散步、慢跑、太极拳、五禽戏、八段锦等，或经常灸足三里，多与别人交谈，平时多听一些激扬、高亢、豪迈的音乐。阴虚质运动及自我调理：阴虚者，畏热喜凉，冬寒易过，夏热难受，尤其要注意"秋冬养阴"的原则调养，居住环境宜安静，选择坐南朝北的房间，其运动锻炼应重点调养肝肾之功，如可经常打太极拳、八段锦、保健功。中午保持一定的午休时间。痰湿质运动处方：平时

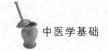

多进行户外活动,衣着应透气散湿,经常晒太阳或进行日光浴;长期坚持运动锻炼。湿热质运动及自我调理:不要熬夜、过于劳累。盛夏暑湿较重的季节,减少户外活动。适合做大强度、大运动量的锻炼,如中长跑、游泳、爬山、各种球类、武术等。瘀血质运动处方:多做有益于心脏血脉的活动,如太极拳、八段锦、长寿功、保健按摩术等,以全身各部都能活动、助气血运行为原则。气郁质运动及自我调理:尽量增加户外活动,可坚持较大量的运动锻炼,如跑步、登山、游泳、武术等,另外,要多参加集体性的运动,解除自我封闭状态,多结交朋友,及时向朋友倾诉不良情绪。特禀质的形成与先天禀赋有关,可以根据各种特禀质的不同特征选择有针对性的运动训练项目。

3. 根据运动员中医体质分型,提高运动能力 中医目前较常用体质分型为 9 分法,将体质分为平和质、气虚质、阳虚质、阴虚质、痰湿质、湿热质、瘀血质、气郁质、特禀质等 9 种基本类型。其体质特征主要从形体特征、常见表现、心理特征、发病倾向、对外界的适应能力 5 个方面加以描述。9 分法体质分型表明,不同体质类型人群呈现出一定的形体和生理功能特征。9 分法中对形体特征的论述较多,如其提出平和质体形匀称;气虚质肌肉不健壮;阳虚质多形体白胖,肌肉不健壮;阴虚质多体形瘦长;瘀血质以瘦人居多;痰湿质体形肥胖,腹部松软;湿热质形体偏胖或苍瘦;气郁质形体瘦者为多。将运动员进行中医体质分型,对以中医手段改善运动员体质,提高运动能力有重要的意义。

4. 根据中医体质理论,科学选材 运动选材具有很强的专项特点。国内外许多学者的研究证明:运动员的选材是一条能使运动技术水平迅速提高的捷径。运用各种科学手段来选拔人才,不仅可以节省大量的人力、财力,而且可以减少淘汰率,提高成才率,在短期内培养出大批的优秀运动员。参考中医体质理论根据各种体质特征进行运动员选材,对降低运动员的淘汰率将提供科学依据。如气虚质者的形体特征为肌肉不健壮,常见表现为容易疲乏,精神不振,气短懒言,情绪不稳定,胆小。这类体质的人不适合参加运动训练。阴虚质和湿热质的人,性格急躁容易发怒,不适合以心理素质为主的运动项目。综上所述,中医体质理论在学校体育的应用与探索具有重要的学术意义和应用价值。随着中医体质理论的进一步发展以及社会的进步,人们的自我养生保健意识也在逐步加强,越来越多的人认识到体育运动对于体质健康的重要性。

随着中医体质理论的进一步发展将会更深远地影响到其他领域的进步,虽然在某些方面仍存在相结合的科技难度,但随着中医体质理论研究进程,我们定会共享其资源促进学校体育事业的巨大发展。总之,中医体质学的贡献,不仅仅在于生命科学方面,更在于临床医学方面的贡献,它将会更全面、本质地揭示人类健康和疾病的关系,从而更有力地指导医学实践。重视对体质学的研究,不仅有助于从整体上把握个体的生命特征,而且有助于分析疾病的发生、发展和演变规律,对诊断、治疗、预防疾病及养生康复均有重要意义。

参 考 文 献

［1］孙广仁.中医藏象生理学.北京:中国医药科技出版社,2002

［2］孙广仁.中医基础理论新世纪.第 2 版.北京:中国中医药出版社,2007

［3］王琦.中医藏象学.北京:人民卫生出版社,1998

［4］匡调元.中医体质病理学.上海:上海科学普及出版社,1996

［5］王琦.中医体质学.北京:中国医药科技出版社,1995

［6］孙广仁.藏象的概念及其生成之源.中医研究,1997

［7］孙广仁.两种不同学科范畴的元气学说.北京中医药大学学报,1999,22(6):8~10

［8］史正刚.中医识脑.甘肃中医,2003,16(9):1～3

［9］李德新.中医基础理论.北京:人民卫生出版社,2001

［10］李德新.中医基础理论.第2版.北京:人民卫生出版社,2011

［11］罗石标.也谈气.中医杂志,1962,3:2

［12］李德新.气血论.沈阳:辽宁科学技术出版社,1990

［13］秦伯未.内经知要浅解.北京:人民卫生出版社,1957

［14］邢文华.体质测量与评价.北京:北京体育出版社,1956

［15］王琦.中医体质学.北京:人民卫生出版社,2001

［16］温茂兴.中医学概论.北京:高等教育出版社,2003

［17］周军.中医学概论.北京:人民出版社,2008

［18］樊巧玲.中医学概论.北京:中国中医药出版社,2010

［19］王琦.中医体质学.北京:人民卫生出版社,2005

［20］丁萌.体育运动对体质调整作用的中医学探讨.体育科学,2008,28(11):82～86

［21］唐栋.论学校体育结合中医体质理论的实践与探讨.云南中医中药杂志,2009,30(8):67～68

［22］陆碧琼,郑英英.中医体质学说在学校体育中的应用.红河学院学报,2012,10(2):100～116

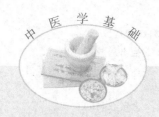

第四章 中医学的病理观和防治原则

中医学认为,人体是一个有机的整体,人体各脏腑组织之间以及人体和外界环境之间,维持着对立统一的相对动态平衡状态,以保证机体正常的生命活动。当致病因素作用于人体时,机体的正气必然奋起抗邪,邪正交争,若邪胜正负,机体气血阴阳的平衡遭到破坏,尚不能自行调节、及时恢复时,机体就会发生疾病。而随着邪正双方力量的消长盛衰变化,病变的性质与转归亦会发生相应的变化。中医学在长期的发展过程中,对疾病的预防和治疗形成了比较完整的防治原则和基本治法,在整体观念和辨证论治精神指导下制定的反映中医预防和治疗学的规律和特色的理论知识,有效地指导着中医学的医疗实践活动。

第一节 病 因

病因,是指人体发生疾病的原因,即破坏人体阴阳平衡而引起疾病的原因。病因种类繁多,诸如六气异常、七情内伤、饮食失宜、劳逸失度等。病因具有相对性的特点,一是不少致病与非致病的因素具有相对性,如六气是自然界6种不同的气候变化,七情及饮食劳逸等正常情况下是人体的正常情志反映和生理需求,并不导致机体发病,只有在异常情况下才会演变成致病因素;二是病理产物与病因具有相对性,如痰饮、瘀血等是疾病过程中某一阶段的病理产物,随着疾病的发展,它又可以成为新的致病因素。

一、外感病因

外感病因是指来自外界,多从肌表、口鼻侵入人体而发病的病因,亦称外邪。外感病因包括六淫、疠气。

(一)六淫

六淫,即风、寒、暑、湿、燥、火6种外感病邪的统称。本是自然界中6种不同的气候变化,在正常情况下是万物生长和人类赖以生存的条件,称为六气。六气的变化有一定的规律和限度,当气候变化异常,超过了一定限度,或人体的正气不足,抵抗力下降,不能适应气候变化而发病时,六气则成为病因,便转化为六淫。淫,有太过或浸淫之意,是一切外感病的主要致病因素。

六淫致病,具有以下共同特点。

第一,外感性。六淫邪气多从口鼻或肌表侵入机体而发病,致病的起初阶段,每以恶寒发热、舌苔薄白、脉浮为主要临床特征,称为表证。表证不除多由表及里,由浅入深传变。

第二,季节性。六淫致病常有明显的季节性。如春季多风病,夏季多暑病,长夏多湿病,秋季多燥病,冬季多寒病等。但是,也有一个季节可由多种邪气致病。

第三,地域性。六淫致病常与生活地区密切相关。如西北高原地区多寒病、燥病;东南沿海地区多湿病、温病。

第四,相兼性。六淫邪气既可单独侵袭人体发病,如寒邪直中脏腑而致泄泻,又可两种以上相兼同时侵犯人体而致病,如风热感冒、寒湿困脾、风寒湿痹等。

第五,转化性。六淫致病虽各有特点,但不是孤立的,它还可以相互影响,而且在一定条件下,其病理性质可发生转化,如寒邪可郁而化热,暑湿日久可以化燥伤阴,六淫之邪皆可从热化火等。

此外,临床上还有某些并非因为六淫之邪外感,而是由于脏腑气血功能失调所产生的内风、内寒、内湿、内燥、内火 5 种病理反映。因不是外来之邪,而是内生之邪,故称为"内生五邪"。

1. 风邪　风是春季的主气。因风为木气而通于肝,故又称春季为风木当令的季节。风虽为春季的主气,但终岁常在,四时皆有。故风邪引起的疾病虽以春季为多,但不限于春季,其他季节均可发生。风邪是外感病极为重要的致病因素,称为"百病之长"。

风邪的性质和致病特征:

(1) 轻扬开泄,易袭阳位:风为阳邪,其性轻扬升散,具有升发、向上、向外的特性。故风邪致病,易于伤人上部,易犯肌表、腰部等阳位。风邪上扰头面,则现头晕头痛、头项强痛、面肌麻痹、口眼歪斜等。风邪客于肌表,可见怕风、发热等表证。故《素问·太阴阳明论》曰:"伤于风者,上先受之"。

(2) 风性善行数变:风善动不居,易行而无定处。"善行"是指风邪具有易行而无定处的性质,故其致病有病位游移,行无定处的特性。如风疹、荨麻疹之发无定处,此起彼伏;行痹(风痹)之四肢关节游走性疼痛等,均属风气盛的表现。"数变",是指风邪致病具有变化无常和发病急骤的特性。如风疹、荨麻疹之时隐时现,癫痫、中风之猝然昏倒、不省人事等。故风为先导之邪,无论是外感还是内伤,一般都具有发病急、变化多、传变快等特征。

(3) 风性主动:"风性主动"是指风邪致病具有动摇不定的特征。常表现为眩晕、震颤、四肢抽搐、角弓反张、直视上吊等症状,故称风胜则动。

(4) 风为百病之长:风邪是外感病因的先导,寒、湿、燥、热等邪,往往都依附于风而侵袭人体。如,与寒合为风寒之邪,与热合为风热之邪,与湿合为风湿之邪,与暑合则为暑风,与燥合则为风燥,与火合则为风火等。故临床上风邪为患较多,又易与六淫诸邪相合而为病。

2. 寒邪　寒乃冬季之主气,凡致病具有寒冷、凝结、收引特性的外邪,称为寒邪。寒邪致病有伤寒、中寒之别。寒邪外袭,伤于肌表,郁遏卫阳,称为"伤寒";寒邪直中于里,伤及脏腑阳气,称为"中寒"。

寒邪的性质和致病特征:

(1) 寒易伤阳:寒为阴气盛的表现,其性属阴,故寒为阴邪。阳气本可以制阴,但阴寒偏盛,则阳气不仅不足以驱除寒邪,反为阴寒所侮,故云"阴盛则寒"、"阴盛则阳病"。阳气受损,失于温煦之功,故全身或局部可出现明显的寒象。如寒伤脾肾,则温运气化失职,表现为畏寒肢冷、腰脊冷痛、尿清便溏、水肿、腹腔积液等症状。

(2) 寒性凝滞:凝滞,即凝结阻滞之谓。寒邪侵入人体,经脉气血失于阳气温煦,易使气血凝结阻滞,涩滞不通,不通则痛,故疼痛是寒邪致病的重要特征。寒胜必痛,但痛非必寒。

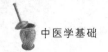

由于寒邪侵犯的部位不同,所以病状各异。若寒客肌表,凝滞经脉,则头身肢节剧痛;若寒邪直中于里,气机阻滞,则胸、脘、腹冷痛或绞痛。

(3)寒性收引:收引,即收缩牵引之意。寒性收引是指寒邪具有收缩、牵引样之特性。《素问·举痛论》:"寒则气收"。寒邪侵袭人体,可使气机收敛,腠理闭塞,经络筋脉收缩而挛急;若寒客经络关节,则筋脉收缩拘急,以致拘挛作痛、屈伸不利或冷厥不仁;若寒邪侵袭肌表,则毛窍收缩,卫阳闭郁,故发热恶寒而无汗。

寒邪伤阳,凝滞,收引在发病过程中是相互联系、相互影响的。

3. 暑邪 暑为火热之邪,为夏季主气,具有明显的季节性,主要发生在夏至以后,立秋以前。暑邪独见于夏令,故有"暑属外邪,并无内暑"之说。

暑邪的性质和致病特征:

(1)暑性炎热:暑为夏月炎暑,盛夏之火气,具有酷热之性,火热属阳,故暑属阳邪。暑邪伤人多表现出一系列阳热症状,如高热、心烦、面赤、烦躁、脉象洪大等,称为伤暑(或暑热)。

(2)暑性升散:升散,即上升发散之意。暑为阳邪,阳性升发,故暑邪侵犯人体,多直入气分,可致腠理开泄而大汗出。汗多伤津,污液亏损,则可出现口渴喜饮,唇干舌燥,尿赤短少等。在大量汗出同时,往往气随津泄,而导致气虚,故伤于暑者,常可见到气短乏力,甚则突然昏倒,不省人事。暑热之邪,不仅耗气伤津,还可扰动心神,而引起心烦闷乱而不宁。

(3)暑多挟湿:暑季不仅气候炎热,且常多雨而潮湿,热蒸湿动,湿热弥漫空间,人身之所及,呼吸之所受,均不离湿热之气。其临床特征,除发热、烦渴等暑热症状外,常兼见四肢困倦、胸闷呕恶、大便溏泄不爽等湿阻症状。

4. 湿邪 湿具有重浊、黏滞、趋下特性,为长夏主气。夏秋之交,湿热熏蒸,水气上腾,湿气最盛,故一年之中长夏多湿病。湿亦可因涉水淋雨、居处伤湿,或以水为事。湿邪为患,四季均可发病,且其伤人缓慢难察。

湿邪的性质和致病特征:

(1)易阻气机,损伤阳气:湿性类水,水属于阴,故湿为阴邪。湿邪侵及人体,留滞于脏腑经络,最易阻滞气机,从而使气机升降失常,如湿困脾胃,使脾胃纳运失职,升降失常,故现纳谷不香、不思饮食、脘痞腹胀、便溏不爽、小便短涩之候。

(2)湿性重浊:湿为重浊有质之邪。所谓"重",即沉重、重着之意。故湿邪致病,其临床症状有沉重的特性,如头重身困、四肢酸楚沉重等。所谓"浊",即秽浊垢腻之意。故湿邪为患,易于出现排泄物和分泌物秽浊不清的现象,如湿气下注,则小便浑浊、妇女黄白带下过多浊等。

(3)湿性黏滞:黏滞指湿邪致病具有黏腻停滞的特性。这种特性主要表现在两个方面:一是症状的黏滞性,即湿病症状多黏滞而不爽,如大便黏腻不爽,小便涩滞不畅,以及分泌物黏浊和舌苔黏腻等。二是病程的缠绵性,因湿性黏滞,蕴蒸不化,胶着难解,故起病缓慢隐袭,病程较长,往往反复发作或缠绵难愈。

(4)湿性趋下:水性就下,湿类于水,其质重浊,故湿邪有下趋之势,易于伤及人体下部。其病多见下部的症状,如水肿多以下肢较为明显。湿邪下注之病,如带下、小便浑浊、泄泻、下痢等表现。

5. 燥邪 燥具有干燥、收敛清肃特性,为秋季主气。秋季天气收敛,其气清肃,气候干燥,水分匮乏,故多燥病。燥邪为病,有温燥、凉燥之分。初秋有夏热之余气,久晴无雨,秋阳以曝之时,燥与热相结合而侵犯人体,故病多温燥。深秋近冬之际,西风肃杀,燥与寒相结合而侵犯人体,则病多凉燥。燥与肺气相通。

燥邪的性质和致病特征:

（1）干涩伤津：燥为秋季肃杀之气所化，其性干涩枯涸，故曰"燥胜则干"。燥邪为害，最易耗伤人体的津液，形成阴津亏损的病变，表现出各种干涩的症状和体征，诸如皮肤干涩皲裂、鼻干咽燥、口唇燥裂、毛发干枯不荣、小便短少、大便干燥等。

（2）燥易伤肺：肺性喜清肃濡润而恶燥，直接与自然界大气相通，且外合皮毛，开窍于鼻，燥邪多从口鼻而入。燥邪犯肺，使肺津受损，宣肃失职，从而出现干咳少痰，或痰中带血，或痰黏难咯，或咽喉干痛、喘息胸痛等。

6. 火（热）邪　凡致病具有炎热升腾等特性的外邪，称为火热之邪。火具有炎热特性，旺于夏季，但是火并不像暑那样具有明显的季节性，也不受季节气候的限制。故火热之气太过，变为火热之邪，伤人致病，一年四季均可发生。就致病邪气而论，热邪多指外邪，属"六淫"之一，如风热、燥热、湿热之病邪；而火邪多由内生，如"内生五邪"的心火、肝火等。

火（热）邪的性质和致病特征：

（1）火性炎上：火为阳邪，其性升腾向上。故火邪致病具有明显的炎上特性，其病多表现于上部。如心火上炎，则见舌尖红赤疼痛、口舌糜烂、生疮；肝火上炎，则见头痛如裂、目赤肿痛；胃火炽盛，可见齿龈肿痛、齿衄等。

（2）易扰心神：火与心气相应，心主血脉而藏神。故火之邪伤于人体，最易扰乱神明，出现心烦失眠，狂躁妄动，甚至神昏谵语等。

（3）伤津耗气：火热之邪，蒸腾于内，最易迫津外泄，消烁津液，使人体阴津耗伤。故火邪致病，其临床表现除热象显著外，往往伴有口渴喜饮、咽干舌燥、小便短赤、大便秘结等津伤液耗之证。火太旺而气反衰，阳热亢盛之壮火，最能损伤人体正气，导致全身性的生理功能减退。

（4）生风动血：火邪易于引起肝风内动和血液妄行，劫耗阴液，使筋脉失其滋养濡润，而出现类似风性动摇为特点的症状。生风临床上表现为高热、神昏谵语、四肢抽搐、颈项强直、角弓反张、目睛上视等。动血易于引起各种出血，如吐血、衄血、便血、尿血，以及皮肤发斑、妇女月经过多、崩漏等。

（5）易致疮痈：火邪入于血分，可聚于局部，腐蚀血肉，发为痈肿疮疡。《灵枢·痈疽》说："大热不止，热胜则肉腐，肉腐则为脓，故名曰痈。"由于毒壅聚所致之痈疡，其临床表现以疮疡局部红肿热痛为主要特征。

（二）疠气

疠气是有别于六淫而具有强烈传染性的外部病邪。自然环境变化剧烈时，疠气易产生流行，又称"戾气"、"异气"、"疫气"等，多从口鼻侵入人体。疠气侵入，导致多种疫疠病，又称疫病、瘟病，或瘟疫病。

疠气的致病特点表现为：发病急骤，病情危笃；传染性强，易于流行；一气一病，症状相似。疫病的发生与流行，多与自然气候的反常变化、环境和饮食的污染、预防隔离不力以及社会影响等因素有关。

二、内伤病因

内伤致病是指人的情志活动或生活起居有违常度，伤及脏腑气血阴阳而发病，这类致病因素主要有七情、饮食和劳逸等。内伤病因，是与外感病因相对而言的，因其病自内而外，非外邪所侵，故称内伤。

（一）七情内伤

1. 七情内伤的概念　七情是指喜、怒、忧、思、悲、恐、惊等 7 种正常的情志活动，是人的

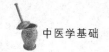

精神意识对外界事物的反应。七情与人体脏腑功能活动有密切的关系。七情分属于五脏，以喜、怒、思、悲、恐为代表，称为五志。七情内伤是指过于强烈、持久或突然的情志变化，导致脏腑气血阴阳失调而发生疾病的情志活动。一般不会使人致病，只有突然强烈或长期持久的情志刺激，超过人体本身的正常生理活动范围，使人体气机紊乱，脏腑阴阳气血失调，才会导致疾病的发生。七情不仅可以引起多种疾病的发生，而且对疾病的发展有重要影响，它可促进病情的好转与恶化。由于七情是造成内伤病的主要致病因素之一，故又称"内伤七情"。

2. 七情的致病特点

（1）直接伤及脏腑：人体的情志活动以五脏精气为物质基础，七情过激可影响脏腑之活动而产生病理变化。不同的情志刺激可伤及不同的脏腑，产生不同的病理变化。如喜伤心，心伤则心跳神荡，精神涣散，思想不能集中，甚则精神失常等。七情过激虽可伤及五脏，但与心肝的关系尤为密切。心为五脏六腑之大主，一切生命活动都是五脏功能集中的表现，又必须接受心的统一主宰，心神受损必涉及其他脏腑。肝失疏泄、气机紊乱又是情志疾病发病机制的关键。

（2）影响脏腑气机："百病皆生于气"，脏腑之气的运动变化在情志活动中发挥着重要作用。但脏腑之气的升降出入运动受心神的调控。故情志致病首伤心神，随之影响脏腑气机，导致脏腑气机升降失常而出现相应的临床表现。怒则气上，喜则气缓，悲则气消，恐则气下，惊则气乱，思则气结。气贵冲和，运行不息，升降有常。气出入有序，升降有常，周流一身，循环无端，而无病。若七情变化，五志过极而发，则气机失调，或为气不周流而郁滞，或为升降失常而逆乱。

（3）与精神刺激有关：七情属于精神性致病因素，其发病必与明显的精神刺激有关。在整个病程中，情绪的改变可使病情发生明显的变化。如癫病多由情志所伤，抑郁伤肝，肝气郁结，损伤于脾，脾失健运，痰浊内生，痰气上逆，迷蒙心神，不能自主而成。狂病多由恼怒悲愤，伤及肝胆，不得宣泄，郁而化火，煎熬津液，结为痰火，痰火上扰，蒙蔽心窍，神志逆乱而发。可见精神因素对疾病的发生发展有着重要作用。良性的情志活动有利于疾病的好转或恢复；不良的情志变化则能加重病情。剧烈的情绪波动，可使病情急剧恶化，甚至致人猝死。

（二）饮食失宜

饮食是人类赖以生存和维持健康的基本条件，是人体后天生命活动所需精微物质的重要来源，但饮食不当又可导致疾病发生。由于饮食主要依赖于脾胃的纳运作用进行消化吸收，故饮食失宜主要是损伤脾胃，因而称为饮食内伤。主要包括饮食不节、饮食不洁和饮食偏嗜。

（三）劳逸失度

劳逸，包括过度劳累和过度安逸两个方面。正常的劳动和体育锻炼，有助于气血流通，增强体质。必要的休息，可以消除疲劳，恢复体力和脑力，不会使人致病。只有比较长时间的过度劳累，或体力劳动，或脑力劳动，或房劳过度，过度安逸，完全不劳动、不运动，才能成为致病因素而使人发病。

三、病理产物性致病因素

致病因素除了外感病因、内伤病因以外，在疾病过程中形成的病理产物也能成为引起其他疾病的致病因素。这种在疾病过程中形成的病理产物又成为新的病证发生的病因，称为病理产物形成的病因，也称继发性病因。病理产物形成的病因可分为水湿痰饮、瘀血、结石三大类。

（一）痰饮

1. 痰饮的基本概念 痰饮是机体水液代谢障碍所形成的病理产物。这种病理产物一经形成，就作为一种致病因素作用于机体，导致脏腑功能失调而引起各种复杂的病理变化，故痰饮是继发性病因之一。狭义的痰饮是指肺部渗出物和呼吸道的分泌物，或咳吐而出，或呕恶而出，易于被人们察觉和理解，又称为外痰；广义的痰饮泛指由水液代谢失常所形成的病理产物及其病理变化和临床症状，不易被人察觉和理解，又称之为内痰。

2. 痰饮的致病特点

（1）阻碍经脉气血运行：痰饮随气流行，机体内外无所不至。

（2）阻滞气机升降出入：痰饮为水湿所聚，停滞于中，易于阻遏气机，使脏腑气机升降失常。

（3）影响水液代谢：痰饮本为水液代谢失常的病理产物，其一旦形成之后，便作为一种致病因素反过来作用于机体，进一步影响肺、脾、肾的水液代谢功能。

（4）易于蒙蔽神明：痰浊上扰，蒙蔽清阳，则会出现头昏目眩、精神不振、痰迷心窍，或痰火扰心、心神被蒙，则可导致胸闷心悸、神昏谵妄，或引起癫狂等疾病。

（5）症状复杂，变幻多端：从发病部位言，饮多见于胸腹四肢，与脾胃关系较为密切。痰之为病，则全身各处均可出现，无处不到，与五脏之病均有关系，其临床表现也十分复杂，可归纳为咳、喘、悸、眩、呕、满、肿、痛八大病证。

（二）瘀血

1. 瘀血的基本概念 瘀血，是指因血行失度，使机体某一局部的血液凝聚而形成的一种病理产物，这种病理产物一经形成，就成为某些疾病的致病因素而存在于体内。故瘀血又是一种继发性的致病因素。瘀血证则是由瘀血而引起的各种病理变化，临床上表现出一系列的症状和体征。

2. 瘀血的致病特点 瘀血形成之后，不仅失去正常血液的濡养作用，而且反过来影响全身或局部血液的运行，产生疼痛、出血、经脉淤塞不通、脏腑发生癥积以及"瘀血不去，新血不生"等不良后果。瘀血的病证虽然繁多，但临床表现的共同特点可概括为以下几点。

（1）疼痛：一般多刺痛，固定不移，且多有昼轻夜重的特征，病程较长。

（2）肿块：肿块固定不移，在体表发绀或色青黄；在体内为癥积，较硬或有压痛。

（3）出血：血色紫暗或夹有瘀块。

（4）发绀：面部、口唇、爪甲发绀。

（5）舌质紫暗（或瘀点、瘀斑）：是瘀血最常见的也是最敏感的指征。

（6）脉细涩沉弦或结代。

（三）结石

1. 结石的基本概念 结石，是指因体内湿热浊邪蕴结不散，久经煎熬形成的砂石样病理产物，为继发性病因之一。结石是有形质的病理产物，其形状各异。常见的结石有泥砂样结石，圆形或不规则形状的结石等，且大小不一。一般来说，结石小者，易于排出；而结石较大者，难于排出，多留滞而致病。

2. 结石的致病特点

（1）多发于肝胆、胃、肾和膀胱等脏腑；

（2）阻滞气机，损伤脉络；

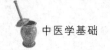

（3）疼痛；

（4）病程较长，轻重不一；

（5）易致湿热为患。

痰饮、瘀血、结石3种病理产物性致病因素，既相互区别，又相互影响。痰饮停聚，阻滞气血，可形成瘀血、结石；瘀血、结石内阻，亦可影响水液代谢，形成痰饮。临床常有痰瘀并见、痰饮结石相兼等病变。

四、其他

其他致病因素主要包括，外伤、寄生虫、药邪、先天因素、医源性因素等。

第二节　发　病

发病学说，是研究疾病发生的途径、类型、机制、规律以及影响发病诸多因素的基础理论。人在适应和改造自然环境的过程中，保持着机体内部及其内外环境的相对平衡协调和正常的生理和心理活动过程，机体就呈现健康状态，即所谓"阴平阳秘"。疾病是与健康相对而言的，当某种致病因素作用于机体，破坏了内外环境的协调平衡，使人体脏腑、经络等生理活动异常，便导致疾病的发生。

一、发病的基本原理

中医学认为，疾病的发生和变化，虽然错综复杂，但总其大要，不外关系到人体本身的正气和邪气两个方面。正气，是指人体的功能活动（包括脏腑、经络、气血等功能）和抗病、康复能力，简称"正"。邪气，则泛指各种致病因素，简称"邪"。疾病的发生和变化，即是在一定条件下邪正斗争的反映。

（一）正气不足是疾病发生的内在根据

中医发病学很重视人体的正气，认为内脏功能正常，正气旺盛，气血充盈，病邪难于侵入，疾病无从发生，《素问》说："正气存内，邪不可干。"只有在人体正气相对虚弱，卫外不固，抗邪无力的情况下，邪气方能乘虚而入，使人体阴阳失调，脏腑经络功能紊乱，才能发生疾病。《素问》说："邪之所凑，其气必虚。"故正气不足是疾病发生的内在根据。

（二）邪气是发病的重要条件

中医学重视正气，强调正气在发病中的主导地位，并不排除邪气对疾病发生的重要作用。邪气是发病的条件，在一定的条件下，甚至可能起主导作用。如高温、高压电流、化学毒剂、枪弹伤、冻伤、毒蛇咬伤等，即使正气强盛，也难免被伤害。不同邪气作用于人体表现出不同的发病特点、证候类型。如六淫邪气致病，发病急，病程较短，初起多有卫表证候，证属风、寒、暑、湿、燥、火。

（三）正邪斗争的胜负，决定发病与不发病

正邪斗争，是指正气与病邪的斗争。这种斗争不仅关系疾病的发生，而且影响疾病的发展及转归。正能胜邪则不发病，邪气侵袭人体时，若正气强盛，抗邪有力，则病邪难于侵入，或侵入后即被正气及时消除，不产生病理反应，即不发病。若邪气偏胜，正气相对不足，邪胜正负，从而使脏腑阴阳气血失调，气机逆乱，便可导致疾病的发生。

发病以后,由于正气强弱的差异、病邪性质的不同和感邪的轻重,以及所在部位的浅深,从而产生不同的病证。无论外感之邪,或是内生之邪,有阻于筋骨经脉者,有在脏腑者,病位不同,病证各异。

二、发病类型

由于邪气的种类、性质、致病特点,以及致病的途径各有不同,人体的正气状态各有差异,感邪的轻重不一,因而不同的疾病,其发病形式可以表现为各种不同的类型。

1. **感邪即发**　感邪后立即发病,称为感邪即发,在临床上为常见的发病类型。常见于4个方面,即新感伤寒或温病,某些疫疠之气致病,情志遽变导致的某些疾病,毒物中毒等。

2. **伏而后发**　伏而后发,是指感受邪气后,病邪在机体内潜伏一段时间,或者在诱因的作用下过时而发病。这种发病形式常见于感染性疾病或某些外伤,如伏气温病、破伤风等。

3. **徐发**　徐发,指徐缓起病,系与卒发对举而言,又称缓发。徐发主要与相应的致病因素、体质因素相关。例如:临床上许多痹证,系由风寒湿三气杂至合而成痹。另外,徐缓发病也包含着对机体存在着的渐进性病理过程的认识。例如嗜酒成癖、久嗜膏粱厚味、忧愁不释等,积以时日,就可渐渐呈现出越来越明显的症状或体征。

4. **继发**　继发,系与原发相对而言,且两者间有着十分密切的病理联系,原发病是继发病的前提和依据,继发病是在原发病的基础上产生的新的病证。例如《医门法律·胀病论》指出:"凡有癥积、积块、痞块,即是胀病之根,日积月累,腹大如箕,是名单腹胀"。"单腹胀"为继发病。其病因常由于黄疸、积聚、酒食不节所引起,说明原发病与继发病之间密切的病理关联。这对于预防和积极治疗原发病,防止继发病的产生有着重要的指导意义。

5. **复发**　指疾病再次发作或反复发作的一种发病形式。疾病的复发,也是一种常见的发病类型。复发主要有两个临床特点:其一是基本证候类似于初病,即原有病理过程的再现;其二是复发的病情加重。导致疾病复发诱发因素有重感致复、饮食因素、气候因素、地域因素、药物因素、精神因素、劳倦过度等。原有疾病新瘥阶段,机体并未完全康复,尚具有正虚邪恋、阴阳未和、体用失谐之特点,如果病后不注意预防调护或未继续给予巩固性治疗,多种诱发因素作用于机体,非损正即助邪,邪胜正负,从而导致疾病的复发。这种认识对于瘥后防复有着重要的指导意义。

第三节　病　　机

病机,即疾病发生、发展、变化的机制。由于人体正气强弱不一,病变部位有深浅,阴阳平衡状态有别,邪气性质与盛衰亦有差异,在疾病过程中的病机也是随着正邪消长而不断变化的。但从整体上讲,均离不开正邪相争、阴阳失调、气机失常等基本规律。

一、邪正盛衰

邪正盛衰,是指在疾病过程中,机体的抗病能力与致病邪气之间相互斗争中所发生的盛衰变化。这种斗争,不仅关系着疾病的发生,而且直接影响着疾病的发展和转归,同时也影响着病证的虚实变化。所以,从一定意义上来说,许多疾病的过程,也就是邪正斗争及其盛衰变化的过程。

(一)邪正盛衰与虚实变化

正邪相争的运动变化,贯穿于疾病过程的始终。正气和邪气这两种力量不是固定不变

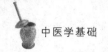

的,而是正邪双方在其斗争的过程中,在力量对比上发生着消长盛衰的变化。

1. 虚实病因　虚与实,是相对的病机概念,是不足和有余的一对病理矛盾之反映。

《素问·通评虚实论》说:"邪气盛则实,精气夺则虚。"实,主要指邪气亢盛,是以邪气盛为矛盾主要方面的一种病理反映。实证常见于外感六淫致病的初期和中期,或由于痰、食、水、血等滞留于体内而引起的病证。如临床上见到的痰涎壅盛、食积不化、水湿泛滥、瘀血内阻等病变,以及壮热、狂躁、声高气粗、腹痛拒按、二便不通、脉实有力等,都属于实证。虚,主要指正气不足,是以正气虚损为矛盾主要方面的一种病理反映。虚证多见于素体虚弱或疾病的后期,以及多种慢性病证。

在疾病的发生、发展过程中,病机的虚和实,都只是相对的而不是绝对的,因而,由实转虚、因虚致实和虚实夹杂,常常是疾病发展过程中的必然趋势。因此,在临床上不能以静止的、绝对的观点来对待虚和实的病机变化,而应以能动的、相对的观点来分析虚和实的病机。

2. 虚实变化　邪正的消长盛衰,不仅可以产生比较单纯的虚或实的病理变化,而且在某些病程较长、病程复杂的疾病中,还会出现虚实之间的多种变化,主要有虚实错杂、虚实转化、虚实真假。

(二)邪正盛衰与疾病转归

在疾病的发生、发展及其转归的过程中,邪正的消长盛衰,不是固定不变的。邪正双方的消长盛衰变化,不仅决定着病机的虚实,而且直接影响着疾病的发展趋势与转归。

1. 正胜邪退　正胜邪退,是在邪正消长盛衰发展过程中,疾病向好转和痊愈方面转归的一种结局,也是在许多疾病中最常见的一种转归。由于患者的正气比较充盛,抗御病邪的能力较强,或因得到及时、正确的治疗,则邪气难以进一步发展,进而促使病邪对机体的作用消失或终止,机体的脏腑、经络等组织的病理性损害逐渐得到修复,精、气、血、津液等的耗伤也逐渐得到恢复,机体的阴阳两个方面在新的基础上又获得了新的相对平衡,疾病即告痊愈。

2. 邪胜正衰　邪胜正衰,是在邪正消长盛衰发展过程中,疾病向恶化甚至死亡方面转归的一种结局。这是由于机体的正气虚弱,或由于邪气的炽盛,机体抗御病邪的能力日趋低下,不能制止邪气的致病作用及其进一步的发展,机体受到的病理性损害日趋严重,则病情因而趋向恶化和加剧。若正气衰竭,邪气独盛,气血、脏腑、经络等生理功能衰惫,阴阳离决,则机体的生命活动亦告终止而死亡。例如,在外感热病过程中,"亡阴"、"亡阳"等证候的出现,即是正不敌邪、邪胜正衰的典型表现。

3. 邪正相持　邪正相持,是指在邪正消长盛衰的过程中,若邪正双方的力量对比势均力敌,出现邪正相持或正虚邪恋,邪去而正气不复等情况,则常常是许多疾病由急性转为慢性,或留下某些后遗症,或慢性病持久不愈的主要原因之一。

二、阴阳失调

阴阳失调,是阴阳消长失去平衡协调的简称,是指机体在疾病的发生、发展过程中,由于各种致病因素的影响,导致机体的阴阳消长失去相对的平衡,从而形成阴阳偏胜、偏衰,或阴不制阳、阳不制阴的病理状态。

阴阳失调的病理变化,甚为复杂,但其主要表现为阴阳的偏胜、阴阳的偏衰、阴阳的互损、阴阳的格拒,以及阴阳的亡失等5个方面。

(一)阴阳偏胜

阴或阳的偏胜,主要是指"邪气盛则实"的实证。病邪侵入人体,必从其类,即阳邪侵入人体,可形成阳偏胜;阴邪侵入人体,形成阴偏胜。

1. 阳偏胜　阳偏胜,是指机体在疾病过程中,所出现的一种阳气偏盛、功能亢奋、热量过剩的病理状态。主要原因多由于感受温热阳邪,或虽感受阴邪,但从阳化热,也可由于情志内伤,五志过极而化火;或因气滞、血瘀、食积等郁而化热所致。阳胜则阴病,即阳盛则阴虚。但从病机上必须区分阴的相对虚和绝对虚两类。如果病情发展,阳气亢盛且明显耗伤机体阴气和津液,病则从实热证转化为实热兼阴虚津亏证;若阴气大伤,病可由实转虚而发展为虚热证。

2. 阴偏胜　阴偏胜,是指机体在疾病过程中所出现的一种阴气偏盛,功能障碍或减退,产热不足,以及病理性代谢产物积聚的病理状态。病机特点多表现为阴盛而阳未虚的实寒证,多由感受寒湿阴邪,或过食生冷,寒滞中阻,阳不制阴而致阴寒内盛。《素问·调经论》在论述"阴盛生内寒"时说:"寒气积于胸中而不泻,不泻则温气去,寒独留,则血凝泣,凝则脉不通,其脉盛大以涩,故中寒。"说明阴寒内盛的主要病机。

(二)阴阳偏衰

阴或阳的偏衰,是指"精气夺则虚"的虚证。实质上是包括了机体的精、气、血、津液等基本物质的不足及其生理功能的减退,同时也包括了脏腑、经络等生理功能的减退和失调。属"精气夺则虚"的虚性病机。

1. 阳偏衰　阳偏衰是指机体阳气虚损、功能减退或衰弱、热量不足的病理状态。一般地说,其病机特点多表现为机体阳气不足、阳不制阴、阴相对亢盛的虚寒证。形成阳偏衰的主要原因,多由于先天禀赋不足,或后天饮食失养和劳倦内伤,或久病损伤阳气所致。阳气不足,可发于五脏六腑,如心阳、肺阳、肝阳、脾阳、胃阳和肾阳等,皆可出现虚衰变化,但一般以脾肾之阳虚为主,阳气一般由精血津液中属阳的部分化生,尤其精血为主要化生之源,故精血大伤,可致阳气化生无源而虚衰。

2. 阴偏衰　阴偏衰,是指机体精、血、津液等物质亏耗,以及阴不制阳,导致阳相对亢盛,功能虚性亢奋的病理状态。一般地说,其病机特点多表现为阴液不足及滋养、宁静功能减退,以及阳气相对偏盛的虚热证。形成阴偏衰的主要原因,多由于阳邪伤阴,或因五志过极,化火伤阴,或因久病耗伤阴液所致。

(三)阴阳互损

阴阳互损,是指在阴或阳任何一方虚损的前提下,病变发展影响及相对的一方,形成阴阳两虚的病机。在阴虚的基础上,继而导致阳虚,称为阴损及阳;在阳虚的基础上,继而导致阴虚,称为阳损及阴。

(四)阴阳格拒

阴阳格拒,是阴阳失调中比较特殊的一类病机,包括阴盛格阳和阳盛格阴两方面。主要是由于某些原因引起阴或阳的一方偏盛至极而出现真寒假热或真热假寒等复杂的病理现象。

1. 阴盛格阳　阴盛格阳,又称格阳,系指阴寒之邪壅盛于内,逼迫阳气浮越于外,使阴阳之气不相顺接,相互格拒的一种病理状态。阴寒内盛是疾病的本质,但由于格阳于外,在临床上出现面红、烦热、口渴、脉大等假热之象,故称其为真寒假热之证。

2. 阳盛格阴　阳盛格阴,又称格阴,系指邪热内盛,深伏于里,阳气被遏,郁闭于内,不能外达于肢体而格阴于外的一种病理状态,阳盛于内是疾病的本质,但由于格阴于外,在临床上出现四肢厥冷、脉象沉伏等假寒之象,故称为真热假寒之证。

(五)阴阳亡失

阴阳的亡失,包括亡阴和亡阳两类。是指机体的阴液或阳气突然大量地亡失,导致生命

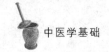

垂危的一种病理状态。亡阴和亡阳,在病机和临床征象等方面,虽然有所不同,但由于机体的阴和阳存在着互根互用的关系,阴亡,则阳无所依附而散越;阳亡,则阴无以化生而耗渴。故亡阴可以迅速导致亡阳,亡阳也可继而出现亡阴,最终导致阴阳离决、精气乃绝,生命活动终止而死亡。

综上所述,阴阳失调的病机,是以阴阳的属性,阴和阳之间所存在着的相互制约、相互消长、互根互用和相互转化关系的理论,来阐释、分析、综合机体一切病理现象的机制。因此,在阴阳的偏胜和偏衰之间,亡阴和亡阳之间,存在着内在的密切联系。即阴阳失调的各种病机,并不是固定不变的,而是随着病情的进退和邪正盛衰等情况的变化而变化的。

三、气血失常

气血失常,概括了气和血的不足及其各自生理功能的异常,以及气和血互根互用的功能失常等病理变化。气血失常的病机,同邪正盛衰、阴阳失调一样,不仅是脏腑、经络等各种病变机制的基础,而且也是分析研究各种临床疾病病机的基础。

(一) 气的失常

气的失常是由于气的生化不足或耗散太过而致气的不足、气的某些功能减退、气的运动失常等。前两者多表现为气虚,后者则为气滞、气逆、气陷、气闭和气脱等气机失调病理变化。气机失常是人体生理功能及其相互关系出现紊乱的概括,也是疾病发生、发展、变化和转归的内在表现。

(二) 血的失常

血的失常,包括血液的生成不足或因出血、久病等耗损血液太过,或血的濡养功能减弱而致血虚;由于血热而导致血行加速;血的循行迟缓而导致血瘀等病理变化。血虚,是指血液不足或血的濡养功能减退的病理状态。失血过多,新血不及生成补充;或因脾胃虚弱,饮食营养不足,化生血液的功能减弱或化源不足,而致血液化生障碍;或因久病不愈,慢性消耗等因素而致营血暗耗等,均可导致血虚。血瘀,是指血液的循行迟缓和不流畅的病理状态。气滞而致血行受阻,或气虚而血运迟缓,或痰浊阻于脉络,或寒邪入血,血寒而凝,或邪热入血,煎熬血液等等,均足以形成血瘀,甚则血液瘀结而成瘀血。所以,瘀血是血瘀的病理产物,而在瘀血形成之后,又可阻于脉络,而成为形成血瘀的一种原因。血热,是指血分有热,血行加速的病理状态。血热多由于邪热入血所致,也可由于情志郁结、五志过极化火而导致血热。

(三) 气和血互根互用的功能失调

气属于阳,血属于阴,两者之间的关系,犹如阴阳相随、相互依存、相互为用。气对于血,具有推动、温煦、化生、统摄的作用;血对于气,则具有濡养和运载等作用。故气的虚衰和升降出入异常,必然影响及血。同样,在血的虚衰和血的运行失常时,也必然影响及气。如血虚,则气亦随之而衰少;血瘀,则气亦随之而郁滞;血脱,则气无所依而随血脱逸,临床上气血相互为用的功能失调,主要有气滞血瘀、气不摄血、气随血脱、气血两虚等方面。

第四节　中医学的防治原则

防治原则,即预防和治疗疾病的基本原则。是在整体观念和辨证论治精神指导下制定的反映中医预防和治疗学的规律和特色的理论知识,是中医学理论体系的重要组成部分。

一、预防原则

预防,是指采取一定的措施来防止疾病的发生与发展。"预防为主"是我国卫生工作的四大方针之一。中医学对疾病的预防历来就十分重视,《素问·四时调神大论》说:"圣人不治已病治未病,不治已乱治未乱,夫病已成而药之,乱已成而后治之,譬犹渴而穿井,斗而铸锥,不亦晚乎。"《内经》中的"治未病"预防思想,对后世预防医学的发展做出了极大的贡献。

(一)未病先防

"治未病"是中医学的重要预防思想和治疗思想。未病先防,就是在疾病未发生之前,采取各种措施来防止疾病的发生。邪气侵入是导致疾病发生的重要条件,正气不足则是疾病发生的内在根据。因此,预防疾病,除了要避免病邪入侵之外,更重要的是提高正气,增强抗病能力。

1. 调整身体,提高正气　正气的强弱,由体质所决定。一般来说,体质壮实者,正气充盛;体质虚弱者,正气不足。因此,增强体质是提高正气抗邪能力的关键。增强体质要注意调摄精神,调理饮食起居,锻炼身体,适应自然规律以及适当的药物预防等。

(1)加强身体锻炼:我国历代医家都非常重视形体运动。远在春秋战国时期,已应用"导引术"和"吐纳术"来防治疾病。汉代华佗就创编了一套模仿虎、鹿、熊、猿、鸟5种动物动作的"五禽戏"来锻炼身体,促进气血通畅,以增强体质,预防疾病。随后发展起来的太极拳、气功、易筋经、八段锦等多种健身活动,不仅能增强体质、预防疾病,而且对许多疾病还有一定的治疗作用。经常锻炼身体,可以增强体质,提高人体的抗病能力。

(2)重视调摄精神:中医学认为人的精神情志活动与机体的生理、病理变化有着密切的关系。突然、强烈或反复持久的精神刺激。可使人体气机逆乱,气血阴阳失调而发病。情志刺激还可导致正气不足、外邪致病。因此,保持愉快舒畅的良好心情,减少不良的精神刺激和过度的情绪波动,从而使机体的气机调畅,气血和平,正气充沛,抗邪有力,防止疾病的发生。

(3)注意饮食起居:生活保持一定的规律性,做到饮食有节,起居有常,劳逸有度,是预防疾病发生的措施。在饮食方面要注意饥饱适度,五味调和,卫生清洁,不可饥饱无常,暴饮暴食,偏饮偏食,以免损伤脾胃。在起居方面要顺应四时气候变化来安排作息时间,培养有规律的起居习惯,做到定时睡眠、定时起床、定时工作或学习、定时体育锻炼等,提高对自然环境变化的适应能力,防止外邪的入侵。

(4)人工预防免疫:人工免疫,是增强人体正气,提高免疫能力,预防传染病的重要手段。早在11世纪,古人就应用人痘接种法预防天花,并在17世纪流传到俄罗斯、日本、朝鲜及欧美诸国,成为全世界人工免疫学的先驱。今天,人工免疫技术已有了飞越的发展,如接种疫苗、菌苗、类毒素等,使人体产生主动免疫,从而提高了抗邪能力,预防某些疾病的发生。

2. 避其邪气,防止病邪侵害　病邪是导致疾病发生的重要外因。因此未病先防除了要增强体质、提高正气的抗病能力外,必须注意防止邪气侵害。包括讲究卫生,保护环境、水源、食物等不被污染,适应气候变化而及时调节冷暖,做到"虚邪贼风,避之有时"、"避其毒气"等,这些都是防止邪气侵害的有效方法。目前在临床上也常用中草药来预防传染性疾病,如用板蓝根、大青叶、贯众等预防流行性感冒(流感)、流行性脑脊髓膜炎(流脑)、严重急性呼吸综合征(非典),用茵陈、栀子等预防肝炎,用大蒜、马齿苋等预防菌痢等。也可以用药物来杀灭或驱除病邪,如燃烧烟熏法、药囊佩带法、浴敷涂擦法等。这些都是简便易行、行之有效的方法。

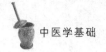

（二）既病防变

既病防变，是指在疾病发生以后，争取早期诊断、早期治疗，防止疾病的发展与传变。

1. 早期诊治　疾病的发展和演变有一个过程，往往是由表入里，由浅入深，逐步加重，因此必须抓住时机，尽早控制病情。《素问·阴阳应象大论》说："故邪风之至，疾如风雨，故善治者治皮毛，其次治肌肤，其次治筋脉，其次治六腑，其次治五脏。治五脏者，半死半生也。"说明诊治越早，疗效越佳。既病之后，一定要根据疾病发展变化的规律，争取时间早期诊治，以顾护正气，缩短病程。

2. 控制病传　一般情况下，疾病都有其自身的发展变化规律。因此对于疾病的治疗，必须掌握其规律，实施预见性治疗，当可控制其病理的传变。

二、治疗原则

治则，又称治疗原则，是治疗疾病必须遵循的基本法则。它是在中医学整体观念和辨证论治理论指导下制定的治疗方法的总则，对临床治疗立法、处方、用药等具有普遍指导意义。《素问·阴阳应象大论》说："治病必求于本。"治病求本，是中医治疗学的主导思想，是指在治疗疾病时必须辨析出疾病的根本原因，抓住疾病的本质，并针对疾病的本质进行治疗。治病求本的核心就是在复杂的疾病病理变化中，善于透过现象看本质，抓住疾病的主要矛盾，并以有效的治疗解决疾病的主要矛盾，而其他矛盾就会随之而解。

（一）正治与反治

正治与反治，是指所用药物性质的寒热、补泻效用与疾病的本质、现象之间的从逆关系而言，即《素问·至真要大论》所谓："逆者正治，从者反治。"在一般情况下，疾病发生发展过程中的现象和本质是一致的。但疾病的变化是错综复杂的，有时也会出现疾病的表象与疾病的本质完全相反的现象，因此针对疾病的表象（包括假象）而言，就有正治和反治的区别。

1. 正治　是逆其证候性质而治的一种常用治疗原则，又称逆治，即采用与证候性质相反的方药进行治疗。适用于疾病的本质与现象相一致的病证。常用的正治法有以下 4 种。

（1）寒者热之：指寒性病证表现寒象，用温热性质的方药来治疗。如表寒证用辛温解表的方药；里寒证用辛热温里的方药等。

（2）热者寒之：指热性病证表现热象，用寒凉性质的方药来治疗。如表热证用辛凉解表的方药；里热证用苦寒清里的方药等。

（3）虚则补之：指虚损病证表现虚象，用补益扶正的方药来治疗。如阳气虚弱用扶阳益气的方药；阴血不足用滋阴养血的方药等。

（4）实则泻之：指邪实病证表现实象，用攻邪泻实的方药来治疗。如食滞病证用消食导滞的方药；瘀血病证用活血逐瘀的方药等。

2. 反治　是顺从疾病假象而治的一种治疗法则，又称从治。所采用的方药性质，与疾病表现出的假象性质相同。适用于疾病的症状与本质不一致甚至相反的病证。常见反治法有以下 4 种。

（1）寒因寒用：即用寒性药物治疗假寒症状的病证。适用于真热假寒证。如外感热病，里热极盛，阳气郁闭于内，格阴于外，热深厥深，而出现四肢厥冷的假象时，顺从其外在的假象而用寒性药物治疗。从表面看是以寒治寒法，但从病因病机来讲，仍属于以寒治热。

（2）热因热用：即用热性药物治疗假热症状的病证。适用于真寒假热证。如由于阴邪内盛，格阳于外，致阳气上浮，反见面红等假热证候，顺从这种假热而用热性药治疗。从表面看是以热治热，但从病因病机来讲，仍属于以热治寒。

（3）塞因塞用：指用补益的药物治疗因虚而闭塞不通的真虚假实证。脏腑气血不足，功能低下亦可产生具有闭塞不通现象的病证，当以补开塞。如脾虚失运导致的腹胀满闷等症状，应用补脾益气法治疗，使脾气健运，则胀满自除。

（4）通因通用：指用具有通利作用的药物治疗具有通泻症状的实证。例如食积腹泻，治以消导泻下之法；瘀血崩漏，治以活血祛瘀之法；湿热痢疾，用清热解毒、通利大便之法，均为通因通用治疗疾病的常例。

总之，正治与反治都是针对疾病的本质而言，故同属治病求本的范畴，虽在方法上有逆从不同，但究其实质，都是在治病求本思想指导下，针对疾病的真相、本质而治的法则。

（二）治标与治本

标与本是一个相对概念，标本关系常用来概括说明事物的现象与本质。一般来说，"本"代表疾病过程中占重要地位和起主要作用的方面；"标"代表疾病过程中居次要地位和起次要作用的方面。但这种标本主次关系并不是不变的，在特殊的情况下"标"也可能转化为主要的方面。因此，在治疗上就应该分清先后缓急，有的当先治其标，有的当先治其本，有的又以标本兼治为宜。这是处理疾病过程中不同矛盾的灵活方法。

1. **急则治其标**　是在标病甚急，若不先治其标，就会危及患者生命或影响对本病的治疗时所采取的一种治疗法则。例如肺痨患者突然出现大咯血，此时应先行止血以治标，待血止后，病情缓和，再治本病。再如慢性腹泻患者因感冒而发热时，也应先治外感发热之标病，后治慢性腹泻之本病。急则治其标，属于一种应急性的治则，治标之后，仍要从本治疗。

2. **缓则治其本**　是与急则治标相对而言，指在病情不急的情况下，抓住疾病的本质进行治疗的一个原则。临床上在治本的同时，标病也随之消失。例如脾虚泄泻，脾虚为本，泄泻为标，不能采用单纯的收敛止泻法治标，而应用健脾益气法治本，使脾气健运后，泄泻就自然停止了。又如肺痨患者的咳嗽低热，多因肺肾阴虚所致，若单用止咳退热法治标就毫无意义，而应用滋阴治本法才能从根本上解决问题。治标只是应急情况下的权宜之计，而治本才是治病的根本方法。

3. **标本兼治**　是指在标病与本病并重时所采用的一种治疗原则。单治本病而不顾其标病，或单治标病而不治其本病，均不能适应该病证治疗要求时，就必须标本同治。例如虚人感冒，患者素体气虚或血虚，复感外邪，外邪虽不重，但因正虚而外邪不易祛除，此时当采用益气解表或养血解表的治法，益气养血为治本，解表祛邪为治标，使正胜邪退而病愈。

（三）扶正与祛邪

疾病发生发展的过程，是正气与邪气双方相互斗争的过程。邪正之间的盛衰，决定疾病的虚实变化，即"邪气盛则实，精气夺则虚"。邪正胜负，又决定着疾病的进退，邪胜于正则病进，正胜于邪则病退。因此治疗疾病要扶助正气，祛除邪气，改变正邪双方力量的对比，使疾病向痊愈方向转化。扶正祛邪是指导临床治疗的一个重要法则。

1. **扶正**　是扶助机体正气，增强体质，提高抗病能力的一种治疗原则，主要适用于以正虚为主要矛盾的病证。扶正的方法很多，临床可根据具体病证情况选用，如气虚者益气，血虚者补血，阴虚者滋阴，阳虚者温阳。

2. **祛邪**　即祛除邪气，排除或削弱病邪侵袭和损害的一种治疗原则，主要适用于邪气盛、正气未衰、以邪实为主要矛盾的病证。临床可根据具体病证情况，选用发汗、攻下、清热、散寒、消导、祛湿、涌吐、化瘀等法。

3. **扶正与祛邪相兼**　主要适用于正气已虚、邪气仍实的虚实夹杂证。在具体应用时要分清主次，如以正虚为主者，应以扶正为主兼顾祛邪；以邪实偏重者，则以祛邪为主兼以扶

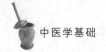

正。除区别主次外,还应注意先后,或先扶正后祛邪,或先祛邪后扶正,或攻补兼施。但总原则是"扶正不留邪,祛邪不伤正"。

(四)调整阴阳

疾病的发生,从根本上说是阴阳的相对平衡遭到破坏,出现了阴阳的偏盛偏衰。因此调整阴阳,补偏救弊,使其恢复相对平衡,是临床治疗的重要法则之一。

1. 损其有余 适用于阴或阳的一方偏盛有余的病证。如阳邪致病,出现阳热亢盛的实热证,应"热者寒之"、"治热以寒",采用寒凉的方药以清泄其阳热;阴邪致病,出现阴寒内盛的实寒证,应"寒者热之"、"治寒以热",采用温热药物以温散阴寒。由于"阳胜则阴病",阳热亢盛易于耗伤阴液;"阴胜则阳病",阴寒偏盛易于损伤阳气,故在调整阴或阳偏盛时,应该注意其相对一方有无阳或阴偏衰的情况存在。若阳热亢盛而伤阴者,治疗当以清热泻火为主,兼以益阴;阴寒内盛而伤阳者,治疗当以温散阴寒为主,兼以扶阳。

2. 补其不足 适用于阴或阳虚损不足的病证。如阴虚者补阴,阳虚者补阳,阴阳两虚者,当阴阳双补。当机体阳气或阴液严重耗损,功能骤然衰竭而亡阴或亡阳时,此为阴阳偏衰的危重证候,应采用回阳救逆或救阴固脱之法治疗。这些都是虚则补之,补其不足的运用。常用的方法如下。

(1)壮水之主,以制阳光:即"阳病治阴"。用于阴液不足,阳热相对偏亢所致的虚热证。阴不足,阳有余,则虚火上炎。此并非火热之有余,乃水之不足,不宜用寒凉药物直折其热,须用滋阴养液之方药,使阴气复而阳热自退。

(2)益火之源,以消阴翳:即"阴病治阳"。用于阳气不足,阴寒内生所致的虚寒证。阳不足而致阴寒内生,此并非阴邪有余,乃火之不足,不宜用辛热药物以攻其寒,须用温补阳气之方药,使阳气复而阴寒自消。

(3)阴中求阳,阳中求阴:阴中求阳,适用于肾阳虚证,治疗时于温补肾阳方药中加入适量滋补肾阴之品,使"阳得阴助而生化无穷";阳中求阴,适用于肾阴虚证,治疗时于滋补肾阴的方药中加入适量的温补肾阳之品,使"阴得阳升而泉源不竭"。

(4)阴阳双补:阴阳双补,适用于阴阳两虚证。临床多见于慢性疾病后期。由于阴不足而损阳,阳不足而损阴,最后导致阴阳两虚,治疗时应补阴和补阳同时并用。

(五)三因制宜

三因制宜,包括因时制宜、因地制宜、因人制宜。三因制宜是指治疗疾病要根据季节气候、地理环境以及患者的体质、性别、年龄等不同情况,制定适宜的治疗方法。由于疾病的发生、发展与转归,常受时令气候、地理环境、体质因素等多方面因素的影响,因此在治疗疾病时,应充分考虑以上因素,从而制订相适宜的治疗方法。

1. 因时制宜 是指根据不同季节气候特点来考虑治疗用药的原则。气候的寒温变化,对人体的生理、病理均有重要影响,如春夏季节,气候温热,人体腠理疏松开泄,即使外感风寒,也不宜过用辛温解表药,以免开泄太过而耗伤气阴;而秋冬季节,气候由凉变寒,人体腠理致密,阳气内敛,此时当慎用寒凉药物,以防伤阳。《素问·六元正纪大论》曰:"用热远热,用温远温,用寒远寒,用凉远凉"讲的就是这个道理。

2. 因地制宜 是指根据不同区域的地理环境特点来考虑治疗用药的原则。不同地区的地势、气候、生活习惯等各不相同,使机体的生理活动和病变特点也不尽一致,因而治疗用药亦应作相应变化。如我国西北高原地区,气候寒冷少雨,其病多寒燥,治宜辛温润燥。东南地区,地势低洼多雨,其病多湿热,治宜苦寒清化。地区不同,治疗用药也有差别。如患感冒,西北地区,人多体质壮实,故多用麻黄、桂枝等猛烈发汗解表之药方能奏效。东南地区,人多腠理疏松,故多用荆芥、防风之类,且药量较轻。

3. 因人制宜　是根据患者的年龄、性别、体质、生活习惯等来指导治疗用药的原则。

(1)年龄:因年龄不同则生理状况及气血盈亏不同,治疗用药也应有所区别。如老年人脏气衰弱,脏腑功能活动低下,气血也渐衰少,患病多见虚证或虚实夹杂证,治疗偏于补益,即使有邪实之证,攻之也要慎重,以防损伤正气。小儿生机旺盛,但脏腑娇嫩,形气未充,患病易寒易热,易虚易实,病情变化快,因此治疗小儿病,忌投峻攻之剂,少用补益之品,药量宜轻。

(2)性别:男女各有其生理特点,妇女在生理上有经、带、胎、产等情况,用药时应加以考虑。对妊娠患者尤要慎用峻下、滑利、破血、破气、走窜伤胎或有毒药物,要防止伤胎、堕胎或损伤母体。产后还应考虑气血亏虚及恶露、哺乳等情况。

(3)体质:人的身体素质有强弱之分、寒热之偏及阴阳偏盛之殊等,形体有魁梧、瘦小之别,一般体质强壮、体形魁梧的用药量宜重;体质虚弱、形体瘦小者用药量宜轻。素体阳虚者用药宜偏温;素体阴虚者用药宜偏凉。

(4)职业:不同的职业和工作环境,对人体生理病理均有影响,治疗用药也应考虑其特点。一般脑力劳动者,体质虚弱,易患虚证,治疗应偏重扶正;体力劳动者,体质强壮,易患实证,治疗当偏重攻邪。

总之,因时、因地、因人制宜的原则,充分体现了中医学的整体观和恒动观,反映了辨证论治在实际应用中的原则性和灵活性。在临床治疗中,只有全面、动态地看问题,具体情况作具体分析,因时、因人、因地制宜,确定正确的治疗原则与方法,才能取得理想的治疗效果。

参 考 文 献

[1] 李德新.中医基础理论.北京:人民卫生出版社,2001

[2] 李德新.中医基础理论.第2版.北京:人民卫生出版社,2011

[3] 周军.中医学概论.北京:人民出版社,2008

[4] 樊巧玲.中医学概论.北京:中国中医药出版社,2010

[5] 孙广仁.中医基础理论新世纪.第2版.北京:中国中医药出版社,2007

[6] 温茂兴.中医学概论.北京:高等教育出版社,2003

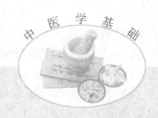

第五章　中医诊断方法

第一节　绪　　论

一、中医诊断学的主要内容

中医诊断学以研究疾病中各种症状、病名、证名的概念、临床表现、诊断方法及相互关系为主要内容。《中医诊断学》的主要内容包括四诊、八纲、辨证、疾病诊断、症状鉴别和病案撰写等。

（一）诊法

指诊查收集病情的基本方法。主要包括望、闻、问、切诊。望诊，是对患者全身或局部进行有目的观察以了解病情，测知脏腑病变；闻诊，是通过听声音、嗅气味以辨别患者内在的病情；问诊，是通过对患者或陪诊者的询问以了解病情及有关情况；切诊，是诊察患者的脉候和身体其他部位，以测知体内、体外一切变化的情况。根据以上四诊合参的原则，不能以一诊代四诊，同时症状、体征与病史的收集，一定要审察准确，不能草率从事。

通过四诊所收集的病情资料，主要包括症状、体征和病史。症状是指患者自觉的痛苦和不适，如头痛、眼花、胸闷、腹胀等。体征是指经客观检查而发现的异常征象，如面色苍白、舌苔黄、脉浮数等。

（二）诊病

诊病又称辨病，就是在中医学理论的指导下，综合分析四诊资料，判断疾病的病种，作出病名诊断的思维过程。疟疾、消渴、麻疹、红丝疔、股骨骨折、白喉等属于病名概念。疾病的病名，是对该具体疾病全过程的特点与规律所作的概括与抽象，即该疾病的代名词。

（三）辨证

证为中医学特有的概念（不同于"病"、"症"）。"证"与"病"、"症"相对而言，是对疾病所处一定阶段的病因、病位、病性以及病势等所作出的概括。证是对致病因素与机体反应两方面情况的综合，是对疾病当前本质所作的结论。

证名：对证的本质的概括，如痰热壅肺证、脾肾阳虚证等。

证候：证所表现的具体内在联系的症状、体征，亦即证的外候，如表证的恶寒、发热、头痛、脉浮等。

证型:临床较典型、规范的证,如心血虚证、脾气虚证、肝气郁结证等。

辨证,是指在中医学理论的指导下,对患者的症状、体征等进行分析、综合,对疾病当前阶段的病因、病性与病位等本质作出判断,并概括为完整证名的诊断思维过程。包括病因、气血津液、脏腑、经络、六经、卫气营血和三焦辨证。各种辨证既各有其特点和适应范围,又有相互联系,并且都是在八纲辨证的基础上加以深化。

(四)病案

病案,古称诊籍,又叫医案,是临床的写实。它要求把患者的详细病情、病史、治疗经过与结果等如实记录下来,是临床研究中的一个重要组成部分,为病案分析统计、经验总结、医院管理等科学研究的重要资料。因此,临床各科都应有完整病历、病案记录。

二、中医诊断的原理与原则

(一)中医诊断的基本原理

中医诊断的基本原理是建立在整体观念,相互联系的认识之上。《素问·阴阳应象大论》之"以我知彼,以表知里,以观过与不及之理,见微得过,用之不殆"为其纲领,具体有司外揣内、见微知著、以常衡变三点。

1. **司外揣内** 司外揣内(语出《灵枢·外揣》),即观察外表的病理现象(症状、体征等),以推测内在的病理变化,从而了解所发生的疾病,认识内在的病理本质。

2. **见微知著** 见微知著(语出《医学心悟·医中百问阁》),是指通过微小、局部的变化,以测知明显的、整体的病理状况。

3. **以常衡变** 以常衡变,即《素问·玉机真脏论》所谓"五色脉变,揆度齐恒"之义,是指通过观察比较,在认识正常的基础上,发现太过、不及的异常变化,从而认识事物的性质及变化的程度。

(二)中医诊断的基本原则

病情变化错综复杂,临床表现有显、隐、真、假、微、著之别,病、证有先后、主次、标本、合病、并病、兼夹之异。医生要从千变万化、纷纭复杂的表现中,抓住疾病的本质,对病、证作出正确的诊断,除了应熟悉中医学的理论与知识外,还需要遵循中医诊断的基本原则。中医诊断的原则主要有整体审察、诊法合参、病证结合。

1. **整体审察** 疾病中存在广泛的整体影响,如局部病变可以影响到全身,全身病变可以反映于某些局部;外有病可以内传入里,内脏有病也可以反映于外;精神刺激可以影响脏腑生理功能,脏腑有病可以造成精神活动的异常;气机的病变可以造成形体的改变,形体损伤必然会影响气机功能;脏腑有病往往有气血阴阳的偏颇失衡,气血阴阳的盈余必然会出现脏腑的病变;机体病变要受到时令气候等方面的影响,当周围环境的改变超过机体的适应范围,就可导致疾病。

2. **诊法合参** 是指四诊并重,诸法参用,综合收集病情资料。四诊应并用或并重的道理,是因为四诊是从不同的角度诊察病情,方法各异,不能互相取代,各诊所收集的资料均对诊断有益。只有综合四诊,全面分析,才能得出正确的诊断。

3. **病证结合** 在中医学中,"病"与"证"是密切相关的不同概念,中医诊断既要辨病,又要辨证。

辨病与辨证的意义不同,辨病有利于从全过程、特征上认识疾病的本质,重视疾病的基本矛盾;辨证则有利于认识疾病当前阶段证候的病位与性质,抓住当前阶段的主要矛盾。中

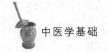

医诊断强调要病证结合。中医诊断在辨病基础上辨证有利于缩小辨证范围,先辨证后辨病则有助于对疾病全过程和本质的认识。

三、中医诊断学的发展简史

(一)中医诊断学的渊源

中医诊断疾病的理论与方法,早在《周礼·天官》便有"以五气、五声、五色、其死生"的记载。公元前5世纪著名医学家扁鹊,即可通过"切脉、望色、听声、写形",而"言病之所在"。

(二)中医诊断学的发展

各个时期在诊断方面都有突出贡献的医学家及主要著作列举如下:

中医学理论体系的经典著作《黄帝内经》,在诊法上有望神、察色、闻声、问病、切脉、诊尺肤等内容,从理论上奠定了诊法和辨证的基础,并贯穿了病证结合的诊断思路。东汉张仲景创立了辨证论治的理论,被公认为是辨证论治的创始人。

西晋王叔和所著《脉经》为我国现存最早的脉学专著,集汉以前脉学之大成,分述三部九候、寸口、二十四脉等脉法。

元朝《敖氏伤寒金镜录》为第一部论舌专著,绘有12图,后经杜清碧增补为36图。明代张介宾所著《景岳全书》,内容丰富,论述精辟,其"脉神章"、"十问歌"、"二纲六变"等论述,对后世影响甚大。李时珍所著的《濒湖脉学》详述了27种脉的脉体、主病和同类脉的鉴别,言简意深,便于习诵。

清朝时期中医学在瘟疫、温热类疾病的认识方面有突破性的发展。

(三)中医诊断学的进展

1949年以后,随着科学的发展,中医学研究的深入,人们对中医诊断疾病的方法提出了新的要求,如对症状和体征不明显的患者,可以借助实验诊断或仪器检测的方法,从宏观到微观,从直接到间接,从定性到定量,使一部分不易为医生感官觉察的病情得以及时发现,为早期诊断及治疗提供依据。

值得一提的是,近代在中医诊断的实验研究、仪器研制等方面,取得了一定的成就,在中医诊断规范化、标准化和微观辨证方面,也获得了可喜的成果。

第二节　望　　诊

望诊,是医者运用视觉,对人体全身和局部的一切可见征象以及排出物等进行有目的地观察,以了解健康或疾病状态。

一、全身望诊

整体望诊是通过观察全身的神、色、形、态变化来了解疾病情况。

(一)望神

望神就是观察人体生命活动的外在表现,即观察人的精神状态和功能状态。

神是生命活动的总称,其概念有广义和狭义之分。广义的神,是指整个人体生命活动的外在表现,可以说神就是生命;狭义的神,乃指人的精神活动,可以说神就是精神。望神应包括这两方面的内容。

1. **得神** 又称有神,是精充气足神旺的表现;在病中,则虽病而正气未伤,是病轻的表现,预后良好。

得神的表现是神志清楚,语言清晰,面色荣润含蓄,表情丰富自然;目光明亮,精彩内含;反应灵敏,动作灵活,体态自如;呼吸平稳,肌肉不削。

2. **失神** 又称无神,是精损气亏神衰的表现,多预后不良。

失神的表现是精神委靡,言语不清,或神昏谵语,循衣摸床,撮空理线,或卒倒而目闭口开;面色晦暗,表情淡漠或呆板;目暗睛迷,眼神呆滞,反应迟钝,动作失灵,强迫体位;呼吸气微或喘;周身大肉已脱。

3. **假神** 是垂危患者出现的精神暂时好转的假象,并非佳兆。

假神的表现是久病重病之人,本已失神,但突然精神转佳,目光转亮,言语不休,想见亲人;或病至语声低微断续,忽而响亮起来;或原来面色晦暗,突然颧赤如妆;或本来毫无食欲,忽然食欲增强。假神之所以出现,是由于精气衰竭已极,阴不敛阳,阳虚无所依附而外越,以致暴露出一时"好转"的假象。这是阴阳即将离绝的危候,古人比做"残灯复明"、"回光返照"。

4. **神气不足** 是轻度失神的表现,与失神状态只是程度上的区别。它介于有神和无神之间,常见于虚证患者,所以更为多见。神气不足的临床表现是精神不振,健忘困倦,声低懒言,怠惰乏力,动作迟缓等。多属心脾两亏,或肾阳不足。

5. **神志异常** 也是失神的一种表现,但与精气衰竭的失神则有本质上的不同。一般包括烦躁不安,以及癫、狂等。这些都是由特殊的病机和发病规律所决定的,其失神表现并不一定意味着病情的严重性。

烦躁不安,即指心中烦热不安,手足躁扰不宁的症状。烦与躁不同,烦为自觉症状,如烦恼,躁为他觉症状,如躁狂、躁动等。多与心经有火有关。可见于邪热内郁、痰火扰心、阴虚火旺等证。

(二)望色

望色就是医者观察患者面部颜色与光泽的一种望诊方法。古人把颜色与五行对应,即青、赤、黄、白、黑,称为五色诊。

望面色要注意识别常色与病色。

1. **常色** 常色是人在正常生理状态时的面部色泽。常色又有主色、客色之分。

(1)主色:所谓主色,是指人终身不改变的基本肤色、面色。

(2)客色:人与自然环境相应,由于生活条件的变动,人的面色、肤色也相应变化叫做客色。例如,随四时、昼夜、阴晴等天时的变化,面色亦相应改变。

2. **病色** 病色是指人体在疾病状态时的面部颜色与光泽,可以认为除上述常色之外,其他一切反常的颜色都属病色。病色有青、黄、赤、白、黑5种。现将五色主病分述如下。

(1)青色:主寒证、痛证、瘀血证、惊风证、肝病。

青色为经脉经阻滞,气血不通之象。寒主收引主凝滞,寒盛而留于血脉,则气滞血瘀,故面色发青。经脉气血不通,不通则痛,故痛也可见青色。肝病气机失于疏泄,气滞血瘀,也常见青色。肝病血不养筋,则肝风内动,故惊风(或欲作惊风),其色亦青。如面色青黑或苍白淡青,多属阴寒内盛;面色青灰,口唇发绀,多属心血瘀阻,血行不畅;小儿高热,面色发绀,以鼻柱,两眉间及口唇四周明显,是惊风先兆。

(2)黄色:主湿证、虚证。

黄色是脾虚湿蕴表现。因脾主运化,若脾失健运,水湿不化;或脾虚失运,水谷精微不得化生气血,致使肌肤失于充养,则见黄色。如面色淡黄憔悴称为委黄,多属脾胃气虚,营血不

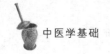

能上荣于面部所致;面色发黄而且虚浮,称为黄胖,多属脾虚失运、湿邪内停所致;黄而鲜明如橘皮色者,属阳黄,为湿热熏蒸所致;黄而晦暗如烟熏者,属阴黄,为寒湿郁阻所致。

(3)赤色:主热证。

气血得热则行,热盛而血脉充盈,血色上荣,故面色赤红。

热证有虚实之别。实热证,满面通红;虚热证,仅两颧嫩红。此外,若在病情危重之时,面红如妆者,多为戴阳证,是精气衰竭、阴不敛阳、虚阳上越所致。

(4)白色:主虚寒证、血虚证。

白色为气血虚弱不能荣养机体的表现。阳气不足,气血运行无力,或耗气失血,致使气血不充,血脉空虚,均可呈现白色。如面色㿠白而虚浮,多为阳气不足;面色淡白而消瘦,多属营血亏损;面色苍白,多属阳气虚脱,或失血过多。

(5)黑色:主肾虚证、水饮证、寒证、痛证及瘀血证。

黑为阴寒水盛之色。由于肾阳虚衰,水饮不化,气化不行,阴寒内盛,血失温养,经脉拘急,气血不畅,故面色黧黑。面黑而焦干,多为肾精久耗,虚火灼阴,眼眶周围色黑,多见于肾虚水泛的水饮证;面色青黑,且剧痛者,多为寒凝瘀阻。

(三)望形体

望形体指望人体的宏观外貌,包括身体的强弱胖瘦、体型特征、躯干四肢、皮肉筋骨等等。人的形体组织内合五脏,故望形体可以测知内脏精气的盛衰。内盛则外强,内衰则外弱。

(四)望姿态

正常的姿态是舒适自然,运动自如,反应灵敏,行住坐卧各随所愿,皆得其中。在疾病中,由于阴阳气血的盛衰,姿态也随之出现异常变化,不同的疾病产生不同的病态。望姿态,主要是观察患者的动静姿态、异常动作及与疾病有关的体位变化。如患者睑、面、唇、指(趾)不时颤动,在外感病中,多是发痉的预兆;在内伤杂病中,多是血虚阴亏,经脉失养。

二、局部望诊

望局部情况,或称分部望诊,是在整体望诊的基础上,根据病情或诊断需要,对患者身体某些局部进行重点、细致观察。因为整体的病变可以反映在局部,所以望局部有助于了解整体的病变情况。

(一)望头面部

1. **望头** 主要观察头之外形、动态,头发的色质变化及脱落情况,以了解脑、肾的病变及气血的盛衰。

(1)望头形:小儿头形过大或过小,伴有智力低下者,多因先天不足,肾精亏虚。头形过大,可因脑积水引起。望小儿头部,犹须诊察颅囟。若小儿囟门凹陷,称为囟陷,是津液损伤,脑髓不足之虚证;囟门高突,称囟填,多为热邪亢盛,见于脑髓有病;若小儿囟门迟迟不能闭合,称为解颅,为肾气不足、发育不良的表现。无论大人或小儿,头摇不能自主者,皆为肝风内动之兆。

(2)望头发:正常人发多浓密色黑而润泽,是肾气充盛的表现。发稀疏不长,是肾气亏虚。发黄干枯,久病落发,多为精血不足。若突然出现片状脱发,为血虚受风所致。青少年落发,多因肾虚或血热。青年白发,伴有健忘、腰膝酸软者,属肾虚;若无其他病象者,不属病态。小儿发结如穗,常见于疳积病。

2. **望面部** 面部的神色望诊,已于前述。这里专述面部外形变化。面肿,多见于水肿病。腮肿,腮部一侧或两侧突然肿起,逐渐胀大,并且疼痛拒按,多兼咽喉肿痛或伴耳聋,多属温毒,见于痄腮。面部口眼歪斜,多属中风证。面呈惊怖貌,多见于小儿惊风,或狂犬病患者。面呈苦笑貌,见于破伤风患者。

(二)望五官

望五官是对目、鼻、耳、唇、口、齿龈、咽喉等头部器官的望诊。诊察五官的异常变化,可以了解脏腑病变。

1. 望目 主要望目的神、色、形、态。

(1)目神:人之两目有无神气,是望神的重点。凡视物清楚、精彩内含、神光充沛者,是眼有神;若白睛混浊、黑睛晦滞、失却精彩、浮光暴露,是眼无神。

(2)目色:如目眦赤,为心火;白睛赤,为肺火;白睛现红络,为阴虚火旺;眼胞皮红肿湿烂,为脾火;全目赤肿多眵,迎风流泪,为肝经风热。如目眵淡白是血亏。白睛变黄,是黄疸之证。眼眶周围见黑色,为肾虚水泛之水饮病,或寒湿下注的带下病。

(3)目形:目周微肿,状如卧蚕,是水肿初起。老年人下睑浮肿,多为肾气虚衰。目窝凹陷,是阴液耗损之证,或因精气衰竭所致。眼球空起而喘,为肺胀;眼突而瘿肿则为瘿肿。

(4)目态:目睛上视,不能转动,称戴眼反折,多见于惊风、痉厥或精脱神衰之重证。横目斜视是肝风内动的表现。眼睑下垂,称睑废。双睑下垂,多为先天性睑废,属先天不足、脾肾双亏。单睑下垂或双睑下垂不一,多为后天性睑废,因脾气虚或外伤后气血不和,脉络失于宣通所致。瞳仁扩大,多属肾精耗竭,为濒死危象。

2. 望鼻 主要是审察鼻之颜色、外形及其分泌物等变化。

(1)鼻之色泽:鼻色明润,是胃气未伤或病后胃气来复的表现。鼻头色赤,是肺热之证;色白是气虚血少之证;色黄是里有湿热;色青多为腹中痛;以微黑是有水气内停;鼻头枯槁,是脾胃虚衰,胃气不能上荣之候;鼻孔干燥,为阴虚内热,或燥邪犯肺;若鼻燥衄血,多因阳亢于上所致。

(2)鼻之形态:鼻头或鼻同色红,生有丘疹者,多为酒糟鼻,因胃火熏肺,血壅肺络所致。鼻孔内赘生小肉,撑塞鼻孔,气息难通,称为鼻痔,多由肺经风热凝滞而成,鼻翼扇动频繁呼吸喘促者,称为鼻扇。如久病鼻扇,是肺肾精气虚衰之危证;新病鼻扇,多为肺热之证。

(3)鼻之分泌物:鼻流清涕,为外感风寒;鼻流浊涕,为外感风热;鼻流浊涕而腥臭,是鼻渊,多因外感风热或胆经蕴热所致。

3. 望耳 应注意耳的色泽、形态及耳内的情况。

(1)耳廓诸部位候脏腑:耳廓上的一些特定部位与全身各部有一定的联系,其分布大致像一个在子宫内倒置的胎儿,头颅在下,臂足在上。当身体的某部有了病变时,在耳廓的某些相应部位,就可能出现充血、变色、丘疹、水泡、脱屑、糜烂或明显的压痛等病理改变,可供诊断时参考。

(2)耳之色泽:正常耳部色泽微黄而红润。全耳色白多属寒证;色青而黑多主痛证;耳轮焦黑干枯,是肾精亏极、精不上荣所致;耳背有红络,耳根发凉,多是麻疹先兆。耳部色泽总以红润为佳,如见黄、白、青、黑色,都属病象。

(3)耳之形态:正常人耳部肉厚而润泽,是先天肾气充足之象。若耳廓厚大,是形盛;耳廓薄小,乃形亏。耳肿大是邪气实;耳瘦削为正气虚。耳薄而红或黑,属肾精亏损。耳轮焦干多见于下消证。耳轮甲错多见于久病血瘀。耳轮萎缩是肾气竭绝之危候。

(4)耳内病变:耳内流脓,是为脓耳。由肝胆湿热、蕴结日久所致。耳内长出小肉,其形如羊奶头者,称为耳痔;或如枣核,胬出耳外,触之疼痛者,是为耳挺。皆因肝经郁火,或肾经

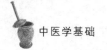

相火、胃火郁结而成。

4. 望口与唇 要注意观察唇口的色泽和动态变化。

(1)察唇:唇部色诊的临床意义与望面色同,但因唇黏膜薄而透明,故其色泽较之面色更为明显。唇以红而鲜润为正常。若唇色深红,属实、属热;唇色淡红多虚、多寒;唇色深红而干焦者,为热极伤津;唇色嫩红为阴虚火旺;唇色淡白,多属气血两虚;唇色发绀者常为阳气虚衰、血行郁滞的表现。嘴唇干枯皲裂,是津液已伤,唇失滋润。唇口糜烂,多由脾胃积热,热邪灼伤。唇内溃烂,其色淡红,为虚火上炎。唇边生疮、红肿疼痛,为心脾积热。

(2)望口:望口须注意口之形态。口噤,口闭而难张。如口闭不语,兼四肢抽搐,多为痉病或惊风;如兼半身不遂者,为中风入脏之重证。口撮,上下口唇紧聚之形。常见于小儿脐风或成人破伤风。口僻,口角或左或右㖞斜之状,为中风证。口张,口开而不闭。如口张而气但出不返者,是肺气将绝之候。

5. 望齿与龈 望齿龈应注意其色泽、形态和润燥的变化。

(1)观齿:牙齿不润泽,是津液未伤。牙齿干燥,是胃津受伤;齿燥如石,是胃肠热极、津液大伤;齿燥如枯骨肾精枯竭,不能上荣于齿的表现,牙齿松动稀疏,齿根外露,多属肾虚或虚火上炎。病中咬牙切齿是肝风内动之证。睡中切齿,多为胃热或虫积。牙齿有洞腐臭,多为龋齿,俗称虫牙。

(2)望龈:龈红而润泽是为正常。如龈色淡白,是血虚不荣;红肿或兼出血多属胃火上炎;龈微红,微肿而不痛,或兼齿缝出血者,多属肾阴不足、虚火上炎;龈色淡白而不肿痛,齿缝出血者,为脾虚不能摄血;牙龈腐烂,流腐臭血水者,是牙疳病。

6. 望咽喉 咽喉疾患的症状较多,这里仅介绍一般望而可及的内容。如咽喉红肿而痛,多属肺胃积热;红肿而溃烂,有黄白腐点是热毒深极;若鲜红娇嫩,肿痛不甚者,是阴虚火旺;如咽部两侧红肿突起如乳突,称乳蛾,是肺胃热盛,外感风邪凝结而成;如咽间有灰白色假膜,擦之不去,重擦出血,随即复生者,是白喉,因其有传染性,故又称疫喉。

(三)望躯体

躯体部的望诊包括颈项、胸、腹、腰、背及前后二阴的诊察。

1. 望颈项部 颈项是连接头部和躯干的部分,其前部称为颈,后部称为项。颈项部的望诊,应注意外形和动态变化。

(1)外形变化:颈前颌下结喉之处,有肿物和瘤,可随吞咽移动,皮色不变也不疼痛,缠绵难消,且不溃破,为颈瘿,俗称大脖子。颈侧颌下,肿块如垒,累累如串珠,皮色不变,初觉疼痛,谓之瘰疬。

(2)动态变化:如颈项软弱无力,谓之项软。后项强直,前俯及左右转动困难者,称为项强。如睡醒之后,项强转动不便,称为落枕。颈项强直、角弓反张,多为肝风内动。

2. 望胸部 膈膜以上,锁骨以下的躯干部谓之胸。望胸部要注意外形变化。正常人胸部外形两侧对称,呼吸时活动自如。如小儿胸廓向前向外突起,变成畸形,称为鸡胸,多因先天不足,后天失调,骨骼失于充养。若胸似桶状,咳喘、羸瘦者,是风邪痰热、壅滞肺气所致。患者肋间饱胀,咳则引痛,常见于饮停胸胁之悬饮证。如肋部硬块突起,连如串珠,是佝偻病,因肾精不足、骨质不坚、骨软变形所致。局部红肿,甚至溃破流脓的,是乳痈,多因肝失疏泄、乳汁不畅、乳络壅滞而成。

3. 望腹部 膈膜以下,骨盆以上的躯干是腹部。腹部望诊主要诊察腹部形态变化。如腹皮绷急,胀大如鼓者,称为膨胀。其中,立、卧位腹部均高起,按之不坚者为气臌。若立位腹部膨胀,卧位则平坦,摊向身侧的,属水臌。患者腹部凹陷如舟者,称腹凹,多见于久病之人,脾胃元气大亏,或新病阴津耗损,不充形体。婴幼儿脐中有包块突出,皮色光亮者谓之脐突,又称脐疝。

4. 望背部　由项至腰的躯干后部称为背。望背部主要观察其形态变化。如脊骨后突、背部凸起的称为龟背,常因小儿时期,先天不足,后天失养,骨失充所致。若患者头项强直、腰背向前弯曲,反折如弓状者,称为角弓反张,常见于破伤风或痉病。痈、疽、疮、毒,生于脊背部位的统称发背,多因火毒凝滞肌腠而成。

5. 望腰部　季肋以下、髂嵴以上的躯干后部谓之腰。望腰部主要观察其形态变化。如腰部疼痛、转侧不利者,称为腰部拘急,可因寒湿外侵,经气不畅,或外伤闪挫,血脉凝滞所致。腰部皮肤生有水疱,如带状簇生、累累如珠者为缠腰火丹。

6. 望前阴　前阴又称下阴,是男女外生殖器及尿道的总称。前阴有生殖和排尿的作用。

(1)阴囊:阴囊肿大不痒不痛,皮泽透明的,是水疝。阴囊肿大,疼痛不硬的是㿉疝。阴囊内有肿物,卧则入腹,起则下坠,名为狐疝。

(2)外阴收缩:外阴收缩萎软,缩入小腹的是阴缩,内因阳气亏虚,外感寒凝经脉而成。如外阴收缩硬结、破溃流脓者,常见于梅毒内陷,毒向外攻之下疳证。

(3)女阴:妇女阴中突物如梨状,称阴挺。因中气不足,产后劳累,升提乏力,致胞宫下坠阴户之外。

7. 望后阴　后阴即肛门,又称魄门,有排大便的作用。后阴望诊要注意脱肛、痔瘘和肛裂。肛门上段直肠脱出肛外,名为脱肛。肛门内外之周围有物突出,肛周疼痛,甚至便时出血者,是为痔疮,其生于肛门之外者,称外痔;生于肛门之内者,称内痔;内外皆有,称混合痔。若痔疮溃烂,日久不愈,在肛周发生瘘管,管道或长或短,或有分支或通入直肠,称肛瘘。肛门有裂口、疼痛、便时流血,称肛裂。

(四)望四肢

四肢,是两下肢和两上肢的总称。望四肢主要是诊察手足、掌腕、指趾等部位的形态色泽变化。

1. 望手足　手足拘急、屈伸不利者,多因寒凝经脉。其中,屈而不伸者,是筋脉挛急;伸而不屈的,是关节强直。手足抽搐常见于邪热亢盛、肝风内动之痉病;扬手掷足,是内热亢盛、热扰心神。手足振摇不定,是气血俱虚、肝筋失养、虚风内动的表现。四肢肌肉萎缩,多因脾气亏虚、营血不足、四肢失荣之故。半身不遂是瘫痪病。足痿不行,称下痿证。胫肿或跗肿指压留痕,都是水肿之证。足膝肿大而股胫瘦削,是鹤膝风。

2. 望掌腕　掌心皮肤燥裂、疼痛、叠起脱屑,称鹅掌风。

3. 望指趾　手指挛急,不能伸直者,又称鸡爪风。指趾关节肿大变形,屈伸不便,多系风湿久凝,肝肾亏虚所致。足趾皮肤紫黑、溃流败水、肉色不鲜、味臭痛剧,为脱疽。

(五)望皮肤

望皮肤要注意皮肤的色泽及形态改变。

1. 色泽　皮肤色泽亦可见五色,五色诊亦适用于皮肤望诊。临床常见而又有特殊意义者,为发赤、发黄。

(1)皮肤发赤,皮肤忽然变红,如染脂涂丹,名曰丹毒。可发于全身任何部位,初起鲜红如云片,往往游走不定,甚者遍身。发于头面者称抱头火丹,发于躯干者称丹毒,发于胫踝者称流火。因部位、色泽、原因不同而有多种名称,但诸丹总属心火偏旺,又遇风热恶毒所致。

(2)皮肤发黄,皮肤、面目、爪甲皆黄,是黄疸病。分阳黄、阴黄两大类。阳黄,黄色鲜明如橘子色,多因脾胃或肝胆湿热所致;阴黄,黄色晦暗如烟熏,多因脾胃为寒湿所困。

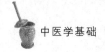

2. 形态

(1) 皮肤虚浮肿胀,按有压痕,多属水湿泛滥。皮肤干瘪枯燥,多为津液耗伤或精血亏损,皮肤干燥粗糙,状如鳞甲称肌肤甲错。多因瘀血阻滞,肌失所养而致。

(2) 痘疮:皮肤起疱,形似豆粒,故名。常伴有外感证候,包括天花水痘等病。

(3) 斑疹:斑和疹都是皮肤上的病变,是疾病过程中的一个症状。斑色红,点大成片,平摊于皮肤下,摸不应手。由于病机不同,而有阳斑与阴斑之别。疹形如粟粒,色红而高起,摸之碍手,由于病因不同可分为麻疹、风疹、隐疹等等。

(4) 汗疱与水泡:汗疱与水泡都是高出皮肤的病疹,疱内为水液,汗疱是细小的丘疱疹,而水泡则泛指大小不一的一类疱疹。

(5) 痈、疽、疔、疖:都为发于皮肤体表部位有形可诊的外科疮疡疾患。四者的区别是:凡发病局部范围较大、红肿热痛、根盘紧束的为痈。若漫肿无头、根脚平塌、肤色不变、不热少痛者为疽。若范围较小,初起如粟,根脚坚硬较深,麻木或发痒,继则顶白而痛者为疔。起于浅表,形小而圆,红肿热痛不甚,容易化脓,脓溃即愈为疖。

三、望排出物

望排出物是观察患者的分泌物和排泄物,如痰涎、呕吐物、二便、涕唾、汗、泪、带下等。这里重点介绍痰涎、呕吐和二便的望诊,审察其色、质、形、量等变化,以了解有关脏腑的病变及邪气性质。一般排出物色泽清白,质地稀,多为寒证、虚证;色泽黄赤,质地黏稠,形态秽浊不洁,多属热证、实证;如色泽发黑,挟有块物者,多为瘀证。

(一) 望痰涎

痰涎是机体水液代谢障碍的病理产物,其形成主要与脾肺两脏功能失常关系密切,故古人说:"脾为生痰之源,肺为贮痰之器",但是与他脏也有关系。临床上分为有形之痰与无形之痰两类,这里所指的是咳唾而出的有形之痰涎。痰黄黏稠,坚而成块者,属热痰。因热邪煎熬津液所致。痰白而清稀,或有灰黑点者,属寒痰。因寒伤阳气,气不化津、湿聚,而为痰。痰白滑而量多,易咯出者,属湿痰。因脾虚不运,水湿不化,聚而成痰,而滑利易出,痰少而黏,难于咳出者,属燥痰。因燥邪伤肺,痰中带血,或咳吐鲜血者,为热伤肺络。口常流稀涎者,多为脾胃阳虚证。口常流黏涎者,多属脾蕴湿热。

(二) 望呕吐物

胃中之物上逆自口而出为呕吐物。胃气以降为顺,或胃气上逆,使胃内容物随之反上出口,则成呕吐。由于致呕的原因不同,故呕吐物的性状及伴随症状亦因之而异。若呕吐物清稀无臭,多是寒呕。多由脾胃虚寒或寒邪犯胃所致。呕吐物酸臭秽浊,多为热呕。因邪热犯胃,胃有实热所致。呕吐痰涎清水,量多,多是痰饮内阻于胃。呕吐未消化的食物,腐酸味臭,多属食积。若呕吐频发频止,呕吐不化食物而少有酸腐,为肝气犯胃所致。若呕吐黄绿苦水,因肝胆郁热或肝胆湿热所致。呕吐鲜血或紫暗有块,夹杂食物残渣,多因胃有积热或肝火犯胃,或素有瘀血所致。

(三) 望大便

望大便,主要是察大便的颜色及便质、便量。

大便色黄,呈条状,干湿适中,便后舒适者,是正常大便。大便清稀,完谷不化,或如鸭溏者,多属寒泻。如大便色黄稀清如糜有恶臭者,属热泻。大便色白,多属脾虚或黄疸。大便燥结者,多属实热证。大便干结如羊屎,排出困难,或多日不便而不甚痛苦者为阴血亏虚大便如黏冻而夹有脓血且兼腹痛、里急后重者,是痢疾。便黑如柏油,是胃络出血。小儿便绿,多为消化不良的征象。大便下血,有两种情况,如先血后便,血色鲜红的,是近血多见于痔疮出血;若先便后血,血色褐黯的,是远血,多见于胃肠病。

(四)望小便

观察小便要注意颜色、尿质和尿量的变化。

正常小便颜色淡黄,清净不浊,尿后有舒适感。如小便清长量多,伴有形寒肢冷,多属寒证。小便短赤量少,尿量灼热疼痛,多属热证。尿浑如膏脂或有滑腻之物,多是膏淋;尿有砂石,小便困难而痛,为石淋。尿中带血,为尿血,多属下焦热盛、热伤血络;尿血,伴有排尿困难而灼热刺痛者,是血淋。尿混浊如米泔水,形体日瘦多为脾肾虚损。

四、望小儿指纹

指纹,是浮露于小儿两手食指掌侧前缘的脉络。观察小儿指纹形色变化来诊察疾病的方法,称为"指纹诊法",仅适用于3岁以下的幼儿。指纹是手太阴肺经的一个分支,故与诊寸口脉意义相似。

指纹分"风"、"气"、"命"三关,即食指近掌部的第一节为风关,第二节为气关,第三节为命关。

(一)望指纹的方法

将患儿抱到向光处,医者用左手的食指和拇指握住患儿食指末端,以右手大拇指在其食指掌侧,从命关向气关、风关直推几次,用力要适当,使指纹更为明显,便于观察。

(二)望指纹的临床意义

正常指纹,络脉色泽浅红兼紫,隐隐于风关之内,大多不浮露,甚至不明显,多是斜形、单枝、粗细适中。

1. **纹位变化** 三关测轻重,纹位是指纹出现的部位。根据指纹在手指三关中出现的部位,以测邪气的浅深,病情的轻重。指纹显于风关附近者,表示邪浅,病轻;指纹过风关至气关者,为邪已深入,病情较重;指纹过气关达命关者,是邪陷病深之兆;若指纹透过风、气、命三关,一直延伸到指甲端者,是所谓透关射甲,揭示病情危重。

2. **纹色变化** 红紫辨寒热,纹色的变化,主要有红、紫、青、黑、白紫色的变化。纹色鲜红多属外感风寒。纹色紫红,多主热证。纹色青,主风证或痛证;纹色青紫或紫黑色,是血络闭郁;纹色淡白,多属脾虚。

3. **纹形变化** 浮沉分表里,淡滞定虚实。纹形,即指纹的浅、深、细、粗等变化。如指纹浮而明显的,主病在表;沉隐不显的,主病在里。纹细而色浅淡的,多属虚证;纹粗而色浓滞的,多属实证。

总之,望小儿指纹的要点就是浮沉分表里,红紫辨寒热,淡滞定虚实,三关测轻重,纹形色相参,留神仔细看。

五、望舌

望舌内容可分为望舌质和舌苔两部分。舌质又称舌体,是舌的肌肉和脉络等组织。望舌质又分为望神、色、形、态4个方面。舌苔是舌体上附着的一层苔状物,望舌苔可分望苔色望苔质两方面。

正常舌象表现为淡红舌、薄白苔。总体来讲,常人舌体柔软,运动灵活自如,颜色淡红而

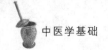

红活鲜明；其胖瘦老嫩大小适中，无异常形态；舌苔薄白润泽，颗粒均匀，薄薄地铺于舌面，揩之不去，其下有根与舌质如同一体，干湿适中，不黏不腻等。总之，将舌质、舌苔各基本因素的正常表现综合起来，便是正常舌象。

（一）望舌质

1. **舌神**　主要表现在舌质的荣润和灵动方面。察舌神之法，关键在于辨荣枯。

荣者，荣润而有光彩，表现为舌的运动灵活、舌色红润、鲜明光泽、富有生气，是谓有神，虽病亦属善候。枯者，枯晦而无光彩，表现为舌的运动不灵、舌质干枯、晦暗无光，是谓无神，属凶险恶候。

2. **舌色**　色，即舌质的颜色。一般可分为淡白、淡红、红、绛、紫、青几种。除淡红色为正常舌色外，其余都是主病之色。

（1）淡红舌：舌色白里透红，不深不浅，淡红适中，此乃气血上荣之表现，说明心气充足，阳气布化，故为正常舌色。

（2）淡白舌：舌色较淡红舌浅淡，甚至全无血色，称为淡白舌。由于阳虚生化阴血的功能减退，推动血液运行之力亦减弱，以致血液不能营运于舌中，故舌色浅淡而白。所以此舌主虚寒或气血双亏。

（3）红舌：舌色鲜红，较淡红舌为深，称为红舌。因热盛致气血沸涌、舌体脉络充盈，则舌色鲜红，故主热证。可见于实证，或虚热证。

（4）绛舌：绛为深红色，较红舌颜色更深浓之舌，称为绛舌。主病有外感与内伤之分。在外感病为热入营血。在内伤杂病，为阴虚火旺。

（5）紫舌：紫舌总由血液运行不畅，瘀滞所致。故紫舌主病，不外寒热之分。热盛伤津、气血壅滞，多表现为绛紫而干枯少津。寒凝血瘀或阳虚生寒，舌淡紫或青紫湿润。

（6）青舌：舌色如皮肤暴露之青筋，全无红色，称为青舌。由于阴寒邪盛，阳气郁而不宣，血液凝而瘀滞，故舌色发青。主寒凝阳郁，或阳虚寒凝，或内有瘀血。

3. **舌形**　包括老嫩、胖瘦、胀瘪、裂纹、芒刺、齿痕等舌体形状异常变化。

（1）苍老舌：舌质纹理粗糙，形色坚敛，谓苍老舌。不论舌色苔色如何，舌质苍老者都属实证。

（2）娇嫩舌：舌质纹理细腻，其色娇嫩，其形多浮胖，称为娇嫩舌，多主虚证。

（3）胀大舌：分胖大和肿胀。舌体较正常舌大，甚至伸舌满口，或有齿痕，称胖大舌。舌体肿大，胀塞满口，不能缩回闭口，称肿胀舌、胖大舌。多因水饮痰湿阻滞所致。肿胀舌，多因热毒、酒毒致气血上壅，致舌体肿胀，多主热证或中毒病证。

（4）瘦薄：舌体瘦小枯薄者，称为瘦薄舌。总由气血阴液不足，不能充盈舌体所致。主气血两虚或阴虚火旺。

（5）芒刺：舌面上有软刺（即舌乳头），是正常状态，若舌面软刺增大，高起如刺，摸之刺手，称为芒刺舌。多因邪热亢盛所致。芒刺越多，邪热愈甚。根据芒刺出现的部位，可分辨热在内脏，如舌尖有芒刺，多为心火亢盛；舌边有芒刺，多属肝胆火盛；舌中有芒刺，主胃肠热盛。

（6）裂纹：舌面上有裂沟，而裂沟中无舌苔覆盖者，称裂纹舌。多因精血亏损、津液耗伤、舌体失养所致，故多主精血亏损。此外，健康人中大约有 0.5% 在舌面上有纵横向深沟，称先天性舌裂，其裂纹中多有舌苔覆盖，身体无其他不适，与裂纹舌不同。

（7）齿痕：舌体边缘有牙齿压印的痕迹，故称齿痕舌。其成因多由脾虚不能过化水湿，以致湿阻于舌而舌体胖大，受齿列挤压而形成齿痕，所以齿痕常与胖嫩舌同见，主脾虚或湿盛。

4. 舌态　指舌体运动时的状态。正常舌态是舌体活动灵敏,伸缩自如;病理舌态有强硬、痿软、舌纵、短缩、麻痹、颤动、歪斜、吐弄等。

(1) 强硬:舌体板硬强直,运动不灵,以致语言蹇涩不清,称为强硬舌。多因热扰心神、舌无所主或高热伤阴、筋脉失养,或痰阻舌络所致。多见于热入心包,高热伤津,痰浊内阻、中风或中风先兆等证。

(2) 痿软:舌体软弱、无力屈伸、痿废不灵,称为痿软舌。多因气血虚极、阴液失养筋脉所致。可见于气血俱虚、热灼津伤、阴亏已极等证。

(3) 舌纵:舌伸出口外,内收困难,或不能回缩,称为舌纵。总由舌之肌肉经筋舒纵所致。可见于实热内盛、痰火扰心及气虚证。

(4) 短缩:舌体紧缩而不能伸长,称为短缩舌。可因寒凝筋脉、舌收引挛缩;内阻痰湿,引动肝风,风邪挟痰,梗阻舌根;热盛伤津,筋脉拘挛;气血俱虚,舌体失于濡养温煦所致。无论因虚因实,皆属危重证候。

(5) 麻痹:舌有麻木感而运动不灵的,叫舌麻痹。多因营血不能上营于舌而致。若无故舌麻,时作时止,是心血虚;若舌麻而时发颤动,或有中风症状,是肝风内动之候。

(6) 颤动:舌体震颤抖动,不能自主,称为颤动舌。多因气血两虚,筋脉失养或热极伤津而生风所致。可见于血虚生风及热极生风等证。

(7) 歪斜:伸舌偏斜一侧,舌体不正,称为歪斜舌。多因风邪中络,或风痰阻络所致,也有风中脏腑者,但总因一侧经络、经筋受阻,病侧舌肌弛缓,故向健侧偏斜,多见于中风证或中风先兆。

(8) 吐弄:舌常伸出口外者为吐舌;舌不停舐上下左右口唇,或舌微出口外,立即收回,皆称为弄舌。两者合称为吐弄舌,皆因心、脾二经有热,灼伤津液,以致筋脉紧缩频频动摇。弄舌常见于小儿智能发育不全。

(二) 望舌苔

正常的舌苔是由胃气上蒸所生,故胃气的盛衰,可从舌苔的变化上反映出来。病理舌苔的形成,一是胃气夹饮食积滞之浊气上升而生;二是邪气上升而形成。望舌苔,应注意苔质和苔色两方面的变化。

1. 苔质　苔质指舌苔的形质。包括舌苔的厚薄、润燥、糙黏、腐腻、剥落、有根无根等变化。

(1) 厚薄:厚薄以"见底"和"不见底"为标准。凡透过舌苔隐约可见舌质的为见底,即为薄苔。由胃气所生,属正常舌苔,有病见之,多为疾病初起或病邪在表,病情较轻。不能透过舌苔见到舌质的为不见底,即是厚苔,多为病邪入里,或胃肠积滞,病情较重。舌苔由薄而增厚,多为正不胜邪,病邪由表传里,病情由轻转重,为病势发展的表现;舌苔由厚变薄,多为正气来复、内郁之邪得以消散外达、病情由重转轻、病势退却的表现。

(2) 润燥:舌面润泽,干湿适中,是润苔,表示津液未伤;若水液过多,扪之湿而滑利,甚至伸舌涎流欲滴,为滑苔,是有湿有寒的反映,多见于阳虚而痰饮水湿内停之证。若望之干枯,扪之无津,为燥苔,由津液不能上承所致,多见于热盛伤津、阴液不足、阳虚水不化津、燥气伤肺等证。舌苔由润变燥,多为燥邪伤津,或热甚耗津,表示病情加重;舌苔由燥变润,多为燥热渐退、津液渐复,说明病情好转。

(3) 腐腻:苔厚而颗粒粗大疏松,形如豆腐渣堆积舌面,揩之可去,称为腐苔。因体内阳热有余,蒸腾胃中腐浊之气上泛而成,常见于痰浊、食积,且有胃肠郁热之证。苔质颗粒细腻致密,揩之不去,刮之不脱,上面罩一层不同腻状黏液,称为腻苔。多因脾失健运,湿浊内盛,

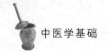

阳气被阴邪所抑制而造成,多见于痰饮、湿浊内停等证。

(4)剥落:患者舌本有苔,忽然全部或部分剥脱,剥处见底,称剥落苔。若全部剥脱,不生新苔,光洁如镜,称镜面舌、光滑舌。由于胃阴枯竭、胃气大伤、毫无生发之气所致。无论何色,皆属胃气将绝之危候。若舌苔剥脱不全,剥处光滑,余处斑斑驳驳地残存舌苔,称花剥苔,是胃之气阴两伤所致。舌苔从有到无,是胃的气阴不足、正气渐衰的表现;但舌苔剥落之后,复生薄白之苔,乃邪去正胜、胃气渐复之佳兆。值得注意的是,无论舌苔的增长或消退,都以逐渐转变为佳,倘使舌苔骤长骤退,多为病情暴变征象。

(5)有根苔与无根苔:无论苔之厚薄,若紧贴舌面,似从舌里生出者是为有根苔,又称真苔;若苔不着实,似浮涂舌上,刮之即去,非如舌上生出者,称为无根苔,又叫假苔。有根苔表示病邪虽盛,但胃气未衰;无根苔表示胃气已衰。

总之,观察舌苔的厚薄可知病的深浅;舌苔的润燥,可知津液的盈亏;舌苔的腐腻,可知湿浊等情况;舌苔的剥落和有根、无根,可知气阴的盛衰及病情的发展趋势等。

2. 苔色　即舌苔之颜色。一般分为白苔、黄苔和灰苔、黑苔4类及兼色变化。由于苔色与病邪性质有关,所以观察苔色可以了解疾病的性质。

(1)白苔:一般常见于表证、寒证。由于外感邪气尚未传里,舌苔往往无明显变化,仍为正常之薄白苔。若舌淡苔白而湿润,常是里寒证或寒湿证。但在特殊情况下,白苔也主热证。如舌上满布白苔,如白粉堆积,扪之不燥,称为积粉苔,是由外感秽浊不正之气,毒热内盛所致,常见于瘟疫或内痈。再如苔白燥裂如砂石,扪之粗糙,称糙裂苔,皆因湿病化热迅速,内热暴起,津液暴伤,苔尚未转黄而里热已炽,常见于温病或误服温补之药。

(2)黄苔:一般主里证、热证。由于热邪熏灼,所以苔现黄色。淡黄热轻,深黄热重,焦黄热结。外感病,苔由白转黄,为表邪入里化热的征象。若苔薄淡黄,为外感风热表证或风寒化热,或舌淡胖嫩;苔黄滑润者,多是阳虚水湿不化。

(3)灰苔:灰苔即浅黑色。常由白苔晦暗转化而来,也可与黄苔同时并见,主里证,常见于里热证,也见于寒温证。苔灰而干,多属热炽伤津,可见外感热病,或阴虚火旺,常见于内伤杂病。苔灰而润,见于痰饮内停,或为寒湿内阻。

(4)黑苔:黑苔多由焦黄苔或灰苔发展而来,一般来讲,所主病证无论寒热,多属危重。苔色越黑,病情越重。如苔黑而燥裂,甚则生芒刺,为热极津枯;苔黑而燥,一见于舌中者,是肠燥屎结,或胃将败坏之兆;见于舌根部,是下焦热甚;见于舌尖者,是心火自焚;苔黑而滑润,舌质淡白,为阴寒内盛,水湿不化;苔黑而黏腻,为痰湿内阻。

第三节　闻　　诊

闻诊包括听声音和嗅气味两个方面的内容,是医者通过听觉和嗅觉了解由病体发出的各种异常声音和气味,以诊察病情。闻诊也是一种不可缺少的诊察方法,是医者获得客观体征的一个重要途径。

一、听声音

听声音,主要是听患者言语气息的高低、强弱、清浊、缓急等变化,以及咳嗽、呕吐、呃逆、嗳气等声响的异常,以分辨病情的寒热虚实。

(一)声音

健康的声音,虽有个体差异,但发声自然、音调和畅、刚柔相济,此为正常声音的共同特点。由于人们性别、年龄、身体等形质禀赋之不同,正常人的声音亦各不相同,男性多声低而浊,女性多声高而清,儿童则声音尖利清脆,老人则声音浑厚低沉。

声音与情志的变化也有关系。如怒时发声忿厉而急,悲哀则发声悲惨而断续等。这些因一时感情触动而发的声音,也属于正常范围,与疾病无关。

1. **发声** 发声异常在患病时,若语声高亢洪亮,多言而躁动,多属实证、热证。若感受风、寒、湿诸邪,声音常兼重浊。若语声低微无力,少言而沉静,多属虚证、寒证或邪去正伤之证。

2. **音哑与失声** 语声低而清楚称音哑,发音不出称失音。临床发病往往先见音哑,病情继续发展则见失音,故两者病因病机基本相同,当先辨虚实。新病多属实证,因外感风寒或风热袭肺,或因痰浊壅肺,肺失清肃所致。久病多属虚证,因精气内伤、肺肾阴虚、虚火灼金所致。

3. **鼻鼾** 鼻鼾是指气道不利时发出的异常呼吸声。正常人在熟睡时亦可见鼾声。若鼾声不绝、昏睡不醒,多见于高热神昏或中风入脏之危证。

4. **呻吟、惊呼** 呻吟是因痛苦而发出的声音。呻吟不止是身痛不适。由于出乎意料的刺激而突然发出喊叫声,称惊呼。骤发剧痛或惊恐常令人发出惊呼。小儿阵发惊呼,声尖惊恐,多是肝风内动、扰乱心神之惊风证。

(二) 语言

"言为心声",故语言异常多属心的病变。一般来说,沉默寡言者多属虚证、寒证;烦躁多言者,多属实证、热证。语声低微,时断时续者,多属虚证;语声高亢有力者多属实证。

1. **狂言癫语** 狂言癫语都是患者神志错乱、意识思维障碍所出现的语无伦次。

狂言表现为詈骂歌笑无常、胡言乱语、喧扰妄动、烦躁不安等,主要见于狂证,俗称武痴、发疯。患者情绪处于极度兴奋状态,属阳证、热证,多因痰火扰心、肝胆郁火所致。

癫语表现为语无伦次、自言自语或默默不语、哭笑无常、精神恍惚、不欲见人。主要见于癫证,俗称文痴,患者精神抑郁不振,属阴证,多因痰浊郁闭或心脾两虚所致。

2. **谵语与郑声** 谵语与郑声均是患者在神志昏迷或朦胧时,出现的语言异常,为病情垂危、失神状态的表现。谵语多因邪气太盛、扰动心神所致,而郑声多是正气大伤、心神失养所致。

谵语表现为神志不清、胡言乱语、声高有力,往往伴有身热烦躁等,多属实证、热证,尤以急性外感热病多见。

郑声表现为神志昏沉、语言重复、低微无力、时断时续,多因心气大伤、神无所依而致。属虚证。

3. **独语与错语** 独语和错语是患者在神志清醒、意识思维迟钝时出现的语言异常,以老年人或久病之人多见,为心之气血亏虚、心神失养、思维迟钝所致,多见于虚证患者。

独语表现为独自说话、喃喃不休、首尾不续、见人便止,多因心之气血不足、心神失养,或因痰浊内盛、上蒙心窍、神明被扰所致。

错语表现为语言颠倒错乱,或言后自知说错,不能自主,又称为语言颠倒,语言错乱,多因肝郁气滞、痰浊内阻、心脾两虚所致。

(三) 呼吸异常与咳嗽

呼吸异常与咳嗽是肺病常见的症状。肺主呼吸,肺功能正常则呼吸均匀,不出现咳嗽、咯痰等症状。当外邪侵袭或其他脏腑病变影响于肺,就会使肺气不利而出现呼吸异常和咳嗽。

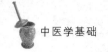

1. 病态呼吸 呼吸异常主要表现为喘、哮、上气、短气、气微、气粗等现象。

(1)喘:即气喘,是指呼吸急促困难,甚至张口抬肩,鼻翼扇动,端坐呼吸,不能平卧的现象,可见于多种急性和慢性肺脏疾病。

喘在临床辨证时,首先要区分虚实。实喘的特点是发病急骤,呼吸困难,声高息涌气粗,唯以呼出为快,甚则仰首目突,脉数有力,多因外邪袭肺或痰浊阻肺所致。虚喘的特点是发病缓慢,呼吸短促,似不相接续,但得引一长息为快,活动后喘促更甚,气怯声低,形体虚弱,倦怠乏力,脉微弱,多因肺之气阴两虚,或肾不纳气所致。

(2)哮:指呼吸急促、喉中痰鸣如哨为特征。多反复发作、不易痊愈,往往在季节转换、气候变动突然时复发,哮证要注意区别寒热。

寒哮,又称冷哮,多在冬春季节,遇冷而作,因阳虚痰饮内停,或寒饮阻肺所致;热哮,则常在夏秋季节、气候燥热时发作,因阴虚火旺或热痰阻肺所致。

(3)短气:指呼吸短促,不相接续为特点,其症似虚喘而不抬肩,似呻吟而不无痛楚,多因肺气不足所致。此外,若胸中停饮也可见短气,为水饮阻滞胸中气机、肺气不利而致。

(4)少气:以呼吸微弱、语声低微无力为特点,患者多伴有倦怠懒言、面色不华、于谈话时自觉气不足以言,常深吸一口气后再继续说话,为全身阳气不足之象。

2. 听诊呼吸音异常 闻诊也可以借助听诊器听诊肺部的呼吸音异常与否。

(1)肺泡呼吸音:一般形容为微风声,类似发出"夫"的声音,吸气时所听到的声音较呼气时长而强、音调较高,肺的大部分均能听到。

肺泡呼吸音增强,多因邪热压迫肺,肺失清肃,使息粗气高所致;若一侧或某局部肺泡呼吸音增强,则由另侧或其他部位发生病变所致。

肺泡呼吸音减弱,可因咳喘久病,肺气亏虚,肺司呼吸之功能减弱,或实热壅肺、痰淤阻肺、肺瘤压迫,肺不主气,气道阻塞,或悬饮、气胸、肋骨骨折,使呼吸受限而导致。

(2)支气管呼吸音:支气管呼吸音类似将舌抬高后张口呼吸时发出"哈"音,越靠近气管的区域音响越强。

若在肺其他区域听见支气管呼吸音,则为病理现象。常因肺热炽盛或痰热壅肺,或因肺痈、肺痨、肺部恶性肿瘤等使肺部形成空洞,或因悬饮或肺部肿瘤等,使肺组织致密,而呼吸音传导增强所致。

(3)啰音:啰音是指呼吸音的附加音,应借助听诊器进行诊察,分为湿性啰音和干性啰音。

(四)咳嗽

咳嗽是肺病中最常见的症状,是肺失肃降、肺气上逆的表现。"咳"是指有声无痰,"嗽"是指有痰无声,"咳嗽"为有声有痰。现在临床上并不区分,统称为咳嗽。咳嗽一症,首当鉴别外感内伤。一般说来,外感咳嗽,起病较急,病程较短,必兼表证,多属实证;内伤咳嗽,起病缓慢,病程较长或反复发作,以虚证居多。咳嗽之辨证,要注意咳声的特点,如咳声紧闷多属寒湿,咳声清脆多属燥热等。如咳嗽昼甚夜轻者,常为热为燥;夜甚昼轻者,多为肺肾阴亏。若无力作咳,咳声低微者,多属肺气虚。此外,对咳嗽的诊断,还须参考痰的色、量等不同表现和兼见症状以鉴别寒热虚实。

临床上还常见顿咳和犬吠样咳嗽。顿咳又称百日咳,其特点是咳嗽阵作,咳声连续,是痉挛性发作,咳剧气逆则涕泪俱出,甚至呕吐,阵咳后伴有怪叫,其声如"鹭鸶鸣"。顿咳以5岁以下的小儿多见,多发于冬春季节,其病程较长,不易速愈。多因风邪与伏痰搏结,郁而化热,阻遏气道所致。顿咳多因风寒犯肺或痰热阻肺所致。虚证顿咳多见肺脾气虚。白喉病则咳声如犬吠,干咳阵作,为疫毒内传、里热炽盛而成。

(五)心音

借助听诊器,听取心脏正常及病理的音响,是诊察心脏病症的重要方法。

心率、心律异常的临床意义与脉率、脉律异常基本一致。

若听诊心音增强,可见于胸壁较薄、运动之后、情绪激动等生理状态下,病变主要见于气分热盛,或阴虚火旺、肝阳上亢,或血虚之代偿性心音增强者。

若听诊心音减弱,可见于肥胖而胸壁较厚者,病变主要见于心气虚弱、心阳不足、心脉瘀阻、心阳暴脱,或心肺气虚、气血亏虚者,亦可见于胸壁水肿、肺胀、悬饮和支饮等患者。

在心音之外听到杂音时,多见于心痹、胸痹等心脏病变;或见于外感高热、瘿气、肝阳上亢等阳热亢奋的病证;亦可见于先天性心脏发育不良者、肺胀等心肾阳虚证患者。

(六)胃肠异常声音

呕吐、嗳气与呃逆均属胃气上逆所致,因病邪影响的部位不同,而见呕吐、嗳气与呃逆等不同表现。

1. **呕吐** 指饮食物、痰涎从胃中涌出,由口中吐出的症状。由于导致胃气上逆的原因不同,故呕吐的声响形态亦有区别,从而可辨病证的寒、热、虚、实。如吐势徐缓、声音微弱者,多属虚寒呕吐;而吐势较急、声音响亮者,多为实热呕吐。虚证呕吐多因脾胃阳虚和胃阴不足所致。实证呕吐多是邪气犯胃、浊气上逆所致。多见于食滞胃脘、外邪犯胃、痰饮内阻、肝气犯胃等证。

2. **呃逆** 指胃气上逆,从咽部冲出,发出的一种不由自主的冲击声,为胃气上迸、横膈拘挛所致。呃逆临床需分虚、实、寒、热。一般呃声高亢、音响有力的多属实、属热;呃声低沉,气弱无力的多属虚、属寒。实证往往发病较急,多因寒邪直中脾胃或肝火犯胃所致。虚证多因脾肾阳衰或胃阴不足所致。正常人在刚进食后,或遇风寒,或进食过快均可见呃逆,往往是暂时的,大多能自愈。

3. **嗳气** 是指气从胃中上逆出咽喉时发出的声音。饱食之后,偶有嗳气不属病态。嗳气亦当分虚实。虚证嗳气,其声多低弱无力,多因脾胃虚弱所致。实证嗳气,其声多高亢有力,嗳后腹满得减,多为食滞胃脘、肝气犯胃、寒邪客胃而致。

二、嗅气味

嗅气味,主要是嗅患者病体、排出物、病室等的异常气味。以了解病情,判断疾病的寒热虚实。

(一)病体气味

1. **口臭** 指患者张口时,口中发出臭秽之气。多见于口腔本身的病变或胃肠有热之人。口腔疾病致口臭的,可见于牙疳、龋齿或口腔不洁等。胃肠有热致口臭的,多见胃火上炎、宿食内停或脾胃湿热之证。

2. **汗气** 因引起出汗的原因不同,汗液的气味也不同。外感六淫邪气,如风邪袭表,或卫阳不足,肌表不固,汗出多无气味。气分实热壅盛,或久病阴虚火旺之人,汗出量多而有酸腐之气。痹证若风湿之邪久羁肌表化热,也可汗出色黄而带有特殊的臭气。阴水患者若出汗伴有"尿臊气"则是病情转危的险候。

3. **鼻臭** 指鼻腔呼气时有臭秽气味。其因有三:一是鼻涕如鼻流黄浊黏稠腥臭之涕、缠

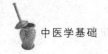

绵难愈、反复发作,是鼻渊;二是鼻部溃烂,如梅毒、疠风或癌肿可致鼻部溃烂,而产生臭秽之气;三是内脏病变,如鼻呼出之气带有"烂苹果味",是消渴病之重症。若呼气带有尿臊气,则多见于阴水患者,病情垂危的险症。

4. 身臭　身体有疮疡溃烂流脓水或有狐臭、漏液等均可致身臭。

5. 二便之气　小便臊臭,其色黄混浊,属实热证。若小便清长,微有腥臊或无特殊气味,属虚证、寒证。大便恶臭,黄色稀便或赤白脓血,为大肠湿热内盛。小儿大便酸臭,伴有不消化食物,为食积内停。大便溏泻,其气腥者为脾胃虚寒。

(二)病室气味

病室的气味由病体本身及其排出物等发出。瘟疫病开始即有臭气触人,轻则盈于床帐,重则充满一室。室内有血腥味,多是失血证。室内有腐臭气味,多有浊腐疮疡。室内有尸臭气味,是脏腑败坏。室内有尿臊气,多见于水肿病晚期。室内有烂苹果气味,多见于消渴病。

第四节　问　诊

一、问诊的意义及方法

(一)问诊的意义

问诊,是医者通过询问患者或陪诊者,了解疾病的发生、发展、治疗经过、现在症状和其他与疾病有关的情况,以诊察疾病的方法。

(二)问诊的方法

在临床上要运用好问诊,除必须熟练地掌握问诊内容,具有较坚实的理论基础和较丰富的临床经验之外,还应注意下列事项。

(1)环境要安静适宜:问诊应在较为安静适宜的环境中进行,以免受到干扰。

(2)态度要严肃和蔼:医生对病人要关心体贴,视病人如亲人。

(3)不用医学术语询问:医生询问病情,切忌使用病人听不懂的医学术语。应使用通俗易懂的语言进行询问,以便使病人听懂,能够准确地叙述病情。

(4)避免资料片面失真:医生在问诊时,既要重视主症,又要注意了解一般情况,全面地收集有关临床资料,以避免遗漏病情。

(5)重视主诉的询问:医生在问诊时,应重视病人的主诉。因为主诉是病人最感痛苦的症状和体征,也往往是疾病的症结所在,所以要善于围绕主诉进行深入询问。

二、问诊的内容

问诊的内容主要包括一般情况、主诉、现病史、既往史、个人生活史、家族史和现在症状等。询问时,应根据就诊对象,如初诊或复诊、门诊或住院等实际情况,有针对性地进行询问。

1. 一般情况　一般情况包括姓名、性别、年龄、民族、职业、婚否、籍贯、现单位、现住址等。

2. 主诉　主诉是患者就诊时陈述其感受最明显或最痛苦的主要症状及其持续的时间。主诉通常是患者就诊的主要原因,也是疾病的主要矛盾。准确的主诉可以帮助医生判断疾病的大致类别,病情的轻重缓急,并为调查、认识、分析、处理疾病提供重要线索,具有重要的诊断价值。

3. **现病史** 现病史包括:疾病(主诉所述的疾病)从起病之初到就诊时病情演变与诊察治疗的全部过程,以及就诊时的全部自觉症状。现病史应从以下4个方面进行询问:起病情况、病情演变过程、诊察治疗过程、现在症状。

4. **既往史** 既往史又称过去病史,主要包括既往健康状况、既往患病情况(不包括主诉中所陈述的疾病)。

5. **个人生活史** 个人生活史,主要包括患者的生活习惯、经历、精神情志、饮食起居、工作情况、婚姻生育等。

三、问现在症状

问现在症状,是指询问患者就诊时所感受到的痛苦和不适,以及病情相关的全部症状。

现在症状是疾病于患者当时的反映,是临床辨证的主要根据。通过问诊掌握患者的现在症状,可以了解疾病目前的主要表现,并围绕主要表现进行辨证,从而揭示疾病的本质,对疾病作出准确的判断。因此,问现在症状是问诊中重要的一环。为求问得全面准确,无遗漏,一般以张景岳"十问歌"为顺序。《十问歌》:"一问寒热二问汗,三问头身四问便,五问饮食六问胸,七聋八渴俱当辨,九问旧病十问因,再兼服药参机变;妇女尤必问经期,迟速闭崩皆可见;再添片语告儿科,天花麻疹全占验。"

(一) 问寒热

问寒热是询问患者有无冷与热的感觉。寒,即怕冷的感觉;热,即发热。患者体温高于正常,或患者体温正常,但全身或局部有热的感觉,称为发热。寒热的产生,主要取决于病邪的性质和机体阴阳的盛衰两个方面。因此,通过问患者寒热感觉可以辨别病变的寒热性质和阴阳盛衰等情况。

寒与热是临床常见症状,问诊时应注意询问患者有无寒与热的感觉,两者是单独存在还是同时并见,还要注意询问寒热症状的轻重程度、出现的时间、持续时间的长短、临床表现特点及其兼症等。临床常见的寒热症状有以下4种情况:但寒不热、但热不寒、恶寒发热、寒热往来。

(二) 问汗

汗是津液所化生的,在体内为津液,经阳气蒸发从腠理外泄于肌表则为汗液。

正常人在过劳、运动剧烈、环境或饮食过热、情绪紧张等情况下皆可出汗,属于正常现象。发生疾病时,各种因素影响了汗的生成与调节,可引起异常出汗。发病时出汗也有两重性,一方面出汗可以排出致病的邪气,促进机体恢复健康,是机体抗邪的正常反应;另一方面汗为津液所生,过度地出汗可以耗伤津液,导致阴阳失衡的严重后果。问汗时要询问病人有无出汗、出汗的时间、部位、汗量有多少、出汗的特点、主要兼症以及出汗后症状的变化。常见有以下几种情况。

1. **无汗** 外感内伤,新病久病都可见有全身无汗。外感病中,邪郁肌表,气不得宣,汗不能达,故无汗。属于卫气的调节功能失常。当邪气入里,耗伤营阴,亦无汗,属于津枯所致汗液生成障碍。内伤久病,无汗,病机复杂,可为肺气失于宣达,为汗的调节功能障碍;亦可为血少津亏,汗失生化之源,故无汗。

2. **有汗** 病理上的发汗,有多种情况。凡营卫不密,内热壅盛,阴阳失调,皆可引起出汗的异常而有汗。询问出汗的时间与汗量的多少,病程的长短,常能判断疾病在表在里,阴阳或盛或衰以及预后的良恶。如患者有汗,病程短,伴有发热恶风等症状,属太阳中风表虚证,

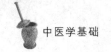

是外感风邪所致。

3. 特殊汗出

(1) 自汗:白天经常汗出不止,活动后尤甚,称为自汗。常常伴有神疲乏力、气短懒言或畏寒肢冷等症状,多因阳虚或气虚不能固护肌表,腠理疏松,玄府不密,津液外泄所致。因活动后阳气敷张外散,使气更虚,故出汗加重。因此,自汗多见于气虚或阳虚证。

(2) 盗汗:患者经常睡则汗出,醒则汗止,称为盗汗。多伴有潮热、颧红、五心烦热、舌红脉细数等症,属阴虚。阴虚则虚热内生,睡时卫阳入里,肌表不密,虚热蒸津外泄,故盗汗出。醒后卫阳出表,玄府密闭,故汗止。

(3) 绝汗:若冷汗淋漓,或汗出如油,伴有呼吸喘促,面色苍白,四肢厥冷,脉微欲绝。此时汗出常称为脱汗、绝汗。是久病重病正气大伤,阳气外脱,津液大泄,为正气已衰,阳亡阴竭的危候,预后不良。

(4) 战汗:患者先恶寒战栗,表情痛苦,辗转挣扎,继而汗出者,称为战汗。多见外感热病的过程中,邪正相争剧烈之时,是疾病发展的转折点。战汗是邪正交争的表现,多属邪盛正虚,一旦阳气来复,邪正剧争,就可出现战汗。战汗的转归,一为汗出病退,脉静身凉,烦渴顿除,此为正气胜于邪气,病渐转愈,属佳象;一为战汗之后热势不退,症见烦躁,脉来急疾。

(5) 冷汗:指所出之汗有冷感的症状。多因阳气气虚或惊吓所致。

(6) 热汗:指所出之汗有热感症状。多因里热蒸迫所致。

黄汗:指汗出沾衣,色如黄柏汁的症状。多因风湿热邪交蒸所致。

4. 局部汗

(1) 头汗:指患者仅头部或头颈部出汗较多,亦叫"但头汗出",头汗多因上焦邪热或中焦湿热上蒸,逼津外泄;或病危虚阳浮越于上所致。

(2) 半身汗:指半侧身体有汗,或半侧身体经常无汗,或上或下,或左或右。可见于中风先兆、中风证、痿证、截瘫等病。多因患侧经络闭阻、气血运行不调所致。

(3) 手足汗:指手心、足心出汗较多。多因热邪郁于内或阴虚阳亢,逼津外出而达于四肢所致。

(三) 问疼痛

疼痛是临床常见的一种自觉症状,各科均可见到。问诊时,应问清疼痛产生的原因、性质、部位、时间、喜恶等。

1. 疼痛的原因　引起疼痛的原因很多,有外感有内伤,其病机有虚有实。其中因不通则痛者,属实证,不荣则痛者属虚证。

2. 疼痛的性质　由于引起疼痛的病因病机不同,其疼痛的性质亦不同,临床可见如下几类。

(1) 胀痛:痛且有胀感,为胀痛。在身体各部位都可以出现,但以胸胁、胃脘、腹部较为多见。多因气机郁滞所致。

(2) 刺痛:疼痛如针刺,称为刺痛。其特点是疼痛的范围较小,部位固定不移。多因瘀血所致。全身各处均可出现刺痛症状,但以胸胁、胃脘、小腹、少腹部最为多见。

(3) 绞痛:痛势剧烈如绞割者,称为绞痛。其特点是疼痛,有剜、割、绞结之感,疼痛难以忍受。多为有形实邪突然阻塞经络闭阻气机,或寒邪内侵,气机郁闭,导致血流不畅而成。可见于心血瘀阻的心痛,蛔虫上窜或寒邪内侵胃肠引起的脘腹痛等。

(4) 串痛:疼痛部位游走不定或走窜攻痛称为串痛。其特点是痛处不固定,或者感觉不到确切的疼痛部位。多为风邪留着机体的经络关节,阻滞气机,产生疼痛。气无形而喜通畅,气滞为痛,亦多见串痛。可见于风湿痹证或气滞证。

（5）掣痛:痛处有抽掣感或同时牵引它处而痛,称为掣痛。其特点是疼痛多呈条状或放射状,或有起止点,有牵扯感多由筋脉失养或经阻滞不通所致。可见于胸痹、肝阴虚、肝经实热等证。

（6）灼痛:痛处有烧灼感,称灼痛。其特点是感觉痛处发热,如病在浅表,有时痛处亦可触之觉热,多喜冷凉。多由火热之邪窜入经络,或阴虚阳亢、虚热灼于经络所致。可见于肝火犯络两胁灼痛、胃阴不足脘部灼痛及外科疮疡等证。

（7）冷痛:痛处有冷感,称冷痛。其特点是感觉痛处发凉,如病在浅表,有时触之亦觉发凉,多喜温热。多因寒凝筋脉或阳气不足而致。

（8）重痛:疼痛伴有沉重感,称重痛。多见于头部、四肢及腰部,多因湿邪困阻气机而致。多见于湿证。

（9）空痛:痛而有空虚之感,称空痛。其特点是疼痛有空旷轻虚之感,喜温喜按,多为精血不足而致。可见于阳虚、阴虚、血虚或阴阳两虚等证。

（10）隐痛:痛而隐隐,绵绵不休,称隐痛。其特点是痛势较轻,可以耐受,隐隐而痛,持续时间较长。多因气血不足,或阳气虚弱,导致经脉气血运行滞涩所致。

3. 疼痛部位　询问疼痛的部位,可以判断疾病的位置及相应经络脏腑的变化情况。

（1）头痛:整个头部或头的前后、两侧部位的疼痛,皆称头痛。无论外感内伤皆可引起头痛。外感多由邪犯脑府、经络郁滞不畅所致,属实。内伤多由脏腑虚弱,清阳不升,脑府失养,或肾精不足,髓海不充所致,属虚。脏腑功能失调产生的病理产物如痰饮、瘀血阻滞经络所致的疼痛,则或虚或实,或虚夹杂。外感头痛多见头痛较剧,痛无休止,并伴有外感;风湿头痛多见头重如裹,肢重者;凡头痛较轻,病程较长,时痛时止者,多为内伤头痛;如头痛隐隐,过劳则甚,属气虚头痛;如头痛隐隐,眩晕面白,属血虚头痛;头脑空痛,腰膝酸软,属肾虚头痛;如头痛晕沉,自汗便溏属脾虚头痛;凡头痛如刺,痛有定处,属血瘀头痛;凡头痛如裹,泛呕眩晕,属痰浊头痛;凡头胀痛,口苦咽干,属肝火上炎头痛;凡头痛,恶心呕吐,心下痞闷,食不下,属食积头痛。

头部不同部位的疼痛,一般与经络分布有关,如头项痛属太阳经病,前额痛属阳明经病,头侧部痛属少阳经病,头顶痛属厥阴经病,头痛连齿属少阴经病。

（2）胸痛:是指胸部正中或偏侧疼痛的自觉症状。胸居上焦,内藏心肺,所以胸病以心肺病变居多,胸病总由胸部气机不畅所致。胸痛、潮热盗汗、咳痰带血者,属肺阴虚证,因虚火灼伤肺络所致;胸痛憋闷、痛引肩臂者,为胸痹,多因心脉气血运行不畅所致,可见于痰浊内阻或气虚血瘀等证;胸背彻痛剧烈、面色青灰、手足青至节者,为真心痛,是因心脉急骤闭塞不通所致;热邪壅肺、肺失宣降所致胸痛,多见壮热面赤、喘促鼻扇;肺阴虚证,因虚火灼伤肺络所致胸痛,多见潮热盗汗、咳痰带血者。胸闷咳喘、痰白量多者,属痰湿犯肺,因脾虚聚湿生痰,痰浊上犯所致。胸胀痛、走窜、太息易怒者,属肝气郁滞,因情志郁结不舒,胸中气机不利所致。胸部刺痛、固定不移者,属血瘀。

（3）胁痛:是指胁一侧或两侧疼痛。因胁为肝胆所居,又是肝胆经脉循行分布之处,故胁痛多属肝胆及其经脉的病变。

胁胀痛、太息易怒者,多为肝气郁结所致。胁肋灼痛,多为肝火郁滞。胁肋胀痛,身目发黄,多为肝胆湿热蕴结,可见于黄疸病。胁部刺痛、固定不移,为瘀血阻滞、经络不畅所致。胁痛、患侧肋间饱满、咳唾引痛是饮邪停留于胸胁所致,可见于悬饮病。

（4）胃脘痛:胃脘包括整个胃体。胃上口贲门称上脘,胃下口幽门称下脘,界于上下口之间的胃体称中脘。胃脘痛即指胃痛而言。凡寒、热、食积、气滞等病因及机体脏腑功能失调

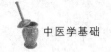

累及于胃,皆可影响胃的气机通畅,而出现疼痛症状。

胃脘痛的性质不同,其致病原因也不同。如胃脘冷痛、疼势较剧、得热痛减,属寒邪犯胃。胃脘灼痛、多食善饥、口臭便秘者,属胃火炽盛。胃脘胀痛、嗳气不舒,属胃腑气滞,多是肝气犯胃所致;胃脘刺痛、固定不移,属瘀血胃痛;胃脘胀痛、嗳腐吞酸、厌食为食滞胃脘。胃脘隐痛、呕吐清水,属胃阳虚;胃脘灼痛嘈杂、饥不欲食,属胃阴虚。

(5)腹痛:腹部范围较广,可分为大腹、小腹、少腹三部分。脐周围称为脐腹,属脾与小肠。脐以上统称大腹,包括脘部、左上腹、右上腹,属脾胃及肝胆。脐以下为小腹,属膀胱、胞宫、大小肠。小腹两则为少腹,是肝经经脉所过之处。

根据疼痛的不同部位,可以测知疾病所在脏腑。根据疼痛的不同性质可以确定病因病性的不同。如大腹隐痛、便溏、喜温喜按,属脾胃虚寒。小腹胀痛、小便不利多为癃闭,病在膀胱。小腹刺痛、小便不利,为膀胱蓄血。少腹冷痛、牵引阴部,为寒凝肝脉。绕脐痛、起包块、按之可移者,为虫积腹痛。凡腹痛暴急剧烈、胀痛、拒按,得食痛甚者,多属实证。凡腹痛徐缓、隐痛、喜按、得食痛减者,多属虚证。凡腹痛得热痛减者,多属寒证。凡腹痛、痛而喜冷者,多属热证。

(6)腰痛:根据疼痛的性质可以判断致病的原因。如腰部冷痛,以脊骨痛为主,活动受限,多为寒湿痹证;而腰部冷痛、小便清长,属肾虚。腰部刺痛、固定不移,多为闪挫跌扑瘀血。

根据疼痛的部位,可判断邪留之处。如腰脊骨痛,多病在骨;如腰痛以两侧为主,多病在肾;如腰脊痛连及下肢者,多病在下肢经脉。腰痛连腹、绕如带状,多病在带脉。

(7)背痛:根据疼痛的部位及性质,可以判断疼痛的病位和病因。如背痛连及头项,伴有外感表证,是风寒之邪客于太阳经;背冷痛伴畏寒肢冷,属阳虚;脊骨空痛、不可俯仰,多为精气亏虚,督脉受损。

(8)四肢痛:四肢痛,多由风寒湿邪侵犯经络、肌肉、关节,阻碍其气血运行所致。亦有因脾虚、肾虚者。根据疼痛的部位及性质可以判断病变的原因、部位。如四肢关节痛、窜痛,多为风痹;四肢关节痛、周身困重多为湿痹;四肢关节疼痛剧烈、得热痛减为寒痹。四肢关节灼痛、喜冷,或有红肿,多为热痹;如足跟或胫膝隐隐而痛,多为肾气不足。

(9)周身痛:周身痛是指四肢、腰背等处皆有疼痛感觉。根据疼痛的性质及久暂,可判断病属外感或内伤。如新病周身酸重疼痛,多伴有外感表证,属外邪束表;若久病卧床周身疼痛,属气血亏虚,经脉不畅。

(四)问周身其他不适(头身胸腹)

问周身其他不适,是指询问周身各部,如头、胸胁腹等处,除疼痛以外的其他症状。常见的周身其他不适症状有头晕、目眩、目涩、视力减退、耳鸣、耳聋、重听、胸闷、心悸、腹胀、麻木等。临床问诊时,要询问有无其他不适症状及症状产生有无明显诱因、持续时间长短、表现特点、主要兼症等。

1. 头晕 是指患者自觉视物昏花旋转,轻者闭目可缓解,重者感觉天旋地转,不能站立,闭目亦不能缓解。因外邪侵入或脏腑功能失调引起经络阻滞,清阳之气不升或风火上扰,造成邪干脑府或脑府失养而头晕。临床常见风火上扰头晕、阴虚阳亢头晕、心脾血虚头晕、中气不足头晕、肾精不足头晕和痰浊中阻头晕等。

2. 胸闷 胸部有堵塞不畅,满闷不舒的感觉,称为胸闷,亦称胸痞、胸满,多因胸部气机不畅所致。由于可造成胸部气机不畅的原因很多,因此,胸闷可出现于多种病证之中。

3. 心悸怔忡 在正常的条件下,患者即自觉心跳异常,心慌不安,不能自主,称为心悸。若因惊而悸称为惊悸。心悸多为自发,惊悸多因惊而悸。怔忡是心悸与惊悸的进一步发展,心中悸动较剧、持续时间较长,病情较重。引起心悸的原因很多,主要是造成心神浮动所致。如心阳亏虚,鼓动乏力;气血不足,心失所养;阴虚火旺,心神被扰;水饮内停,上犯凌心;痰浊阻滞,心气不调;气滞血瘀,扰动心神等皆可使心神不宁而出现心悸、惊悸、怔忡的症状。

4. 腹胀　是指腹部饱胀,满闷,如有物支撑的感觉,或有腹部增大的表现。引起腹胀的病因很多,其证有虚、有实、有寒、有热。其病机却总以气机不畅为主,虚则气不运,实则气郁滞。实证可见于寒湿犯胃、阳明腑实、食积胃肠、肝气郁滞、痰饮内停等。虚证多见脾虚。腹部的范围较广,不同部位之腹胀揭示不同病变。如上腹部胀,多属脾胃病变;小腹部胀,多属膀胱病变;胁下部胀,多属肝胆病变。

5. 麻木　是指知觉减弱或消失的一种病证。多见于头面四肢部。可因气血不足或风痰湿邪阻络、气滞血瘀等引起。其主要病机为经脉失去气血营养所致。

(五) 问耳目

1. 耳鸣、耳聋、重听

(1) 耳鸣:患者自觉耳内鸣响,如闻蝉鸣或潮水声,或左或右,或两侧同时鸣响,或时发时止,或持续不停,称为耳鸣。临床有虚实之分,若暴起耳鸣声大,用手按而鸣声不减,属实证,多因肝胆火盛所致;渐觉耳鸣,声音细小,以手按之,鸣声减轻,属虚证,多由肾虚精亏、髓海不充、耳失所养而成。

(2) 耳聋:即病人听觉丧失的症状,常由耳鸣发展而成。新病突发耳聋多属实证,因邪气蒙蔽清窍、清窍失养所致,渐聋多属虚证,多因脏腑虚损而成。一般而言,虚证多而实证少,实证易治,虚证难治。

(3) 重听:是听声音不清楚,往往引起错觉,即听力减退的表现。多因肾虚或风邪外入所致。

2. 目痛、目眩、目涩、雀目

(1) 目痛:目痛而赤,属肝火上炎;目赤肿痛、羞明多眵,多属风热;目痛较剧,伴头痛、恶心、呕吐、瞳孔散大,多是青光眼;目隐隐痛、时作时止,多为阴虚火旺。

(2) 目眩:是指视物昏花,或眼前有黑点闪烁的感觉。多因肝肾阴虚、肝阳上亢、肝血不足,或气血不足、目失所养而致。

(3) 目涩:指眼目干燥涩滞,或似有异物入目等不适感觉。伴有目赤、流泪,多属肝火上炎所致。若伴久视加重、闭目静养减轻,多属血虚阴亏。

(4) 雀目:一到黄昏视物不清,至天明视觉恢复正常的叫雀目,又称夜盲。多因肝血不足或肾阴损耗、目失所养而成。

(六) 问睡眠

睡眠与人体卫气循行和阴阳盛衰有关。在正常情况下,卫气昼行于阳经,阳气盛,则人醒;夜行于阴经,阴气盛,则入睡。问睡眠,应了解病人有无失眠或嗜睡、睡眠时间的长短、入睡难易、有梦无梦等。临床常见的睡眠失常有失眠、嗜睡。

(七) 问饮食与口味

问饮食与口味包括询问口渴、饮水、进食、口味等几个方面。应注意有无口渴、饮水多少、喜冷喜热、食欲情况、食量多少、食物善恶、口中有无异常的味觉和气味等情况。

1. 问口渴与饮水　询问患者口渴与饮水的情况,可以了解患者津液的盛衰和输布情况以及病证的寒热虚实。

(1) 口不渴:为津液未伤,见于寒证或无明显热邪之证。

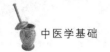

（2）口渴：口渴总由津液不足或输布障碍所致。临床可见如下情况。

1）口渴多饮：即病人口渴明显、饮水量多，是津液大伤的表现。多见于实热证、消渴病及汗吐下后。

2）渴不多饮：即病人虽有口干或口渴感觉，但又不想喝水或饮水不多，是津液轻度损伤或津液输布障碍的表现。可见于阴虚、湿热、痰饮、瘀血等证。

临床上口渴与饮水的辨证应根据口渴的特点、饮水的多少和有关兼症来加以综合分析。

2. 问食欲与食量　询问患者的食欲与食量，可以判断患者脾胃功能的强弱、疾病的轻重及预后。

（1）食欲减退与厌食：食欲减退，又称纳呆、纳少，即病人不思进食。厌食又称恶食即厌恶食物。不思饮食与厌恶食物，大体上有两种情况，一是不知饥饿不欲食，二是虽饥亦不欲食或厌恶食物。两者病机均属脾胃不和消化吸收功能减弱所致。

1）食欲减退，患者不欲食，食量减少，多见于脾胃气虚、湿邪困脾等证。

2）厌食，多因伤食而致。若妇女妊娠初期，厌食呕吐者，为妊娠恶阻。

3）饥不欲食，是患者感觉饥饿而又不想进食，或进食很少，亦属食欲减退范畴。可见于胃阴不足证。

（2）多食易饥，是患者食欲亢进，食量较多，食后不久即感饥饿，又称消谷善饥，临床多伴有身体逐渐消瘦等症状。可见于胃火亢盛、胃强脾弱等证，亦可见于消渴病。总由胃的腐熟太过而致。

（3）偏嗜，是指嗜食某种食物或某种异物。其中偏嗜异物者，又称异嗜；若小儿异嗜，喜吃泥土、生米等异物，多属虫积。若妇女已婚停经而嗜食酸味，多为妊娠。

询问食欲与食量时，还应注意进食情况如何。如病人喜进热食，多属寒证；喜进冷食多属热证。进食后稍安，多属虚证；进食后加重，多属实证或虚中夹实证。疾病过程中，食欲渐复，表示胃气渐复，预后良好；反之，食欲渐退，食量渐减，表示胃气渐衰，预后多不良。若病重不能食，突然暴食，食量较多，是脾胃之气将绝的危象，称除中。实际上是中气衰败，死亡前兆，属回光返照的一种表现。

3. 口味　口味，是指病人口中的异常味觉。口淡乏味，多因脾胃气虚而致。口甜，多见于脾胃湿热证。口黏腻，多属湿困脾胃。口中泛酸，可见于肝胆蕴热证。若口中酸腐，多见于伤食证。口苦，属热证的表现，可见于火邪为病和肝胆郁热之证。口咸，多属肾病及寒证。

（八）问二便

问二便，是询问患者大小便的有关情况，如大小便的性状、颜色、气味、便量多少、排便的时间、两次排便的间隔时间、排便时的感觉及排便时伴随症状等。询问二便的情况可以判断机体消化功能的强弱、津液代谢的状况，同时也是辨别疾病的寒热虚实性质的重要依据。有关二便的性状、颜色、气味，已分别在望诊、闻诊中叙述。这里介绍二便的次数、量的多少、排便时的异常感觉及排便时间等。

1. 问大便　健康人一般一日或两日大便一次，为黄色成形软便，排便顺利通畅，如受疾病的影响，其消化功能失职则有黏液及未消化食物等粪便。气血津液失调，脏腑功能失常，即可使排便次数和排便感觉等出现异常。

（1）便次异常：便次异常，是排便次数增多或减少，超过了正常范围，有便秘与泄泻之分。

1）便秘，即大便秘结。指粪便在肠内滞留过久，排便间隔时间延长，便次减少，通常在4～7天以上排便一次，称为便秘。其病机总由大肠传导功能失常所致。可见于胃肠积热、气机郁滞、气血津亏、阴寒凝结等证。

2）溏泻，又称便溏或泄泻，即大便稀软不成形，甚则呈水样，排便间隔时间缩短，便次增多，日3～4次以上。总由脾胃功能失调、水停肠道、大肠传导亢进所致。可见于脾虚、肾阳虚、肝郁乘脾、伤食、湿热蕴结大肠、感受外邪等证。

（2）排便感觉异常：是指排便时有明显不适感觉，病因病机不同，产生的感觉亦不同。

1）肛门灼热：是指排便时肛门有烧灼感。其病机由大肠湿热蕴结而致。可见于湿热泄泻、暑湿泄泻等证。

2）排便不爽：即腹痛且排便不通畅爽快，而有滞涩难尽之感。多由肠道气机不畅所致。可见于肝郁犯脾、伤食泄泻、湿热蕴结等证。

3）里急后重：即腹痛窘迫，时时欲泻，肛门重坠，便出不爽。紧急而不可耐，称里急；排便时，便量极少，肛门重坠，便出不爽，或欲便又无，称后重，两者合而称之里急后重。是痢疾病证中的一个主症。多因湿热之邪内阻、肠道气滞所致。

4）滑泻失禁：即久泻不愈，大便不能控制，呈滑出之状，又称滑泻。多因久病体虚、脾肾阳虚衰、肛门失约而致。可见于脾阳虚衰、肾阳虚衰，或脾肾阳衰等证。

5）肛门气坠：即肛门有重坠向下之感，甚则肛欲脱出。多因脾气虚衰、中气下陷而致。多见于中气下陷证。

2. 问小便　健康人在一般情况下，一昼夜排尿量为1 000～1 800毫升，尿次白天3～5次，夜间0～1次。排尿次数、尿量，可受饮水、气温、出汗、年龄等因素的影响而略有不同。受疾病的影响若机体的津液营血不足、气化功能失常、水饮停留等，即可使排尿次数、尿量及排尿时的感觉出现异常情况。

（1）尿量异常：尿量异常，是指昼夜尿量过多或过少，超出正常范围。

1）尿量增多：多因寒凝气机，水气不化，或肾阳虚衰，阳不化气，水液外泄而量多。可见于虚寒证、肾阳虚证及消渴病。

2）尿量减少：可因机体津液匮乏、尿液化源不足或尿道阻滞或阳气虚衰，气化无权，水湿不能下入膀胱而泛溢于肌肤所致。可见于实热证、汗吐下证、水肿病及癃闭、淋证等证。

（2）排尿次数异常

1）排尿次数增多：又叫小便频数，是由膀胱气化功能失职而致。多见于下焦湿热、下焦虚寒、肾气不固等证。

2）排尿次数减少：可见于癃闭，属排尿异常。

（3）排尿异常：是指排尿感觉和排尿过程发生变化，出现异常情况，如尿痛、癃闭、尿失禁、遗尿、尿闭等。

1）小便涩痛：即排尿不畅，且伴有急迫灼热疼痛感，多为湿热流入膀胱、灼伤经脉、气机不畅而致。可见于淋证。

2）癃闭：小便不畅、点滴而出为癃；小便不通、点滴不出为闭，一般统称为癃闭。病机有虚有实。实者多为湿热蕴结、肝气郁结或瘀血、结石阻塞尿道而致；虚者多为年老气虚、肾阳虚衰、膀胱气化不利而致。

3）余沥不尽：即小便后点滴不禁，多为肾气不固所致。

4）小便失禁：是指小便不能随意识控制而自行遗出，多为肾气不足，下元不固；下焦虚寒，膀胱失煦，不能制约水液而致。若患者神志昏迷，而小便自遗，则病情危重。

5）遗尿：是指睡眠中小便自行排出，俗称尿床，多见于儿童。其基本病机为膀胱失于约束。可见于肾阴、肾阳不足、脾虚气陷等证。

（九）问经带

妇女有月经、带下、妊娠、产育等生理特点，发生疾病时，常能引起上述方面的病理改变。

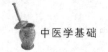

因此,对青春期开始之后的女性患者,除了一般的问诊内容外,还应注意询问其经、带等情况。作为妇科或一般疾病的诊断与辨证依据。

1. 问月经　应注意询问月经的周期,行经的天数,月经的量、色、质、有无闭经或行经腹痛等表现。

（1）经期:即月经的周期,是指每次月经相隔的时间,正常为28～32天。经期异常主要表现为月经先期、月经后期和月经先后不定期。

月经先期:月经周期提前8～9天以上,称为月经先期,多因血热妄行,或气虚不摄而致。

月经后期:月经周期错后8～9天以上,称月经后期,多因血寒、血虚、血瘀而致。

月经先后不定期:月经超前与错后不定,相差时间多在8～9天以上者,称为月经先后不定期,又称月经紊乱,多因情志不舒,肝气郁结,失于条达,气机逆乱,或因脾肾虚衰,气血不足,冲任失调,也可因瘀血内阻,气血不畅,最终导致经期错乱,故月经先后不定期。

（2）经量:月经的出血量,称为经量,正常平均为50毫升左右,可略有差异。经量的异常主要表现为月经过多和月经过少。

月经过多,每次月经量超过100毫升,称为月经过多,多因血热妄行、瘀血内阻、气虚不摄而致。

月经量少,每次月经量少于30毫升,称为月经过少,多因寒凝、经血不至,或血虚、经血化源不足,或血瘀、经行不畅而致。

（3）崩漏:指妇女不规则的阴道出血。临床以血热、气虚最为多见。血得热则妄行,损伤冲任,经血不止,其势多急骤。脾虚,中气下陷,或气虚冲任不固,血失摄纳,经血不止,其势多缓和。此外,瘀血也可致崩漏。

（4）经闭:成熟女性,月经未潮,或来而中止,停经3个月以上,又未妊娠者,称闭经或经闭。经闭是由多种原因造成的,其病机总不外乎经络不能,经血闭塞,或血虚血枯,经血失其源泉,闭而不行。可见于肝气郁结、瘀血、湿盛痰阻、阴虚、脾虚等证。

闭经应注意与妊娠期、哺乳期、绝经期等生理性闭经,或者青春期、更年期,因情绪、环境改变而致一时性闭经及暗经加以区别。

（5）经行腹痛:是在月经期,或行经前后,出现小腹部疼痛的症状亦称痛经,多因胞脉不利、气血运行不畅,或胞脉失养所致,可见于寒凝、气滞血瘀、气血亏虚等证。若行经腹痛,痛在经前者属实,痛在经后者属虚。按之痛甚为实,按之痛减为虚。得热痛减为寒,得热痛不减或益甚为热。绞痛为寒,刺痛、钝痛、闷痛为血瘀。隐隐作痛为血虚。持续作痛为血滞。时痛时止为气滞,胀痛为气滞血瘀。气滞为主则胀甚于痛,瘀血为主则痛甚于胀。

2. 问带下　应注意量的多少,色、质和气味等。凡带下色白而清稀、无臭,多属虚证、寒证。带下色黄或赤、稠黏臭秽,多属实证、热证。若带下色白量多、淋漓不绝、清稀如涕,多属寒湿下注。带下色黄、黏稠臭秽,多属湿热下注。若白带中混有血液,为赤白带,多属肝经郁热。

（十）问男子

对男子的询问,应注意有无阴茎勃起、泄精等方面的异常情况。

第五节　切　诊

一、切诊概述

切诊,是医者以指腹按一定部位的脉搏诊察脉象。通过切诊,检查患者不同的脉象,以了解病情,诊断疾病。它是中医学一种独特的诊断疾病的方法。

（一）切诊原理

脉象即脉动应指的形象。心主血脉,包括血和脉两个方面,脉为血之府,心与脉相连,心脏有规律的搏动,推动血液在脉管内运行,脉管也随之产生有节律的搏动(因而形成脉搏,故能心动应指,脉动应指,心脏有规律的搏动)和血液在管内运行均由宗气所推动。血液循行脉管之中,流布全身,环周不息,除心脏的主导作用外,还必须有各脏器的协调配合,肺朝百脉,即是循行全身的血脉,均汇聚于肺,且肺主气,通过肺气的敷布,血液才能布散全身;脾胃为气血生化之源,脾主统血;肝藏血,主疏泄,调节循环血量;肾藏精,精化气,是人体阳气的根本,各脏腑组织功能活动的原动力,且精可以化生血,是生成血液的物质基础之一。因此脉象的形成,与脏腑气血密切相关。

心脉是形成脉象的主要脏器,气血是形成脉象的物质基础,脉象的形成和脏腑气血关系十分密切,因此,气血脏腑发生病变,血脉运行受到影响,脉象就有变化,故通过诊察脉象的变化,可以判断疾病的病位、性质、邪正盛衰与推断疾病的进退预后。

（二）切诊部位

诊脉的部位,有三部九候诊法和寸口诊法等。

1. 三部九候诊法 三部九候诊法又称遍诊法,见于《素问·三部九候论》。是辨诊上、中、下三部有关的动脉,以判断病情的一种诊脉方法。切脉的部位有头、手、足三部。

2. 人迎寸口诊法 人迎寸口诊法,是对人迎和寸口脉象互相参照,进行分析的一种方法。

3. 仲景三部诊法 三部诊法见于汉代张仲景所著的《伤寒杂病论》。三部,即人迎(颈侧动脉)、寸口、趺阳(足背动脉)。以上两种诊脉的部位,后世已少采用,自晋以来,普遍选用的切脉部位是寸口。

4. 寸口诊法 寸口诊法始见于《内经》,主张独取寸口是《难经》,但当时这一主张未能普遍推行,直至晋代王叔和所著的《脉经》,才推广了独取寸口的诊脉方法。

寸口又称脉口、气口,其位置在腕后桡动脉搏动处,诊脉独取寸口的理论依据是:寸口为手太阴肺经之动脉,为气血会聚之处,而五脏六腑十二经脉气血的运行皆起于肺而止于肺,故脏腑气血之病变可反映于寸口。另外,手太阴肺经起于中焦,与脾经同属太阴,与脾胃之气相通,而脾胃为后天之本,气血生化之源,故脏腑气血之盛衰都可反映于寸口,所以独取寸口可以诊察全身的病变。

寸口分寸、关、尺三部,以高骨(桡骨茎突)为标志,其稍内方的部位为关,关前(腕端)为寸,关后(肘端)为尺。两手各分寸、关、尺三部,共六部脉。寸、关、尺三部可分浮、中、沉三候,是寸口诊法的三部九候。

寸关尺分候脏腑,历代医家说法不一,目前多以下列为准:

左寸可候:心与膻中;右寸可候:肺与胸中。

左关可候:肝胆与膈;右关可候:脾与胃。

左尺可候:肾与小腹(膀胱、小肠);右尺可候:肾与小腹(大肠)。

（三）切诊方法

1. 时间 诊脉的时间最好是清晨,因为清晨患者不受饮食、活动等各种因素的影响,体内外环境都比较安静,气血经脉处于少受干扰的状态,故容易鉴别病脉。但也不是说其他时间不能诊脉。

2. 体位 要让患者取坐位或正卧位,手臂平放和心脏近于同一水平,直腕仰掌,并在腕

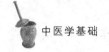
关节背垫上市枕,这样可使气血运行无阻,以反映机体的真正脉象。

3. **指法** 医者和患者侧向坐,用左手按诊患者的右手,用右手按诊患者的左手。诊脉下指时,首先用中指按在掌后高骨内侧关脉位置,接着用食指按在关前的寸脉位置,无名指按在关后尺脉位置。位置放准之后,三指应呈弓形,指头平齐,以指腹接触脉体。布指的疏密要和患者的身长相适应,身高臂长者,布指宜疏;身矮臂短者,布指宜密,总以适度为宜。三指平布同时用力按脉,称为总按;为了重点地体会某一部脉象,也可用一指单按其中一部脉象,如要重点体会寸脉时,微微提起中指和无名指,诊关脉则微提食指和无名指,诊尺脉则微提食指和中指。临床上总按、单按常配合使用,这样对比的诊脉方法,颇为实用。单按分候寸口三部,以察病在何经何脏,总按以审五脏六腑的病变。

诊小儿脉可用"一指(拇指)定关法",而不细分三部,因小儿寸口部短,不容三指定寸关尺。

4. **平息** 一呼一吸称一息,诊脉时,医者的呼吸要自然均匀,用一呼一吸的时间去计算患者脉搏的至数,如正常脉象及病理性脉象之迟、数、缓、疾等脉,均以息计,今天有秒表对诊脉有一定的帮助。但平息的意义还不止如此。平是平调的意思,要求医者在诊脉时,思想集中,全神贯注。因此,平息除了以"息"计脉之外,还要做到虚心而静,全神贯注。

5. **五十动** 每次诊脉,必满五十动。即每次按脉时间,每侧脉搏跳动不应少于五十次。其意义有:一是了解五十动中无促、结、代脉,防止漏诊。二是说明诊脉不能草率从事,必须以辨清脉象为目的。如果第一个五十动仍辨不清楚,可延至第二个或第三个五十动。总之,每次诊脉时间,以 2～3 分钟为宜。

(四) 脉象要素

脉象的辨识主要依靠手指的感觉。脉象的种类很多,中医文献常从位、数、形、势 4 个方面加以分析归纳,它与脉搏的频率、节律,显现的部位、长度、宽度,脉管的充盈度、紧张度,血流的通畅流利度,心脏搏动的强弱等因素有关。脉象因素包括脉位、脉数、脉形、脉势。

二、正常脉象

(一) 正常脉象的特点

正常脉象古称平脉,是健康无病之人的脉象。正常脉象的形态是三部有脉,一息四至(闰以太息五至,相当 72～80 次/分),不浮不沉,不大不小,从容和缓,柔和有力,节律一致,尺脉沉取有一定力量,并随生理活动和气候环境的不同而有相应的正常变化。正常脉象有胃、神、根 3 个特点。

有胃:有胃气的脉象,古人说法很多,总的来说,正常脉象不浮不沉、不快不慢、从容和缓、节律一致便是有胃气。

有神:有神的脉象形态,即脉来柔和。如见弦实之脉,弦实之中仍带有柔和之象;微弱之脉,微弱之中不至于完全无力者都叫有脉神。

有根:三部脉沉取有力,或尺脉沉取有力,就是有根的脉象形态。

(二) 脉象的生理变异

脉象受年龄、性别、形体、生活起居、职业和精神情志等因素的影响,机体为适应内外环境的变化而进行自身调节,因而可以出现各种生理变异。

1. **受个体因素影响**

(1) 性别:妇女脉象较男子濡弱而略快,妇女婚后妊娠,脉常见滑数而冲和。

（2）年龄：年龄越小，脉搏越快，婴儿每分钟脉搏 120～140 次；五六岁的幼儿，每分钟脉搏 90～110 次；年龄渐长则脉象渐和缓。青年体壮脉搏有力，老人气血虚弱，精力渐衰，脉搏较弱。

（3）体格：身躯高大的人，脉的显现部位较长；矮小的人，脉的显现部位较短，瘦人肌肉薄，脉常浮；肥胖的人，皮下脂肪厚，脉常沉。凡常见六脉沉细等同，而无病象的叫做六阴脉；六脉常见洪大等同，而无病象的，叫做六阳脉。

（4）脉位变异：有的脉不见于寸口，而从尺部斜向手背，名叫斜飞脉；若脉出现在寸口的背侧，名叫反关脉；还有出现于腕侧其他位置的，都是生理特异性的脉位，即桡动脉解剖位置的变异，不属病脉。

2. 外部因素影响

（1）情志：一时性的精神刺激，脉象也发生变化，如喜则伤心而脉缓，怒则伤肝而脉急，惊则气乱而脉动等。此说明情志变化能引起脉象的变化，但当情志恢复平静之后，脉象也就恢复正常。

（2）劳逸：剧烈运动或远行，脉多急疾；人入睡之后，脉多迟缓；脑力劳动之人，脉多弱于体力劳动者。

（3）饮食：饭后、酒后脉多数而有力；饥饿时稍缓而无力。

（4）季节：四时气候，由于受气候的影响，平脉有春弦、夏洪、秋浮、冬沉的变化。此因人与天地相应，人体受自然界四时气候变化的影响，生理功能也相应地变化，故正常人四时平脉也有所不同。

（5）昼夜：一日之中随着平旦、日中、日西、夜半的阴阳消长，脉象也有昼夜节律的变化，总趋势是昼间脉象偏浮而有力，夜间脉象偏沉而细缓。

（6）地理环境：地理环境也能影响脉象，如南方地处低下，气候偏温，空气湿润，人体肌腠缓疏，故脉多细软或略数；北方地势高，空气干燥，气候偏寒，人体肌腠紧缩，故脉多表现沉实。

三、病理脉象

疾病反映脉象的变化，叫做病脉。一般来说，除了正常生理变化范围以及个体生理特异之外的脉象，均属病脉。

（一）常见病脉

不同的病理脉象，反映了不同的病证，我国最早的脉学专书《脉经》提出二十四种脉象，《景岳全书》提出十六种，《濒湖脉学》提出二十七种，李士材的《诊家正眼》又增加疾脉，故近代多从二十八脉论述。

1. 浮脉类

【脉象特征】　浮脉类的脉象，有浮、洪、濡、散、芤、革六脉。因其脉位浅，浮取即得，故归于一类。

（1）浮脉

【脉象】　轻取即得，重按稍减而指下不空，举之泛泛而有余。

【主病】　表证，也主虚证。

【脉理】　浮脉主表证，表明病邪在肌肤腠理经络的部位。若病人久病体虚，也可见浮脉，但多浮大无力，需与外感浮脉区分。

（2）洪脉

【脉象】　洪脉极大，状若波涛汹涌，来盛去衰。

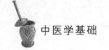

【主病】 气分热盛。

【脉理】 脉见洪象是因内热炽盛,脉道扩张,气盛血涌,但久病气虚,或虚劳,失血过多,久泄等病证见洪脉多属危候。

(3)濡脉

【脉象】 浮而细软。

【主病】 虚证,湿证。

【脉理】 脉位表浅,细软无力,轻取可感知,但重取不明。因精血虚而不荣于脉或湿气阻塞脉道,故见濡脉。

(4)散脉

【脉象】 浮散无根,至数不齐,如杨花散漫之象。

【主病】 元气离散。

【脉理】 散脉主元气离散,脏腑之气将绝的危重证候。因心力衰竭,阴阳不敛,阳气离散,故脉来浮散而不紧,稍用重力则按不着,漫无根蒂;阴衰阳消,心气不能维系血液运行,故脉来时快时慢,至数不齐。

(5)芤脉

【脉象】 浮大中空,如按葱管。

【主病】 失血,伤阴。

【脉理】 芤脉多见于失血伤阴之证,故芤脉的出现与阴血亡失,脉管失充有关,因突然失血过多,血量骤然减少,营血不足,无以充脉,或津液大伤,血不得充,血失阴伤则阳气无所附而浮越于外,因而形成浮大中空之芤脉。

(6)革脉

【脉象】 浮而搏指,中空外坚,如按鼓皮。

【主病】 亡血、失精、半产、漏下。

【脉理】 革脉为弦芤相合之脉,由于精血内虚,气无所附而浮越于外,如之阴寒之气收束,因而成外强中空之象。

2. 沉脉类

【脉象特征】 沉脉类的脉象轻取不应,重按乃得,举之不足,按之有余。

伏脉

【脉象】 重按推筋着骨始得,其则暂伏而不显。

【主病】 常见于邪闭、厥病和痛极的病人。

【脉理】 伏脉多见为邪气内伏,不得宣通而致。邪气闭塞,气血凝结,乃至正气不能宣通,脉管潜伏而不显,但必伏而有力,多属于暴病。

3. 迟脉

【脉象特征】 脉来迟缓,一息不足四至(每分钟脉搏在60次以下)。

(1)缓脉

【脉象】 一息四至,来去怠缓。

【主病】 湿证,脾胃虚弱。

【脉理】 湿邪黏滞,气机为湿邪所困;脾胃虚弱,气血乏源,气血不足以充盈鼓动,故缓脉见怠缓;平缓之脉,是为气血充足,百脉通畅。若病中脉转缓和,是正气恢复之证。

(2)涩脉

【脉象】 迟细而短,往来艰涩,极不流利,如轻刀刮竹。

【主病】 精血亏少,气滞血瘀,挟痰,挟食。

【脉理】 精伤血少津亏,不能濡养经脉,血行不畅,脉气往来艰涩,故脉涩而无力;气滞血瘀,邪气内停,气机不畅,血行受阻,则脉涩而有力。

4. 数脉类

【脉象特征】 数脉类的脉象,有数、疾、促、动四脉。脉动较快,一息超过五至,故同归一类。

（1）数脉

【脉象】 一息五至(脉搏跳动每分钟90次)。

【主病】 热证。实热见脉象数而有力,虚热则脉象数而无力。

【脉理】 邪热亢盛则数脉有力,久病阴虚则数脉无力,阳虚外浮而见数脉,必数大而无力,按之豁然而空。

（2）疾脉

【脉象】 脉来急疾,一息七、八至。

【主病】 阳极阴竭,元阳将脱。

【脉理】 实热证阳亢无制,真阴垂危,故脉来急疾而按之益坚。若阴液枯竭,阳气外越欲脱,则脉疾而无力。

5. 虚脉类

【脉象特征】 虚脉类脉象,有虚、细、微、代、短五脉,脉动应指无力,故归于一类。

（1）虚脉

【脉象】 寸口三部脉举之无力,按之空虚。

【主病】 虚证。

【脉理】 气血两虚或脏腑亏虚导致气不运血,血不充脉,故脉见无力空虚。

（2）代脉

【脉象】 脉来一止,止有定数,良久方来。

【主病】 脏器虚衰,风证,痛证,七情惊恐,跌打损伤。

【脉理】 因病而致脉气不能衔接而止有定数。体质异常及女性妊娠之代脉非病脉。

（3）短脉

【脉象】 首尾俱短,不能满部。

【主病】 气病。有力为气滞,无力为气虚。

【脉理】 气虚不足以帅血,则脉动不及尺寸本部,脉来短而无力。亦有因气郁血瘀或痰滞食积,阻碍脉道,以致脉气不伸而见短脉,但必短而有力,故短脉不可概作不足之脉,应注意其有力无力。

6. 实脉类

【脉象特征】 实脉类脉象,有实、滑、弦、紧、长等五脉,脉动应指有力,故归于一类。

（1）实脉

【脉象】 三部脉举按均有力。

【主病】 实证。

【脉理】 正气足而邪气盛,正邪相搏,气血壅盛,脉道坚满故应指有力。

（2）滑脉

【脉象】 往来流利,如珠走盘,应指圆滑。

【主病】 痰饮,食滞,实热。

【脉理】 实邪壅盛,气实血涌,故脉往来流利,应指圆滑。平人及女性妊娠见滑脉而冲和者不属病脉。

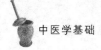

（3）弦脉

【脉象】 端直而长，如按琴弦。

【主病】 肝胆病，诸痛，痰饮，疟疾。

【脉理】 肝气疏泄失常，脉气紧张，故见弦脉。虚劳内伤，中气不足，肝病乘脾即可见弦脉。春季及气血旺盛之年轻男性见弦脉而柔和者，不属病脉。

（4）长脉

【脉象】 首尾端长，超过本位。

【主病】 肝阳有余，火热邪毒等有余之证。

【脉理】 健康人正气充足，百脉畅通无损，气机升降调畅，脉来长而和缓；若肝阳有余，阳盛内热，邪气方盛，充斥脉道，加上邪正相搏，脉来长而硬直，或有兼脉，为病脉。

（二）相兼脉

凡两种或两种以上的单因素脉相兼出现，复合构成的脉象即称为"相兼脉"或"复合脉"。

相兼脉是指数种脉象并见的脉象。徐灵胎称之为合脉，有二合脉，三合脉、四合脉之分。

相兼脉象的主病，往往等于各个脉所主病的总和，如浮为表，数为热，浮数主表热，以此类推。现将常见的相兼脉及主病列于下。

相兼脉：浮紧。主病：表寒，风痹。

相兼脉：浮缓。主病：伤寒表虚证。

相兼脉：浮数。主病：表热。

相兼脉：浮滑。主病：风痰，表证挟痰。

相兼脉：沉迟。主病：里寒。

相兼脉：弦数。主病：肝热，肝火。

相兼脉：滑数。主病：痰热，内热食积。

相兼脉：洪数。主病：气分热盛。

相兼脉：沉弦。主病：肝郁气滞，水饮内停。

相兼脉：沉涩。主病：血瘀。

相兼脉：弦细。主病：肝肾阴虚，肝郁脾虚。

相兼脉：沉缓。主病：脾虚，水湿停留。

相兼脉：沉细。主病：阴虚，血虚。

相兼脉：弦滑数。主病：肝火挟痰，痰火内蕴。

相兼脉：沉细数。主病：阴虚，血虚有热。

相兼脉：弦紧。主病：寒痛，寒滞肝脉。

（三）真脏脉

真脏脉是在疾病危重期出现的无胃、无神、无根的脉象。是病邪深重，元气衰竭，胃气已败的征象，故又称"败脉"、"绝脉"、"死脉"、"怪脉"。《素问·玉机真藏论》记载："真藏脉见，乃予之期日……诸真藏脉见者，皆死不治也。"

根据真脏脉的主要形态特征，大致可以分成三类。

1. 无胃之脉 无胃的脉象以无冲和之意，应指坚搏为主要特征。如脉来弦急，如循刀刃称偃刀脉；脉来短小而坚搏，如循薏苡子为转豆脉；或急促而坚硬，如弹石称弹石脉等。临床提示邪盛正衰，胃气不能相从，心、肝、肾等脏气独现，是病情危重的征兆之一。

2. 无神之脉 无神之脉象以脉律无序、脉形散乱为主要特征。如脉在筋肉间连连数急，三五不调，止而复作，如雀啄食状，称雀啄脉；如屋漏残滴，良久一滴者，称屋漏脉；脉来乍疏乍密,如解乱绳状,称解索脉。主要由脾(胃)、肾阳气衰败所致,提示神气涣散,生命即将告终。

3. 无根之脉 无根脉象以虚大无力或微弱不应指为主要特征。若浮数之极,至数不清,如釜中沸水,浮泛无根,称釜沸脉,为三阳热极,阴液枯竭之候;脉在皮肤,头定而尾摇,似有似无,如鱼在水中游动,称鱼翔脉;脉在皮肤,如虾游水,时而跃然而去,须臾又来,伴有急促躁动之象,称虾游脉。均为三阴寒极,亡阳于外,虚阳浮越的征象。

(四) 妇人脉

妇人有经、孕、产育等特殊的生理活动及其病变,因而其切诊亦有一定的特殊性。

1. 月经脉 女子左关尺脉,忽洪大于右手,见心烦乳胀,口不苦,身不热,腹不胀,是月经将至的表现;经血来潮,脉象转缓。

妇人闭经有虚实之分,脉来细涩,或细弱,或尺脉微,多为冲任虚亏、精血不足的虚闭证,可用归脾汤或十全大补汤加减;脉来弦涩,多为邪气阻滞之实闭证,可用桃红四物汤或下瘀血汤等加减治疗。

2. 妊娠脉 已婚妇人平素月经正常,婚后停经二三月,脉来滑数冲和,左寸动甚,伴有嗜酸或者呕吐等表现,为受孕怀胎之候。《素问·平人气象论》:"手少阴脉动甚者,妊子也。"仲景云:"妇人脉滑数而经断者为有孕。"《脉经》亦云:"三部脉浮沉正等,按之无绝者,有妊也。"

妊娠脉须与闭经脉相鉴别:妊娠脉必滑数冲和,而闭经虚证多为精血不足而脉细弱,可予十全大补汤治之;实证或因痰湿阻滞、冲任不利所致,其脉虽滑,但多兼弦,可用温胆汤或导痰汤加减治疗;或因瘀血阻滞,其脉多涩,可用桃红四物汤或温经汤或少腹逐瘀汤治之。

3. 临产脉 《诸病源候论》曰:"孕妇诊其尺脉。转急如切绳转珠者,即产也。"《脉经》云:"妇人怀妊离经,其脉浮,设腹痛引腰脊,为今欲生也,但离经者,不病也。"《医存》云:"妇人两中指顶节之两旁,非正产时则无脉,不可临盆。若此处脉跳,腹连腰痛,一阵紧一阵,二目乱出金花,乃正产时也。"

第六节 按 诊

一、按诊的方法与意义

按诊,就是医者用手直接触摸、按压患者体表某些部位,以了解局部的异常变化,从而推断疾病的部位、性质和病情的轻重等情况的一种诊病方法。根据按诊的目的和准备检查的部位不同,应采取不同的体位和手法。

(一) 按诊的体位

诊前首先需选择好适当的体位,然后充分暴露按诊部位。一般病人应取坐位或仰卧位或侧卧位。病人取坐位时,医生应面对病人而坐或站立进行。用左手稍扶病体,右手触摸按压某一局部。这种体位多用于皮肤、手足、腧穴的按诊。按胸腹时,病人须采取仰卧位,全身放松,两腿自然伸直,两手臂放在身旁,医生站在病人右侧,用右手或双手对病人胸腹某些部位进行切按。在切按腹内肿块或腹肌紧张度时,可让病人屈起双膝,使腹肌松弛或做深呼吸,便于切按。

必要时可采取侧卧位。右侧位按诊时,病人右下肢伸直,左下肢屈髋、屈膝;左侧位按诊时,病人左下肢伸直,右下肢屈髋、屈膝,进行触摸推寻。此种方法,常用于仰卧位触摸不清

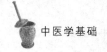

或难以排除时,换位后再进一步确诊。另外,对腹部肿瘤的按诊,必要时亦可采取肘膝位,病人用两肘、两膝趴在检查床上,医生站在病人左侧,用右手稍抚病人腰背部,左手按摸推寻病人腹部。

(二) 按诊的手法

主要有触、摸、按、叩 4 种手法。

1. 触法　是医生将自然并拢的第 2、3、4、5 手指掌面或全手掌轻轻接触或轻柔地进行滑动触摸病人局部皮肤,如额部、四肢及胸腹部的皮肤,以了解肌肤的凉热、润燥等情况,用于分辨病属外感还是内伤,是否汗出,以及阳气津血的盈亏。

2. 摸法　是医生用指掌稍用力寻抚局部,如胸腹、腧穴、肿胀部位等,探明局部的感觉情况,如有无疼痛和肿物,肿胀部位的范围及肿胀程度等,以辨别病位及病性的虚实。

3. 按法　是以重手按压或推寻局部,如胸腹部或某一肿胀或肿瘤部位,了解深部有无压痛或肿块,肿块的形态、大小,质地的软硬、光滑度,活动程度等,以辨脏腑虚实和邪气的痼结情况。

4. 叩法　即叩击法。是医生用手叩击病人身体某部,使之震动产生叩击音、波动感或震动感,以确定病变的性质和程度的一种检查方法。叩击法有直接叩击法和间接叩击法两种。

(三) 按诊注意事项

医生在进行按诊时应注意以下事项:①按诊的体位及触、摸、按、叩 4 种手法的选择应具有针对性。临诊时,必须根据不同疾病要求的诊察目的和部位,选择适当的体位和方法。否则,将难以获得准确的诊断资料,亦失去按诊的意义。②医生举止要稳重大方,态度要严肃认真,手法要轻巧柔和,避免突然暴力或冷手按诊,以免引起病人精神和肌肉紧张,以致不能配合,影响诊察的准确性。③注意争取病人的主动配合,使病人能准确地反映病位的感觉。如诊察病人肝、脾时,请病人作腹式呼吸运动,随着病人的深吸气,有节奏地进行按诊。同时亦可让病人由仰卧位改为侧卧位配合诊察。④边检查边注意观察病人的反应及表情变化,注意对侧部位以及健康部位与疾病部位的比较,以了解病痛所在的准确部位及程度。⑤边询问是否有压痛及疼痛程度,边通过谈话了解病情,以转移病人的注意力,减少病人因精神紧张而出现的假象反应,保证按诊检查结果的准确性。

二、按诊的内容

按诊的运用相当广泛,涉及各科疾病及全身各部分,尤其是对腹部疾病的诊察更为重要。临床上常用的按诊内容有按胸胁、按脘腹、按肌肤、按手足、按腧穴等。

(一) 按胸胁

根据病情的需要,有目的地对前胸和胁肋部进行触摸、按压或叩击,以了解局部及内脏病变的情况。胸胁即前胸和侧胸部的统称。前胸部即缺盆(锁骨上窝)至横膈以上。侧胸部又称胁肋部或胁部,即胸部两侧,由腋下至十一、十二肋骨端的区域。

传统上"胸"指缺盆下,腹之上有骨之处;胸骨体下端尖突谓之"鸠尾";肌肉部分谓之"膺";肋骨下之软肋处谓之"季肋";左乳下心尖搏动处为"虚里"。

胸为人体上焦的主要组成部分,包含胸廓、虚里、乳房等重要组织,胸内藏心肺,胁内包括肝胆。所以胸胁按诊除可排除局部皮肤、经络、骨骼病变外,主要用以诊察心、肺、肝、胆、乳房等脏器组织的病变。

1. 胸部按诊　胸为心肺所居之处,按胸部可以了解心、肺、虚里及腔内(胸膜)等的病变情况。

胸部按诊患者多采取坐位,若病人不能坐时,可先仰卧位诊察前胸,然后侧卧位诊察侧胸及背部。方法多采用触法、摸法和指指叩击法,采取指指叩击法叩击时,左手中指应沿肋间隙滑行(与肋骨平行),右手指力应适中。顺序应由上而下地按前胸、侧胸和背部进行,并应注意两侧对称部位的比较。

正常胸(肺)部叩诊呈清音,但胸肌发达者、肥胖者或乳房较大者叩诊稍浊,背部较前胸音浊,上方较下方音浊。胸部自上而下叩诊时,浊音与实音交界处即为肺下界,平静呼吸时,肺下界正常位于锁骨中线第 6 肋(左侧可因胃脘鼓音区影响而有变动)、腋中线第 8 肋、肩胛线第 10 肋。

2. **乳房按诊**　乳房局部压痛,可见乳痈、乳发、乳疽等病变。

若发现乳房内肿块时,应注意肿块的数目、部位、大小、外形、硬度、压痛和活动度,以及腋窝、锁骨下淋巴结的情况。

妇女乳房有大小不一的肿块,边界不清,质地不硬,活动度好,伴有疼痛者,多见于乳癖。乳房有形如鸡卵的硬结肿块,边界清楚,表面光滑,推之活动而不痛者,多为乳核。乳房有结节如梅李,边缘不清,皮肉相连,病变发展缓慢,日久破溃,流稀脓夹有豆渣样物者,多为乳痨。乳房块肿质硬,形状不规则,高低不平,边界不清,腋窝多可扪及肿块,应考虑乳腺癌的可能。女子月经将行的青春发育期,或男子、儿童一侧或两侧乳晕部有扁圆形稍硬肿块,触之疼痛,称为乳疬。

3. **虚里按诊**　虚里即心尖搏动处,位于左乳下第 4、5 肋间,乳头下稍内侧,当心脏收缩时,心尖向胸壁冲击而引起的局部胸壁的向外搏动,可用手指指尖触到。

诊虚里时,一般病人采取坐位和仰卧位,医生位于病人右侧,用右手全掌或指腹平抚于虚里部,并调节压力。按诊内容包括有无搏动、搏动部位及范围、搏动强度和节律、频率、聚散等,以了解宗气之强弱、疾病之虚实、预后之吉凶,尤其当危急病证寸口脉不明显时,诊虚里更具重要的诊断价值。

病理情况下,虚里搏动移位可因心痹、先天性心脏病等而使心脏增大;鼓胀、癥积等而使腹部胀大,心位抬高;气胸、悬饮、肿瘤等胸腔疾病;胸部畸形,如漏斗胸、脊柱弯曲等而导致。虚里按之其动微弱者为不及,是宗气内虚之证,或为饮停心包之支饮;搏动迟弱,或久病体虚而动数者,多为心阳不足;按之弹手,洪大而搏,或绝而不应者,是心肺气绝,属于危候。孕妇胎前产后,虚里动高者为恶候;虚损劳瘵之病,虚里日渐动高者为病进;虚里搏动数急而时有一止,为宗气不守;虚里搏动迟弱,或久病体虚而动数者,皆为心阳不足;胸高而喘,虚里搏动散漫而数者,为心肺气绝之兆;虚里动高,聚而不散者,为热甚,多见于外感热邪、小儿食滞或痘疹将发之时。

因惊恐、大怒或剧烈运动后,虚里动高,片刻之后即能平复如常不属病态;肥胖之人因胸壁较厚,虚里搏动不明显,亦属生理现象。

4. **胁部按诊**　肝胆位居右胁,肝胆经脉分布两胁,故按胁肋主要是了解肝胆疾病。脾脏叩诊区在左侧腋中线上第 9～11 肋间,宽为 4～7 厘米的部位,左胁部按诊应考虑排除脾脏病变。

按胁部常采取仰卧位或侧卧位,除在胸侧腋下至肋弓部位进行按、叩外,还应从上腹部中线向两侧肋弓方向轻循,并按至肋弓下,以了解胁内脏器状况。按诊时应注意是否有肿块及压痛,肿块的质地、大小、形态等。正常情况下,两胁部(包括肋缘下)无脏可触及,无压痛。只有腹壁松弛的瘦人,在深吸气时在肋弓下缘可触到肝脏下缘,质地柔软,无压痛。

若胁痛喜按,胁下按之空虚无力为肝虚;胁下肿块,刺痛拒按为血瘀。若右胁下肿块,质

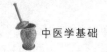

软,表面光滑,边缘钝,有压痛者,多为肝热病、肝著等;若右胁下肿块,质硬,表面平或呈小结节状,边缘锐利,压痛不明显,可能为肝积;若右胁下肿块,质地坚硬,按之表面凹凸不平,边缘不规则,常有压痛,应考虑肝癌;若右侧腹直肌外缘与肋缘交界处附近触到梨形囊状物,并有压痛,多为胆石、胆胀等胆囊病变。左胁下痞块,多为肥气等脾脏病变;疟疾后左胁下可触及痞块,按之硬者为疟母。

(二) 按脘腹

通过触按、叩击胃脘部及腹部,了解其凉热、软硬、胀满、肿块、压痛以及脏器大小等情况,从而推断有关脏腑的病变及证候性质。

1. 脘腹分区及所候 膈以下统称腹部。大体分为心下、胃脘、大腹、小腹、少腹等部分。剑突的下方,称心下;心下的上腹部,称胃脘部;脐以上的部位称大腹;有称脐周部位为脐腹者;脐以下至耻骨上缘称小腹;小腹的两侧称少腹。

按腹部主要是诊断肝、胆、脾、胃、肾、小肠、大肠、膀胱、胞宫及其附件组织的病证。按诊时,根据所诊脏腑的不同,首先定诊区目标。一般肝脏诊区位于大腹右上方至右肋缘下及剑突下方;脾脏诊区位于大腹左侧上方至左肋缘下方;胆位于大腹右侧腹直肌外缘与肋缘交界处;胃位于上腹部偏左;肠位于脐周围(十二指肠在脐右上方,小肠及肠管在脐周围),乙状结肠在左髂窝部,盲肠位于右下腹;肾脏诊区位于腰部左右肋缘下方;膀胱、胞宫位于小腹部耻骨联合的上方;胞宫附件位于左右少腹部。

2. 脘腹按诊的方法 诊区目标确定后再考虑按诊应采取的体位和方法。通常采用仰卧位或侧卧位。取坐位时,医生应在病人右侧,左手稍扶病人肩背部,右手第二、三、四、五指自然并拢,用指腹或食指桡侧按腹;取仰卧位时,病人两腿稍屈曲,以免局部肌肉紧张,医生应在病人右侧,右手第二、三、四、五指自然并拢,用指腹或食指桡侧按寻。无论采取何种体位,按时皆从脐水平线处开始逐渐移向上腹部剑突下方,如果有明显痞块,应从健康部位逐渐移向病变部位。按时应由浅入深,由轻而重,指力适中。边按边询问,边观察病人表情。注意了解局部手感情况,有无胀满、痞块、软硬程度,以及有无压痛、压痛程度等。

肝的按诊,病人宜取仰卧位,两腿屈起,医生位于病人右侧,以左手掌及四指置于病人右腰部并向上托,大拇指固定于右肋下缘,以右手平放于脐部右侧,用并拢的四指尖部或食指桡侧对着肋缘,并压向深部,在病人吸气时,右手手指稍向肋缘方向推进,但勿随腹壁抬起,如此,逐渐向肋缘按摸。

脾的按诊,病人可采取仰卧或右侧卧位,两腿稍屈曲,医生以左手掌置于病人左胸外侧第7～10肋处,固定胸廓,右手平放于腹部,与肋弓成垂直方向,以稍弯曲的手指末端轻压向腹深部,并随病人腹式呼吸运动逐渐由下向上接近左肋弓,以寻摸有无肿大的脾脏。

肾脏按诊时,一般采取仰卧位,必要时亦可采取立位。诊右肾时,医生在病人右侧,右手放在右季肋部,以微曲的指端置于肋缘下方,左手平放于右后腰部肾区,随病人呼吸将右手逐渐压向腹深部,同时以左手将后腹壁推向前方,前后两手相互配合寻按肾脏。诊左肾时,医生位于病人左侧,两手相对地更换位置,如上法进行寻按。

3. 脘腹按诊的内容 按诊脘腹部,主要应了解其凉热、软硬、胀满、肿块、压痛以及脏器大小等,以推断脏腑病变和证候性质。

正常情况下,除大肠(结肠)、膀胱(充盈时)按诊可触及外,其他脏器一般不能触及。

一般来说,凡腹部按之肌肤凉而喜温者,属寒证;腹部按之肌肤灼热而喜凉者,属热证;腹痛喜按者多属虚证;腹痛拒按者多属实证。按诊腹部皮肤温凉,对判断真热假寒证有非常重要的意义,无论患者四肢温凉与否,只要胸腹灼热,就基本可以断定疾病的实热本质。

正常人腹壁按之柔软、张力适度。若全腹紧张度降低,触之松软无力,多见于久病重病之人,精气耗损,气血亏虚以及体弱年老之人和经产妇等;若全腹紧张度消失,多见于痿病和脊髓受损导致腹肌瘫痪等;全腹高度紧张,状如硬板,常因急性胃肠穿孔或脏器破裂引起;若右下腹紧张,多见于肠痈患者;湿热蕴结胆腑,胆汁淤滞者,可见右上腹紧张。

腹满有虚实之别,凡脘腹部按之手下饱满充实而有弹性、有压痛者,多为实满;若脘腹部虽然膨满,但按之手下虚软而缺乏弹性、无压痛者,多属虚满。脘部按之有形而胀痛,推之辘辘有声者,为胃中有水饮。腹部高度胀大,如鼓之状者,称为鼓胀。鉴别鼓胀类别时,医生两手分置于腹部两侧相对位置,一手轻轻叩拍腹壁,另一手则有波动感,按之如囊裹水者,为水鼓;一手轻轻叩拍腹壁,另一手无波动感,以手叩击如击鼓之膨膨然者,为气鼓。当腹腔内有过多液体潴留时,因重力的关系,可通过体位的改变,在腹腔低处叩击出浊音;若肠内有气体存在,叩击呈鼓音,此鼓音区域多漂浮在腹腔积液浊音区上面。另外,肥胖之人腹大如鼓,按之柔软,无脐突,无病证表现者,不属病态。

若腹部有肿块,按诊时要注意肿块的部位、形态、大小、硬度、有无压痛和能否移动等情况。凡肿块推之不移,肿块痛有定处者,为癥积,病属血分;肿块推之可移,或痛无定处,聚散不定者,为瘕聚,病属气分。肿块大者为病深;形状不规则,表面不光滑者为病重;坚硬如实者为恶候。若腹中结块,按之起伏聚散,往来不定,或按之形如条索状,久按转移不定,或按之手下如蚯蚓蠕动者,多为虫积。小腹部触及肿物,若触之有弹性,不能被推移,呈横置的椭圆或球形,按压时有压痛,有尿意,排空尿后肿物消失者,多系因积尿所致而胀大的膀胱;排空尿后小腹肿物不消,若系妇女停经后者,多为怀孕而胀大的胞宫;否则可能是石瘕等胞宫或膀胱的肿瘤。

腹部压痛的出现,多表示该处腹腔内的脏器有损害。右季肋部压痛,见于肝、胆、右肾和降结肠的病变;上腹部压痛,见于肝、胆、胃腑、胰和横结肠病变;左季肋部压痛,见于脾、左肾、降结肠等病变;右腰部压痛,多见于肾和升结肠病变;脐部压痛,见于小肠、横结肠、输尿管病变;左腰部压痛,见于左肾、降结肠病变;下腹部压痛,常见于膀胱疾病、肠痈或女性生殖器官病变。左少腹作痛,按之累累有硬块者,多为肠中有宿粪;右少腹作痛而拒按,或出现反跳痛(按之局部有压痛,若突然移去手指,腹部疼痛加剧),或按之有包块应手者,常见于肠痈等病。

正常人的肾脏一般不能触及,如在吸气时能触到1/2以上的肾脏,即可以诊断为肾下垂。肾水、肾瘅、肾著、肾痨、肾石等肾病患者,有的可以在肾区(肋脊角处)出现不同程度的叩击痛。

(三)按肌肤

按肌肤是指触摸某些部位的肌肤,通过诊察其寒热、润燥、滑涩、疼痛、肿胀、皮疹疮疡等情况,以分析病情的寒热虚实及气血阴阳盛衰的诊断方法。

1. 按肌肤的方法 按肌肤时,可根据病变部位不同,选择适宜体位,以充分暴露按诊部位为原则,医生位于病人右侧,右手手指自然并拢,掌面平贴诊部肌肤之上轻轻滑动,以诊肌肤的寒热、润燥、滑涩,有无皮疹、结节、肿胀、疼痛等。若病人有疼痛时,医生应在局部进行轻重不同程度的按压,以找准疼痛的部位、范围、程度和性质。若发现有结节时,应对结节进一步按诊,可用右手拇指与食指寻其结节边缘及根部,以确定结节的大小、形态、软硬程度、活动情况等。若诊察有肿胀时,医生应用右手拇指或食指在肿胀部位进行按压,以掌握肿胀的范围、性质等。疮疡按诊,医生可用两手拇指和食指自然伸出,其余三指自然屈曲,用两食指寻按疮疡根底及周围肿胀状况,未破溃的疮疡,可用两手食指对应夹按,或用一食指轻按

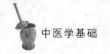

疮疡顶部,另一食指置于疮疡旁侧,诊其软坚,有无波动感,以了解成脓的程度。

正常肌肤温润而有光泽,富有弹性,无皮疹、肿胀、疼痛、疮疡、结节等。

2. 按肌肤的内容

(1)诊寒热:按肌肤的寒热可了解人体阴阳的盛衰、病邪的性质等。

一般肌肤寒冷、体温偏低者,为阳气衰少;若肌肤冷而大汗淋漓、脉微欲绝者,为亡阳之证。

肌肤灼热,体温升高者,多为实热证;若汗出如油、四肢肌肤尚温而脉躁疾无力者,为亡阴之证。

身灼热而肢厥,为阳热内闭,不得外达,属真热假寒证。

外感病汗出热退身凉,为表邪已解;皮肤无汗而灼热者,为热甚。

身热初按热甚,久按热反转轻者,为热在表;久按其热反甚者,为热在里。

肌肤初扪之不觉很热,但扪之稍久即感灼手者,称身热不扬。常兼头身困重、脘痞、苔腻等证,主湿热蕴结证。由于湿性黏滞,湿邪遏制,阳热内伏而难以透达于外,湿郁热蒸,故身热而不扬。

局部病变通过按肌肤之寒热可辨证之阴阳。皮肤不热而红肿不明显者,多为阴证;皮肤灼热而红肿疼痛者,多为阳证。

(2)诊润燥滑涩:通过触摸患者皮肤的滑润和燥涩,可以了解汗出与否及气血津液的盈亏。

一般皮肤干燥者,尚未出汗;湿润者,身已出汗;干瘪者,为津液不足;肌肤滑润者,为气血充盛;肌肤枯涩者,为气血不足。

新病皮肤多滑润而有光泽,为气血未伤之表现。久病肌肤枯涩者,为气血两伤;肌肤甲错者,多为血虚失荣或瘀血所致。

(3)诊疼痛:通过触摸肌肤疼痛的程度,可以分辨疾病的虚实。

一般肌肤濡软、按之痛减者,为虚证;硬痛拒按者,为实证;轻按即痛者,病在表浅;重按方痛者,病在深部。

(4)诊肿胀:用重手按压肌肤肿胀程度,以辨别水肿和气肿。

按之凹陷,不能即起者,为水肿;按之凹陷,举手即起者,为气肿。

(5)诊疮疡:触按疮疡局部的凉热、软硬,可判断证之阴阳寒热。

一般肿硬不热者,属寒证;肿处灼手而有压痛者,属热证;根盘平塌漫肿者,属虚证;根盘收束而隆起者,属实证。患处坚硬多无脓;边硬顶软的已成脓。

(6)诊尺肤:诊尺肤即通过触摸病人肘部内侧至掌后横纹处之间的肌肤,以了解疾病虚实寒热性质的诊察方法。诊尺肤可采取坐位或仰卧位。诊左尺肤时,医生用右手握住病人上臂近肘处,左手握住病人手掌,同时向桡侧转辗前臂,使前臂内侧面向上平放,尺肤部充分暴露,医生用指腹或手掌平贴尺肤处并上下滑动来感觉尺肤的寒热、滑涩缓急(紧张度);诊右尺肤时,医生操作手法同上,左、右手置换位置、方向相反。诊尺肤应注意左、右尺肤的对比。

健康人尺肤温润滑爽而有弹性。若尺肤部热甚,多为热证;尺肤部凉,多为泄泻、少气;按尺肤窅而不起者,多为风水;尺肤粗糙如枯鱼之鳞者,多为精血不足,或有瘀血内阻。

(四)按手足

按手足是通过触摸病人手足部位的冷热程度,以判断病情的寒热虚实及表里内外顺逆。

按诊时病人可取坐位或卧位(仰、侧位皆可),充分暴露手足。医生可单手抚摸,亦可用双手分别抚握病人双手足,并作左右比较。按诊的重点在手足心寒热的程度。

正常情况的手足一般是温润的。诊手足寒温,对判断阳气存亡、推测疾病预后,具有重要意义。若阳虚之证,四肢犹温,为阳气尚存;若四肢厥冷,多病情深重。手足俱冷者,为阳虚寒盛,属寒证;手足俱热者,多为阳盛热炽,属热证。热证见手足热者,属顺候;热证反见手足逆冷者,属逆候,多因热盛而阳气闭结于内,不得外达,即热深厥亦深的表现,应注意鉴别。

诊手足时,还可做比较诊法。如手足心与手足背比较,若手足背热甚者,多为外感发热;手足心热甚者,多为内伤发热。

(五) 按腧穴

按压身体的某些特定穴位,通过穴位的变化和反应来判断内脏某些疾病的方法。腧穴是脏腑经络之气转输之处,是内脏病变反映于体表的反应点。按腧穴可据按诊需要,取坐位或卧(仰卧、俯卧、侧卧)位,关键在于找准腧穴。医生用单手或双手的食指或拇指按压腧穴,若有结节或条索状物时,手指应在穴位处滑动按寻,进一步了解指下物的形态、大小、软硬程度、活动情况等。

按腧穴要注意发现穴位上是否有结节或条索状物,有无压痛或其他敏感反应,然后结合望、闻、问诊所得资料综合分析判断疾病。

正常腧穴按压时有酸胀感、无压痛、无结节或条索状物、无异常感觉和反应。腧穴的病理反应,则有明显压痛,或有结节,或有条索状物,或其他敏感反应等。如肺俞穴摸到结节,或按中府穴有明显压痛者,为肺病的反应;按上巨虚穴下1~2寸处有显著压痛者,为肠痈的表现;肝病患者在肝俞或期门穴常有压痛等。临床观察发现,背部俞穴亦同样具有重要的诊断价值。

诊断脏腑病变的常用腧穴如下。

肺病:中府、肺俞、太渊;

心病:巨阙、膻中、大陵;

肝病:期门、肝俞、太冲;

脾病:章门、太白、脾俞;

肾病:气海、太溪;

大肠病:天枢、大肠俞;

小肠病:关元;

胆病:日月、胆俞;

胃病:胃俞、足三里;

膀胱病:中极。

参考文献

[1] 朱文锋.中医诊断学.北京:中国中医药出版社,2007.4

[2] 朱文锋.中医诊断学.北京:人民卫生出版社,2011.4

[3] 戴万亨.诊断学基础.北京:中国中医药出版社,2003.1

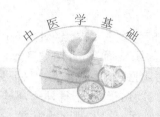

第六章　中医治疗手段

第一节　中　药　学

中药就是指在中医理论指导下,用于预防、治疗、诊断疾病并具有康复与保健作用的物质。它对维护我国人民健康、促进中华民族的繁衍昌盛作出了重要贡献。自古以来人们习惯把中药称为本草,自然也就把记载中药的典籍中药学称为本草学,传统本草学近代始称中药学,随着近代科学的发展,中药学又形成了中药学、中药药理学、中药栽培学、中药药用植物学、中药化学、中药炮制学、中药制剂学、中药鉴定学、中成药学等多个学科。所谓中药学就是指专门研究中药基本理论和中药来源、产地、采集、炮制、性能、功效及临床应用规律等知识的一门学科。中药学是中医院校的骨干学科,是祖国医药学宝库中一个重要组成部分。

一、中药的起源和中药学的发展

(一) 原始社会药物的起源(远古至公元前 21 世纪)

原始时代,我们的祖先在寻找食物的过程中经过无数次的反复试验,口尝身受,逐步积累了辨别食物和药物的经验,也逐步积累了一些关于植物药的知识,这就是早期植物药的发现,中药的起源是我国劳动人民长期生活实践和医疗实践的结果。

(二) 夏商周时代(公元前 21 世纪至公元前 221 年)

人工酿酒和汤液的发明与应用,对医药学的发展起了巨大的促进作用。

《黄帝内经》的问世,奠定了我国医学发展的理论基础,对中药学的发展同样产生了巨大的影响。

(三) 秦汉时期(公元前 221 至公元 220 年)

现存最早的本草专著当推《神农本草经》(简称《本经》),一般认为该书约成于西汉末年至东汉初年(公元前一世纪至公元一世纪),一说是该书成书于东汉末年(公元二世纪)。全书载药 365 种,其中植物药 252 种、动物药 67 种、矿物药 46 种,按药物功效的不同分为上、中、下三品。上品 120 种,功能滋补强壮,延年益寿,无毒或毒性很弱,可以久服;中品 120 种,功能治病补虚,兼而有之,有毒或无毒当斟酌使用;下品 125 种,功专祛寒热,破积聚,治病攻邪,多具毒性,不可久服。

(四) 两晋南北朝时期(公元 265 年至 581 年)

梁·陶弘景(公元 456 至 536 年)在整理注释经传抄错简的《神农本草经》的基础上,又增加汉魏以来名医的用药经验(主要取材于《名医别录》),撰成《本草经集注》一书,"以朱书神农,墨书别录",小字加注的形式,对魏晋以来 300 余年间中药学的发展做了全面总结。

南朝刘宋时代(公元 420 至 479 年)雷敩的《炮炙论》是我国第一部炮制专著,该书系统地介绍了 300 种中药的炮制方法,提出药物经过炮制可以提高药效,降低毒性,便于贮存、调剂、制剂等。此书对后世中药炮制的发展产生了极大的影响,书中记载的某些炮制方法至今仍有很大参考价值。

(五) 隋唐时期(公元 581 至 907 年)

唐显庆四年(公元 659 年)颁布了经政府批准,由长孙无忌、李勣领衔编修,由苏敬实际负责,23 人参加撰写的《新修本草》(又名《唐本草》)。《新修本草》是由国家组织修订和推行的,因此是它也是世界上公开颁布的最早的药典,比公元 1542 年欧洲纽伦堡药典要早 800 余年。本书现仅存残卷的影刻、影印本,但其内容保存于后世本草及方书中,近年有尚志钧重辑本问世。

(六) 宋金元时期(公元 960 至 1368 年)

宋代本草学的代表作当推唐慎微的《经史证类备急本草》(简称《证类本草》)。唐氏为四川名医,家乡盛产药材。他医技高超,深入群众,为人治病,往往不计报酬,只求良方,从而搜集了大量古今单方、验方。作为本草学范本的《证类本草》,不仅完成了当时的历史使命,并为《本草纲目》的诞生奠定了基础。直到现代,它仍然是我们研究中药必备的重要参考书目之一。

(七) 明代(公元 1368 至 1644 年)

我国伟大的医药学家李时珍肩负时代的使命,在《证类本草》的基础上,参考了 800 多部医药著作,对古本草进行了系统全面的整理总结。他边采访调查,边搜集标本,边临床实践,经过长期的考查、研究、历时 27 年,三易其稿,终于在公元 1578 年完成了 200 多万字的中医药科学巨著《本草纲目》。该书共 52 卷,载药 1892 种,改绘药图 1 160 幅,附方 11 096 首,新增药物 374 种,其中既收载了醉鱼草、半边莲、紫花地丁等一些民间药物,又吸收了番木鳖、番红花、曼陀罗等外来药物,大大地丰富了本草学的内容。

明代的专题本草取得了瞩目成就。炮制方面,缪希雍的《炮炙大法》是明代影响最大的炮制专著,书中所述的"雷公炮制十七法"对后世影响很大。

(八) 清代(公元 1644 至 1911 年)

在《本草纲目》的影响下,研究本草之风盛行。一是由于医药学的发展,进一步补充修订《本草纲目》的不足,如赵学敏的《本草纲目拾遗》;二是配合临床需要,以符合实用为原则,由博返约,对《本草纲目》进行摘要、精减、整理工作,如汪昂的《本草备要》、吴仪洛的《本草从新》等;三是受考据之风影响,从明末至清代,不少学者从古本草文献中重辑《神农本草经》,如孙星衍、顾观光等人的辑本,不少医家还对《神农本草经》作了考证注释工作,如《本经逢原》。

(九) 民国时期(公元 1911 至 1949 年)

中药辞书的产生和发展是民国时期中药学发展的一项重要成就,其中成就和影响最大的当推陈存仁主编的《中国药学大辞典》(1935 年),全书约 200 万字,收录词目 4 300 条,既广

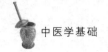

罗古籍,又博采新说,且附有标本图册,受到药界之推崇。虽有不少错讹,仍不失为近代第一部具有重要影响的大型药学丛书。

(十) 新中国成立后(1949 年 10 月以后)

从 1954 年起,各地出版部门根据卫生部的安排和建议,积极进行历代中医药书籍的整理刊行。在本草方面,陆续影印、重刊或校点评注了《神农本草经》、《新修本草》(残卷)、《证类本草》、《滇南本草》、《本草品汇精要》、《本草纲目》等数十种重要的古代本草专著。20 世纪 60 年代以来,对亡佚本草的辑复也取得突出成绩,其中有些已正式出版发行,对本草学的研究、发展做出了较大贡献。

当前涌现的中药新著,数量繁多且种类齐全,从各个角度将本草学提高到崭新的水平。其中最能反映当代本草学术成就的,有各种版本的《中华人民共和国药典》、《中药大辞典》、《中药志》、《全国中草药汇编》、《原色中国本草图鉴》、《中华本草》等。《中华人民共和国药典·一部》作为中药生产、供应、检验和使用的依据,以法典的形式确定了中药在当代医药卫生事业中的地位,也为中药材及中药制剂质量的提高,标准的确定起了巨大的促进作用,在一定程度上反映当代药学水平。新中国成立以来,政府先后 3 次组织各方面人员进行了全国性的药源普查。

二、中药的产地与采集

(一) 产地

道地药材,又称地道药材,是优质纯真药材的专用名词,它是指历史悠久、产地适宜、品种优良、产量宏丰、炮制考究、疗效突出、带有地域特点的药材。《本草衍义》云:"凡用药必择土地所宜者,则药力具,用之有据。"强调了气候水土自然对药材的生产、气味的形成、疗效的高低都有密切的关系。历代医药学家都十分重视道地药材的生产。从《神农本草经》、《别录》起,众多的本草文献都记载了名贵药材的品种产地资料,如甘肃的当归,宁夏的枸杞,青海的大黄,内蒙古的黄芪,东北的人参、细辛、五味子,山西的党参,河南的地黄、牛膝、山药、菊花,云南的三七、茯苓,四川的黄连、川芎、贝母、乌头,山东的阿胶,浙江的贝母、江苏的薄荷,广东的陈皮、砂仁等等。自古以来都被称为道地药材,沿用至今。为了进一步发展优质高效的地道药材生产,国家正在实施按国际科学规范管理标准建立新的药材生产基地,深信必为推动我国道地药材生产发展,为中药早日走向世界作出贡献。

(二) 采集

中药的采收时节和方法对确保药物的质量有着密切的关联。因为动植物在其生长发育的不同时期、药用部分所含有效及有害成分各不相同,因此药物的疗效和毒性与不良反应(毒副作用)也往往有较大差异,故药材的采收必须在适当的时节采集。每种植物都有一定的采收时节和方法,按药用部位的不同可归纳为以下几方面。

全草:大多数在植物枝叶茂盛、花朵初开时采集。

叶类:通常在花蕾将放或正盛开的时候采集。

花、花粉:花类药材,一般采收未开放的花蕾或刚开放的花朵,以免香味散失、花瓣散落而影响质量。

果实、种子:果实类药物除青皮、枳实、覆盆子、乌梅等少数药材要在果实未成熟时采收果皮或果实外,一般都在果实成熟时采收。

根、根茎:一般以秋末或春初即二月、八月采收为佳。

树皮、根皮:通常在春、夏时节植物生产旺盛,植物体内浆液充沛时采集。

动物昆虫类药材,为保证药效也必须根据生长活动季节采集。

矿物药材全年皆可采收,不拘时间,择优采选即可。

三、中药的炮制

(一) 炮制的目的

炮制的目的大致可以归纳为以下 8 个方面。

(1) 纯净药材,保证质量,分拣药物,区分等级。

(2) 切制饮片,便于调剂制剂。

(3) 干燥药材,利于贮藏。

(4) 矫味、矫臭,便于服用。

(5) 降低毒性和不良反应,保证安全用药。

(6) 增强药物功能,提高临床疗效。

(7) 改变药物性能,扩大应用范围。

(8) 引药入经,便于定向用药。

(二) 炮制的方法

炮制方法是历代逐步发展和充实起来的。参照前人的记载,根据现代实际炮制经验,炮制方法一般来讲可以分为以下 5 类。

1. 修治 包括纯净、粉碎、切制药材三道工序,为进一步的加工贮存、调剂、制剂和临床用药做好准备。

2. 水制 用水或其他辅料处理药材的方法称为水制法。其目的主要是清洁药物、除去杂质、软化药物、便于切制、降低毒性及调整药性等。常见的方法有漂洗、闷、润、浸泡、喷洒、水飞等。

3. 火制 是将药物经火加热处理的方法。根据加热的温度、时间和方法的不同,可分为炒、炙、烫、煅、煨、炮、燎、烘 8 种。

4. 水火共制 这类炮制方法是既要用水又要用火,有些药物还必须加入其他辅料进行炮制。包括蒸、煮、炖、潬、淬等方法。

5. 其他制法 制霜、发酵、精制、药拌。

四、药性理论

药性理论是我国历代医家在长期医疗实践中,以阴阳、脏腑、经络学说为依据,根据药物的各种性质及所表现出来的治疗作用总结出来的用药规律。它是祖国医学理论体系中的一个重要组成部分,是学习、研究、运用中药所必须掌握的基本理论知识。

(一) 四气

四气,就是寒热温凉 4 种不同的药性,又称四性。反映了药物对人体阴阳盛衰、寒热变化的作用倾向,为药性理论重要组成部分,是说明药物作用的主要理论依据之一。四气之中寓有阴阳含义,寒凉属阴,温热属阳,寒凉与温热是相对立的两种药性,而寒与凉、温与热之间则仅是程度上的不同,即"凉次于寒"、"温次于热"。

(二) 五味

所谓五味,是指药物有酸、苦、甘、辛、咸 5 种不同的味道,因而具有不同的治疗作用。有

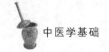

些还具有淡味或涩味,因而实际上不止 5 种。但是,五味是最基本的 5 种滋味,所以仍然称为五味。

现据前人的论述,结合临床实践,将五味所代表药物的作用及主治病证分述如下。

辛:"能散、能行",即具有发散、行气行血的作用。一般来讲,解表药、行气药、活血药多具有辛味。因此辛味药多用治表证及气血阻滞之证。

甘:"能补、能和、能缓",即具有补益、和中、调和药性和缓急止痛的作用。

酸:"能收、能涩",即具有收敛、固涩的作用。

苦:"能泄、能燥、能坚",即具有清泄火热、泄降气逆、通泄大便、燥湿、坚阴(泻火存阴)等作用。

咸:"能下、能软",即具有泻下通便、软坚散结的作用。

淡:"能渗、能利",即具有渗湿利小便的作用,故有些利水渗湿的药物具有淡味。淡味药多用治水肿、脚气、小便不利之证。

涩:与酸味药的作用相似,多用治虚汗、泄泻、尿频、遗精、滑精、出血等证。如莲子固精止带,禹余粮涩肠止泻,乌贼骨收涩止血等。

(三) 升降沉浮

升降浮沉也就是指药物对机体有向上、向下、向外、向内 4 种不同作用趋向。它是与疾病所表现的趋向性相对而言的。升降浮沉表明了药物作用的定向概念,也是药物作用的理论基础之一。由于疾病在病势上常常表现出向上(如呕吐、呃逆、喘息)、向下(如脱肛、遗尿、崩漏)、向外(如自汗、盗汗)、向内(表证未解而入里);在病位上则有在表(如外感表证)、在里(如里实便秘)、在上(如目赤肿痛)、在下(如腹腔积液、癃闭)等的不同,因能够针对病情,改善或消除这些病证的药物,相对来说也就分别具有升降浮沉的作用趋向了。

(四) 归经

中药归经理论的形成是在中医基本理论指导下以脏腑经络学说为基础,以药物所治疗的具体病证为依据,经过长期临床实践总结出来的用药理论。它与机体因素即脏腑经络生理特点,临床经验的积累,中医辨证理论体系的不断发展与完善及药物自身的特性密不可分的。由于经络能沟通人体内外表里,所以一旦机体发生病变,体表病变可以通过经络影响到内在脏腑;反之,内在脏腑病变也可以反映到体表上来。由于发病所在脏腑及经络循行部位不同,临床上所表现的症状则各不相同。如心经病变多见心悸失眠,临床用朱砂、远志能治愈心悸失眠,说明它们归心经。

(五) 毒性

1. 古代毒性的概念 古代药物毒性的含义较广,既认为毒药是药物的总称,毒性是药物的偏性,又认为毒性是药物毒性和不良反应(毒副作用)大小的标志。而后世本草书籍在其药物性味下标明"有毒"、"大毒"、"小毒"等记载,则大都指药物的毒性和不良反应的大小。

2. 现代药物毒性的概念 随着科学的发展,医学的进步,人们对毒性的认识逐步加深。所谓毒性一般系指药物对机体所产生的不良影响及损害性。包括有急性毒性、亚急性毒性、亚慢性毒性、慢性毒性和特殊毒性,如致癌、致突变、致畸胎、成瘾等。所谓毒药一般系指对机体发生化学或物理作用,能损害机体引起功能障碍疾病甚至死亡的物质。剧毒药系指中毒剂量与治疗剂量比较接近,或某些治疗量已达到中毒剂量的范围,因此治疗用药时安全系数小;一是指毒性对机体组织器官损害剧烈,可产生严重或不可逆的后果。

中药的不良反应(副作用)有别于毒性作用。副作用是指在常用剂量时出现与治疗需要无关的不适反应,一般比较轻微,对机体危害不大,停药后可自行消失。如临床常见服用某些中药可引起恶心、呕吐、胃痛、腹泻或皮肤瘙痒等不适反应。用药不良反应的产生与药物自身特性、炮制、配伍、制剂等多种因素有关。通过医药人员努力可以尽量减少副作用,减少不良反应的发生。变态(过敏)反应也属于不良反应范围,其症状轻者可见瘙痒、皮疹、胸闷、气急,重者可引起过敏性休克,除药物因素外,多与患者体质有关。此外,由于中药常见一药多效能,如常山既可解疟,又可催吐,若用治疟疾,则催吐就是不良反应,可见中药不良反应还有一定的相对性。

3. 中药毒性分级 伴随临床用药经验的积累,对毒性研究的深入,中药毒性分级情况各不相同。如《素问·五常政大论》把药物毒性分为大毒、常毒、小毒、无毒 4 类;《神农本草经》分为有毒、无毒 2 类;《证类本草》《本草纲目》将毒性分为大毒、有毒、小毒、微毒 4 类。近代中药毒性分级多沿袭临床用药经验及文献记载,分级尚缺乏明确的实验数据。目前,从中药中毒后临床表现的不同程度,根据已知的定量毒理学研究的数据,有小剂量与中毒剂量之间的范围大小,中毒剂量与中毒时间的不同及中药的产地、炮制不同进行中药毒性分级。《中华人民共和国药典》采用大毒、有毒、小毒 3 种分类方法,是目前通行的分类方法。

4. 中毒常见的临床表现

(1)含生物碱类植物中毒:含生物碱的较易发生中毒的植物有曼陀罗、莨菪(又名天仙子)、乌头、附子、钩吻、雪上一枝蒿、马钱子等。生物碱具有强烈的药理及毒理作用,其中毒潜伏期一般较短,多在进食后 2～3 小时内发病。毒性成分大多数侵害中枢神经系统及自主神经系统,因而中毒的临床表现多与中枢神经系统、自主神经系统的功能紊乱有关。

(2)含毒苷类植物中毒:目前因毒苷引起中毒的有 3 类:强心苷类、氰苷类、皂苷类。常见的如含强心苷类:致毒主要成分为多种强心苷,毒性及中毒症状与洋地黄中毒相似,主要有夹竹桃、万年青、羊角拗,还有罗布麻、福寿草、五加皮、铃兰、毒筋木等。

(3)含毒性蛋白类植物中毒:毒蛋白主要含在种子中,如巴豆、相思子,巴豆油中含有强刺激物质和致癌成分,巴豆油和树脂口服后在肠内与碱性液作用,析出巴豆油酸和巴豆醇双酯类化合物能剧烈刺激肠壁,对肠道腐蚀引起炎症,有时引起肠嵌顿、肠出血等。巴豆毒蛋白是一种细胞原浆毒,能溶解红细胞,并使局部组织坏死。相思子所含毒蛋白,对温血动物的血液有凝血作用,可引起循环衰竭和呼吸系统抑制。

(4)含萜类与内酯类植物中毒:本类植物包括马桑、艾、苦楝、莽草子、樟树油、红茴香等。如苦楝全株有毒,而以果实毒性最烈,作用于消化道和肝脏,尚可引起心血管功能障碍,甚至发生休克及周围神经炎。

(5)其他有毒植物中毒:包括瓜蒂、白果、细辛、鸦胆子、甘遂等,如白果中毒主要表现为胃肠道及中枢神经系统症状,如腹泻、呕吐、烦躁不安、惊厥、昏迷、对光反应迟钝或消失。

(6)动物性药物中毒:本类动物药物常见的有蟾酥、全蝎、斑蝥、红娘子等。蟾酥可使心、脑、肝、肾产生广泛性病理损害,进而导致死亡。临床以心血管症状最为明显,如心动过缓、窦房传导阻滞、异位节律及窦性心动过速和心室纤颤。

(7)矿物类药物中毒:本类药物常见有砒霜、朱砂、雄黄、水银、胆矾、铅、硫黄等。砒霜即三氧化二砷,有剧毒,若吸入其粉尘引起中毒,首先见咳嗽、喷嚏、胸痛、呼吸困难等呼吸道刺激症状,神经系统可见头痛眩晕、肌肉痉挛、谵妄昏迷,最后可死于呼吸及血管运动中枢麻痹;若由消化道进入引起中毒则首先出现口干、痛,吞咽困难,剧烈吐泻,严重者似霍乱而脱水、休克。毒素对血管舒缩中枢及周围毛细血管的麻痹导致"七窍流血"的严重后果,最后大多死于出血或肝肾衰竭和呼吸中枢麻痹;慢性中毒除一般神经衰弱综合征和轻度胃肠道症

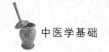

状外,主要为皮肤黏膜病变及多发性神经炎。

5. 产生中药中毒的主要原因　一是剂量过大,如砒霜、胆矾、斑蝥、蟾酥、马钱子、附子、乌头等毒性较大的药物,用量过大,或时间过长可导致中毒;二是误服伪品,如误以华山参、商陆代人参,独角莲代天麻使用;三是炮制不当,如使用未经炮制的生附子、生乌头;四是制剂服法不当,如乌头、附子中毒,多因煎煮时间太短,或服后受寒、进食生冷;五是配伍不当,如甘遂与甘草同用,乌头与瓜蒌同用而致中毒。此外,还有药不对证、自行服药、乳母用药及个体差异也是引起中毒的原因。

6. 掌握药物毒性强弱对指导临床用药的意义　在应用毒药时要针对体质的强弱、疾病部位的深浅,恰当选择药物并确定剂量,中病即止,不可过服,以防止过量和蓄积中毒。同时要注意配伍禁忌,凡两药合用能产生剧烈毒性不良反应的禁止同用,并严格控制毒药的炮制工艺,以降低毒性;对某些毒药要采用适当的制剂形式给药。此外,还要注意个体差异,适当增减用量,说服患者不可自行服药。医药部门要抓好药品鉴别,防止伪品混用,注意保管好剧毒中药,从不同的环节努力,确保用药安全,以避免中毒的发生。

根据中医"以毒攻毒"的原则,在保证用药安全的前提下,也可采用某些毒药治疗某些疾病。如用雄黄治疗疔疮恶肿,水银治疗疥癣梅毒,砒霜治疗白血病等等,让有毒中药更好地服务于临床。

五、中药的配伍

(一) 配伍的概念

按照病情的不同需要和药物的不同特点,有选择地将两种以上的药物合在一起应用,叫做配伍。

(二) 配伍的意义

从中药的发展史来看,在医药萌芽时代治疗疾病一般都是采用单味药物的形式,后来由于药物品种日趋增多,对药性特点不断明确,对疾病的认识逐渐深化,由于疾病可表现为数病相兼,或表里同病,或虚实互见,或寒热错杂的复杂病情,因而用药也就由简到繁出现了多种药物配合应用的方法,并逐步掌握了配伍用药的规律,从而既照顾到复杂病情,又能够增进疗效,减少毒性和不良反应。因此必须掌握中药配伍规律,从而指导临床用药。

(三) 配伍的内容

药物配合应用,相互之间必然产生一定的作用,有的可以增进原有的疗效,有的可以相互抵消或削弱原有的功效,有的可以降低或消除毒性和不良反应,也有的合用可以产生毒性和不良反应。因此,《神农本草经·序例》将各种药物的配伍关系归纳为"有单行者,有相须者,有相使者,有相畏者,有相恶者,有相反者,有相杀者,凡此七情,合和视之"。这"七情"之中除单行者外,都是谈药物配伍关系,分述如下。

1. **单行**　就是单用一味药来治疗某种病情单一的疾病。对待病情单一的病证,往往选择一种针对性较强的药物即可达到治疗目的。

2. **相须**　就是两种功效类似的药物配合应用,可以增强原有药物的功效。

3. **相使**　就是以一种药物为主,另一种药物为辅,两药合用,辅药可以提高主药的功效。

4. **相畏**　就是一种药物的毒性和不良反应(毒副作用)能被另一种药物所抑制。

5. **相杀**　就是一种药物能够消除另一种药物的毒副作用。可见相畏和相杀没有质的区别,是从自身的毒性和不良反应受到对方的抑制和自身能消除对方毒性和不良反应的不同角度提出来的配伍方法,也就是同一配伍关系的两种不同提法。

6. **相恶**　就是一种药物能破坏另一种药物的功效。

7. **相反**　就是两种药物同用能产生剧烈的毒性和不良反应。

药物的配伍应用是中医用药的主要形式,药物按一定法度加以组合,并确定一定的分量比例,制成适当的剂型,即是方剂。方剂是药物配伍的发展,也是药物配伍应用更为普遍更为高级的形式。

六、用药禁忌

为了确保疗效、安全用药、避免毒性和不良反应的产生,必须注意用药禁忌。中药的用药禁忌主要包括配伍禁忌、证候禁忌、妊娠用药禁忌、服药饮食禁忌和运动员用药禁忌。

1. **配伍禁忌**　所谓配伍禁忌,就是指某些药物合用会产生剧烈的毒副作用或降低和破坏药效,因而应该避免配合应用,也即《神农本草经》所谓:"勿用相恶、相反者。"据《蜀本草》谓《本经》载药 365 种,相反者 18 种,相恶者 60 种。《新修本草》承袭了 18 种反药的数目。《证类本草》载反药 24 种,金元时期将反药概括为"十八反"、"十九畏",累计 37 种反药,并编成歌诀,便于诵读。

"十八反歌"最早见于张子和《儒门事亲》,"本草明言十八反,半蒌贝蔹及攻乌,藻戟遂芫俱战草,诸参辛芍叛藜芦。"共载相反中药 18 种,即乌头反贝母、瓜蒌、半夏、白及、白蔹;甘草反甘遂、大戟、海藻、芫花;藜芦反人参、丹参、玄参、沙参、细辛、芍药。

"十九畏"歌诀首见于明·刘纯《医经小学》:"硫黄原是火中精,朴硝一见便相争,水银莫与砒霜见,狼毒最怕密陀僧,巴豆性烈最为上,偏与牵牛不顺情,丁香莫与郁金见,牙硝难合京三棱,川乌、草乌不顺犀,人参最怕五灵脂,官桂善能调冷气,若逢石脂便相欺,大凡修合看顺逆,炮爁炙煿莫相依。"指出了共 19 个相畏(反)的药物:硫黄畏朴硝,狼毒畏密陀僧,巴豆畏牵牛,丁香畏郁金,川乌、草乌畏犀角,牙硝畏三棱,官桂畏赤石脂,人参畏五灵脂。

2. **证候禁忌**　由于药物的药性不同,其作用各有专长和一定的适应范围,因此,临床用药也就有所禁忌,称证候禁忌。如麻黄性味辛温,功能发汗解表、散风寒,又能宣肺平喘利尿,故只适宜于外感风寒、表实无汗或肺气不宣的喘咳,而对表虚自汗及阴虚盗汗、肺肾虚喘则应禁止使用。

3. **妊娠用药禁忌**　是指妇女妊娠期治疗用药的禁忌。某些药物具有损害胎元以致堕胎的不良反应,所以应作为妊娠禁忌的药物。根据药物对于胎元损害程度的不同,一般可分为慎用与禁用两大类。慎用的药物包括通经去瘀、行气破滞及辛热滑利之品,如桃仁、红花、牛膝、大黄、枳实、附子、肉桂、干姜、木通、冬葵子、瞿麦等;而禁用的药物是指毒性较强或药性猛烈的药物,如巴豆、牵牛、大戟、商陆、麝香、三棱、莪术、水蛭、斑蝥、雄黄、砒霜等。

4. **服药饮食禁忌**　是指服药期间对某些食物的禁忌,又称食忌,也就是通常所说的忌口。《本草经集注》说:"服药不可多食生葫荽及蒜、鸡、生菜,又不可诸滑物果实等,又不可多食肥猪、犬肉、油腻肥羹、鱼鲙、腥臊等物"。指出了在服药期间,一般应忌食生冷、油腻、腥臊、有刺激性的食物。此外,根据病情的不同,饮食禁忌也有区别。如热性病,应忌食辛辣、油腻、煎炸性食物;寒性病,应忌食生冷食物、清凉饮料等;胸痹患者应忌食肥肉、脂肪、动物内脏及烟、酒等;肝阳上亢头晕目眩、烦躁易怒等应忌食胡椒、辣椒、大蒜、白酒等辛热助阳之品;黄疸胁痛应忌食动物脂肪及辛辣烟酒刺激物品;脾胃虚弱者应忌食油炸黏腻、寒冷坚硬、不易消化的食物;肾病水肿应忌食盐、碱过多的和酸辣太过的刺激食品;疮疡、皮肤病患者,应忌食鱼、虾、蟹等腥膻发物及辛辣刺激性食品。此外,古代文献记载:甘草、黄连、桔梗、乌梅忌猪肉;鳖甲忌苋菜;常山忌葱;地黄、何首乌忌葱、蒜、萝卜;丹参、茯苓、茯神忌醋;土茯

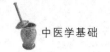

苓、使君子忌茶;薄荷忌蟹肉以及蜜反生葱、柿反蟹等等,也应作为服药禁忌的参考。

5. 运动员用药禁忌 国际奥委会规定的禁用药物在 1996 年巴塞罗那奥运会规定为六大类 106 种,其中涉及中药的主要为麻黄碱、士的宁和野青定碱,在下列中成药中由于含有此类禁用药物,运动员临床需慎用或比赛期间禁用:麻黄碱滴鼻液、呋麻滴鼻液、鼻通、咳喘片、平喘丸、咳伏、信宁咳糖浆、气管炎糖浆、半夏糖浆、防风通圣丸、达肺草、苏菲咳、鼻炎糖浆、麻杏止咳糖浆、定喘养肺丸、复方桔梗散、莱阳梨止咳糖浆、止嗽定喘丸、止咳西瓜膏、发热祛风丸、大活络丸、化瘀片、消散片、风痛片、人参再造丸、痧气丸。

七、中药的剂量

中药的剂量是指临床应用时的分量。它主要指明了每味药的成人一日量(按:本书每味药物标明的用量,除特别注明以外,都是指干燥后生药,在汤剂中成人一日内用量)。其次指方剂中每味药之间的比较分量,也即相对剂量。

中药的计量单位有重量如市制:斤、两、钱、分、厘;公制:千克、克、毫克;数量如生姜三片、蜈蚣二条、大枣七枚、芦根一支、荷叶一角、葱白两只等。为了处方和调剂计算方便,按规定以如下的近似值进行换算(16 进位制):1 市两=30 克;1 钱=3 克;1 分=0.3 克;1 厘=0.03 克。

1. 药物性质与剂量的关系 剧毒药或作用峻烈的药物,应严格控制剂量,开始时用量宜轻,逐渐加量,一旦病情好转后,应当立即减量或停服,中病即止,防止过量或蓄积中毒。此外,花叶皮枝等量轻质松及性味浓厚、作用较强的药物用量宜小;矿物介壳质重沉坠及性味淡薄,作用温和的药物用量宜大;鲜品药材含水分较多用量宜大(一般为干品的 4 倍);干品药材用量当小;过于苦寒的药物也不要久服过量,免伤脾胃。

2. 剂型、配伍与剂量的关系 在一般情况下,同样的药物入汤剂比入丸、散剂的用量要大些;单味药使用比复方中应用剂量要大些;在复方配伍使用时,主要药物比辅助药物用量要大些。

3. 年龄、体质、病情与剂量的关系 由于年龄、体质的不同,对药物耐受程度不同,则药物用量也就有了差别。一般老年、小儿、妇女产后及体质虚弱的患者,都要减少用量,成人及平素体质壮实的患者用量宜重。一般 5 岁以下的小儿用成人药量的 1/4。5 岁以上的儿童按成人用量减半服用。病情轻重,病势缓急,病程长短与药物剂量也有密切关系。一般病情轻、病势缓、病程长者用量宜小;病情重、病势急、病程短者用量宜大。

4. 季节变化与剂量的关系 夏季发汗解表药及辛温大热药不宜多用;冬季发汗解表药及辛热大热药可以多用;夏季苦寒降火药用量宜重;冬季苦寒降火药则用量宜轻。

除了剧毒药、峻烈药、精制药及某些贵重药外,一般中药常用内服剂量为 5~10 克;部分常用量较大剂量为 15~30 克;新鲜药物常用量 30~60 克。

八、中药的用法

(一)汤剂煎煮法

汤剂是中药最为常用的剂型之一,自商代伊尹创制汤液以来沿用至今,经久不衰。汤剂的制作对煎具、用水、火候、煮法都有一定的要求。

1. 煎药用具 以沙锅、瓦罐为好,铝锅、搪瓷罐次之,忌用钢铁锅,以免发生化学变化,影响疗效。

2. 煎药用水 古时曾用长流水、井水、雨水、泉水、米泔水等煎煮。现在多用自来水、井水、蒸馏水等,但总以水质洁净新鲜为好。

3. 煎药火候 有文、武火之分。文火,是指使温度上升及水液蒸发缓慢的火候;而武火,又称急火,是指使温度上升及水液蒸发迅速的火候。

4. 煎煮方法 先将药材浸泡30~60分钟,用水量以高出药面为度。一般中药煎煮两次,第二煎加水量为第一煎的1/3~1/2。两次煎液去渣滤净混合后分2次服用。煎煮的火候和时间,要根据药物性能而定。一般来讲,解表药、清热药宜武火煎煮,时间宜短,煮沸后煎3~5分钟即可;补养药需用文火慢煎,时间宜长,煮沸后再续煎30~60分钟。某些药物因其质地不同,煎法比较特殊,处方上需加以注明,归纳起来包括有先煎、后下、包煎、另煎、溶化、泡服、冲服、煎汤代水等不同煎煮法。

(1)先煎:主要指一些有效成分难溶于水的一些金石、矿物、介壳类药物,应打碎先煎,煮沸20~30分钟,再下其他药物同煎,以使有效成分充分析出。

(2)后下:主要指一些气味芳香的药物,久煎其有效成分易于挥发而降低药效,须在其他药物煎沸5~10分钟后放入。

(3)包煎:主要指那些黏性强、粉末状及带有绒毛的药物,宜先用纱布袋装好,再与其他药物同煎,以防止药液混浊或刺激咽喉引起咳嗽及沉于锅底,加热时引起焦化或糊化。

(4)另煎:又称另炖,主要是指某些贵重药材,为了更好地煎出有效成分还应单独另煎即另炖2~3小时。煎液可以另服,也可与其他煎液混合服用,如人参、西洋参、羚羊角、鹿茸、虎骨等。

(5)溶化:又称烊化,主要是指某些胶类药物及黏性大而易溶的药物,为避免入煎粘锅或黏附其他药物影响煎煮,可单用水或黄酒将此类药加热溶化即烊化后,用煎好的药液冲服,也可将此类药放入其他药物煎好的药液中加热烊化后服用。

(6)泡服:又叫焗服,主要是指某些有效成分易溶于水或久煎容易破坏药效的药物,可以用少量开水或复方中其他药物滚烫的煎出液趁热浸泡,加盖闷润,减少挥发,半小时后去渣即可服用,如藏红花、番泻叶、胖大海等。

(7)冲服:主要指某些贵重药,用量较轻,为防止散失,常需要研成细末制成散剂用温开水或复方其他药物煎液冲服,如麝香、牛黄、珍珠、羚羊角、猴枣、马宝、西洋参、鹿茸、人参、蛤蚧等;某些药物,根据病情需要,为提高药效,也常研成散剂冲服。

(8)煎汤代水:主要指某些药物为了防上与其他药物同煎使煎液混浊,难于服用,宜先煎后取其上清液代水再煎其他药物,如灶心土等。此外,某些药物质轻用量多,体积大,吸水量大如玉米须、丝瓜络、金钱草等,也须煎汤代水用。

(二)服药法

1. 服药时间 汤剂一般每日1剂,煎2次分服,2次间隔时间为4~6小时。临床用药时可根据病情增减,如急性病、热性病可每日2剂。至于饭前还是饭后服则主要决定于病变部位和性质。

2. 服药方法

(1)汤剂:一般宜温服。但解表药要偏热服,服后还须温覆盖好衣被,或进热粥,以助汗出;寒证用热药宜热服,热证用寒药宜冷服,以防格拒于外。

(2)丸剂:颗粒较小者,可直接用温开水送服;大蜜丸者,可以分成小粒吞服;若水丸质硬者,可用开水溶化后服。

(3)散剂、粉剂:可用蜂蜜加以调和送服,或装入胶囊中吞服,避免直接吞服,刺激咽喉。

(4)膏剂:宜用开水冲服,避免直接倒入口中吞咽,以免粘喉引起呕吐。

(5)冲剂、糖浆剂:冲剂宜用开水冲服;糖浆剂可以直接吞服。

此外,危重患者宜少量频服;一呕吐患者可以浓煎药汁,少量频服;对于神志不清或因其

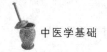

他原因不能口服时,可采用鼻饲给药法。在应用发汗、泻下、清热药时,若药力较强,要注意患者个体差异,一般得汗、泻下、热降即可停药,适可而止,不必尽剂,以免汗、下、清热太过,损伤人体的正气。

九、解表药

(一)发散风寒药

1. 桂枝(Guizhi) 见《名医别录》。

【性能】 辛、甘,温。归心、肺、膀胱经。

【功效】 发汗解肌,温通经脉,助阳化气。

【应用】

(1)风寒感冒,如麻黄汤。

(2)寒凝血滞诸痛证,如枳实薤白桂枝汤。

(3)痰饮、蓄水证,如苓桂术甘汤。

(4)心悸。本品辛甘性温,能助心阳,通血脉,止悸动,如炙甘草汤。

【用法用量】 煎服,3～9克。

2. 紫苏(Zisu) 见《名医别录》。

【性能】 辛,温。归肺、脾经。

【功效】 解表散寒,行气宽中。

【应用】

(1)风寒感冒,如香苏散。

(2)脾胃气滞,胸闷呕吐,如半夏厚朴汤。

【用法用量】 煎服,5～9克,不宜久煎。

3. 生姜(Shengjiang) 见《名医别录》。

【性能】 辛,温。归肺、脾、胃经。

【功效】 解表散寒,温中止呕,温肺止咳。

【应用】

(1)风寒感冒,可单煎或配红糖、葱白煎服;本品更多是作为辅助之品,与桂枝、羌活等辛温解表药同用,以增强发汗解表之力。

(2)脾胃寒证,对寒犯中焦或脾胃虚寒之胃脘冷痛、食少、呕吐者,与高良姜、胡椒等温里药同用;若脾胃气虚者,宜与人参、白术等补脾益气药同用。

(3)胃寒呕吐。

(4)肺寒咳嗽。

【用法用量】 煎服,3～9克,或捣汁服。

4. 羌活(Qianghuo) 见《神农本草经》。

【性能】 辛、苦,温。归膀胱、肾经。

【功效】 解表散寒,祛风胜湿,止痛。

【应用】

(1)风寒感冒,如九味羌活汤。

(2)风寒湿痹,如蠲痹汤。

【用法用量】 煎服,3～9克。

(二)发散风热药

1. 薄荷(Bohe) 见《新修本草》。

【性能】　辛,凉。归肺、肝经。

【功效】　疏散风热,清利头目,利咽透疹,疏肝行气。

【应用】

(1)风热感冒,温病初起,如银翘散。

(2)头痛眩晕,目赤多泪,咽喉肿痛,如上清散。

(3)麻疹不透,风疹瘙痒,如竹叶柳蒡汤。

(4)肝郁气滞,胸闷胁痛,如逍遥散。

【用法用量】　煎服,3~6克;宜后下。薄荷叶长于发汗解表,薄荷梗偏于行气和中。

2. **桑叶**(Sangye)　见《神农本草经》。

【性能】　甘、苦,寒。归肺、肝经。

【功效】　疏散风热,清肺润燥,平抑肝阳,清肝明目。

【应用】

(1)风热感冒,温病初起,如桑菊饮。

(2)肺热咳嗽、燥热咳嗽,如桑杏汤。

(3)肝阳上亢头痛眩晕,头重脚轻,烦躁易怒者,常与菊花、石决明、白芍等平抑肝阳药同用。

(4)目赤昏花,如扶桑至宝丹。

【用法用量】　煎服,5~9克;或入丸、散。外用煎水洗眼。桑叶蜜制能增强润肺止咳的作用,故肺燥咳嗽多用蜜制桑叶。

3. **菊花**(Juhua)　见《神农本草经》。

【性能】　辛、甘、苦,微寒。归肺、肝经。

【功效】　疏散风热,平抑肝阳,清肝明目,清热解毒。

【应用】

(1)风热感冒,温病初起,如桑菊饮。

(2)肝阳上亢,头痛眩晕,每与石决明、珍珠母、白芍等平肝潜阳药同用,如羚角钩藤汤。

(3)目赤昏花,如杞菊地黄丸。

(4)疮痈肿毒,如甘菊汤。

【用法用量】　煎服,5~9克。疏散风热宜用黄菊花,平肝、清肝明目宜用白菊花。

4. **柴胡**(Chaihu)　见《神农本草经》。

【性能】　苦、辛,微寒。归肝、胆经。

【功效】　解表退热,疏肝解郁,升举阳气。

【应用】

(1)表证发热及少阳证,如正柴胡饮。

(2)肝郁气滞,如柴胡疏肝散。

(3)气虚下陷,脏器脱垂,如补中益气汤。

【用法用量】　煎服,3~9克。解表退热宜生用,且用量宜稍重;疏肝解郁宜醋炙,升阳可生用或酒炙,其用量均宜稍轻。

十、清热药

(一)清热泻火药

1. **石膏**(Shigao)　见《神农本草经》。

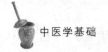

【性能】 甘、辛,大寒。归肺、胃经。

【功效】 生用:清热泻火,除烦止渴;煅用:敛疮生肌,收湿,止血。

【应用】

(1) 温热病气分实热证,症见壮热、烦渴、汗出、脉洪大者,常与知母相须为用,如白虎汤。

(2) 肺热喘咳证,如麻杏石甘汤。

(3) 胃火牙痛、头痛、消渴证,如清胃散。

(4) 溃疡不敛、湿疹瘙痒、水火烫伤、外伤出血,如九一散。

【用法用量】 生石膏煎服,15～60克,宜先煎。煅石膏适量外用,研末撒敷患处。

2. 知母(Zhimu) 见《神农本草经》。

【性能】 苦、甘,寒。归肺、胃、肾经。

【功效】 清热泻火,生津润燥。

【应用】

(1) 热病烦渴,常与石膏相须为用,如白虎汤。

(2) 肺热燥咳,如二母散。

(3) 内热消渴,如玉液汤。

(4) 肠燥便秘。

【用法用量】 煎服,6～12克。

3. 芦根(Lugen) 见《神农本草经》。

【性能】 甘,寒。归肺、胃经。

【功效】 清热泻火,生津止渴,除烦,止呕,利尿。

【应用】

(1) 热病烦渴,如五汁饮。

(2) 胃热呕哕,如芦根饮子。

(3) 肺热咳嗽,肺痈吐脓,如桑菊饮。

(4) 热淋涩痛。

【用法用量】 煎服,干品15～30克;鲜品加倍,或捣汁用。

4. 天花粉(Tianhuafen) 见《神农本草经》。

【性能】 甘、微苦,微寒。归肺、胃经。

【功效】 清热泻火,生津止渴,消肿排脓。

【应用】

(1) 热病烦渴,如天花散。

(2) 肺热燥咳,如滋燥饮。

(3) 内热消渴,气阴两伤者,如玉壶丸。

(4) 疮疡肿毒,如仙方活命饮。

【用法用量】 煎服,10～15克。

5. 竹叶(Zhuye) 见《名医别录》。

【性能】 甘、辛、淡,寒。归心、胃、小肠经。

【功效】 清热泻火,除烦,生津,利尿。

【应用】

(1) 热病烦渴,如清瘟败毒饮。

(2) 口疮尿赤,如导赤散。

6. **栀子**(Zhizi) 见《神农本草经》。

【性能】 苦,寒。归心、肺、三焦经。

【功效】 泻火除烦,清热利湿,凉血解毒。焦栀子可凉血止血。

【应用】

(1) 热病心烦,如栀子豉汤。

(2) 湿热黄疸,如茵陈蒿汤。

(3) 血淋涩痛,如八正散。

(4) 血热吐衄,如十灰散。

(5) 目赤肿痛,如栀子汤。

(6) 火毒疮疡,如缩毒散。

【用法用量】 煎服,5~10克。外用生品适量,研末调敷。

7. **夏枯草**(Xiakucao) 见《神农本草经》。

【性能】 辛、苦,寒。归肝、胆经。

【功效】 清热泻火,明目,散结消肿。

【应用】

(1) 目赤肿痛、头痛眩晕、目珠夜痛,如夏枯草散。

(2) 瘰疬、瘿瘤,如夏枯草膏。

(3) 乳痈肿痛,如化毒丹。

【用法用量】 煎服,9~15克。或熬膏服。

8. **决明子**Juemingzi 见《神农本草经》。

【性能】 甘、苦、咸,微寒。归肝、大肠经。

【功效】 清热明目,润肠通便。

【应用】

(1) 目赤肿痛、羞明多泪、目暗不明,如决明子散。

(2) 头痛、眩晕。

(3) 肠燥便秘。

【用法用量】 煎服,10~15克;用于润肠通便,不宜久煎。

(二)清热燥湿药

1. **黄芩**(Huangqin) 见《神农本草经》。

【性能】 苦,寒。归肺、胆、脾、胃、大肠、小肠经。

【功效】 清热燥湿,泻火解毒,止血,安胎。

【应用】

(1) 湿温、暑湿、胸闷呕恶,湿热痞满、黄疸泻痢,如黄芩滑石汤。

(2) 肺热咳嗽、高热烦渴,如清金丸。

(3) 血热吐衄,如大黄汤。

(4) 痈肿疮毒,如黄连解毒汤。

(5) 胎动不安,如保阴煎。

【用法用量】 煎服,3~10克。清热多生用,安胎多炒用,清上焦热可酒炙用,止血可炒炭用。

2. **黄连**(Huanglian) 见《神农本草经》。

【性能】 苦,寒。归心,脾、胃、胆、大肠经。

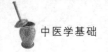

【功效】 清热燥湿,泻火解毒。

【应用】

(1)湿热痞满、呕吐吞酸,如苏叶黄连汤。

(2)湿热泻痢,如香连丸。

(3)高热神昏、心烦不寐,血热吐衄,如清瘟败毒饮。

(4)痈肿疔疮、目赤牙痛,如黄连解毒汤。

(5)消渴,如消渴丸。

(6)外治湿疹、湿疮、耳道流脓。

【用法用量】 煎服,2~5克。外用适量。

3. 黄柏(Huangbo) 见《神农本草经》。

【性能】 苦,寒。归肾、膀胱、大肠经。

【功效】 清热燥湿,泻火除蒸,解毒疗疮。

【应用】

(1)湿热带下、热淋,如易黄汤。

(2)湿热泻痢、黄疸,如白头翁汤。

(3)湿热脚气、痿证,如三妙丸。

(4)骨蒸劳热、盗汗、遗精,如知柏地黄丸。

(5)疮疡肿毒、湿疹瘙痒,如黄连解毒汤。

【用法用量】 煎服,3~12克。外用适量。

(三)清热解毒药

1. 金银花(Jinyinhua) 见《新修本草》。

【性能】 甘,寒。归肺、心、胃经。

【功效】 清热解毒,疏散风热。

【应用】

(1)痈肿疔疮,如仙方活命饮。

(2)外感风热,温病初起,如银翘散。

(3)热毒血痢。

【用法用量】 煎服,6~15克。疏散风热、清泄里热以生品为佳;炒炭宜用于热毒血痢;露剂多用于暑热烦渴。

2. 连翘(Lianqiao) 见《神农本草经》。

【性能】 苦,微寒。归肺、心、小肠经。

【功效】 清热解毒,消肿散结,疏散风热。

【应用】

(1)痈肿疮毒、瘰疬痰核,如加减消毒饮。

(2)风热外感、温病初起,如银翘散。

(3)热淋涩痛,如如圣散。

【用法用量】 煎服,6~15克。

3. 板蓝根(Banlangen) 见《新修本草》。

【性能】 苦,寒。归心、胃经。

【功效】 清热解毒,凉血,利咽。

【应用】

（1）外感发热，温病初起，咽喉肿痛。

（2）温毒发斑，痄腮，丹毒，痈肿疮毒，如神犀丹。

【用法用量】 煎服，9～15克。

4. 蒲公英（Pugongying） 见《新修本草》。

【性能】 苦、甘，寒。归肝、胃经。

【功效】 清热解毒，消肿散结，利湿通淋。

【应用】

（1）痈肿疔毒，乳痈内痈，如五味消毒饮。

（2）热淋涩痛，湿热黄疸。

【用法用量】 煎服，9～15克。外用鲜品适量捣敷或煎汤熏洗患处。

5. 野菊花（Yejuhua） 见《本草正义》。

【性能】 苦、辛，微寒。归肝、心经。

【功效】 清热解毒。

【应用】

（1）痈疽疔疖，咽喉肿痛，如五味消毒饮。

（2）目赤肿痛，头痛眩晕。多与夏枯草、桑叶同用。

6. 鱼腥草（Yuxingcao） 见《名医别录》。

【性能】 辛，微寒。归肺经。

【功效】 清热解毒，消痈排脓，利尿通淋。

【应用】

（1）肺痈吐脓，肺热咳嗽。

（2）热毒疮毒。常与野菊花、蒲公英、金银花等同用；亦可单用鲜品捣烂外敷。

（3）湿热淋证。

【用法用量】 煎服，15～25克。鲜品用量加倍，水煎或捣汁服。外用适量，捣敷或煎汤熏洗患处。

（四）清热凉血药

1. 生地黄（Shengdihuang） 见《神农本草经》。

【性能】 甘、苦，寒。归心、肝、肾经。

【功效】 清热凉血，养阴生津。

【应用】

（1）热入营血，舌绛烦渴、斑疹吐衄，如清营汤。

（2）阴虚内热，骨蒸劳热，如地黄膏。

（3）津伤口渴，内热消渴，肠燥便秘，如益胃汤。

【用法用量】 煎服，10～15克。鲜品用量加倍，或以鲜品捣汁入药。

2. 玄参（Xuanshen） 见《神农本草经》。

【性能】 甘、苦、咸，微寒。归肺、胃、肾经。

【功效】 清热凉血，泻火解毒，滋阴。

【应用】

（1）温邪入营，内陷心包，温毒发斑，如清营汤。

（2）热病伤阴，津伤便秘，骨蒸劳嗽，如增液汤。

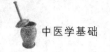

(3) 目赤咽痛,瘰疬,白喉,痈肿疮毒,如玄参饮。

【用法用量】 煎服,10～15克。

十一、泻下药

(一) 攻下药

1. 大黄(Dahuang) 见《神农本草经》。

【性能】 苦,寒。归脾、胃、大肠、肝、心包经。

【功效】 泻下攻积,清热泻火,凉血解毒,逐瘀通经。

【应用】

(1) 积滞便秘,如大承气汤。

(2) 血热吐衄,目赤咽肿,如泻心汤。

(3) 热毒疮疡,烧烫伤,如大黄牡丹汤。

(4) 瘀血证,如下瘀血汤。

(5) 湿热痢疾、黄疸、淋证,如治肠道湿热积滞的痢疾,单用一味大黄即可见效。

【用法用量】 煎服,5～15克;入汤剂应后下,或用开水泡服。外用适量。

2. 芒硝(Mangxiao) 见《名医别录》。

【性能】 咸、苦,寒。归胃、大肠经。

【功效】 泻下攻积,润燥软坚,清热消肿。

【应用】

(1) 积滞便秘,如大承气汤、调胃承气汤。

(2) 咽痛、口疮、目赤及痈疮肿痛,如冰硼散。

【用法用量】 10～15克,冲入药汁内或开水溶化后服。外用适量。

3. 番泻叶(Fanxieye) 见《饮片新参》。

【性能】 甘、苦,寒。归大肠经。

【功效】 泻下通便。

【应用】

(1) 热结便秘。

(2) 腹腔积液肿胀。

【用法用量】 温开水泡服,1.5～3克;煎服,2～6克,宜后下。

(二) 润下药

1. 火麻仁(Huomaren) 见《神农本草经》。

【性能】 甘,平。归脾、胃、大肠经。

【功效】 润肠通便。

【应用】 肠燥便秘,如麻子仁丸。

【用法用量】 煎服,10～15克。

2. 郁李仁(Yuliren) 见《神农本草经》。

【性能】 辛、苦、甘,平。归脾、大肠、小肠经。

【功效】 润肠通便,利水消肿。

【应用】

(1) 肠燥便秘,如五仁丸。

(2) 水肿胀满,脚气浮肿,如郁李仁汤。

【用法用量】　煎服,6～12克。

(三) 峻下逐水药

1. 甘遂(Gansui)　见《神农本草经》。

【性能】　苦,寒;有毒。归肺、肾、大肠经。

【功效】　泻水逐饮,消肿散结。

【应用】

(1) 水肿,臌胀,胸胁停饮,如二气汤。

(2) 风痰癫痫,如遂心丹。

(3) 疮痈肿毒。现代临床用化瘀膏(青核桃枝、参三七、甘遂、生甘草)外贴,治疗乳腺肿瘤。

【用法用量】　入丸、散服,每次0.5～1克。外用适量,生用。内服醋制用,以减低毒性。

2. 巴豆(Badou)　见《神农本草经》。

【性能】　辛,热;有大毒。归胃、大肠经。

【功效】　峻下冷积,逐水退肿,祛痰利咽,外用蚀疮。

【应用】

(1) 寒积便秘,如三物备急丸。

(2) 腹水臌胀,可用巴豆配杏仁为丸服。

(3) 喉痹痰阻,如三物小白散。

(4) 痈肿未溃、疥癣恶疮。

【用法用量】　入丸、散服,每次0.1～0.3克。大多数制成巴豆霜用,以减低毒性。外用适量。

十二、祛风湿药

(一) 祛风寒湿药

1. 独活(Duhuo)　见《神农本草经》。

【性能】　辛、苦,微温。归肾、膀胱经。

【功效】　祛风湿,止痛,解表。

【应用】

(1) 风寒湿痹,如独活汤。

(2) 风寒挟湿表证,如羌活胜湿汤。

(3) 少阴头痛,如独活细辛汤。

【用法用量】　煎服,3～9克。外用,适量。

2. 威灵仙(Weilingxian)　见《新修本草》。

【性能】　辛、咸,温。归膀胱经。

【功效】　祛风湿,通络止痛,消骨鲠。

【应用】

(1) 风湿痹证。可单用为末服,如威灵仙散。

(2) 骨鲠咽喉。本品味咸,能软坚而消骨鲠,可单用或与砂糖、醋煎后慢慢咽下。《本草纲目》则与砂仁、砂糖煎服,均有较好疗效。

【用法用量】　煎服,6～9克。外用,适量。

3. 川乌(Chuanwu)　见《神农本草经》。

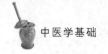

【性能】 辛、苦,热;有大毒。归心、肝、肾、脾经。

【功效】 祛风湿,温经止痛。

【应用】

(1) 风寒湿痹,如乌头汤。

(2) 心腹冷痛,寒疝疼痛,如乌头赤石脂丸。

(3) 跌打损伤,麻醉止痛,如回生续命丹。

【用法用量】 煎服,1.5～3克;宜先煎、久煎。外用,适量。

4. 蕲蛇(Qishe) 见《雷公炮炙论》。

【性能】 甘、咸,温;有毒。归肝经。

【功效】 祛风,通络,止痉。

【应用】

(1) 风湿顽痹,中风半身不遂,如白花蛇酒。

(2) 小儿惊风,破伤风,如定命散。

(3) 麻风,疥癣,如追风散。

【用法用量】 煎汤,3～9克;研末吞服,一次1～1.5克,一日2～3次。或酒浸、熬膏、入丸、散服。

(二) 祛风湿热药

1. 秦艽(Qinjiao) 见《神农本草经》。

【性能】 辛、苦,平。归胃、肝、胆经。

【功效】 祛风湿,通络止痛,退虚热,清湿热。

【应用】

(1) 风湿痹证,如秦艽天麻汤。

(2) 中风不遂,如秦艽升麻汤。

(3) 骨蒸潮热,疳积发热,如秦艽鳖甲散。

(4) 湿热黄疸,如山茵陈丸。

【用法用量】 煎服,3～9克。

2. 防己(Fangji) 见《神农本草经》。

【性能】 苦、辛,寒。归膀胱、肺经。

【功效】 祛风湿,止痛,利水消肿。

【应用】

(1) 风湿痹证,如宣痹汤。

(2) 水肿,小便不利,脚气,如防己黄芪汤。

(3) 湿疹疮毒。

【用法用量】 煎服,4.5～9克。

(三) 祛风湿强筋骨药

1. 五加皮(Wujiapi) 见《神农本草经》。

【性能】 辛、苦,温。归肝、肾经。

【功效】 祛风湿,补肝肾,强筋骨,利水。

【应用】

(1) 风湿痹证,如五加皮酒。

(2) 筋骨痿软,小儿行迟,体虚乏力,如五加皮散。

（3）水肿,脚气,如五皮散。

【用法用量】　煎服,4.5～9克;或酒浸、入丸、散服。

2. 桑寄生(Sangjisheng)　见《神农本草经》。

【性能】　苦、甘,平。归肝、肾经。

【功效】　祛风湿,补肝肾,强筋骨,安胎。

【应用】

（1）风湿痹证,如独活寄生汤。

（2）崩漏经多,妊娠漏血,胎动不安,如桑寄生散。

【用法用量】　煎服,9～15克。

十三、化湿药

1. 佩兰(Peilan)　见《神农本草经》。

【性能】　辛,平。归脾、胃、肺经。

【功效】　化湿,解暑。

【应用】

（1）湿阻中焦,如兰草汤。

（2）暑湿、湿温。

【用法用量】　煎服,5～10克。鲜品加倍。

2. 苍术(Cangshu)　见《神农本草经》。

【性能】　辛,苦,温。归脾、胃、肝经。

【功效】　燥湿健脾,祛风散寒。

【应用】

（1）湿阻中焦证,如平胃散。

（2）风湿痹证,如薏苡仁汤。

（3）风寒挟湿表证,如神术散。

【用法用量】　煎服,5～10克。

3. 厚朴(Houpo)　见《神农本草经》。

【性能】　苦、辛,温。归脾、胃、肺、大肠经。

【功效】　燥湿消痰,下气除满。

【应用】

（1）湿阻中焦,脘腹胀满,如平胃散。

（2）食积气滞,腹胀便秘,如厚朴三物汤。

（3）痰饮喘咳,如苏子降气汤。

【用法用量】　煎服,3～10克,或入丸、散。

4. 砂仁(Sharen)　见《药性论》。

【性能】　辛,温。归脾、胃、肾经。

【功效】　化湿行气,温中止泻,安胎。

【应用】

（1）湿阻中焦及脾胃气滞证,如香砂枳术丸。

（2）脾胃虚寒吐泻。

（3）气滞妊娠恶阻及胎动不安,可单用,如缩砂散。

【用法用量】　煎服,3～6克,入汤剂宜后下。

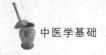

十四、利水渗湿药

(一) 利水消肿药

1. 茯苓(Fuling) 见《神农本草经》。

【性能】 甘、淡,平。归心、脾、肾经。

【功效】 利水消肿,渗湿,健脾,宁心。

【应用】

(1) 水肿,如五苓散。

(2) 痰饮,如苓桂术甘汤。

(3) 脾虚泄泻,如参苓白术散。

(4) 心悸,失眠,如归脾汤。

【用法用量】 煎服,9~15克。

2. 薏苡仁(Yiyiren) 见《神农本草经》。

【性能】 甘、淡,凉。归脾、胃、肺经。

【功效】 利水消肿,渗湿,健脾,除痹,清热排脓。

【应用】

(1) 水肿,小便不利,脚气。

(2) 脾虚泄泻,如参苓白术散。

(3) 湿痹拘挛,如薏苡仁汤。

(4) 肺痈,肠痈,如苇茎汤。

【用法用量】 煎服,9~30克。清利湿热宜生用,健脾止泻宜炒用。

3. 猪苓(Zhuling) 见《神农本草经》。

【性能】 甘、淡,平。归肾、膀胱经。

【功效】 利水消肿,渗湿。

【应用】 水肿,小便不利,泄泻,如四苓散。

【用法用量】 煎服,6~12克。

4. 泽泻(Zexie) 见《神农本草经》。

【性能】 甘,寒。归肾、膀胱经。

【功效】 利水消肿,渗湿,泄热。

【应用】

(1) 水肿,小便不利,泄泻,如五苓散。

(2) 淋证,遗精。

【用法用量】 煎服,5~10克。

(二) 利尿通淋药

1. 车前子(Cheqianzi) 见《神农本草经》。

【性能】 甘,微寒。归肝、肾、肺、小肠经。

【功效】 利尿通淋,渗湿止泻,明目,祛痰。

【应用】

(1) 淋证,水肿,如八正散。

(2) 泄泻,如车前子散。

(3) 目赤肿痛,目暗昏花,翳障,如驻景丸。

（4）痰热咳嗽。

【用法用量】 煎服,9～15克,宜包煎。

2. 滑石（Huashi） 见《神农本草经》。

【性能】 甘、淡,寒。归膀胱、肺、胃经。

【功效】 利尿通淋,清热解暑,收湿敛疮。

【应用】

（1）热淋,石淋,尿热涩痛,如八正散。

（2）暑湿,湿温,可与甘草同用,即六一散。

【用法用量】 煎服,10～20克,宜包煎。外用适量。

3. 木通（Mutong） 见《中华人民共和国药典》。

【性能】 苦,寒;有毒。归心、小肠、膀胱经。

【功效】 利尿通淋,清心火,通经下乳。

【应用】

（1）热淋涩痛,水肿。

（2）口舌生疮,心烦尿赤。

（3）经闭乳少。

【用法用量】 煎服,3～6克。

（三）利湿退黄药

茵陈（Yinchen） 见《神农本草经》。

【性能】 苦、辛,微寒。归脾、胃、肝、胆经。

【功效】 利湿退黄,解毒疗疮。

【应用】

（1）黄疸,如茵陈蒿汤。

（2）湿疮瘙痒。

【用法用量】 煎服,6～15克。外用适量,煎汤熏洗。

十五、温里药

1. 附子（Fuzi） 见《神农本草经》。

【性能】 辛、甘;大热,有毒。归心、肾、脾经。

【功效】 回阳救逆,补火助阳,散寒止痛。

【应用】

（1）亡阳证,治吐利汗出,发热恶寒,四肢拘急,手足厥冷,或大汗、大吐、大泻所致亡阳证,如四逆汤。

（2）阳虚证,可治肾阳不足,命门火衰所致阳痿滑精、宫寒不孕、腰膝冷痛、夜尿频多者,如右归丸。

（3）寒痹证,如甘草附子汤。

【用法用量】 煎服,3～15克;本品有毒,宜先煎0.5～1小时,至口尝无麻辣感为度。

2. 干姜（Ganjiang） 见《神农本草经》。

【性能】 辛,热。归脾、胃、肾、心、肺经。

【功效】 温中散寒,回阳通脉,温肺化饮。

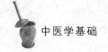

【应用】

(1) 腹痛,呕吐,泄泻,如理中丸。

(2) 亡阳证,如四逆汤。

(3) 寒饮喘咳,如小青龙汤。

【用法用量】 煎服,3～10克。

3. **肉桂(Rougui)** 见《神农本草经》。

【性能】 辛、甘,大热。归肾、脾、心、肝经。

【功效】 补火助阳,散寒止痛,温经通脉,引火归源。

【应用】

(1) 阳痿,宫冷,如肾气丸。

(2) 腹痛,寒疝,如大已寒丸。

(3) 腰痛,胸痹,阴疽,闭经,痛经,如独活寄生汤。

(4) 虚阳上浮诸证,虚阳上浮的面赤、虚喘、汗出、心悸、失眠、脉微弱者,常与山茱萸、五味子、人参、牡蛎等同用。

【用法用量】 煎服,1～4.5克,宜后下或焗服;研末冲服,每次 1～2 克。

十六、理气药

1. **陈皮(chenpi)** 见《神农本草经》。

【性能】 辛、苦,温。归脾、肺经。

【功效】 理气健脾,燥湿化痰。

【应用】

(1) 脾胃气滞证,如平胃散。

(2) 呕吐、呃逆证,常配伍生姜、竹茹、大枣,如橘皮竹茹汤。

(3) 湿痰、寒痰咳嗽,如二陈汤。

(4) 胸痹证,如橘皮枳实生姜汤。

【用法用量】 煎服,3～9克。

2. **青皮(Qingpi)** 见《本草图经》。

【性能】 苦、辛,温。归肝、胆、胃经。

【功效】 疏肝破气,消积化滞。

【应用】

(1) 肝郁气滞证,如天台乌药散。

(2) 气滞脘腹疼痛,如青皮散。

(3) 食积腹痛,如青皮丸。

(4) 癥瘕积聚、久疟痞块。可与三棱、莪术、郁金等同用。

【用法用量】 煎服,3～9克。醋炙疏肝止痛力强。

3. **枳实(Zhishi)** 见《神农本草经》。

【性能】 苦、辛、酸,温。归脾、胃、大肠经。

【功效】 破气除痞,化痰消积。

【应用】

(1) 胃肠积滞,湿热泻痢,如曲麦枳术丸。

(2) 胸痹、结胸,如枳实薤白桂枝汤。

(3) 气滞胸胁疼痛,如枳芎散。

(4) 产后腹痛,如枳实芍药散。

【用法用量】 煎服,3~9克,大量可用至30克。炒后性较平和。

4. 木香(Muxiang) 见《神农本草经》。

【性能】 辛、苦,温。归脾、胃、大肠、胆、三焦经。

【功效】 行气止痛,健脾消食。

【应用】

(1) 脾胃气滞证,如木香调气散。

(2) 泻痢里急后重,常与黄连配伍,如香连丸。

(3) 腹痛胁痛,黄疸,疝气疼痛,如导气汤。

(4) 气滞血瘀之胸痹,如二香散。

【用法用量】 煎服,1.5~6克。生用行气力强,煨用行气力缓而实肠止泻,用于泄泻腹痛。

5. 香附(Xiangfu) 见《名医别录》。

【性能】 辛、微苦、微甘、平。归肝、脾、三焦经。

【功效】 疏肝解郁,调经止痛,理气调中。

【应用】

(1) 肝郁气滞胁痛、腹痛,如柴胡疏肝散。

(2) 月经不调,痛经,乳房胀痛,如香附归芎汤。

(3) 脾胃气滞腹痛,如快气汤。

【用法用量】 煎服,6~9克。醋炙止痛力增强。

十七、消食药

1. 山楂(Shanzha) 见《神农本草经集注》。

【性能】 酸、甘,微温。归脾、胃、肝经。

【功效】 消食化积,行气散瘀。

【应用】

(1) 饮食积滞证。凡肉食积滞之脘腹胀满、嗳气吞酸、腹痛便溏者,均可应用。

(2) 泻痢腹痛,疝气痛。

(3) 瘀阻胸腹痛,痛经。

【用法用量】 煎服,10~15克,大剂量30克。生山楂、炒山楂多用于消食散瘀,焦山楂、山楂炭多用于止泻痢。

2. 神曲(Shenqu) 见《药性论》。

【性能】 甘、辛,温。归脾、胃经。

【功效】 消食和胃。

【应用】 饮食积滞证。

【用法用量】 煎服,6~15克。消食宜炒焦用。

3. 麦芽(Maiya) 见《药性论》。

【性能】 甘,平。归脾、胃、肝经。

【功效】 消食健胃,回乳消胀。

【应用】

(1) 米面薯芋食滞证,如健脾丸。

(2) 断乳、乳房胀痛。本品有回乳之功。可单用生麦芽或炒麦芽120克(或生、炒麦芽各60克),煎服,用治妇女断乳、或乳汁郁积之乳房胀痛等。

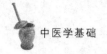

【用法用量】 煎服,10~15克,大剂量30~120克。生麦芽功偏消食健胃;炒麦芽多用于回乳消胀。

十八、止血药

(一)凉血止血药

1. 小蓟(Xiaoji) 见《本草经集注》。

【性能】 甘、苦,凉。归心、肝经。

【功效】 凉血止血,散瘀解毒消痈。

【应用】

(1)血热出血证,如十灰散。

(2)热毒痈肿,如神效方。

【用法用量】 煎服,10~15克,鲜品加倍。外用适量,捣敷患处。

2. 大蓟(Daji) 见《名医别录》。

【性能】 甘、苦,凉。归心、肝经。

【功效】 凉血止血,散瘀解毒消痈。

【应用】

(1)血热出血证。

(2)热毒痈肿,单味内服或外敷均可,以鲜品为佳。

【用法用量】 煎服,10~15克,鲜品可用30~60克。外用适量,捣敷患处。

3. 地榆(Diyu) 见《神农本草经》。

【性能】 苦、酸、涩,微寒。归肝、大肠经。

【功效】 凉血止血,解毒敛疮。

【应用】

(1)血热出血证,如约营煎。

(2)烫伤、湿疹、疮疡痈肿,可以本品浓煎外洗,或用纱布浸药外敷,亦可配煅石膏、枯矾研末外掺患处。

【用法用量】 煎服,10~15克,大剂量可用至30克;或入丸、散。外用适量。止血多炒炭用,解毒敛疮多生用。

4. 槐花(Huaihua) 见《日华子本草》。

【性能】 苦,微寒。归肝、大肠经。

【功效】 凉血止血,清肝泻火。

【应用】

(1)血热出血证,如榆槐脏连丸。

(2)目赤、头痛,可用单味煎汤代茶饮,或配伍夏枯草、菊花等同用。

【用法用量】 煎服,10~15克。外用适量。止血多炒炭用,清热泻火宜生用。

(二)化瘀止血药

1. 三七(Sanqi) 见《本草纲目》。

【性能】 甘、微苦,温。归肝、胃经。

【功效】 化瘀止血,活血定痛。

【应用】

(1)出血证,单味内服外用均有良效,如七宝散。

(2)跌打损伤,瘀血肿痛。本品活血化瘀而消肿定痛,为治瘀血诸证之佳品,为伤科之要药。凡跌打损伤,或筋骨折伤,瘀血肿痛等,本品皆为首选药物。可单味应用,以三七为末,黄酒或白开水送服;若皮破者,亦可用三七粉外敷。若配伍活血行气药同用,则活血定痛之功更著。本品有活血散瘀,消肿止痛的功效,对痈疽肿痛也有良效,如腐尽生肌散。

【用法用量】 多研末吞服,1～1.5克;煎服,3～10克,亦入丸、散。外用适量,研末外掺或调敷。

2. **茜草**(Qiancao) 见《神农本草经》。

【性能】 苦,寒。归肝经。

【功效】 凉血化瘀,止血通经。

【应用】

(1)出血证,如茜梅丸。

(2)血瘀经闭、跌打损伤,风湿痹痛,尤为妇科调经要药。

【用法用量】 煎服,10～15克,大剂量可用30克。亦入丸、散。止血炒炭用,活血通经生用或酒炒用。

3. **花蕊石**(Huaruishi) 见《嘉祐本草》。

【性能】 酸、涩,平。归肝经。

【功效】 化瘀止血。

【应用】 出血证,如花蕊石散。

【用法用量】 煎服,10～15克;研末吞服,每次1～1.5克,包煎。外用适量,研末外掺或调敷。

4. **降香**(Jiangxiang) 见《证类本草》。

【性能】 辛,温。归肝、脾经。

【功效】 化瘀止血,理气止痛。

【应用】

(1)出血证。本品辛散温通,能化瘀行血止血,适用于瘀滞性出血证,尤其适用于跌打损伤所致的内外出血之证,为外科常用之品。如《名医别录》治刀伤出血,单用本品研末外敷;《百一选方》治金刃或跌扑伤损,血流不止,以本品与五倍子共研末,捣敷患处。若治内伤吐血、衄血,属血瘀或气火上逆所致者,本品能降气化瘀止血,常与丹皮、郁金等同用。

(2)胸胁疼痛、跌损瘀痛。本品味辛,能散能行,能化瘀理气止痛,可用治血瘀气滞之胸胁心腹疼痛及跌损瘀肿疼痛。如《本草经疏》治上部瘀血停滞胸膈者,以本品为末煎服;临床亦常与五灵脂、川芎、郁金等同用。治跌打损伤,瘀肿疼痛,常配乳香、没药等同用。

(3)呕吐腹痛。本品辛温芳香,其性主降,故能降气辟秽,和中止呕,可用于秽浊内阻脾胃之呕吐腹痛,常与藿香、木香等同用。

【用法用量】 煎服,3～6克,宜后下;研末吞服,每次1～2克。外用适量,研末外敷。

(三)收敛止血药

1. **白及**(Baiji) 见《神农本草经》。

【性能】 苦、甘、涩,寒。归肺、胃、肝经。

【功效】 收敛止血,消肿生肌。

【应用】

(1)出血证。本品质黏味涩,为收敛止血之要药,可用治体内外诸出血证。因其主入肺、胃经,故临床尤多用于肺胃出血之证。如验方独圣散,治诸内出血证,用单味研末,糯米汤调

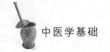

服;若治咯血,可配伍枇杷叶、阿胶等,如白及枇杷丸。

(2)痈肿疮疡、手足皲裂、水火烫伤。本品寒凉苦泄,能消散血热之痈肿;味涩质黏,能敛疮生肌,为外疡消肿生肌的常用药。对于疮疡,无论未溃或已溃均可应用。若疮疡初起,可单用本品研末外敷,或与银花、皂刺、乳香等同用,如内消散。

【用法用量】 煎服,3~10克;大剂量可用至30克;亦可入丸、散,入散剂,每次用2~5克;研末吞服,每次1.5~3克。外用适量。

2. 仙鹤草(Xianhecao) 见《神农本草经》。

【性能】 苦、涩,平。归心、肝经。

【功效】 收敛止血,止痢,截疟,补虚。

【应用】

(1)出血证。本品味涩收敛,功能收敛止血,广泛用于全身各部的出血之证。因其药性平和,大凡出血病证,无论寒热虚实,皆可应用。如治血热妄行之出血证,可配生地、侧柏叶、牡丹皮等凉血止血药同用;若用于虚寒性出血证,可与党参、熟地、炮姜、艾叶等益气补血、温经止血药同用。

(2)腹泻、痢疾。本品涩敛之性,能涩肠止泻止痢,因本品药性平和,兼能补虚,又能止血,故对于血痢及久病泻痢尤为适宜,如《岭南采药录》单用本品水煎服,治疗赤白痢,也可配伍其他药物同用。

(3)疟疾寒热。本品有解毒截疟之功,治疗疟疾寒热,可单以本品研末,于疟发前2小时吞服,或水煎服。

(4)脱力劳伤。本品有补虚、强壮的作用,可用治劳力过度所致的脱力劳伤,症见神疲乏力、面色萎黄而纳食正常者,常与大枣同煮,食枣饮汁;若气血亏虚,神疲乏力、头晕目眩者,可与党参、熟地、龙眼肉等同用。

此外,本品尚能解毒杀虫,可用治等疮疖痈肿、阴痒带下。

【用法用量】 煎服,3~10克;大剂量可用至30~60克。外用适量。

3. 棕榈炭(Zonglutan) 见《本草拾遗》。

【性能】 苦、涩,平。归肝、肺、大肠经。

【功效】 收敛止血。

【应用】 出血证。本品药性平和,味苦而涩,为收敛止血之要药,广泛用于各种出血之证,尤多用于崩漏。因其收敛性强,故以治出血而无瘀滞者为宜。可单味应用,如《妇人大全良方》治崩漏不止,即用本品为末,空心淡酒送服;也常配血余炭、侧柏叶等同用。若属血热妄行之吐血、咯血,可与小蓟、山栀等同用,如十灰散;属虚寒性出血,冲任不固之崩漏下血,常配炮姜、乌梅同用,如如圣散;治便血,可与艾叶、熟鸡子、附子同用,如棕艾散。

此外,本品苦涩收敛,且能止泻止带,尚可用于久泻久痢,妇人带下。如《近效方》治泻痢,单用本品,烧研,以水调服;治赤白带下,以本品与蒲黄各等分,用酒调服,如棕毛散。

【用法用量】 煎服,3~10克;研末服1~1.5克。

4. 血余炭(Xueyutan) 见《神农本草经》。

【性能】 苦,平。归肝、胃经。

【功效】 收敛止血,化瘀利尿。

【应用】

(1)出血证。发乃血之余,故可入血,并以炭入药,故有收涩止血之功,且能消瘀,有止血而不留瘀的特点,可用于各种出血之证,尤多用于咳血、衄血、吐血、血淋、尿血等出血病证。既可内服,又可外用,如三灰散。

（2）小便不利。本品苦降下行，能化瘀通窍，通利水道，故可用治小便不利，常与滑石、白鱼同用，如滑石白鱼散。

【用法用量】　煎服，6～10克；研末服1.5～3克。外用适量。

5. 藕节（Oujie）　见《药性论》。

【性能】　甘、涩，平。归肝、肺、胃经。

【功效】　收敛止血。

【应用】　出血证。本品味涩收敛，既能收敛止血，又兼能化瘀，有止血而不留瘀的特点，可用于各种出血之证，对吐血、咳血、咯血等上部出血病证尤为多用，如小蓟饮子。

【用法用量】　煎服，10～15克，大剂量可用至30克；鲜品30～60克，捣汁饮用。亦可入丸、散。

（四）温经止血药

1. 艾叶（Aiye）　见《名医别录》。

【性能】　辛、苦，温；有小毒。归肝、脾、肾经。

【功效】　温经止血，散寒调经，安胎。

【应用】

（1）出血证，主治下元虚冷，冲任不固所致的崩漏下血，可单用本品，水煎服，或配阿胶、芍药、干地黄等同用，如胶艾汤。

（2）月经不调、痛经，如艾附暖宫丸。

（3）胎动不安。本品为妇科安胎之要药，如《肘后方》以艾叶酒煎服，治疗妊娠胎动不安；临床每多与阿胶、桑寄生等同用。

【用法用量】　煎服，3～10克。外用适量。温经止血宜炒炭用，余生用。

2. 炮姜（Paojiang）　见《珍珠囊》。

【性能】　苦、涩，温。归脾、肝经。

【功效】　温经止血，温中止痛。

【应用】

（1）出血证。本品性温，主入脾经，能温经止血，主治脾胃虚寒，脾不统血之出血病证，可单味应用，如如圣散。

（2）腹痛、腹泻。本品性温，善暖脾胃，能温中止痛止泻，适用于虚寒性腹痛、腹泻，如生化汤。

【用法用量】　煎服，3～6克。

3. 灶心土（Zaoxintu）　见《本草拾遗》。

【性能】　辛，温。归脾、胃经。

【功效】　温中止血，止呕，止泻。

【应用】

（1）出血证，如黄土汤。

（2）胃寒呕吐多与半夏、干姜配伍。

（3）脾虚久泻，如伏龙肝汤丸。

【用法用量】　煎服，15～30克，布包，先煎；或60～120克，煎汤代水。亦可入丸、散。外用适量。

十九、活血化瘀药

（一）活血止痛药

1. 川芎（Chuanxiong）　见《神农本草经》。

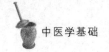

【性能】 辛,温。归肝、胆、心包经。

【功效】 活血行气,祛风止痛。

【应用】

(1) 血瘀气滞痛证。本品辛散温通,既能活血化瘀,又能行气止痛,为"血中之气药",具通达气血功效,故治气滞血瘀之胸胁、腹部诸痛。若治心脉瘀阻之胸痹心痛,常与丹参、桂枝、檀香等同用;若治肝郁气滞之胁痛,常配柴胡、白芍、香附,如柴胡疏肝散。

(2) 头痛,风湿痹痛。本品辛温升散,能"上行头目",祛风止痛,为治头痛要药,无论风寒、风热、风湿、血虚、血瘀头痛均可随证配伍用之,故李东垣言"头痛须用川芎"。治风寒头痛,配羌活、细辛、白芷,如川芎茶调散。

【用法用量】 煎服,3～9克。

2. **延胡索**(Yanhusuo) 见《雷公炮炙论》。

【性能】 辛、苦,温。归心、肝、脾经。

【功效】 活血,行气,止痛。

【应用】 用于气血瘀滞之痛证,为常用的止痛药,无论何种痛证,均可配伍应用。

【用法用量】 煎服,3～10克。研粉吞服,每次1～3克。

3. **郁金**(Yujin) 见《药性论》。

【性能】 辛、苦,寒。归肝、胆、心经。

【功效】 活血止痛,行气解郁,清心凉血,利胆退黄。

【应用】

(1) 气滞血瘀之胸、胁、腹痛,如颠倒木金散。

(2) 热病神昏、癫痫痰闭,如菖蒲郁金汤。

(3) 吐血、衄血、倒经、尿血、血淋,如生地黄汤。

(4) 肝胆湿热黄疸、胆石症。

【用法用量】 煎服,5～12克;研末服,2～5克。

4. **姜黄**(Jianghuang) 见《新修本草》。

【性能】 辛、苦,温。归肝、脾经。

【功效】 活血行气,通经止痛。

【应用】

(1) 气滞血瘀所致的心、胸、胁、腹诸痛,如姜黄散。

(2) 风湿痹痛,如五痹汤。

此外,以本品配白芷、细辛为末外用可治牙痛,牙龈肿胀疼痛,如如意金黄散。

【用法用量】 煎服,3～10克。外用适量。

5. **乳香**(Ruxiang) 见《名医别录》。

【性能】 辛、苦,温。归心、肝、脾经。

【功效】 活血行气止痛,消肿生肌。

【应用】

(1) 跌打损伤、疮疡痈肿。乳香辛香走窜,入心、肝经。味苦通泄入血,既能散瘀止痛,又能活血消痈,祛腐生肌,为外伤科要药。治跌打损伤,常配没药、血竭、红花等药同用,如七厘散。

(2) 气滞血瘀之痛证。本品辛散走窜,味苦通泄,既入血分,又入气分,能行血中气滞,化瘀止痛;内能宣通脏腑气血,外能透达经络,可用于一切气滞血瘀之痛证。治风寒湿痹,肢体麻木疼痛,常与羌活、防风、秦艽、当归等同用,如蠲痹汤。

【用法用量】　煎服,3~10克,宜炒去油用。外用适量,生用或炒用,研末外敷。

6. 没药(Moyao)　见《开宝本草》。

【性能】　辛、苦,平。归心、肝、脾经。

【功效】　活血止痛,消肿生肌。

【应用】　没药的功效主治与乳香相似。常与乳香相须为用,治疗跌打损伤瘀滞疼痛,痈疽肿痛,疮疡溃后久不收口以及一切瘀滞痛证。区别在于乳香偏于行气、伸筋,治疗痹证多用。没药偏于散血化瘀,治疗血瘀气滞较重之胃痛多用。

【用法用量】　煎服,3~10克。外用适量。

7. 五灵脂(Wulingzhi)　见《开宝本草》。

【性能】　苦、咸、甘,温。归肝经。

【功效】　活血止痛,化瘀止血。

【应用】

(1) 瘀血阻滞之痛证,如失笑散。

(2) 瘀滞出血证,如五灵脂丸。

【用法用量】　煎服,3~10克,宜包煎。

8. 白茅花(Baimaohua)　见《唐本草》。

【性能】　味甘,温;无毒。入肺,肝二经。

【功效】　活血止血,消瘀止痛,止血疗伤。

【应用】　治吐血、衄血、刀伤。

【用法用量】　内服:煎汤,9~15克。外用:外敷或塞鼻。

(二)活血调经药

1. 丹参(Danshen)　见《神农本草经》。

【性能】　苦,微寒。归心、心包、肝经。

【功效】　活血调经,祛瘀止痛,凉血消痈,除烦安神。

【应用】

(1) 月经不调,闭经痛经,产后瘀滞腹痛,如宁坤至宝丹。

(2) 血瘀心痛、脘腹疼痛、癥瘕积聚、跌打损伤及风湿痹证。本品善能通行血脉,祛瘀止痛,广泛应用于各种瘀血病证。如治血脉瘀阻之胸痹心痛,脘腹疼痛,可配伍砂仁、檀香用,如丹参饮。

(3) 疮痈肿毒,如消乳汤。

(4) 热病烦躁神昏及心悸失眠,如天王补心丹。

【用法用量】　煎服,5~15克。活血化瘀宜酒炙用。

2. 红花(Honghua)　见《新修本草》。

【性能】　辛,温。归心、肝经。

【功效】　活血通经、祛瘀止痛。

【应用】

(1) 血滞经闭、痛经、产后瘀滞腹痛,如红蓝花酒、桃红四物汤、红花散。

(2) 癥瘕积聚。

(3) 胸痹心痛、血瘀腹痛、胁痛,如血府逐瘀汤。

(4) 跌打损伤,瘀滞肿痛。

(5) 瘀滞斑疹色暗,如当归红花饮。

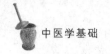

【用法用量】 煎服,3～10克。外用适量。

3. 桃仁(Taoren) 见《神农本草经》。

【性能】 苦、甘,平;有小毒。归心、肝、大肠经。

【功效】 活血祛瘀,润肠通便,止咳平喘。

【应用】

(1)瘀血阻滞病证,如桃红四物汤。

(2)肺痈、肠痈,如苇茎汤。

(3)肠燥便秘,如润肠丸。

(4)咳嗽气喘,如双仁丸。

【用法用量】 煎服,5～10克,捣碎用;桃仁霜入汤剂宜包煎。

4. 益母草(Yimucao) 见《神农本草经》。

【性能】 辛、苦,微寒。归心、肝、膀胱经。

【功效】 活血调经,利水消肿,清热解毒。

【应用】

(1)血滞经闭、痛经、经行不畅、产后恶露不尽、瘀滞腹痛。本品苦泄辛散,主入血分,善活血调经,祛瘀通经,为妇产科要药,故名益母,如益母草流浸膏。

(2)水肿,小便不利。

(3)跌打损伤,疮痈肿毒,皮肤隐疹。

【用法用量】 10～30克,煎服;或熬膏,入丸剂。外用适量捣敷或煎汤外洗。

5. 泽兰(Zelan) 见《神农本草经》。

【性能】 苦、辛,微温。归肝、脾经。

【功效】 活血调经,祛瘀消痈,利水消肿。

【应用】

(1)血瘀经闭、痛经、产后瘀滞腹痛,如泽兰汤。

(2)跌打损伤,瘀肿疼痛及疮痈肿毒,如夺命丹。

(3)水肿、腹腔积液。

【用法用量】 煎服,10～15克。外用适量。

6. 牛膝(Niuxi) 见《神农本草经》。

【性能】 苦、甘、酸,平。归肝、肾经。

【功效】 活血通经,补肝肾,强筋骨,利水通淋,引火(血)下行。

【应用】

(1)瘀血阻滞之经闭、痛经、经行腹痛、胞衣不下及跌扑伤痛,如血府逐瘀汤。

(2)腰膝酸痛、下肢痿软,如续断丸。

(3)淋证、水肿、小便不利,如牛膝汤。

(4)火热上炎,阴虚火旺之头痛、眩晕、齿痛、口舌生疮、吐血、衄血,如镇肝熄风汤。

【用法用量】 煎服,6～15克。活血通经、利水通淋、引火(血)下行宜生用;补肝肾、强筋骨宜酒炙用。

(三)活血疗伤药

1. 土鳖虫(Tubiechong) 见《神农本草经》。

【性能】 咸,寒。有小毒。归肝经。

【功效】 破血逐瘀,续筋接骨。

【应用】

（1）跌打损伤，筋伤骨折，瘀肿疼痛。本品咸寒入血，主入肝经，性善走窜，能活血消肿止痛，续筋接骨疗伤，为伤科常用药，尤多用于骨折筋伤，瘀血肿痛，如接骨紫金丹。

（2）血瘀经闭，产后瘀滞腹痛，积聚痞块，如大黄䗪虫丸。

【用法用量】　煎服，3～10克；研末服，1～1.5克，黄酒送服。外用适量。

2. 自然铜（Zirantong）　见《雷公炮炙论》。

【性能】　辛，平。归肝经。

【功效】　散瘀止痛，接骨疗伤。

【应用】　跌打损伤，骨折筋断，瘀肿疼痛。本品味辛而散，入肝经血分，功能活血散瘀，续筋接骨，尤长于促进骨折的愈合，为伤科要药，外敷内服均可。常与乳香、没药、当归等药同用，如自然铜散。

【用法用量】　煎服，10～15克。入丸、散，醋淬研末服每次0.3克。外用适量。

3. 骨碎补（Gusuibu）　见《药性论》。

【性能】　苦，温。归肝、肾经。

【功效】　活血续伤，补肾强骨。

（1）跌打损伤或创伤，筋骨损伤，瘀滞肿痛。治跌扑损伤，可单用本品浸酒服，并外敷，亦可水煎服；或配伍没药、自然铜等，如骨碎补散。

（2）肾虚腰痛脚弱，耳鸣耳聋，牙痛，久泄。本品苦温入肾，能温补肾阳，强筋健骨，可治肾虚之证。治肾虚腰痛脚弱，配补骨脂、牛膝，如神效方。

【用法用量】　煎服，10～15克。外用适量，研末调敷或鲜品捣敷，亦可浸酒擦患处。

4. 血竭（Xuejie）　见《雷公炮炙论》。

【性能】　甘、咸，平。归肝经。

【功效】　活血定痛，化瘀止血，敛疮生肌。

【应用】

（1）跌打损伤、瘀滞心腹疼痛。本品入血分而散瘀止痛，为伤科及其他瘀滞痛证要药。治跌打损伤，筋骨疼痛，常配乳香、没药、儿茶等药用，如七厘散；治产后瘀滞腹痛、痛经、经闭及其他瘀血心腹刺痛，配伍当归、莪术、三棱等。

（2）外伤出血。本品既能散瘀，又能止血，止血不留瘀，适用于瘀血阻滞，血不归经的出血病证，如外伤出血，血痔肠风等。既可单用研末外敷患处，亦可配伍儿茶、乳香、没药等，如七厘散。

（3）疮疡不敛。本品外用，有敛疮生肌之功，可用治疮疡久溃不敛之证，可单用本品研末外敷，亦可配伍乳香、没药等，如血竭散。

【用法用量】　内服：多入丸、散，研末服，每次1～2克。外用适量，研末外敷。

5. 刘寄奴（Liujinu）　见《新修本草》。

【性能】　苦，温。归心、肝、脾经。

【功效】　散瘀止痛，疗伤止血，破血通经，消食化积。

【应用】

（1）跌打损伤，肿痛出血，如流伤饮。

（2）血瘀经闭、产后瘀滞腹痛。

（3）食积腹痛、赤白痢疾，可单用煎服，亦可配伍山楂、麦芽、鸡内金、白术等。

【用法用量】　煎服，3～10克。外用适量，研末撒或调敷，亦可鲜品捣烂外敷。

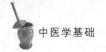

（四）破血消癥药

1. 莪术（Ershu） 见《药性论》。

【性能】 辛、苦，温。归肝、脾经。

【功效】 破血行气，消积止痛。

【应用】

（1）癥瘕积聚、经闭及心腹瘀痛，如莪术散。

（2）食积脘腹胀痛，如莪术丸。

【用法用量】 煎服，3～15克。醋制后可加强祛瘀止痛作用。外用适量。

2. 三棱（Sanleng） 见《本草拾遗》。

【性能】 辛、苦，平。归肝、脾经。

【功效】 破血行气，消积止痛。

【应用】 所治病证与莪术基本相同，常相须为用。然三棱偏于破血，莪术偏于破气。

【用法用量】 煎服，3～10克。醋制后可加强祛瘀止痛作用。

3. 水蛭（Shuizhi） 见《神农本草经》。

【性能】 咸、苦，平；有小毒。归肝经。

【功效】 破血通经，逐瘀消癥。

【应用】

（1）血瘀经闭，癥瘕积聚，如抵当汤。

（2）跌打损伤，心腹疼痛，如接骨火龙丹。

【用法用量】 煎服，1.5～3克；研末服，0.3～0.5克。以入丸、散或研末服为宜。或以鲜活者放置于瘀肿局部吸血消瘀。

4. 穿山甲（Chuanshanjia） 见《名医别录》。

【性能】 咸，微寒。归肝、胃经。

【功效】 活血消癥，通经，下乳，消肿排脓。

【应用】

（1）癥瘕，经闭，如穿山甲散。

（2）风湿痹痛，中风瘫痪，如趁风膏。

（3）产后乳汁不下，如山甲下乳汤。

（4）痈肿疮毒，瘰疬，如仙方活命饮。

【用法用量】 煎服，3～10克。研末吞服，每次1～1.5克。

二十、止咳平喘药

（一）温化寒痰药

1. 半夏（Banxia） 见《神农本草经》。

【性能】 辛，温；有毒。归脾、胃、肺经。

【功效】 燥湿化痰，降逆止呕，消痞散结；外用消肿止痛。

【应用】

（1）湿痰，寒痰证，如二陈汤。

（2）呕吐，如小半夏汤。

（3）心下痞，结胸，梅核气，如半夏泻心汤。

（4）瘿瘤，痰核，痈疽肿毒及毒蛇咬伤。

【用法用量】　煎服,3～10克,一般宜制过用。炮制品中有姜半夏、法半夏等,其中姜半夏长于降逆止呕,法半夏长于燥湿且温性较弱,半夏曲则有化痰消食之功,竹沥半夏,能清化热痰,主治热痰、风痰之证。外用适量。

2. 天南星(Tiannanxing)　见《神农本草经》。

【性能】　苦、辛,温;有毒。归肺、肝、脾经。

【功效】　燥湿化痰,祛风解痉;外用散结消肿。

【应用】

(1)湿痰,寒痰证,如导痰汤。

(2)风痰眩晕、中风、癫痫、破伤风,如青州白丸子。

(3)痈疽肿痛,蛇虫咬伤。本品外用能消肿散结止痛。治痈疽肿痛、痰核,可研末醋调敷;治毒蛇咬伤,可配雄黄外敷。

【用法用量】　煎服,3～10克,多制用。外用适量。

(二)清化热痰药

1. 川贝母(Chuanbeimu)　见《神农本草经》。

【性能】　苦、甘,微寒。

【功效】　清热化痰,润肺止咳,散结消肿。

【应用】

(1)虚劳咳嗽,肺热燥咳,如二母散。

(2)瘰疬、乳痈、肺痈,如消瘰丸。

【用法用量】　煎服,3～10克;研末服1～2克。

2. 瓜蒌(Gualou)　见《神农本草经》。

【性能】　甘、微苦,寒。归肺、胃、大肠经。

【功效】　清热化痰,宽胸散结,润肠通便。

【应用】

(1)痰热咳喘,如清气化痰丸。

(2)胸痹、结胸,如栝楼薤白白酒汤、栝楼薤白半夏汤。

(3)肺痈,肠痈,乳痈,如神效瓜蒌散。

(4)肠燥便秘。

【用法用量】　煎服,全瓜蒌10～20克。瓜蒌皮6～12克,瓜蒌仁10～15克打碎入煎。

3. 竹茹(Zhuru)　见《本草经集注》。

【性能】　甘,微寒。归肺、胃经。

【功效】　清热化痰,除烦止呕。

【应用】

(1)痰热、肺热咳嗽,痰热心烦不寐,如温胆汤。

(2)胃热呕吐、妊娠恶阻,如竹茹饮。

【用法用量】　煎服,6～10克。生用清化痰热,姜汁炙用止呕。

(三)止咳平喘药

1. 苦杏仁(Kuxingren)　见《神农本草经》。

【性能】　苦,微温;有小毒。归肺、大肠经。

【功效】　止咳平喘,润肠通便。

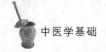

【应用】

(1) 咳嗽气喘,如三拗汤。

(2) 肠燥便秘,如五仁丸。

【用法用量】 煎服,3～10克,宜打碎入煎,或入丸、散。

2. 紫苏子(Zisuzi) 见《本草经集注》。

【性能】 辛,温。归肺,大肠经。

【功效】 降气化痰,止咳平喘,润肠通便。

【应用】

(1) 咳喘痰多,如三子养亲汤。

(2) 肠燥便秘,如紫苏麻仁粥。

【用法用量】 煎服,5～10克;煮粥食或入丸、散。

3. 百部(Baibu) 见《名医别录》。

【性能】 甘、苦,微温。归肺经。

【功效】 润肺止咳,杀虫灭虱。

【应用】

(1) 新久咳嗽,百日咳,肺痨咳嗽,如止嗽散。

(2) 蛲虫,阴道滴虫,头虱及疥癣等。本品有杀虫灭虱之功,以治蛲虫病为多用,以本品浓煎,睡前保留灌肠;治阴道滴虫,可单用,或配蛇床子、苦参等煎汤坐浴外洗,治头虱、体虱及疥癣,可制成20%乙醇液,或50%水煎剂外搽。

【用法用量】 煎服,5～15克。外用适量。久咳虚嗽宜蜜炙用。

二十一、安神药

(一)重镇安神药

1. 朱砂(Zhusha) 见《神农本草经》。

【性能】 甘,微寒。有毒。归心经。

【功效】 清心镇惊,安神解毒。

【应用】

(1) 心神不宁,心悸,失眠,如朱砂安神丸。

(2) 惊风,癫痫,如安宫牛黄丸。

(3) 疮疡肿毒,咽喉肿痛,口舌生疮,如冰硼散。

【用法用量】 内服,只宜入丸、散服,每次0.1～0.5克;不宜入煎剂。外用适量。

2. 磁石(Cishi) 见《神农本草经》。

【性能】 咸,寒。归心、肝、肾经。

【功效】 镇惊安神,平肝潜阳,聪耳明目,纳气平喘。

【应用】

(1) 心神不宁,惊悸,失眠,癫痫,如磁朱丸。

(2) 头晕目眩。

(3) 耳鸣耳聋,视物昏花。

(4) 肾虚气喘。

【用法用量】 煎服,15～30克;宜打碎先煎。入丸、散,每次1～3克。

3. 龙骨(longgu) 见《神农本草经》。

【性能】　甘、涩,平。归心、肝、肾经。

【功效】　镇惊安神,平肝潜阳,收敛固涩。

【应用】

(1) 心神不宁,心悸失眠,惊痫癫狂,如孔圣枕中丹。

(2) 肝阳眩晕,如镇肝熄风汤。

(3) 滑脱诸证,如金锁固精丸。

(4) 湿疮痒疹,疮疡久溃不敛。本品性收涩,外用有收湿、敛疮、生肌之效,可用治湿疮流水,阴汗瘙痒,常配伍牡蛎研粉外敷;若疮疡溃久不敛,常与枯矾等份,共研细末,掺敷患处。

【用法用量】

(1) 煎服,15～30克;宜先煎。外用适量。镇静安神,平肝潜阳多生用。收敛固涩宜煅用。

(2) 研末冲服,或入丸、散,每次1.5～3克。外用适量。不入煎剂。忌火煅。

(二) 养心安神药

1. 酸枣仁(Suanzaoren)　见《神农本草经》。

【性能】　甘、酸,平。归心、肝、胆经。

【功效】　养心益肝,安神敛汗。

【应用】

(1) 心悸失眠,如酸枣仁汤。

(2) 自汗,盗汗。

【用法用量】　煎服,9～15克。研末吞服,每次1.5～2克。本品炒后质脆易碎,便于煎出有效成分,可增强疗效。

2. 柏子仁(Baiziren)　见《神农本草经》。

【性能】　甘,平。归心、肾、大肠经。

【功效】　养心安神,润肠通便。

【应用】

(1) 心悸失眠,如柏子仁丸。

(2) 肠燥便秘,如五仁丸。

【用法用量】　煎服,10～20克。大便溏者宜用柏子仁霜代替柏子仁。

3. 合欢皮(Hehuanpi)　见《神农本草经》。

【性能】　甘,平。归心、肝、肺经。

【功效】　解郁安神,活血消肿。

【应用】

(1) 心神不宁,愤怒抑郁,烦躁失眠。

(2) 跌打骨折,血瘀肿痛。

(3) 肺痈,疮痈肿毒,如黄昏汤。

【用法用量】　煎服,6～12克。外用适量。

二十二、平肝熄风药

(一)平抑肝阳药

1. 石决明(Shijueming)　见《名医别录》。

【性能】　咸,寒。归肝经。

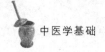

【功效】 平肝潜阳,清肝明目。

【应用】

(1) 肝阳上亢,头晕目眩,如阿胶鸡子黄汤。

(2) 目赤,翳障,视物昏花,如黄连羊肝丸。

【用法用量】 煎服,3～15克;应打碎先煎。平肝、清肝宜生用,外用点眼宜煅用、水飞。

2. 牡蛎(Muli) 见《神农本草经》。

【性能】 咸,微寒。归肝、胆、肾经。

【功效】 重镇安神,潜阳补阴,软坚散结。

【应用】

(1) 心神不安,惊悸失眠,如桂枝甘草龙骨牡蛎汤。

(2) 肝阳上亢,头晕目眩,如大定风珠。

(3) 痰核,瘰疬,瘿瘤,癥瘕积聚,如消瘰丸。

(4) 滑脱诸证。本品煅后有与煅龙骨相似的收敛固涩作用,通过不同配伍可治疗自汗、盗汗、遗精、滑精、尿频、遗尿、崩漏、带下等滑脱之证,如牡蛎散、金锁固精丸。

此外,煅牡蛎有制酸止痛作用,可治胃痛泛酸,与乌贼骨、浙贝母共为细末,内服取效。

【用法用量】 煎服,9～30克;宜打碎先煎。外用适量。收敛固涩宜煅用,其他宜生用。

(二) 熄风止痉药

1. 羚羊角(Lingyangjiao) 见《神农本草经》。

【性能】 咸,寒。归肝、心经。

【功效】 平肝熄风,清肝明目,散血解毒。

【应用】

(1) 肝风内动,惊痫抽搐,如羚角钩藤汤。

(2) 肝阳上亢,头晕目眩,如羚羊角汤。

(3) 肝火上炎,目赤头痛,如羚羊角散。

【用法用量】 煎服,1～3克;宜单煎2小时以上。磨汁或研粉服,每次0.3～0.6克。

2. 牛黄(Niuhuang) 见《神农本草经》。

【性能】 甘,凉。归心、肝经。

【功效】 化痰开窍,凉肝熄风,清热解毒。

【应用】

(1) 热病神昏,如安宫牛黄丸。

(2) 小儿惊风,癫痫,如牛黄散。

(3) 口舌生疮,咽喉肿痛,牙痛,痈疽疔毒,如牛黄解毒丸。

【用法用量】 入丸、散剂,每次0.15～0.35克。外用适量,研末敷患处。

3. 钩藤(Gouteng) 见《名医别录》。

【性能】 甘,凉。归肝、心包经。

【功效】 清热平肝,熄风定惊。

【应用】

(1) 头痛,眩晕,如天麻钩藤饮。

(2) 肝风内动,惊痫抽搐,如钩藤饮子。

【用法用量】 煎服,3～12克;入煎剂宜后下。

4. 地龙(Dilong) 见《神农本草经》。

【性能】　咸,寒。归肝、脾、膀胱经。

【功效】　清热定惊,通络,平喘,利尿。

【应用】

(1) 高热惊痫,癫狂。

(2) 气虚血滞,半身不遂,如补阳还五汤。

(3) 痹证,如小活络丹。

(4) 肺热哮喘。

(5) 小便不利,尿闭不通。

【用法用量】　煎服,4.5～9克。鲜品 10～20 克。研末吞服,每次 1～2 克。外用适量。

二十三、补虚药

(一) 补气药

1. 人参(Renshen)　见《神农本草经》。

【性能】　甘、微苦,平。归肺、脾、心经。

【功效】　大补元气,补脾益肺,生津,安神益智。

【应用】

(1) 元气虚脱证,如独参汤。

(2) 肺脾心肾气虚证,如补肺汤。

(3) 热病气虚,津伤口渴及消渴症,如白虎加人参汤。

【用法用量】　煎服,3～19克;挽救虚脱可用 15～30 克。宜文火另煎分次兑服。野山参研末吞服,每次 2 克,日服 2 次。

2. 西洋参(Xiyangshen)　见《增订本草备要》。

【性能】　甘、微苦,凉。归肺、心、肾、脾经。

【功效】　补气养阴,清热生津。

【应用】

(1) 气阴两伤证。

(2) 肺气虚及肺阴虚证。

(3) 热病气虚,津伤口渴及消渴,如清暑益气汤。

【用法用量】　另煎兑服,3～6克。

3. 党参(Dangshen)　见《增订本草备要》。

【性能】　甘,平。归脾、肺经。

【功效】　补脾肺气,补血,生津。

【应用】

(1) 脾肺气虚证。本品性味甘平,主归脾肺两经,以补脾肺之气为主要作用。用于中气不足的体虚倦息,食少便溏等证,常与补气健脾除湿的白术、茯苓等同用;对肺气亏虚的咳嗽气促,语声低弱等证,可与黄芪、蛤蚧等品同用,以补益肺气,止咳定喘。其补益脾肺之功与人参相似而力较弱,临床常用以代替古方中的人参,用以治疗脾肺气虚的轻证。

(2) 气血两虚证。本品既能补气,又能补血,常用于气虚不能生血,或血虚无以化气,而见面色苍白或萎黄,乏力,头晕,心悸等症的气血两虚证。常配伍黄芪、白术、当归、熟地等品,以增强其补气补血效果。

(3) 气津两伤证。本品对热伤气津之气短口渴,亦有补气生津作用,适用于气津两伤的

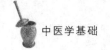

轻证,宜与麦冬、五味子等养阴生津之品同用。

【用法用量】 煎服,9~30克。

4. 黄芪(Huangqi) 见《神农本草经》。

【性能】 甘,微温。归脾、肺经。

【功效】 健脾补中,升阳举陷,益卫固表,利尿,托毒生肌。

【应用】

(1)脾气虚证,如补中益气汤。

(2)肺气虚证。

(3)气虚自汗证,如牡蛎散。

(4)气血亏虚,疮疡难溃难腐,或溃久难敛,如托里透脓散。

【用法用量】 煎服,9~30克。蜜炙可增强其补中益气作用。

5. 白术(Baishu) 见《神农本草经》。

【性能】 甘、苦,温。归脾、胃经。

【功效】 健脾益气,燥湿利尿,止汗,安胎。

【应用】

(1)脾气虚证,如四君子汤。

(2)气虚自汗,如玉屏风散。

(3)脾虚胎动不安。

【用法用量】 煎服,6~12克。炒用可增强补气健脾止泻作用。

6. 山药(Shanyao) 见《神农本草经》。

【性能】 甘,平。归脾、肺、肾经。

【功效】 补脾养胃,生津益肺,补肾涩精。

【应用】

(1)脾虚证,如治脾虚食少便溏的参苓白术散。

(2)肺虚证。

(3)肾虚证,如肾气丸。

(4)消渴气阴两虚证,如玉液汤。

【用法用量】 煎服,15~30克。麸炒可增强补脾止泻作用。

7. 甘草(Gancao) 见《神农本草经》。

【性能】 甘,平。归心、肺、脾、胃经。

【功效】 补脾益气,祛痰止咳,缓急止痛,清热解毒,调和诸药。

【应用】

(1)心气不足,脉结代、心动悸,如炙甘草汤。

(2)脾气虚证。

(3)咳喘单用有效。可随证配伍用于寒热虚实多种咳喘,有痰无痰均宜。

(4)脘腹、四肢挛急疼痛,常与白芍同用,如芍药甘草汤。

(5)热毒疮疡、咽喉肿痛及药物、食物中毒。

(6)调和药性。本品在许多方剂中都可发挥调和药性的作用:通过解毒,可降低方中某些药(如附子、大黄)的毒烈之性;通过缓急止痛,可缓解方中某些药(如大黄)刺激胃肠引起的腹痛;其甜味浓郁,可矫正方中药物的滋味。

【用法用量】 煎服,1.5~9克。生用性微寒,可清热解毒;蜜炙药性微温,并可增强补益心脾之气和润肺止咳作用。

8. **大枣**(Dazao)　见《神农本草经》。

【性能】　甘,温。归脾、胃心经。

【功效】　补中益气,养血安神。

【应用】

(1)用于脾虚证。

(2)用于脏躁及失眠证。本品能养心安神,为治疗心失充养,心神无主而脏躁的要药,如甘麦大枣汤。

【用法用量】　劈破煎服,6～15克。

9. **红景天**(Hongjingtian)　见《四部医典》。

【性能】　甘,寒。归脾、肺经。

【功效】　健脾益气,清肺止咳,活血化瘀。

【应用】

(1)脾气虚证。

(2)肺阴虚肺热咳嗽。

此外,本品还兼有活血化瘀之力,可配伍其他活血药,用于跌打损伤等瘀血证。

【用法用量】　煎服,6～12克。

(二)补阳药

1. **紫河车**(Ziheche)　见《本草拾遗》。

【性能】　甘、咸,温。归肺、肝、肾经。

【功效】　补肾益精,养血益气。

【应用】

(1)阳痿遗精、腰酸、头晕、耳鸣,如大造丸。

(2)气血不足诸证。

(3)肺肾两虚之咳喘。

【用法用量】　研末装胶囊服,1.5～3克,也可入丸、散。如用鲜胎盘,每次半个至一个,水煮服食。

2. **杜仲**(Duzhong)　见《神农本草经》。

【性能】　甘,温。归肝、肾经。

【功效】　补肝肾,强筋骨,安胎。

【应用】

(1)肾虚腰痛及各种腰痛,如青娥丸。

(2)胎动不安或习惯堕胎,如杜仲丸。

【用法用量】　煎服,10～15克。

3. **续断**(Xuduan)　见《神农本草经》。

【性能】　苦、辛,微温。归肝、肾经。

【功效】　补益肝肾,强筋健骨,止血安胎,疗伤续折。

【应用】

(1)阳痿不举,遗精遗尿。

(2)腰膝酸痛,寒湿痹痛。

(3)崩漏下血,胎动不安,如寿胎丸。

(4)跌打损伤,筋伤骨折,如邱祖伸筋丹。

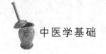

【用法用量】 煎服,9～15克,或入丸、散。外用适量研末敷。崩漏下血宜炒用。

4. 肉苁蓉(Roucongrong) 见《神农本草经》。

【性能】 甘、咸,温。归肾、大肠经。

【功效】 补肾助阳,润肠通便。

【应用】

(1) 肾阳亏虚,精血不足之阳痿早泄、宫冷不孕、腰膝酸痛、痿软无力,如肉苁蓉丸。

(2) 肠燥津枯便秘,如润肠丸。

【用法用量】 煎服,10～15克。

5. 补骨脂(Buguzhi) 见《药性论》。

【性能】 苦、辛,温。归肾、脾经。

【功效】 补肾壮阳,固精缩尿,温脾止泻,纳气平喘。

【应用】

(1) 肾虚阳痿、腰膝冷痛,如补骨脂丸。

(2) 肾虚遗精、遗尿、尿频,如治滑精,以补骨脂、青盐等份同炒为末服。

(3) 脾肾阳虚,五更泄泻,如二神丸。

(4) 肾不纳气,虚寒喘咳,如治喘方。

【用法用量】 煎服,5～15克。

6. 菟丝子(Tusizi) 见《神农本草经》。

【性能】 辛、甘,平。归肾、肝、脾经。

【功效】 补肾益精,养肝明目,止泻安胎。

【应用】

(1) 肾虚腰痛、阳痿遗精、尿频及宫冷不孕。

(2) 肝肾不足,目暗不明。

(3) 脾肾阳虚,便溏泄泻,如菟丝子丸。

(4) 用于肾虚胎动不安,如寿胎丸。

此外,本品亦可治肾虚消渴,如《全生指迷方》单用本品研末蜜丸服,治消渴。

【用法用量】 煎服,10～20g。

7. 冬虫夏草(Dongchongxiacao) 见《本草从新》。

【性能】 甘,温。归肾、肺经。

【功效】 补肾益肺,止血化痰。

【应用】

(1) 阳痿遗精、腰膝酸痛。本品补肾益精,有兴阳起痿之功。用治肾阳不足,精血亏虚之阳痿遗精、腰膝酸痛,可单用浸酒服,或与淫羊藿、杜仲、巴戟天等补肾药配成复方用。

(2) 久咳虚喘、劳嗽痰血。本品甘平,为平补肺肾之佳品,功能补肾益肺、止血化痰、止咳平喘,尤为劳嗽痰血多用,可单用,或与沙参、川贝母、阿胶、生地、麦冬等同用。若肺肾两虚,摄纳无权,气虚作喘者,可与人参、黄芪、胡桃肉等同用。

【用法用量】 煎服,5～15克。也可入丸、散。

8. 海参(Haishen) 见《本草从新》。

【性能】 性微寒,味甘、咸。归肺、肾、大肠经。

【功效】 补肾益精,养血润燥,止血。

【应用】 精血亏损,虚弱劳怯,阳痿,梦遗,肠燥便秘,肺虚咳嗽咯血,肠风便血,外伤出血。

【用法用量】　内服:煎汤,煮食,15～30克。外用:适量,研末敷。

(三) 补血药

1. 当归(Danggui)　见《神农本草经》。

【性能】　甘、辛,温。归肝、心、脾经。

【功效】　补血调经,活血止痛,润肠通便。

【应用】

(1) 血虚诸证,如当归补血汤。

(2) 血虚血瘀之月经不调、经闭、痛经等,如《和剂局方》四物汤。

(3) 虚寒性腹痛、跌打损伤、痈疽疮疡、风寒痹痛等,如当归生姜羊肉汤。

(4) 血虚肠燥便秘,如济川煎。

【用法用量】　煎服,5～15克。

2. 熟地黄(Shudihuang)　见《本草拾遗》。

【性能】　甘,微温。归肝、肾经。

【功效】　补血养阴,填精益髓。

【应用】

(1) 血虚诸证,如四物汤。

(2) 肝肾阴虚诸证,如六味地黄丸。

【用法用量】　煎服,10～30克。

3. 白芍(Baishao)　见《神农本草经》。

【性能】　苦、酸,微寒。归肝、脾经。

【功效】　养血敛阴,柔肝止痛,平抑肝阳。

【应用】

(1) 肝血亏虚及血虚月经不调,如四物汤。

(2) 肝脾不和之胸胁脘腹疼痛或四肢挛急疼痛,如逍遥散。

(3) 肝阳上亢之头痛眩晕,如镇肝熄风汤、建瓴汤。

【用法用量】　煎服,5～15克;大剂量15～30克。

4. 阿胶(Ejiao)　见《神农本草经》。

【性能】　甘,平。归肺、肝、肾经。

【功效】　补血,滋阴,润肺,止血。

【应用】

(1) 血虚证,如阿胶四物汤。

(2) 出血证。

(3) 肺阴虚燥咳,如清燥救肺汤。

(4) 热病伤阴之心烦失眠及阴虚风动,手足瘛疭等,如黄连阿胶汤。

【用法用量】　5～15克。入汤剂宜烊化冲服。

5. 何首乌(Heshouwu)　见《日华子本草》。

【性能】　苦、甘、涩,微温。归肝、肾经。

【功效】　补益精血。生用:解毒,截疟,润肠通便。

【应用】

(1) 精血亏虚、头晕眼花、须发早白、腰膝酸软、遗精、崩带,如七宝美髯丹。

(2) 久疟、痈疽、瘰疬、肠燥便秘等,如何人饮。

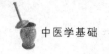

【用法用量】 煎服,10~30克。

(四) 补阴药

1. 北沙参(Beishashen) 见《本草汇言》。

【性能】 甘、微苦,微寒。归肺、胃经。

【功效】 养阴清肺,益胃生津。

【应用】

(1)肺阴虚证。

(2)胃阴虚证。

【用法用量】 煎服,4.5~9克。

2. 南沙参(Nanshashen) 见《神农本草经》。

【性能】 甘,微寒。归肺、胃经。

【功效】 养阴清肺,清胃生津,补气,化痰。

【应用】

(1)肺阴虚证。

(2)胃阴虚证。

【用法用量】 煎服,9~15克。

3. 百合(Baihe) 见《神农本草经》。

【性能】 甘,微寒。归肺、心、胃经。

【功效】 养阴润肺,清心安神。

【应用】

(1)肺阴虚证,如百合固金汤。

(2)阴虚有热之失眠心悸及百合病心肺阴虚内热证。

【用法用量】 煎服,6~12克。蜜炙可增加润肺作用。

4. 麦冬(Maidong) 见《神农本草经》。

【性能】 甘、微苦,微寒。归胃、肺、心经。

【功效】 养阴生津,润肺清心。

【应用】

(1)胃阴虚证,如麦门冬汤。

(2)肺阴虚证,如清燥救肺汤。

(3)心阴虚证,如天王补心丹。

【用法用量】 煎服,6~12克。

5. 天冬(Tiandong) 见《神农本草经》。

【性能】 甘、苦,寒。归肺、肾、胃经。

【功效】 养阴润燥,清肺生津。

【应用】

(1)肺阴虚证。

(2)肾阴虚证。

(3)热病伤津之食欲不振、口渴及肠燥便秘等证。

【用法用量】 煎服,6~12克。

6. 石斛(Shihu) 见《神农本草经》。

【性能】 甘,微寒。归胃、肾经。

【功效】　益胃生津,滋阴清热。

【应用】

(1)胃阴虚及热病伤津证。

(2)肾阴虚证,如石斛夜光丸。

【用法用量】　煎服,6～12克。鲜用,15～30克。

7. 玉竹(Yuzhu)　见《神农本草经》。

【性能】　甘,微寒。归肺、胃经。

【功效】　养阴润燥,生津止渴。

【应用】

(1)肺阴虚证,如沙参麦冬汤。

(2)胃阴虚证。

【用法用量】　煎服,6～12克。

8. 黄精(Huangjing)　见《名医别录》。

【性能】　甘,平。归脾、肺、肾经。

【功效】　补气养阴,健脾,润肺,益肾。

【应用】

(1)阴虚肺燥,干咳少痰及肺肾阴虚的劳咳久咳。

(2)脾虚阴伤证。

(3)肾精亏虚,如黄精膏方。

【用法用量】　煎服,9～15克。

9. 枸杞子(Gouqizi)　见《神农本草经》。

【性能】　甘,平。归肝、肾经。

【功效】　滋补肝肾,益精明目。

【应用】　肝肾阴虚及早衰证。本品能滋肝肾之阴,为平补肾精肝血之品。

【用法用量】　煎服,6～12克。

二十四、收涩药

(一)固表止汗药

浮小麦(Fuxiaomai)　见《本草蒙筌》。

【性能】　甘,凉。归心经。

【功效】　固表止汗,益气,除热。

【应用】

(1)自汗,盗汗,如牡蛎散。

(2)骨蒸劳热,常与玄参、麦冬、生地、地骨皮等药同用。

【用法用量】　煎服,15～30克;研末服,3～5克。

(二)敛肺涩肠药

1. 五味子(Wuweizi)　见《神农本草经》。

【性能】　酸、甘,温。归肺、心、肾经。

【功效】　收敛固涩,益气生津,补肾宁心。

【应用】

(1)久咳虚喘,如五味子丸。

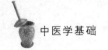

（2）自汗,盗汗,可与麻黄根、牡蛎等同用。

（3）遗精,滑精,如桑螵蛸丸。

（4）久泻不止,如五味子散。

（5）津伤口渴,消渴,如生脉散。

（6）心悸,失眠,多梦,如天王补心丹。

【用法用量】 煎服,3～6克;研末服,1～3克。

2. 乌梅(Wumei) 见《神农本草经》。

【性能】 酸、涩,平。归肝、脾、肺、大肠经。

【功效】 敛肺止咳,涩肠止泻,安蛔止痛,生津止渴。

【应用】

（1）肺虚久咳,如一服散。

（2）久泻,久痢,如固肠丸。

（3）蛔厥腹痛,呕吐,如乌梅丸。

（4）虚热消渴,如玉泉散。

【用法用量】 煎服,3～10克,大剂量可用至30克。外用适量,捣烂或炒炭研末外敷。止泻止血宜炒炭用。

（三）固精缩尿止带药

1. 山茱萸(Shanzhuyu) 见《神农本草经》。

【性能】 酸、涩,微温。归肝、肾经。

【功效】 补益肝肾,收敛固涩。

【应用】

（1）腰膝酸软,头晕耳鸣,阳痿,如六味地黄丸。

（2）遗精滑精,遗尿尿频,如六味地黄丸。

（3）崩漏,月经过多用,如加味四物汤。

（4）大汗不止,体虚欲脱,如来复汤。

【用法用量】 煎服,5～10克,急救固脱20～30克。

2. 莲子(Lianzi) 见《神农本草经》。

【性能】 甘、涩,平。归脾、肾、心经。

【功效】 固精止带,补脾止泻,益肾养心。

【应用】

（1）遗精,滑精,如金锁固精丸。

（2）带下。

（3）脾虚泄泻,如参苓白术散。

（4）心悸,失眠,常与酸枣仁、茯神、远志等药同用。

【用法用量】 煎服,10～15克。去心打碎用。

第二节 方 剂 学

方剂,是在辨证审因确定治法之后,选择合适的药物,酌定用量,按照组方基本结构的要求,妥善配伍而成。

方剂学是研究和阐明治法与方剂的理论及其临床运用的一门科学,是中医学的主要基础科学之一。方剂学旨在引导学生掌握组方原理和配伍规律,培养学生分析、运用方剂以及临证组方的能力,并为今后学习中医临床课程奠定基础。

方剂学是以中医基础理论、中医诊断学、中药学等前期基础科学的内容为基础,在中医基础学科和临床学科之间,起着重要的纽带和桥梁作用,是中医学理、法、方、药体系中的重要环节。

一、方剂学发展简史

方剂学的发展经历了2 000多年的历史,现存的方书,根据《全国中基图书联合目录》记载,仅从晋、唐至今已多达1 950种,至于与方剂有关的医籍就更多了。

(一) 先秦时期

早期的方剂,多数是单方,或仅由二三味药组成,十分简单。将两种或两种以上的药物组成复方加以利用,可以增强作用、提高疗效,并减轻不良反应和毒性,无疑是古代医药学发展过程中的巨大进步。

1973年在湖南长沙马王堆3号汉墓出土了一批帛书和竹、木简,其中有《五十二病方》《养生方》《杂疗方》《杂禁方》等方书尤其《五十二病方》卷帙大,内容多,而且保存较好。该书成书于战国晚期,原书未见书名,整理者依据其内容分52题而定此名,堪称是现存最古老的方书。全书共有医方283个,涉及临床各科病证100余种。诸方用药242种,有不少品种是《神农本草经》中所未收载的。

(二) 两汉时期

这一时期,方剂学有了较大的发展。其一,是初步总结了治则和治法,并提出了对组方的基本结构要求,从而初步奠定了方剂学的理论基础;其二,是总结了一批行之有效的著名方剂。方剂学的基础理论,主要集中地反映在《黄帝内经》的七篇大论之中,而这七篇大论多是东汉以后的作用品,故将其归属于这一时期。此书在治则和治法方面,较全面而系统地总结了"谨察阴阳,以平为期","治病必求于本","治求期属"以及整体治疗、标本缓急、三因制宜等有关治则的理论。

方剂是临床用药经验的结晶,东汉时期,临床医学更加进步,以《神农本草经》为代表的本草学也积累了重要的药学成果,方剂的质量随之提高。汉末,由于疫病肆虐,张仲景出于拯夭救枉之心,"勤求古训,博采众方",并以《内经》理论为基础,结合自己的独到经验,完成了当代最高水平的临床巨著《伤寒杂病论》。此书经晋·王叔和及宋·林亿等先后整理编辑为《伤寒论》和《金匮要略》,使之得以广为流传。

(三) 魏晋南北朝时期

这一时期长期分裂鼎峙,政权频繁更替,战乱不息,社会动荡,药材的生产、运输、贸易受到严重影响。在这种特殊的历史条件下,临床制方选药多注重实用,略于理论探讨,提倡用药简捷。在这300多年间,出现了一大批方书,可惜大多已经失传,目前保存较好,且影响较大者,仅有《肘后备急方》、《小品方》和《刘涓子鬼遗方》。

(四) 隋唐时期

隋唐方书虽多,同样是绝大多数早佚。现存的《备急千金要方》(简称《千金要方》)、《千金翼方》和《外台秘要》则基本上代表了唐代方剂学的真实水平。《千金要方》和《千金翼方》是唐代医药大家孙思邈的力作。两书虽以方书为名,实为综合类医学巨著,仅就《千金要方》之方剂部分而言,既有"经文古方",又有"俗说单方";既全面总结前人经验,又不乏作者创新

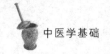

之剂。该书在以病证类方的同时,又以脏腑为目,给嗣后脏腑辨证的发展以巨大的影响,在安排各类方剂次序时,首列"妇人方"3卷,后又设"少小婴孺方"1卷,表现出作者对妇幼疾病的防治特别重视;治疗无子方分男女之殊,极有见地。

(五)宋元时期

这一时期的方书,既有官修的《普救方》、《太平圣惠方》、《圣济总录》等集大成巨著,又有众多各具特色的个人著述,如许叔微《普济本事方》、张锐《鸡峰普济方》、陈言《三因极一病证方论》、严用和《济生方》、王兖《博济方》、苏东坡及沈括《苏沈良方》、杨士瀛《仁斋直指方》以及《旅舍备要方》等120余种。

北宋医家唐慎微的《证类本草》,亦收录有单方3 000余个,首开本草附列医方的先例,同样留下许多验方的宝贵资料。

北宋政府官办药局"太平惠民和剂局"的建立,使大量成方制剂的生产规范化,标志着我国制剂和成药销售、管理进入了新的阶段。其所藏医方经校订编纂的《太平惠民和剂局方》堪称是我国历史上第一部由政府组织编制的成药典。

金元时期的战争,给方剂学的发展造成了不良影响,但许多临床医家仍潜心于医方的研究和总结,只是除危亦林《世医得效方》之外,方剂学的成就主要反映在临床医学著作之中。其他医方专书还有:刘完素《宣明论方》,张从正《经验方》、《秘录奇方》,李东垣《东垣试效方》,杨用道《附广肘后方》,朱丹溪《局方发挥》,许国祯《御药院方》,孙允贤《医方集成》,李仲南《永类钤方》,陈子靖《医方大成》等。

(六)明清时期

方剂学和本草学的发展,一直是相辅相成的,明代不仅本草学大盛,方剂学同样获得了巨大成功。这一时期的方书,既有搜罗广博、规模宏大的官修巨著,即我国古代规模最大的方剂大全《普济方》,又有集约的袖珍良方;有的以收集前人用方为主旨,有的则以记录时下验方和个人心得为侧重;有的着意于释方训义,出现了第一部方论专著,即吴昆的《医方考》;有的立足于追溯诸方的衍化源流,如施沛的《祖剂》。整个方剂之学,不仅体现在方书卷帙之浩繁、方剂数目之巨大,而且论方质量提高,理、法、方、药日臻成熟,更加融为一体。

明代的临床医学著述中,也有丰富的方剂学内容。如王肯堂的《证治准绳》,其收方之广,向为医界所称道;张介宾《景岳全书》,尤其是其中"新方八略"所创制的部分方剂,对后世影响极大。此外,吴又可《瘟疫论》、虞抟《医学正传》、龚廷贤《万病回春》、秦景明《症因脉治》、绮石《理虚元鉴》、薛己《外科发挥》、陈实功《外科正宗》、武之望《济阴纲目》等,均对方剂学有其特殊贡献,留下了许多传世的新方。

这一时期本草书中的附方,也蔚然可观,仅《本草纲目》一书,就有简便而灵验的单方11 000多首。这些内容,不但是方剂学的组成部分,而且加强了方和药的有机结合。

清代未能留下鸿篇巨制的方书,但方剂学仍有若干特色和成就。

(七)近现代时期

近代以来,特别是新中国成立以后,方剂学更加迅速发展。50年来,对一大批古代的重要方书,如《肘后方》、《小品方》、《千金方》、《外台秘要》、《太平惠民和剂局方》、《圣济总录》、《普济方》等,进行了校刊出版、影印或辑复,为古方和方剂学史的研究提供了极大的方便。重新编辑的古今医方、验方、方书辞典及其他方剂工具书亦大量涌现,其中尤以南京中医药大学主编的《中医方剂大辞典》最具代表性。此书汇集了古今方剂学研究的成果,内容浩瀚,考订严谨,填补了自明初《普济方》问世以来缺少大型方书的空白,达到了较高的水平。

二、方剂与治法

(一) 治法概述

治法和方剂,都是中医学理、法、方、药体系的重要组成部分。临床辨证论治是一个由分析问题到解决问题的连续过程,只有辨证正确,治法的针对性才能明确和具体,根据治法遣药组方才能获得预期的疗效。因此,治法是联系辨证理论和遣药组方的纽带,也是学习和运用方剂不可缺少的基础。

中医学的治法内容,可以归纳为两个层次。首先,具有一定概括性的、针对某一类病机共性所确立的治法,称为治疗大法,如表证用汗法、寒证用温法、热证用清法、虚证用补法、实证用泻法等。其次是针对具体证候所确定的治疗方法,即具体治法。各论中每一具体方剂的"功用"项目即体现了该方的具体治法。在临床运用中,只有精确地把握具体治法,才能保证具体病证治疗中有较强的针对性。治法不但具有多层次的特点,而且还具有多体系的特点。这是因为中医学在长期的发展过程中,形成了临床辨证论治的多种体系,如脏腑辨证、六经辨证、卫气营血辨证、三焦辨证、经络辨证等。我们在学习和运用时,必须紧密结合相关病机和辨证体系的基本理论,才能对具体治法以及遣药组方的把握达到切中病机、针对性强的要求。

(二) 常用治法

历代医家鉴于具体治法的丰富内容,而又归属不同治法体系的特点,经过多次分类归纳逐渐形成体系。我们现在常引用的"八法",就是清代医家程钟龄从高层次治疗大法的角度,根据历代医家对治法的归类总结而来的。程氏在《医学心悟·医门八法》中说:"论病之源,以内伤、外感四字括之。论病之情,则以寒、热、虚、实、表、里、阴、阳八字统之。而论治病之方,则又以汗、和、下、消、吐、清、温、补八法尽之。"现将常用的八法内容,简要介绍如下:

1. **汗法** 是通过开泄腠理、调畅营卫、宣发肺气等作用,使在表的外感六淫之邪随汗而解的一类治法。例如:麻疹初起,疹点隐而不透;水肿腰以上肿甚;疮疡初起而有恶寒发热;疟疾、痢疾而有寒热表证等均可应用汗法治疗。

2. **吐法** 是通过涌吐的方法,使停留在咽喉、胸膈、胃脘的痰涎、宿食或毒物从口中吐出的一类治法。适用于中风痰壅,宿食壅阻胃脘,毒物尚在胃中;痰涎壅盛之癫狂、喉痹,以及干霍乱吐泻不得等,属于病位居上、病势急暴、内蓄实邪、体质壮实之证。因吐法易伤胃气,故体虚气弱、妇人新产、孕妇等均应慎用。

3. **下法** 是通过泻下、荡涤、攻逐等作用,使停留于胃肠的宿食、燥屎、冷积、瘀血、结痰、停水等从下窍而出,以祛邪除病的一类治法。凡邪在肠胃而致大便不通、燥屎内结,或热结旁流,以及停痰留饮、瘀血积水等形症俱实之证,均可使用。

4. **和法** 是通过和解或调和的方法,使半表半里之邪,或脏腑、阴阳、表里失和之证得以解除的一类治法。和法是一种既能祛除病邪,又能调整脏腑功能的治法,无明显寒热补泻之偏,性质平和,全面兼顾,适用于邪犯少阳、肝脾不和、肠寒胃热、气血营卫失和等证。

5. **温法** 是通过温里祛寒的作用,以治疗里寒证的一类治法。里寒证的形成,有外感内伤的不同,或由寒邪直中于里,或因失治误治而损伤人体阳气,或因素体阳气虚弱,以致寒从中生。同时,里寒证又有部位浅深、程度轻重的差别,故温法又有温中祛寒、回阳救逆和温经散寒的区别。由于里寒证形成和发展过程中,往往阳虚与寒邪并存,所以温法又常与补法配合运用。

6. **清法** 是通过清热、泻火、解毒、凉血等作用,以清除里热之邪的一类治法。适用于里

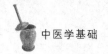

热证、火证、热毒证以及虚热证等里热病证。由于里热证有热在气分、营分、血分、热壅成毒以及热在某一脏腑之分,因而在清法之中,又有清气分热、清营凉血、清热解毒、清脏腑热等不同。

7. 消法 是通过消食导滞、行气活血、化痰利水、驱虫等方法,使气、血、痰、食、水、虫等渐积形成的有形之邪渐消缓散的一类治法。适用于饮食停滞、气滞血瘀、癥瘕积聚、水湿内停、痰饮不化、疳积虫积以及疮疡痈肿等病证。

8. 补法 是通过补益人体气血阴阳,以主治各种虚弱证候的一类治法。补法的目的,在于通过药物的补益,使人体气血阴阳虚弱或脏腑之间的失调状态得到纠正,复归于平衡。此外,在正虚不能祛邪外出时,也可以补法扶助正气,并配合其他治法,达到助正祛邪的目的。虽然补法有时可收到间接祛邪的效果,但一般是在无外邪时使用,以避免"闭门留寇"之弊。

三、方剂的组成与变化

中医临床的用药治病多数采用复方形式。在辨证审因,确定治法之后,便进入了具体的遣药组方阶段。要组织好一首有效方剂,必须重视两个重要环节:一是严密的组方基本结构;二是熟练的药物配伍技巧。

(一)方剂的配伍目的

运用配伍方法遣药组方,从总体而言,其目的不外增效、减毒两个方面。"用药有利有弊,用方有利无弊",如何充分发挥药物对治疗疾病有"利"的一面,同时又能控制、减少甚至消除药物对人体有"弊"的一面,这就是方剂学在运用配伍手段时最根本的目的。一般来说,药物通过配伍,可以起到下述作用。

1. 增强药力 功用相近的药物配伍,能增强治疗作用,这种配伍方法在组方运用中较为普遍。如荆芥、防风同用以疏风解表,薄荷、茶叶同用以清利头目,党参、黄芪同用以健脾益气,桃仁、红花同用以活血祛瘀等。

2. 产生协同作用 药物之间在某些方面具有一定的协同作用,常相互需求而增强某种疗效。如麻黄和桂枝相配,通过"开腠"和"解肌"协同,比单用麻黄或桂枝方剂的发汗力量明显增强。

3. 控制多功用单味中药的发挥方向 这是在方剂配伍中十分重要的一个方面。如桂枝具有解表散寒、调和营卫、温经止痛、温经活血、温阳化气、平冲降逆等多种功用,但其具体的功用发挥方向往往受复方中包括配伍环境在内的诸多因素所控制。由此可见,通过配伍,可以控制药物功用的发挥方向,从而减少临床运用方药的随意性。

4. 扩大治疗范围,适应复杂病情 中医药学在长期的发展过程中,经历代医家反复实践总结,产生了不少针对基础病机的基础方剂,如四君子汤、四物汤、二陈汤、平胃散、四逆散等。在临床上通过随证配伍,可以使这些基础方剂不断扩大治疗范围。如四君子汤具有益气健脾的功用,是主治食少便溏、面色萎黄、声低息短、倦怠乏力、脉来虚软等脾胃气虚证的基础方。若由脾虚而生湿,阻滞气机,以致胸脘痞闷不舒,则可相应配伍陈皮,即异功散,功能益气健脾、行气化滞;若脾虚痰湿停滞,出现恶心呕吐、胸脘痞闷、咳嗽痰多稀白,则再配半夏入方,即六君子汤,功能重在健脾气、化痰湿;若在脾胃气虚基础上,因痰阻气滞较重而见纳呆、嗳气、脘腹胀满或疼痛、呕吐泄泻等,则可配伍木香、砂仁,即香砂六君子汤,功能益气健脾、行气化痰。由此可见,通过随证配伍,则可达到不断扩大治疗范围的目的。

5. 控制药物的毒性和不良反应 "是药三分毒"。从中国医学史的相关资料表明,上古时期,人们对药物的毒性和不良反应是十分畏惧的,从古代将中药统称为"毒药",以及"神农尝百草,一日而遇七十毒"的传说,到"服药不瞑眩,则厥疾不瘳"的认识,以及臣子为国君试药、儿子为父亲试药的记载,反映了当时运用药物能产生毒性和不良反应的普遍性。但随着中医学的发展和药物运用经验的积累,尤其是方剂学的发展,探索和掌握了控制毒性和不良反应的方法,为后世方药的广泛运用和疗效的提高创造了条件。至西汉后期时,对中药的称谓,由"毒药"改称为"本草",这本身就是中医药学划时代进步的标志。这与方剂学中运用配伍方法的成果是分不开的。

(二)方剂组成的基本结构

每一首方剂,固然要根据病情,在辨证立法的基础上选择合适的药物,妥善配伍而成。但在组织不同作用和地位的药物时,还应符合严密的组方基本结构,即"君、臣、佐、使"的组方形式。这样才能做到主次分明,全面兼顾,扬长避短,提高疗效。

君药:即针对主病或主证起主要治疗作用的药物。

臣药:有两种意义。①辅助君药加强治疗主病或主证作用的药物;②针对重要的兼病或兼证起主要治疗作用的药物。

佐药:有3种意义。①佐助药,即配合君、臣药以加强治疗作用,或直接治疗次要兼证的药物;②佐制药,即用以消除或减弱君、臣药的毒性,或能制约君、臣药峻烈之性的药物;③反佐药,即病重邪甚,可能拒药时,配用与君药性味相反而又能在治疗中起相成作用的药物,以防止药病格拒。

使药:有两种意义。①引经药,即能引领方中诸药至特定病所的药物;②调和药,即具有调和方中诸药作用的药物。

综上所述,一个方剂中药物的君、臣、佐、使,主要是以药物在方中所起作用的主次地位为依据。除君药外,臣、佐、使药都具两种以上的意义。在遣药组方时并没有固定的模式,既不是每一种意义的臣、佐、使药都必须具备,也不是每味药只任一职。每一方剂的具体药味多少,以及君、臣、佐、使是否齐备,全视具体病情及治疗要求的不同,以及所选药物的功能来决定。但是,任何方剂组成中,君药不可缺少。一般来说,君药的药味较少,而且不论何药在作为君药时其用量比作为臣、佐、使药应用时要大。这是一般情况下对组方基本结构的要求。至于有些药味繁多的大方,或多个基础方剂组合而成的"复方",分析时只需按其组成方药的功用归类,分清主次即可。

(三)方剂的变化形式

1. **药味加减的变化** 药物是决定方剂功用的主要因素。当方剂中的药物增加或减少时,必然要使方剂组成的配伍关系发生变化,并由此导致方剂功用的改变。

2. **药量增减的变化** 药物的用量直接决定药力的大小。某些方剂中用量比例的变化还会改变方剂的配伍关系,从而可能改变该方功用和主治证候的主要方面。例如小承气汤与厚朴三物汤,两方都由大黄、枳实、厚朴三味组成。但小承气汤主治阳明腑实轻证,病机是热实互结在胃肠,治当轻下热结,所以用大黄四两为君、枳实三枚为臣、厚朴二两为佐;厚朴三物汤主治大便秘结、腹满而痛,病机侧重于气闭不通,治当下气通便,所以用厚朴八两为君、枳实五枚为臣、大黄四两为佐。两方相比,厚朴用量之比为1∶4。大黄用量虽同,但小承气汤煎分2次服,厚朴三物汤分3次服,每次实际服量也有差别,故两方在功用和主治的主要方面有所不同。

3. **剂型更换的变化** 中药制剂种类较多,各有特点。由于剂型不同,在作用上也有区别。如理中丸是用治脾胃虚寒的方剂,若改为汤剂内服,则作用快而力峻,适用于证情较急重者;反之,若证情较轻或缓者,不能急于求效,则可以改汤为丸,取丸剂作用慢而力缓,所以

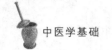

《伤寒论》中理中丸(人参、白术、干姜、甘草各等份)服法中指出"然不及汤"。这种以汤剂易为丸剂,意取缓治的方式,在方剂运用中极为普遍。此外,由于剂型的选择常决定于病情的需要和药物的特点,所以剂型更换的变化,有时也能改变方剂的功效和主治。例如,《金匮要略》所载桂枝茯苓丸原为治疗瘀阻胞宫证而设,功能活血祛瘀,缓消癥块,但《济阴纲目》将本方改为汤剂,易名催生汤,改用于产妇临产,见腹痛、腰痛而胞浆已下时服,有催生之功。

四、剂型

现将常用剂型的主要特点及制备方法简要介绍如下。

1. **汤剂** 古称汤液,是将药物饮片加水或酒浸泡后,再煎煮一定时间,去渣取汁,制成的液体剂型。主要供内服,如麻黄汤、小承气汤等。外用的多作洗浴、熏蒸及含漱。汤剂的特点是吸收快、药效发挥迅速,而且可以根据病情的变化随证加减,能较全面、灵活地照顾到每个患者或各具体病变阶段的特殊性,适用于病证较重或病情不稳定的患者。

2. **散剂** 散剂是将药物粉碎,混合均匀,制成粉末状制剂,分为内服和外用两类。内服散剂一般是研成细粉,以温开水冲服,量小者亦可直接吞服,如七厘散;亦有制成粗末,以水煎取汁服者,称为煮散,如银翘散。散剂的特点是制作简便,吸收较快,节省药材,便于服用及携带。

3. **丸剂** 丸剂是将药物研成细粉或药材提取物,加适宜的粘合剂制成球形的固体剂型。丸剂与汤剂相比,吸收较慢,药效持久,节省药材,便于服用与携带。

(1)蜜丸:是将药物细粉用炼制的蜂蜜为粘合剂制成的丸剂,分为大蜜丸和小蜜丸两种。蜜丸性质柔润,作用缓和持久,并有补益和矫味作用,常用于治疗慢性病和虚弱性疾病,需要长期服用。

(2)水丸:俗称水泛丸,是将药物细粉用水(冷开水或蒸馏水)或酒、醋、蜜水、药汁等为粘合剂制成的小丸。水丸较蜜丸崩解、溶散得快,吸收、起效快,易于吞服,适用于多种疾病,如银翘解毒丸、保和丸、左金丸、越鞠丸等。

(3)糊丸:是将药物细粉用米糊、面糊、曲糊等为粘合剂制成的小丸。糊丸黏合力强,质地坚硬,崩解、溶散迟缓,内服可延长药效,减轻剧毒药的不良反应和对胃肠的刺激,如舟车丸、黑锡丹等。

(4)浓缩丸:是将药物或方中部分药物煎汁浓缩成膏,再与其他药物细粉混合干燥、粉碎,用水或蜂蜜或药汁制成丸剂。因其体积小,有效成分高,服用剂量小,可用于治疗多种疾病。

其他尚有蜡丸、水蜜丸、微丸、滴丸等,不一一列举。

4. **膏剂** 膏剂是将药物用水或植物油煎熬去渣而制成的剂型,有内服和外用两种。内服膏剂有流浸膏、浸膏、煎膏3种;外用膏剂分软膏、硬膏两种。现将煎膏与外用膏剂分述如下。

(1)煎膏:又称膏滋,是将药物加水反复煎煮,去渣浓缩后,加炼蜜或炼糖制成的半液体剂型。其特点是体积小、含量高、便于服用、口味甜美、有滋润补益作用,一般用于慢性虚弱性患者,有利于较长时间用药,如鹿胎膏、八珍益母膏等。

(2)软膏:又称药膏,是将药物细粉与适宜的基质制成具有适当稠度的半固体外用制剂。其中用乳剂型基质的亦称乳膏剂,多用于皮肤、黏膜或疮面。软膏具有一定的黏稠性,外涂后渐渐软化或熔化,使药物慢慢吸收,持久发挥疗效,适用于外科疮疡疔肿、烧烫伤等。

(3)硬膏:又称膏药,古称薄贴。是以植物油将药物煎至一定程度,去渣,煎至滴水成珠,加入黄丹等搅匀,冷却制成的硬膏。用时加温摊涂在布或纸上,软化后贴于患处或穴位上,可治疗局部疾病和全身性疾病,如疮疡肿毒、跌打损伤、风湿痹证以及腰痛、腹痛等,常用的有狗皮膏、暖脐膏等。

5. **酒剂** 又称药酒,古称酒醴。它是将药物用白酒或黄酒浸泡,或加温隔水炖煮,去渣取液,供内服或外用。酒有活血通络、易于发散和助长药效的特性,故常在祛风通络和补益剂中使用,如风湿药酒、参茸药酒、五加皮酒等。外用酒剂尚可祛风活血、止痛消肿。

6. **丹剂** 有内服和外用两种。内服丹剂没有固定剂型,有丸剂,也有散剂,每以药品贵重或药效显著而名之曰丹,如至宝丹、活络丹等。外用丹剂亦称丹药,是以某些矿物类药经高温烧炼制成的不同结晶形状的制品。常研粉涂撒疮面,治疗疮疡痈疽,亦可制成药条、药线和外用膏剂应用。

7. **茶剂** 是将药物经粉碎加工而制成的粗末状制品,或加入适宜粘合剂制成的方块状制剂。用时以沸水泡汁或煎汁,不定时饮用。大多用于治疗感冒、食积、腹泻,近年来又有许多健身、减肥的新产品,如午时茶、刺五加茶、减肥茶等。

8. **露剂** 亦称药露。多用新鲜含有挥发性成分的药物,用蒸馏法制成的芳香气味的澄明水溶液。一般作为饮料及清凉解暑剂,常用的有金银花露、青蒿露等。

9. **锭剂** 是将药物研成细粉,或加适当的粘合剂制成规定形状的固体剂型,有纺锤形、圆柱形、条形等,可供外用与内服。内服,取研末调服或磨汁服;外用,则磨汁涂患处,常用的有紫金锭、万应锭等。

10. **条剂** 亦称药捻,是将药物细粉用桑皮纸黏药后搓捻成细条,或将桑皮纸捻成细条再黏着药粉而成。用时插入疮口或瘘管内,能化腐拔毒、生肌收口,常用的有红升丹药条等。

11. **线剂** 亦称药线。是将丝线或棉线置药液中浸煮,经干燥制成的外用制剂。用于治疗瘘管、痔疮或赘生物,通过所含药物的轻度腐蚀作用和药线的机械紧扎作用,使其引流通畅,或萎缩、脱落。

12. **栓剂** 古称坐药或塞药。是将药物细粉与基质混合制成一定形状的固体制剂,用于腔道并在其间融化或溶解而释放药物,有杀虫止痒、润滑、收敛等作用。

13. **冲剂** 冲剂是将药材提取物加适量赋形剂或部分药物细粉制成的干燥颗粒状或块状制剂,用时以开水冲服。冲剂具有作用迅速、味道可口、体积较小、服用方便等特点,深受患者欢迎,常用的有感冒退热冲剂、复方羚角冲剂等。

14. **片剂** 片剂是将药物细粉或药材提取物与辅料混合压制而成的片状制剂。片剂用量准确,体积小。味很苦或具恶臭的药物压片后可再包糖衣,使之易于服用。如需在肠道吸收的药物,则又可包肠溶衣,使之在肠道中崩解。此外,尚有口含片、泡腾片等。

15. **糖浆剂** 糖浆剂是将药物煎煮、去渣取汁、浓缩后,加入适量蔗糖溶解制成的浓蔗糖水溶液。糖浆剂具有味甜量小、服用方便、吸收较快等特点,适用于儿童服用,如止咳糖浆、桂皮糖浆等。

16. **口服液** 口服液是将药物用水或其他溶剂提取,经精制而成的内服液体制剂。该制剂集汤剂、糖浆剂、注射剂的特点,具有剂量较少、吸收较快、服用方便、口感适宜等优点。

17. **注射液** 亦称针剂。是将药物经过提取、精制、配制等制成的灭菌溶液、无菌混悬液或供配制成液体的无菌粉末,供皮下、肌内、静脉等注射的一种制剂。具有剂量准确、药效迅速、适于急救、不受消化系统影响的特点,对于神志昏迷,难于口服用药的患者尤为适宜,如清开灵注射液、生脉注射液等。

以上诸种剂型,各有特点,临证应根据病情与方剂特点酌情选用。此外,尚有胶囊剂、灸剂、熨剂、灌肠剂、搽剂、气雾剂等,临床中都在广泛应用,而且还在不断研制新剂型,以提高药效,便于临床使用。

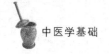

五、方剂的服法

方剂的服法包括服药时间和服药方法。服法的恰当与否,对疗效有一定影响。清·徐灵胎于《医学源流论》中说:"病之愈不愈,不但方必中病,方虽中病,而服之不得法,则非特无功,而反有害,此不可不知也。"因此,方剂的服用方法也应予以重视。兹就历代方剂运用情况,总结说明于下。

1. **服药时间** 一般来说,宜在饭前1小时服药,以利于药物尽快吸收。但对胃肠有刺激的方药,宜饭后服用,以防产生不良反应;滋补方药,宜空腹服用;治疟方药,宜在发作前2小时用;安神方药,宜在睡前服用;急证重病可不拘时间服用;慢性病应定时服用,使之能持续发挥药效。根据病情的需要,有的可一天数服,有的可煎泡代茶时时饮用。个别方剂,古人对服药时间有特殊要求,如鸡鸣散在天明前空腹冷服效果较好,可参考运用。

2. **服药方法** 运用汤剂,通常是一日1剂,将头煎、二煎兑合,分2次或3次温服。但特殊情况下,亦可一日连服2剂,以增强药力。散剂和丸剂是根据病情和具体药物定量,日服2次或3次。

针对不同情况,前人还总结出一些汤剂的经验服法。如服发汗解表药,宜趁热服,药后还须温覆避风,使遍身微微出汗为度。热证用寒药可冷服以助其清,寒证用热药可热服以助其温,但有时寒热偏盛、阴阳离决、相互格拒,出现服药后呕吐的情况,如系真寒假热证候则宜热药冷服,系真热假寒证候则宜寒药热服。

六、解表剂

(一)辛温解表

1. **三拗汤** 见《太平惠民和剂局方》。

【组成】 甘草(不炙),麻黄(不去根结),杏仁(去皮尖),各等份(30克)。

【用法】 上为粗末,每服五钱(15克),水一盏半,姜五片,同煎至一盏,去滓,通口服。以衣被盖覆睡,取微汗为度。

【功用】 宣肺解表。

【主治】 外感风寒,肺气不宣证。鼻塞声重,语音不出,咳嗽胸闷。

2. **香苏散** 见《太平惠民和剂局方》。

【组成】 香附子(炒香,去毛)、紫苏叶各四两(120克),甘草(炙)一两(30克),陈皮(不去白)二两(60克)。

【用法】 上为粗末。每服三钱(9克),水一盏,煎七分,去滓,热服,不拘时候,日三服。若作细末,只服两钱(6克),入盐点服(现代用法:做汤剂,水煎服,用量按原方比例酌减)。

【功用】 疏散风寒,理气和中。

【主治】 外感风寒,气郁不舒证。恶寒身热,头痛无汗,胸脘痞闷,不思饮食,舌苔薄白,脉浮。

3. **止嗽散** 见《医学心悟》。

【组成】 桔梗(炒)、荆芥、紫菀(蒸)、百部(蒸)、白前(蒸),各二斤(1 000克),甘草(炒)十二两(375克),陈皮(水洗去白)一斤(500克)。

【用法】 上研为末,每服三钱(9克),食后、临卧开水调下;初感风寒,生姜汤调下(现代用法:共为末,每服6~9克,温开水或姜汤送下。亦可作汤剂,水煎服,用量按原方比例酌减)。

【功用】 宣利肺气,疏风止咳。

【主治】　风邪犯肺证。咳嗽咽痒,咯痰不爽,或微有恶风发热,舌苔薄白,脉浮缓。

(二) 辛凉解表

1. 银翘散　见《温病条辨》。

【组成】　连翘一两(9克),银花一两(9克),苦桔梗六钱(6克),薄荷六钱(6克),竹叶四钱(4克),生甘草五钱(5克),荆芥穗四钱(5克),淡豆豉五钱(5克),牛蒡子六钱(9克)。

【用法】　上杵为散。每服六钱(18克),鲜苇根汤煎,香气大出,即取服,勿过煎。肺药取轻清,过煎则味厚入中焦矣。病重者,约二时一服,日三服,夜一服;轻者,三时一服,日二服,夜一服;病不解者,作再服(现代用法:作汤剂,水煎服,用量按原方比例酌减)。

【功用】　辛凉透表,清热解毒。

【主治】　温病初起。发热,微恶风寒,无汗或有汗不畅,头痛口渴,咳嗽咽痛,舌尖红,苔薄白或薄黄,脉浮数。

2. 桑菊饮　见《温病条辨》。

【组成】　桑叶二钱五分(7.5克),菊花一钱(3克),杏仁二钱(6克),连翘一钱五分(5克),薄荷八分(2.5克),苦桔梗二钱(6克),生甘草八分(2.5克),苇根二钱(6克)。

【用法】　水二杯,煮取一杯,日二服(现代用法:水煎温服)。

【功用】　疏风清热,宣肺止咳。

【主治】　风温初起,表热轻证。咳嗽,身热不甚,口微渴,脉浮数。

(三) 扶正解表

1. 败毒散　见《小儿药证直诀》。

【组成】　柴胡(去苗),前胡(去苗,洗),川芎,枳壳(去瓤,麸炒),羌活(去苗),独活(去苗),茯苓(去皮),桔梗,人参(去芦)各一两(30克),甘草半两(15克)。

【用法】　上为粗末。每服二钱(6克),水一盏,加生姜、薄荷各少许,同煎七分,去滓,不拘时服,寒多则热服,热多则温服(现代用法:作汤剂煎服,用量按原方比例酌减)。

【功用】　散寒祛湿,益气解表。

【主治】　气虚,外感风寒湿表证。憎寒壮热,头项强痛,肢体酸痛,无汗,鼻塞声重,咳嗽有痰,胸膈痞满,舌淡苔白,脉浮而按之无力。

2. 荆防败毒散　见《摄生众妙方》。

【组成】　羌活、柴胡、前胡、独活、枳壳、茯苓、荆芥、防风、桔梗、川芎各一钱五分(各5克),甘草五分(3克)。

【用法】　用水一盅半,煎至八分,温服。

【功用】　发汗解表,消疮止痛。

【主治】　疮肿初起。红肿疼痛,恶寒发热,无汗不渴,舌淡薄白,脉浮数。

3. 参苏饮　见《太平惠民和剂局方》。

【组成】　人参、紫苏叶、葛根、半夏(姜汁炒)、前胡、茯苓各七钱半(各15克),木香枳壳(麸炒)、桔梗、炙甘草各五钱(各10克)。

【用法】　咀嚼,每服四钱(12克),水一盏半,姜七片,枣一个,煎六分,去滓,微热服,不拘时。

【功用】　益气解表,理气化痰。

【主治】　虚人外感风寒,内有痰湿证。恶寒发热,无汗,头痛,鼻塞,咳嗽痰白,胸脘满闷,倦怠无力,气短懒言,舌苔白,脉弱。

4. 加减葳蕤汤　见《通俗伤寒论》。

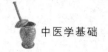

【组成】 生葳蕤二钱至三钱(9克),生葱白二至三枚(6克),桔梗一钱至钱半(5克),东白薇五分至一钱(3克),淡豆豉三钱至四钱(12克),苏薄荷一钱至钱半(5克),炙甘草五分(1.5克),红枣二枚。

【用法】 水煎,分温再服。

【功用】 滋阴解表。

【主治】 虚阴外感风热表证。头痛身热,微恶风寒,无汗或有汗不多,咳嗽,心烦,口渴,舌红,脉数。

七、泻下剂

(一) 寒下

1. 大承气汤 见《伤寒论》

【组成】 大黄(酒洗)四两(12克),厚朴(去皮,炙)8两(15克),枳实(炙)五枚(12克),芒硝三合(9克)。

【用法】 上四味,以水一斗,先煮二物,取五升,去滓,内大黄,更煮取二升,去滓,内芒硝,更上微火一、二沸,分温再服。得下,余勿服(现代用法:水煎,先煎厚朴、枳实,后下大黄,芒硝溶服)。

【功用】 峻下热结。

【主治】

(1) 阳明腑实证。大便不通,频转矢气,脘腹痞满,腹痛拒按,按之则硬,甚或潮热谵语,手足溅然汗出,舌苔黄燥起刺,或焦黑燥裂,脉沉实。

(2) 热结旁流证。下利清水,色纯青,其气臭秽,脐腹疼痛,按之坚硬有块,口舌干燥,脉滑实。

(3) 里热实证之热厥、痉病或发狂等。

2. 桃仁承气汤 见《重订通俗伤寒论》。

【组成】 桃仁9克(勿研),五灵脂6克(包),生蒲黄4.5克,鲜生地24克,生川军6克(酒洗),元明粉3克,生甘草1.8克,犀角汁4匙(冲)。

【用法】 上作一服,水二盅,煎至一盅,食前服。

【功用】 治伤寒蓄血,热结膀胱,其人如狂,但小腹结血,下者愈。

【主治】 下焦瘀热,热结血室,谵语如狂,小腹串痛,带下如注,腰痛如折。

3. 小承气汤 见《伤寒论》。

【组成】 大黄酒洗,四两(12克),厚朴(去皮,炙)二两(6克),枳实(炙),三枚大者(9克)。

【用法】 以水四升,煮取一升二合,去滓,分温二服。初服当更衣,不尔者,尽饮之。若更衣者,勿服之。

【功用】 轻下热结。

【主治】 阳脏腑实轻证。大便秘结,潮热谵语,脘腹痞满,舌苔老黄,脉滑而疾。以及痢疾初起,腹中胀痛,里急后重。

(二) 温下

温脾汤 见《备急千金要方》。

【组成】 大黄四两(12克),附子大者一枚(9克),干姜二两(6克),人参二两(9克),甘草二两(3克)。

【用法】　上七味,切片,以水七升,煮取三升,分服,一日 3 次(现代用法:水煎服)。

【功用】　攻下冷积,温补脾阳。

【主治】　阳虚寒积证。腹痛便秘,脐下绞结,绕脐不止,手足不温,苔白不渴,脉沉弦而迟。

(三) 润下

1. 麻子仁丸(脾约丸)　见《伤寒论》。

【组成】　麻子仁二升(500 克),芍药半斤(250 克),枳实(炙)半斤(250 克),大黄(去皮)一斤(500 克),厚朴(炙,去皮)一尺(250 克),杏仁(去皮尖,熬)别作脂一升(250 克)。

【用法】　上六味,蜜和丸,如梧桐子大,饮服十丸,日三服,渐加,以知为度(现代用法:上药为末,炼蜜为丸,每次 9 克,每日 1～2 次,温开水送服。亦可按原方用量比例酌减,改汤剂煎服)。

【功用】　润肠泄热,行气通便。

【主治】　胃肠燥热,脾约便秘证。大便干结,小便频数。

2. 济川煎　见《景岳全书》。

【组成】　当归三至五钱(9～15 克),牛膝二钱(6 克),肉苁蓉(酒洗去咸)二至三钱(6～9克),泽泻一钱半(4.5 克),升麻五分至七分或一钱(1.5～3 克),枳壳一钱(3 克)。

【用法】　水一盅半,煎七分,食前服(现代用法:作汤剂,水煎服)。

【功用】　温肾益精,润肠通便。

【主治】　肾阳虚弱,精津不足证。大便秘结,小便清长,腰膝酸软,头目眩晕,舌淡苔白,脉沉迟。

八、和解剂

(一) 和解少阳

小柴胡汤　见《伤寒论》。

【组成】　柴胡半斤(12 克),黄芩三两(9 克),人参三两(6 克),甘草(炙)三两(5 克),半夏(洗)半升(9 克),生姜(切)三两(9 克),大枣十二枚,擘(4 枚)。

【用法】　上七味,以水一斗二升,煮取六升,去滓,再煎,取三升,温服一升,日三服(现代用法:水煎服)。

【功用】　和解少阳。

【主治】

(1) 伤寒少阳证。往来寒热,胸胁苦满,默默不欲饮食,心烦喜呕,口苦,咽干,目眩,舌苔薄白,脉弦者。

(2) 热入血室证。妇人伤寒,经水适断,寒热发作有时。

(3) 黄疸、疟疾以及内伤杂病而见少阳证者。

(二) 调和肝脾

1. 柴胡疏肝散　见《景岳全书》。

【组成】　柴胡、陈皮(醋炒)各二钱(各 6 克),川芎、香附、枳壳(麸炒)、芍药各一钱半(各4.5 克),甘草(炙)五分(1.5 克)。

【用法】　水二盅,煎八分,食前服。

【功用】　疏肝行气,活血止痛。

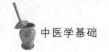

【主治】 肝气郁滞证。胁肋疼痛,胸闷喜太息,情志抑郁易怒,或嗳气,脘腹胀满,脉弦。

2. 芍药甘草汤 见《伤寒论》。

【组成】 芍药、甘草炙各四钱(各12克)。

【用法】 以水三升,煎取一升,去滓,分二次温服。

【功用】 养血益阴,缓急止痛。

【主治】 阴血不足,血行不畅,腿脚挛急或腹中疼痛。

3. 一贯煎 见《柳州医话》。

【组成】 北沙参(10克),麦门冬(10克),生地黄(30克),当归身(10克),枸杞子(12克),川楝子(5克)。

【用法】 每日1剂,分2~3次服。

【功用】 滋阴疏肝。

【主治】 肝肾阴虚,肝气不舒证。胸脘胁痛,吞酸吐苦,咽干口燥,舌红少津,脉细弱或虚弦。并治疝气瘕聚。

4. 逍遥散 见《太平惠民和剂局方》。

【组成】 甘草半两(15克),当归、茯苓、白芍药、白术、柴胡各一两(各30克)。

【用法】 上为粗末,每服二钱(6克),水一大盏,烧生姜一块切破,薄荷少许,同煎至七分,去渣热服,不拘时候。

【功用】 疏肝解郁,养血健脾。

【主治】 肝郁血虚脾弱证。两胁作痛,头痛目眩,口燥咽干,神疲食少,或往来寒热,或月经不调,乳房胀痛,舌质淡红,脉旋而虚者。

九、清热剂

(一) 清热剂

竹叶石膏汤 见《伤寒论》。

【组成】 竹叶二把(15克),石膏一斤(30克),半夏(洗)半升(9克),麦门冬(去心),一升(15克),人参二两(5克),甘草(炙),二两(3克),粳米半升(15克)。

【用法】 上七味,以水一斗,煮取六升,去滓,内粳米,煮米熟,汤成去米,温服一升,日三服。

【功用】 清热生津,益气和胃。

【主治】 伤寒、温病、暑病余热未清,气津两伤证。身热多汗,心胸烦闷,气逆欲呕,口干喜饮,或虚烦不寐,舌红苔少,脉虚数。

(二) 清营凉血

犀角地黄汤(芍药地黄汤) 见《小品方》,录自《外台秘要》。

【组成】 犀角(水牛角代)一两(30克),生地黄半斤(24克),芍药三钱(12克),牡丹皮一两(9克)。

【用法】 上药四味,切片,以水九升,煮取三升,分三服(现代用法:作汤剂,水煎服,水牛角镑片先煎,余药后下)。

【功用】 清热解毒,凉血散瘀。

【主治】 热入血分证。

(1) 热扰心神,身热谵语,舌绛起刺,脉细数。

（2）热伤血络，斑色紫黑、吐血、衄血、便血、尿血等，舌红绛，脉数。

（3）蓄血瘀热，喜忘如狂，漱水不欲咽，大便色黑易解等。

（三）清热解毒

黄连解毒汤　见《肘后备急方》，名见《外台秘要》引崔氏方。

【组成】　黄连三两（9克），黄芩、黄柏各二两（各6克），栀子十四枚，擘（9克）。

【用法】　上四味切，以水六升，煮取二升，分二服（现代用法：水煎服）。

【功用】　泻火解毒。

【主治】　三焦火毒证。大热烦躁，口燥咽干，错语不眠；或热病吐血、衄血；或热甚发斑，或身热下利，或湿热黄疸；或外科痈疡疔毒，小便黄赤，舌红苔黄，脉数有力。

（四）清脏腑热

1. 龙胆泻肝汤　见《医方集解》。

【组成】　龙胆草（酒炒）6克，黄芩（炒）9克，栀子（酒炒）9克，泽泻12克，木通6克，当归（酒炒）3克，生地黄（酒炒）9克，柴胡6克，生甘草6克，车前子9克（原书无用量）。

【用法】　水煎服，亦可制成丸剂，每服6～9克，日2次，温开水送下。

【功用】　清泻肝胆实火，清利肝经湿热。

【主治】

（1）肝胆实火上炎证。头痛目赤，胁痛，口苦，耳聋，耳肿，舌红苔黄，脉弦数有力。

（2）肝经湿热下注证。阴肿，阴痒，筋痿，阴汗，小便淋浊，或妇女带下黄臭等，舌红苔黄。

2. 泻白散　见《小儿药证直诀》。

【组成】　地骨皮、桑白皮（炒）各一两（各30克），甘草（炙）一钱（3克）。

【用法】　上药锉散，入粳米一撮，水二小盏，煎七分，食前服（现代用法：水煎服）。

【功用】　清泻肺热，止咳平喘。

【主治】　肺热喘咳证。气喘咳嗽，皮肤蒸热，日晡尤甚，舌红苔黄，脉细数。

3. 玉女煎　见《景岳全书》。

【组成】　石膏二至五钱（15～30克），熟地黄三至五钱或一两（9～30克），麦冬二钱（6克），知母、牛膝各一钱半（各5克）。

【用法】　上药用水一盏半，煎七分，温服或冷服。

【功用】　清胃热，滋肾阴。

【主治】　胃热阴虚证。头痛，牙痛，齿松牙衄，烦热干渴，舌红苔黄而干。亦治消渴、消谷善饥等。

4. 消渴方　见《丹溪心法》。

【组成】　黄连末、天花粉末、人乳汁（或牛乳）、藕汁、生地汁、姜汁、蜂蜜。

【用法】　搅拌成膏内服。

【功用】　消渴。

【主治】　治渴证胃热，善消水谷。

5. 黛蛤散　见《中华人民共和国药典》。

【组成】　青黛30克，蛤壳300克，上二味，粉碎成细粉，过筛，混匀，即得。

【用法】　口服，一次6克，一日1次，随处方入煎剂。

【功用】　清肝利肺，降逆除烦。用于肝肺实热，头晕耳鸣，咳嗽吐衄，肺痿肺痈，咽膈不利，口渴心烦。

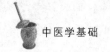

【主治】 用于肝肺实热,头晕耳鸣,咳嗽吐衄,肺痿肺痈,咽隔不利,口渴心烦。用于治疗急性支气管炎,肺部感染,慢性胃炎,胃十二指肠溃疡病,盆腔炎,阴道滴虫症等。

(五)清虚热

青蒿鳖甲汤 见《温病条辨》。

【组成】 青蒿二钱(6克),鳖甲五钱(15克),细生地四钱(12克),知母二钱(6克),丹皮三钱(9克)。

【用法】 水五杯,煮取二杯,日再服(现代用法:水煎服)。

【功用】 养阴透热。

【主治】 温病后期,邪伏阴分证。夜热早凉,热退无汗,舌红苔少,脉细数。

十、温里剂

(一)温中祛寒

1. 理中丸 见《伤寒论》。

【组成】 人参(6克)、干姜(5克)、甘草(炙)(6克)、白术(9克)。

【用法】 上四味,捣筛,蜜和为丸,如鸡子黄许大(9克)。以沸汤数合,和一丸,研碎,温服之,日三四服,夜二服。腹中未热,益至三四丸,然不及汤。汤法:以四物依两数切,用水八升,煮取三升,去滓,温服一升,日三服。服汤后,如食顷,饮热粥一升许,微自温,勿揭衣被(现代用法:上药共研细末,炼蜜为丸,重9克,每次1丸,温开水送服,每日2～3次。或作汤剂,水煎服,用量按原方比例酌减)。

【功用】 温中祛寒,补气健脾。

【主治】

(1)脾胃虚寒证。脘腹绵绵作痛,喜温喜按,呕吐,大便稀溏,脘痞食少,畏寒肢冷,口不渴,舌淡苔白润,脉沉细或沉迟无力。

(2)阳虚失血证。便血、吐血、衄血或崩漏等,血色暗淡,质清稀。

(3)脾胃虚寒所致的胸痹;或病后多涎唾;或小儿慢惊等。

2. 黄芪建中汤

【组成】 桂枝(去皮)9克,甘草(炙)6克,大枣十二枚,擘(4枚),芍药18克,黄芪9克,生姜(切)9克(即小建中汤加黄芪9克),胶饴一升(30克)。

【用法】 以水七升,煮取二升,去滓,内饴,更上微火消解,温服一升,日三服(现代用法:水煎二次,取汁,兑入饴糖,分二次温服)。

【功用】 温补气血,缓急止痛。

【主治】 脾胃虚寒,中气不足证。虚劳里急,诸不足。

(二)温经散寒

当归四逆汤 见《伤寒论》。

【组成】 当归三两(12克),桂枝三两(去皮)(9克),芍药三两(9克),细辛三两(1.5克),甘草二两(6克),通草(炙)二钱(3克),大枣二十五枚擘。

【用法】 上七味,以水八升,煮取三升,去滓。温服一升,日三服(现代用法:水煎服)。

【功用】 温经散寒,养血通脉。

【主治】 血虚寒厥证。手足厥寒,或腰、股、腿、足、肩臂疼痛,口不渴,舌淡苔白,脉沉细或细而欲绝。

十一、补益剂

(一) 补气

1. 四君子汤　见《太平惠民和剂局方》。

【组成】　人参去芦、白术、茯苓(去皮)各9克,甘草(炙)6克。

【用法】　上为细末。每服二钱(6克),水一盏,煎至七分,通口服,不拘时候;入盐少许,白汤点亦得(现代用法:水煎服)。

【功用】　益气健脾。

【主治】　脾胃气虚证。面色萎白,语声低微,气短乏力,食少便溏,舌淡苔白,脉虚弱。

2. 参苓白术散　见《太平惠民和剂局方》。

【组成】　莲子肉(去皮)一斤(500克),薏苡仁一斤(500克),缩砂仁一斤(500克),桔梗炒令深黄色,一斤(500克),白扁豆姜汁浸,去皮,微炒,一斤半(750克),白茯苓二斤(1 000克),人参二斤(1 000克),甘草(炒)二斤(1 000克),白术二斤(1 000克),山药二斤(1 000克)。

【用法】　上为细末。每服二钱(6克),枣汤调下。小儿量岁数加减服之(现代用法:作汤剂,水煎服,用量按原方比例酌减)。

【功用】　益气健脾,渗湿止泻。

【主治】　脾虚湿盛证。饮食不化,胸脘痞闷,肠鸣泄泻,四肢乏力,形体消瘦,面色萎黄,舌淡苔白腻,脉虚缓。

3. 七味白术散　见《小儿药证直诀》。

【组成】　人参二钱五分(6克),茯苓、白术(炒)五钱(12克),甘草一钱(3克),藿香叶五钱(12克),木香二钱(6克),葛根五钱至一两(15~30克)。

【用法】　为粗末,每服二钱(6克),水煎服。

【功用】　益气健脾,和胃生津。

【主治】　脾虚虚弱,津虚内热证。呕吐泄泻,肌热烦渴。

4. 补中益气汤　见《内外伤辨惑论》。

【组成】　黄芪病甚、劳役热甚者,一钱(18克),甘草(炙)各五分(9克),人参(去芦)三分(6克),当归(酒焙干或晒干)二分(3克),橘皮(不去白)二分或三分(6克),升麻二分或三分(6克),柴胡二分或三分(6克),白术三分(9克)。

【用法】　上药切片,都作一服,水二盏,煎至一盏,去滓,食远稍热服(现代用法:水煎服。或作丸剂,每服10~15克,日2~3次,温开水或姜汤下)。

【功用】　补中益气,升阳举陷。

【主治】

(1) 脾虚气陷证。饮食减少,体倦肢软,少气懒言,面色萎黄,大便稀溏,舌淡脉虚,以及脱肛,子宫脱垂,久泻久痢,崩漏等。

(2) 气虚发热证。身热自汗,渴喜热饮,气短乏力,舌淡,脉虚大无力。

5. 生脉散　见《医学启源》。

【组成】　人参五分(9克),麦门冬五分(9克),五味子七粒(6克)。

【用法】　长流水煎,不拘时服(现代用法:水煎服)。

【功用】　益气生津,敛阴止汗。

【主治】

(1) 温热、暑热,耗气伤阴证。汗多神疲,体倦乏力,气短懒言,咽干口渴,舌干红少苔,脉

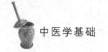

虚数。

（2）久咳伤肺，气阴两虚证。干咳少痰，短气自汗，口干舌燥，脉虚细。

6. 玉屏风散 见《医方类聚》。

【组成】 防风一两（30克），黄芪（蜜炙）、白术各二两（各60克）。

【用法】 上切片，每服三钱（9克），用水一盏半，加大枣一枚，煎至七分，去滓，食后热服（现代用法：研末，每日2次，每次6～9克，大枣煎汤送服；亦可作汤剂，水煎服，用量按原方比例酌减）。

【功用】 益气固表止汗。

【主治】 表虚自汗。汗出恶风，面色㿠白，舌淡苔薄白，脉浮虚。亦治虚人腠理不固，易感风邪。

7. 防己黄芪汤 见《金匮要略》。

【组成】 防己12克，黄芪15克，去芦甘草6克，炒白术9克。

【用法】 上锉麻豆大，每抄五钱匕（15克），生姜四片，大枣一枚，水盏半，煎八分，去滓温服，良久再服。服后当如虫行皮中，以腰下如冰，后坐被上，又以一被绕腰以下，温令微汗，瘥。

【功用】 益气祛风，健脾利水。

【主治】 风水或风湿。汗出恶风，身重，小便不利，舌淡苔白，脉浮。

（二）补血

1. 四物汤 见《仙授理伤续断秘方》。

【组成】 当归（去芦，酒浸炒）9克，川芎6克，白芍9克，熟干地黄酒蒸（熟地黄已有成品，干地黄即生地黄晒干，12克）各等份。

【用法】 上为粗末。每服三钱（15克），水一盏半，煎至八分，去渣，空腹食前热服（现代用法：作汤剂，水煎服）。

【功用】 补血调血。

【主治】 营血虚滞证。头晕目眩，心悸失眠，面色无华，妇人月经不调，量少或经闭不行，脐腹作痛，甚或瘕块硬结，舌淡，口唇、爪甲色淡，脉细弦或细涩。

2. 桃红四物汤 见《医垒元戎》。

【组成】 即四物汤加桃仁（9克），红花（6克）。

【用法】 水煎服。

【功用】 养血活血。

【主治】 血虚兼血瘀证。妇女经期超前，血多有块，色紫稠黏，腹痛等。

3. 当归补血汤 见《内外伤辨惑论》。

【组成】 黄芪一两（30克），当归（酒洗）二钱（6克）。

【用法】 以水二盏，煎至一盏，去滓，空腹时温服。

【功用】 补气生血。

【主治】 血虚阳浮发热证。肌热面赤，烦渴欲饮，脉洪大而虚，重按无力。亦治妇人经期、产后血虚发热头痛；或疮疡溃后，久不愈合者。

4. 归脾汤 见《正体类要》。

【组成】 白术、当归、白茯苓、黄芪（炒）、远志、龙眼肉、酸枣仁（炒）各一钱（3克），人参一钱（6克），木香五分（1.5克），甘草（炙）三分（1克）。

【用法】 加生姜、大枣，水煎服。

【功用】 益气补血，健脾养心。

【主治】

（1）心脾气血两虚证：心悸怔忡，健忘失眠，盗汗，体倦食少，面色萎黄，舌淡，苔薄白，脉细弱。

（2）脾不统血证：便血，皮下紫癜，妇女崩漏，月经超前，量多色淡，或淋漓不止，舌淡，脉细弱。

（三）气血双补

八珍汤 见《瑞竹堂经验方》。

【组成】 当归、川芎、熟地黄、白芍药、人参、甘草、茯苓、白术各一两（30克）。

【用法】 咀嚼。每服三钱（9克），水一盏半，加生姜五片，大枣一枚，煎至七分，去滓，不拘时候，口服。

【功用】 益气补血。

【主治】 气血两虚证。面色苍白或萎黄，头晕目眩，四肢倦怠，气短懒言，心悸怔忡，饮食减少，舌淡苔薄白，脉细弱或虚大无力。

（四）补阴

1. 六味地黄丸 见《小儿药证直诀》。

【组成】 熟地黄八钱（24克），山萸肉、干山药各四钱（12克），泽泻、牡丹皮、茯苓（去皮）各三钱（9克）。

【用法】 上为末，炼蜜为丸，如梧桐子大。空腹温水化下三丸（现代用法：亦可不煎服）。

【功用】 滋补肝肾。

【主治】 肝肾阴虚证。腰膝酸软，头晕目眩，耳鸣耳聋，盗汗，遗精，消渴，骨蒸潮热，手足心热，口燥咽干，牙齿动摇，足跟作痛，小便淋漓，以及小儿囟门不合，舌红少苔，脉沉细数。

2. 左归丸 见《景岳全书》。

【组成】 大怀熟地八两（240克），山药四两（120克），枸杞四两（120克），山茱萸肉四两（120克），川牛膝三两（120克），菟丝子四两（120克），鹿胶四两（120克），龟胶四两（120克）。

【用法】 上先将熟地蒸烂杵膏，蜜炼为丸，如梧桐子大。每服百余丸，食前用滚汤或淡盐汤送下。亦可水煎服，用量按原方比例酌减。

【功用】 滋阴补肾，填精益髓。

【主治】 真阴不足证。腰酸腿软，头晕眼花，耳聋失眠，遗精滑泄，自汗盗汗，口燥舌干，舌红少苔，脉细。

3. 沙参麦冬汤 见《温病条辨》。

【组成】 北沙参（10克），玉竹（10克），麦冬（10克），天花粉（15克），扁豆（10克），桑叶（6克），生甘草（3克）。

【用法】 用水1 000毫升，煮取400毫升，日服2次。

【功用】 甘寒生津，清养肺胃。用于燥伤肺胃，津液亏损而见口渴咽干或干咳少痰，舌红少苔，脉细数者。

【主治】 燥伤肺胃阴分，津液亏损，咽干口渴，干咳痰少而黏，或发热，脉细数，舌红少苔者。

（五）补阳

1. 金匮肾气丸 见《金匮要略》。

【组成】 干地黄八两（240克），薯蓣（即山药）、山茱萸各四两（120克），泽泻、茯苓、牡丹

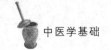

皮各三两（90 克），桂枝、附子（炮）各一两（30 克）。

【用法】 上为细末，炼蜜和丸，如梧桐子大，酒下十五丸（6 克），日再服。

【功用】 补肾助阳。

【主治】 肾阳不足证。腰痛脚软，身半以下常有冷感，少腹拘急，小便不利，或小便反多，入夜尤甚，阳痿早泄，舌淡而胖，脉虚弱，尺部沉细，以及痰饮，水肿，消渴，脚气，转胞等。

2. 参附汤 见《世医得效方》。

【组成】 人参、绵附（炮，去皮、脐），肉豆蔻（微火煨裂）。

【用法】 上药锉散。每服 6 克，用水 230 毫升，加生姜 7 片、大枣 2 枚同煎，空腹时服。

【功用】 益气回阳固脱。

【主治】 下痢鲜血，滑泄不固，欲作厥状者。

3. 右归丸 见《景岳全书》。

【组成】 大怀熟地八两（240 克），山药四两（120 克），山茱萸三两（90 克），枸杞四两（120 克），鹿角胶四两（120 克），菟丝子四两（120 克），杜仲四两（120 克），当归三两（90 克），肉桂二两（60 克），制附子二两（60 克）。

【用法】 上先将熟地蒸烂杵膏，蜜炼为丸，如梧桐子大。每服百余丸，食前用滚汤或淡盐汤送下。亦可水煎服，用量按原方比例酌减。

【功用】 滋阴补肾，填精益髓。

【主治】 肾阳不足，命门火衰证。年老或久病气衰神疲，畏寒肢冷，腰酸膝软，阳痿遗精，或阳衰无子，或饮食减少，大便不实，或小便自遗，舌淡苔白，脉沉而迟。

（六）阴阳双补

地黄饮子（地黄饮） 见《圣济总录》。

【组成】 熟干地黄（焙）、巴戟天（去心）、山茱萸（炒）、石斛（去根）、肉苁蓉（酒浸、切焙）、附子（炮裂，去皮脐）、五味子（炒）、官桂（去粗皮）、白茯苓（去黑皮）、麦门冬（去心、焙）、菖蒲、远志（去心）各半两（15 克）。

【用法】 上为粗末，每服三钱（9～15 克），水一盏，加生姜三片，大枣二枚，擘，同煎七分，去滓，食前温服（现代用法：加姜枣水煎服）。

【功用】 滋肾阴，补肾阳，开窍化痰。

【主治】 下元虚衰，痰浊上泛之喑痱证。舌强不能言，足废不能用，口干不欲饮，足冷面赤，脉沉细弱。

十二、安神剂

酸枣仁汤 见《金匮要略》。

【组成】 酸枣仁（炒），二升（15 克），甘草一两（3 克），知母二两（6 克），茯苓二两（6 克），芎穷（即川芎）二两（6 克）。

【用法】 上五味，以水八升，煮酸枣仁得六升，内诸药，煮取三升，分温三服（现代用法：水煎，分 3 次温服）。

【功用】 养血安神，清热除烦。

【主治】 肝血不足，虚热内扰证。虚烦失眠，心悸不安，头目眩晕，咽干口燥，舌红，脉弦细。

十三、理气剂

（一）行气

良附丸 见《良方集腋》。

【组成】 高良姜酒洗七次,焙,研,香附子醋洗七次,焙,研,各等份。

【用法】 药各焙、各研、各贮,用时以米饮加生姜汁一匙,盐一撮为丸,服之立止(现代用法:上二味为细末,作散剂或水丸,每日 1～2 次,每次 6 克,开水送下)。

【功用】 行气疏肝,祛寒止痛。

【主治】 肝胃气滞寒凝证。胃脘疼痛,胸胁胀闷,畏寒喜温,苔白脉弦,以及妇女痛经等。

(二) 降气

苏子降气汤 见《太平惠民和剂局方》。

【组成】 紫苏子、半夏(汤洗七次)各二两半(9 克),川当归(去芦)一两半(6 克),甘草(炙)二两(6 克),前胡(去芦)、厚朴(去粗皮)、姜汁(拌炒)各一两(6 克),肉桂(去皮)一两半(3 克),一方有陈皮(去白)一两半(3 克)。

【用法】 上为细末,每服二大钱(6 克),水一盏半,入生姜二片,枣子一个,苏叶五叶,同煎至八分,去滓热服,不拘时候(现代用法:加生姜 2 片,枣子 1 个,苏叶 2 克,水煎服,用量按原方比例酌定)。

【功用】 降气平喘,祛痰止咳。

【主治】 上实下虚喘咳证。痰涎壅盛,胸膈满闷,喘咳短气,呼多吸少,或腰痛脚弱,肢体倦怠,或肢体水肿,舌苔白滑或白腻,脉弦滑。

十四、理血剂

(一) 活血祛瘀

1. 身痛逐瘀汤 见《医林改错》。

【组成】 秦艽 3 克,川芎 6 克,桃仁 9 克,红花 9 克,甘草 6 克,羌活 3 克,没药 6 克,当归 9 克,灵脂(炒)6 克,香附 3 克,牛膝 9 克,地龙(去土)6 克,若微热,加苍术、黄柏;若虚弱,量加黄芪一二两(30～60 克)。

【用法】 水煎服。

【功用】 活血祛瘀,祛风除湿,通痹止痛。

【主治】 瘀血挟风湿,经络痹阻,肩痛、臂痛、腰腿痛,或周身疼痛,经久不愈者。

2. 补阳还五汤 见《医林改错》。

【组成】 生黄芪四两(120 克),当归尾二钱(6 克),赤芍一钱半(6 克),地龙(去土)一钱(3 克),川芎一钱(3 克),红花一钱(3 克),桃仁一钱(3 克)。

【用法】 水煎服。

【功用】 补气,活血,通络。

【主治】 中风之气虚血瘀证。半身不遂,口眼㖞斜,语言謇涩,口角流涎,小便频数或遗尿失禁,舌暗淡,苔白,脉缓无力。

3. 失笑散 见《太平惠民和剂局方》。

【组成】 五灵脂(酒研,淘去沙土)、蒲黄(炒香)各二钱(6 克)。

【用法】 先用酽醋调二钱(6 克),熬成膏,入水一盏,煎七分,食前热服(现代用法:共为细末,每服 6 克,用黄酒或醋冲服,亦可每日取 8～12 克,用纱布包煎,作汤剂服)。

【功用】 活血祛瘀,散结止痛。

【主治】 瘀血停滞证。心腹刺痛,或产后恶露不行,或月经不调,少腹急痛等。

4. 丹参饮 见《时方歌括》。

【组成】 丹参一两(30 克),檀香、砂仁各一钱半(5 克)。

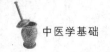

【用法】 以水一杯,煎七分服。

【功用】 活血祛瘀,行气止痛。

【主治】 血瘀气滞之心胃诸痛。

(二) 止血

十灰散 见《十药神书》。

【组成】 大蓟、小蓟、荷叶、侧柏叶、茅根、茜根、山栀、大黄、牡丹皮、棕榈皮各等份。

【用法】 上药各烧灰存性,研极细末,用纸包,碗盖于地上一夕,出火毒,用时先将白藕捣汁或萝卜汁磨京墨半碗,调服五钱,食后服下(现代用法:各药烧炭存性,为末,藕汁或萝卜汁磨京墨适量,调服9~15克;亦可作汤剂,水煎服,用量按原方比例酌定)。

【功用】 凉血止血。

【主治】 血热妄行之上部出血证。呕血、吐血、咯血、嗽血、衄血等,血色鲜红,来势急暴,舌红,脉数。

十五、治风剂

(一) 疏散外风

1. 川芎茶调散 见《太平惠民和剂局方》。

【组成】 薄荷叶(不见火)八两(240克),川芎、荆芥(去梗)各四两(120克),细辛(去芦)一两(30克),防风(去芦)一两半(45克),白芷、羌活、甘草(炙)各二两(60克)。

【用法】 上为细末。每服二钱(6克),食后,茶清调下(现代用法:共为细末,每次6克,每日2次,饭后清茶调服;亦可作汤剂,用量按原方比例酌减)。

【功用】 疏风止痛。

【主治】 外感风邪头痛。偏正头痛,或巅顶作痛,目眩鼻塞,或恶风发热,舌苔薄白,脉浮。

2. 牵正散 见《杨氏家藏方》。

【组成】 白附子、白僵蚕、全蝎去毒,各等份,并生用。

【用法】 上为细末。每服一钱(3克),热酒调下,不拘时候(现代用法:共为细末,每次服3克,日服2~3次,温酒送服;亦可作汤剂,用量按原方比例酌定)。

【功用】 祛风化痰,通络止痉。

【主治】 风中头面经络。口眼㖞斜,或面肌抽动,舌淡红,苔白。

(二) 平熄内风

1. 羚角钩藤汤 见《通俗伤寒论》。

【组成】 羚角片钱半(4.5克),霜桑叶(先煎)二钱(6克),京川贝四钱(12克),去心,鲜生地五钱(15克),双钩藤三钱(9克),滁菊花(后入)三钱(9克),茯神木三钱(9克),生白芍三钱(9克),生甘草八分(2.4克),淡竹茹五钱(15克),鲜刮,与羚角先煎代水。

【用法】 水煎服。

【功用】 凉肝熄风,增液舒筋。

【主治】 热盛动风证。高热不退,烦闷躁扰,手足抽搐,发为痉厥,甚则神昏,舌绛而干,或舌焦起刺,脉弦而数;以及肝热风阳上逆,头晕胀痛,耳鸣心悸,面红如醉,或手足躁扰,甚则瘛疭,舌红,脉弦数。

2. 镇肝熄风汤 见《医学衷中参西录》。

【组成】　怀牛膝一两(30克),生赭石(轧细)一两(30克),生龙骨(捣碎)五钱(15克),生牡蛎(捣碎)五钱(15克),生龟板(捣碎)五钱(15克),生杭芍五钱(15克),玄参五钱(15克),天冬五钱(15克),川楝子(捣碎)二钱(6克),生麦芽二钱(6克),茵陈二钱(6克),甘草钱半(4.5克)。

【用法】　水煎服。

【功用】　镇肝熄风,滋阴潜阳。

【主治】　类中风。头目眩晕,目胀耳鸣,脑部热痛,面色如醉,心中烦热,或时常噫气,或肢体渐觉不利,口眼渐形㖞斜;甚或眩晕颠仆,昏不知人,移时始醒,或醒后不能复原,脉弦长有力。

3.天麻钩藤饮　见《中医内科杂病证治新义》。

【组成】　天麻(90克),钩藤(12克),生决明(18克),山栀、黄芩(各9克),川牛膝(12克),杜仲、益母草、桑寄生、夜交藤、朱茯神(各9克)。

【用法】　水煎,分2~3次服。

【功用】　平肝熄风,清热活血,补益肝肾。

【主治】　肝阳偏亢,肝风上扰证。头痛,眩晕,失眠多梦,或口苦面红,舌红苔黄,脉弦或数。

十六、治燥剂

(一)轻宣外燥

1.桑杏汤　见《温病条辨》。

【组成】　桑叶一钱(3克),杏仁一钱五分(4.5克),沙参二钱(6克),象贝一钱(3克),香豉一钱(3克),栀皮一钱(3克),梨皮一钱(3克)。

【用法】　水二杯,煮取一杯,顿服之,重者再作服(现代用法:水煎服)。

【功用】　清宣温燥,润肺止咳。

【主治】　外感温燥证。身热不甚,口渴,咽干鼻燥,干咳无痰或痰少而黏,舌红,苔薄白而干,脉浮数而右脉大者。

2.沙参冬麦汤　见《温病条辨》。

【组成】　沙参三钱(9克),玉竹二钱(6克),生甘草一钱(3克),冬桑叶一钱五分(4.5克),麦冬三钱(9克),生扁豆一钱五分(4.5克),天花粉一钱五分(4.5克)。

【用法】　水五杯,煮取二杯,日再服。

【功用】　清养肺胃,生津润燥。

【主治】　燥伤肺胃阴分证。咽干口渴,或身热,或干咳少痰,舌红少苔,脉来细数。

(二)滋阴润燥

增液汤　见《温病条辨》。

【组成】　玄参一两(30克),麦冬连心八钱(24克),细生地八钱(24克)。

【用法】　水八杯,煮取三杯,口干则与饮令尽;不便,再作服(现代用法:水煎服)。

【功用】　增液润燥。

【主治】　阳明温病,津亏便秘证。大便秘结,口渴,舌干红,脉细数或沉而无力。

十七、祛湿剂

(一)燥湿和胃

1.平胃散　见《简要济众方》。

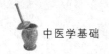

【组成】 苍术(去黑皮,捣为粗末,炒黄色)四两(120克),厚朴(去粗皮,涂生姜汁),炙令香(熟)三两(90克),陈橘皮(洗令净,焙干)二两(60克),甘草(炙黄)一两(30克)。

【用法】 上为散。每服二钱,水一中盏,加生姜二片,大枣二枚,同煎至六分,去滓,食前温服(现代用法:共为细末,每服4~6克,姜枣煎汤送下;或作汤剂,水煎服,用量按原方比例酌减)。

【功用】 燥湿运脾,行气和胃。

【主治】 湿滞脾胃证。脘腹胀满,不思饮食,口淡无味,恶心呕吐,嗳气吞酸,肢体沉重,怠惰嗜卧,常多自利,舌苔白腻而厚,脉缓。

2. 藿香正气散 见《太平惠民和剂局方》。

【组成】 大腹皮、白芷、紫苏、茯苓(去皮)各一两(30克),半夏曲、白术、陈皮(去白)、厚朴(去粗皮,姜汁炙)、苦桔梗各二两(60克),藿香(去土)三两(90克),甘草炙二两半(75克)。

【用法】 上为细末,每服二钱,水一盏,姜三片,枣一枚,同煎至七分,热服,如欲出汗,衣被盖,再煎并服(现代用法:散剂,每服9克,生姜、大枣煎汤送服;或作汤剂,加生姜、大枣,水煎服,用量按原方比例酌定)。

【功用】 解表化湿,理气和中。

【主治】 外感风寒,内伤湿滞证。恶寒发热,头痛,胸膈满闷,脘腹疼痛,恶心呕吐,肠鸣泄泻,舌苔白腻,以及山岚瘴疟等。

(二)清热祛湿

1. 茵陈蒿汤 见《伤寒论》。

【组成】 茵陈六两(30克),栀子十四枚(15克),大黄(去皮)二两(9克)。

【用法】 上三味,以水一斗二升,先煮茵陈,减六升,内二味,煮取三升,去滓,分三服(现代用法:水煎服)。

【功用】 清热,利湿,退黄。

【主治】 湿热黄疸。一身面目俱黄,黄色鲜明,发热,无汗或但头汗出,口渴欲饮,恶心呕吐,腹微满,小便短赤,大便不爽或秘结,舌红苔黄腻,脉沉数或滑数有力。

【歌诀】 茵陈蒿汤大黄栀,瘀热阳黄此方施;便难尿赤腹胀满,功在清热与利湿。

2. 四妙丸 见《成方便读》。

【组成】 川黄柏、薏苡仁各八两(200克),苍术、怀牛膝各四两(120克)。

【用法】 水泛为丸,每服6~9克,温开水送下。

【功用】 清热利湿,舒筋壮骨。

【主治】 湿热痿证。两足麻木,痿软,肿痛。

(三)温化寒湿

1. 真武汤 见《伤寒论》。

【组成】 茯苓三两(9克),芍药三两(9克),白术二两(6克),生姜(切)三两(9克),附子(炮,去皮)一枚(9克),破八片。

【用法】 以水八升,煮取三升,去滓,温服七合,日三服(现代用法:水煎服)。

【功用】 温阳利水。

【主治】 阳虚水泛证。畏寒肢厥,小便不利,心下悸动不宁,头目眩晕,身体筋肉瞤动,站立不稳,四肢沉重疼痛,水肿,腰以下为甚;或腹痛,泄泻;或咳喘呕逆。舌质淡胖,边有齿痕,舌苔白滑,脉沉细。

2. 苓桂术甘汤 见《金匮要略》。

【组成】 茯苓四两(12 克),桂枝(去皮)三两(9 克),白术二两(6 克),甘草(炙)二两(6克)。

【用法】 上四味,以水六升,煮取三升,去滓,分温三服(现代用法:水煎服)。

【功用】 温阳化饮,健脾利湿。

【主治】 中阳不足之痰饮。胸胁支满,目眩心悸,短气而咳,舌苔白滑,脉弦滑或沉紧。

(四)祛风胜湿

1. 羌活胜湿汤 见《内外伤辨惑论》。

【组成】 羌活、独活各一钱(6 克),藁本、防风、甘草(炙)、川芎各五分(3 克),蔓荆子三分(2 克),川芎二分(0.6 克)。

【用法】 上切片,都作一服;水二盏,煎至一盏,去滓,食后温服(现代用法:作汤剂,水煎服)。

【功用】 祛风,胜湿,止痛。

【主治】 风湿在表之痹证。肩背痛不可回顾,头痛身重,或腰脊疼痛,难以转侧,苔白,脉浮。

2. 独活寄生汤 见《备急千金要方》。

【组成】 独活三两(9 克),桑寄生、杜仲、牛膝、细辛、秦艽、茯苓、肉桂心、防风、川芎、人参、甘草、当归、芍药、干地黄各二两(6 克)。

【用法】 上十五味,切片,以水一斗,煮取三升,分三服,温身勿冷也(现代用法:水煎服)。

【功用】 祛风湿,止痹痛,益肝肾,补气血。

【主治】 痹证日久,肝肾两虚,气血不足证。腰膝疼痛、痿软,肢节屈伸不利,或麻木不仁,畏寒喜温,心悸气短,舌淡苔白,脉细弱。

十八、祛痰剂

(一)燥湿化痰

1. 涤痰汤 见《奇效良方》。

【组成】 半南星姜制、半夏汤洗七次,各二钱半(7.5 克),枳实(麸炒)二钱(6 克),茯苓(去皮)二钱(6 克),橘红一钱半(4.5 克),石菖蒲、人参各一钱(3 克),竹茹七分(2 克),甘草半钱(2 克)。

【用法】 上作一服。水二盅,生姜五片,煎至一盅,食后服。

【功用】 涤痰开窍。

【主治】 中风痰迷心窍证。舌强不能言,喉中痰鸣,辘辘有声,舌苔白腻,脉沉滑或沉缓。

2. 导痰汤 见《传信适用方》引皇甫坦方。

【组成】 半夏汤洗七次,四两(120 克),天南星(姜汁浸,细切)一两(30 克),枳实(去瓤)一两(30 克),橘红一两(30 克),赤茯苓一两(30 克)。

【用法】 上为粗末。每服三大钱(9 克),水二盏,生姜十片,煎至一盏,去滓,食后温服。

【功用】 燥湿祛痰,行气开郁。

【主治】 痰厥证。头目眩晕,或痰饮壅盛,胸膈痞塞,胁肋胀满,头痛呕逆,喘急痰嗽,涕唾稠黏,舌苔厚腻,脉滑。

(二)清热化痰

小陷胸汤 见《伤寒论》。

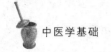

【组成】 黄连一钱(6克),半夏半升(12克),洗瓜蒌实大者一枚(30克)。

【用法】 上三味,以水六升,先煮瓜蒌,取三升,去滓,内诸药,煮取二升,去滓,分温三服(现代用法:先煮瓜蒌,后纳他药,水煎温服)。

【功用】 清热化痰,宽胸散结。

【主治】 痰热互结证。胸脘痞闷,按之则痛,或心胸闷痛,或咳痰黄稠,舌红苔黄腻,脉滑数。

(三)润燥化痰

贝母瓜蒌散 见《医学心悟》。

【组成】 贝母一钱五分(4.5克),瓜蒌一钱(3克),花粉、茯苓、橘红、桔梗各八分(各2.5克)。

【用法】 水煎服。

【主治】 燥痰咳嗽。咳嗽呛急,咯痰不爽,涩而难出,咽喉干燥哽痛,苔白而干。

(四)温化寒痰

三子养亲汤 见《皆效方》,录自《杂病广要》。

【组成】 紫苏子(9克),白芥子(9克),莱菔子(9克)(原书未著剂量)。

【用法】 上药各洗净,微炒,击碎。看何证多,则以所主者为君,余次之。每剂不过三钱(9克),用生绢小袋盛之,煮作汤饮,代茶水啜用,不宜煎熬太过(现代用法:三药微炒,捣碎,布包微煮,频服)。

【功用】 温肺化痰,降气消食。

【主治】 痰壅气逆食滞证。咳嗽喘逆,痰多胸痞,食少难消,舌苔白腻,脉滑。

(五)化痰熄风

半夏白术天麻汤 见《医学心悟》。

【组成】 半夏一钱五分(9克),天麻、茯苓、橘红各一钱(6克),白术三钱(15克),甘草五分(4克)。

【用法】 生姜一片,大枣二枚,水煎服(现代用法:加生姜1片,大枣2枚,水煎服)。

【功用】 化痰熄风,健脾祛湿。

【主治】 风痰上扰证。眩晕,头痛,胸膈痞闷,恶心呕吐,舌苔白腻,脉弦滑。

十九、消食剂

(一)消食化滞

保和丸 见《丹溪心法》。

【组成】 山楂六两(180克),神曲二两(60克),半夏、茯苓各三两(90克),陈皮、连翘、莱菔子各一两(30克)。

【用法】 上为末,炊饼为丸,如梧桐子大,每服七八十丸(9克),食远白汤下(现代用法:共为末,水泛为丸,每服6~9克,温开水送下。亦可水煎服,用量按原方比例酌减)。

【功用】 消食和胃。

【主治】 食滞胃脘证。脘腹痞满胀痛,嗳腐吞酸,恶食呕逆,或大便泄泻,舌苔厚腻,脉滑。

(二)健脾消食

健脾丸 见《证治准绳》。

【组成】　白术二两半(75克),木香(另研)、黄连(酒炒)、甘草各七钱半(22克),白茯苓去皮,二两(60克),人参一两五钱(45克),神曲(炒)、陈皮、砂仁、麦芽(炒取面)、山楂取肉、山药、肉豆蔻(面裹煨热,纸包槌去油)各一两(30克)。

【用法】　上为细末,蒸饼为丸,如绿豆大,每服五十丸,空腹服,每日2次,陈米汤下(现代用法:共为细末,糊丸或水泛小丸,每服6~9克,温开水送下,每日2次)。

【功用】　健脾和胃,消食止泻。

【主治】　脾虚食积证。食少难消,脘腹痞闷,大便溏薄,倦怠乏力,苔腻微黄,脉虚弱。

二十、祛暑剂

新加香薷饮　见《温病条辨》。

【组成】　香薷二钱(6克),银花三钱(9克),鲜扁豆花三钱(9克),厚朴二钱(6克),连翘二钱(6克)。

【用法】　水五杯,煮取二杯,先服一杯,得汗,止后服,不汗再服,服尽不汗,更作服。

【功用】　祛暑解表,清热化湿。

【主治】　暑温加湿,复感于寒证。发热头痛,恶寒无汗,口渴面赤,胸闷不舒,舌苔白腻,脉浮而数者。

附　运动创伤、运动性疾病方剂

三画

1. 大补元煎　见《景岳全书》卷五十。

【组成】　人参少用10克,熟地用6~9克,杜仲6克,当归6~9克(若泄泻者去之),山茱萸3克(如畏酸吞酸者去之),枸杞6~9克,炙甘草3~6克。

【用法】　用水400毫升,煎至280毫升,空腹时温服。

【功用】　救本培元,大补气血。

【主治】　气血大亏,精神失守之危剧病证。

2. 大防风汤　见《外科正宗》。

【组成】　党参10克,防风6克,白术6克,附子5克,当归6克,白芍10克,川芎5克,杜仲6克,黄芪6克,羌活6克,牛膝6克,甘草5克,熟地黄12克,生姜3片。

【用法】　水煎服,每日1剂,日服3次。

【功用】　温经通络,祛风化湿,补益气血。

【主治】　治附骨疽、流痰,病变局部皮色不变,漫肿酸痛,或腰部损伤后期。

3. 大营煎　见《景岳全书》卷五十一。

【组成】　当归6~15克,熟地9克,枸杞6克,炙甘草3~6克,杜仲6克,牛膝4.5克,肉桂3~6克。

【用法】　用水400毫升,煎至280毫升。空腹时温服。

【主治】　真阴精血亏损,及妇人经迟血少,腰膝筋骨疼痛,或气血虚寒,心腹疼痛。

4. 三七粉　见《本草纲目新编》。

【组成】　三七粉的成分和三七主根一样,富含三七皂苷、三七多糖、三七素、黄酮有效成分。

【用法】　每次2~3克,温水吞服,每日2次,置干燥阴凉处。

【功用】　止血,散瘀,消肿,定痛。

【主治】　可用于治疗外伤出血、瘀血、胃出血、尿血等各种内、外出血症;扩张血管,溶解血栓,改善微循环,预防和治疗高血脂、胆固醇增高、冠心病、心绞痛、脑出血后遗症等心脑血管疾病;脂肪肝、肝纤维化等肝病,以及失血、产后、久病等原因导致的体虚证。

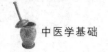

四画

1. **丹栀逍遥散** 见《方剂学》。

【组成】 白术 12 克,柴胡 12 克,当归 12 克,茯苓 12 克,甘草 3 克,牡丹皮 12 克,山栀 9 克,芍药 12 克。

【用法】 水煎服。

【功用】 养血健脾,疏肝清热。

【主治】 肝郁血虚,内有郁热证。潮热晡热,烦躁易怒,或自汗盗汗,或头痛目涩,或颊赤口干,或月经不调,少腹胀痛,或小便涩痛,舌红苔薄黄,脉弦虚数。

2. **双柏散** 见《中医伤科学讲义》。

【组成】 大黄 1 000 克,薄荷 500 克,黄柏 500 克,泽兰 500 克,侧柏 1 000 克。

【用法】 开水,蜜调敷。

【功用】 活血祛瘀,消肿止痛。

【主治】 跌打扭伤,筋肉肿痛,发红,以及各期阑尾炎有包块者。

3. **双合汤** 见《回春》卷四。

【组成】 当归 3 克,川芎 3 克,白芍 3 克,生地黄 3 克,陈皮 3 克,半夏(姜汁炒)3 克,茯苓(去皮)3 克,桃仁(去皮)2.4 克,红花 0.9 克,白芥子 3 克,甘草 0.9 克。

【用法】 加生姜 3 片,水煎熟,入竹沥、姜汁同服。

【主治】 气虚受风湿,遍身麻木不仁。

4. **五黄散** 见《袖珍方》卷三。

【组成】 黄丹、黄连、黄芩、黄柏、大黄、乳香各 15 克。

【用法】 共为细末,用水或饴糖调成膏外敷。

【功用】 清热化瘀。

【主治】 治挫伤热毒肿痛。

5. **乌药汤** 见《济阴纲目》卷一。

【组成】 乌药 7.5 克,香附 6 克,当归 3 克,木香、炙甘草各 1.5 克。

【用法】 水煎服。

【功用】 行气止痛。

【主治】 血瘀疼痛。

五画

1. **半硫丸** 见《太平惠民和剂局方》卷六。

【组成】 半夏(汤浸七次,焙干,为细末),硫黄(明净好者,研令极细,用柳木槌子杀过),各等份。

【用法】 上药以生姜自然汁同熬,入干蒸饼末搅和匀,入白内杵数百下,丸如梧桐子大。每次 15~20 丸,空腹时用温酒或生姜汤送下,妇人醋汤下。

【功用】 除积冷,暖元脏,温脾胃,进饮食。

【主治】 心腹一切痃癖冷气,及年高风秘、冷秘或泄泻等。

2. **甘姜苓术汤** 见《金匮要略》卷中。

【组成】 甘草、白术各 6 克,干姜、茯苓各 12 克。

【用法】 上四味,以水 1 000 毫升,煮取 600 毫升,分 3 次温服。腰中即温。

【功用】 温脾胜湿。

【主治】 身劳汗出,衣里冷湿,致患肾着,身重,腰及腰以下冷痛,如坐水中,腹重,口不渴,小便自利,饮食如故。

3. **瓜蒌桂枝汤** 见《金匮要略》。

【组成】 瓜蒌根 2 根,桂枝 90 克,白芍 90 克,甘草 60 克,生姜切 90 克,大枣(擘)12 枚。

【功用】 解肌祛邪,舒缓筋脉。

【主治】 太阳柔痉体强证。症见项背强直,肢体拘急,发热,恶风寒,头痛汗出,苔薄白,脉沉细而迟或兼弦。

4. 加味术附汤 见《杂病源流犀烛》。

【组成】 白术 6 克,附子 4.5 克,甘草 4.5 克,赤茯苓 4.5 克,生姜 7 片,大枣 2 枚。

【用法】 水煎服。

【功用】 祛湿散寒。

【主治】 治寒湿腰痛,偏于湿重者。

5. 平喘固本汤 见《中医内科学》引南京中医学院附属医院验方。

【组成】 党参 15 克,五味子 6 克,冬虫夏草 6 克,胡桃肉 12 克,灵磁石 18 克,沉香、坎脐(即脐带)、苏子各 15 克,款冬花 12 克,法半夏 12 克,橘红 6 克。

【用法】 水煎服。

【功用】 补肺纳肾,降气化痰。

【主治】 肺胀,肺肾气虚,喘咳有痰者。

6. 四味回阳饮加减 见《景岳全书》卷五十一。

【组成】 人参 30~60 克,制附子 6~9 克,炙甘草 3~6 克,炮干姜 6~9 克。

【用法】 用水 400 毫升,武火煎至 250 毫升,温服,徐徐饮之。

【功用】 益气回阳救脱。

【主治】 元阳虚脱,危在顷刻者。

7. 正骨水(成药) 见陈善文发明。

【组成】 九龙川、木香、风藤、地鳖虫、皂荚、五加皮、莪术、草乌、薄荷脑、樟脑等。

【用法】 涂擦患处。

【功用】 舒筋止痛,续骨消肿。

【主治】 治筋骨损伤。

8. 正气天香散 见《玉机微义》卷四十九。

【组成】 乌药 60 克,香附末 240 克,陈皮、苏叶、干姜各 30 克。

【用法】 每五、六钱(4.5~6 克)煎。

【功用】 行气止痛。

【主治】 治一切诸气,气上凑心,心胸攻筑,胸肋刺痛,月水不调。

六画

1. 安冲汤 见《医学衷中参西录》上册。

【组成】 白术(炒)18 克,生黄芪 18 克,生龙骨(捣细)18 克,生牡蛎(捣细)18 克,大生地 18 克,生杭芍 9 克,海螵蛸(捣细)2 克,茜草 9 克,川续断 12 克。

【用法】 水煎服。

【功用】 补气升提,固涩安冲。

【主治】 治妇女经水行时多而且久,过期不止或不时漏下。

2. 安神定志丸加减 见《医学心悟》卷四。

【组成】 志远 6 克,石菖蒲 5 克,茯神 15 克,茯苓 15 克,朱砂(冲服)2 克,龙齿(先煎)25 克,党参 9 克。

【用法】 每服 6 克,开水送下。

【功用】 安神定志,益气养血。

【主治】 精神烦扰、惊悸失眠、癫痫。

3. 当归地黄饮 见《景岳全书》卷五十一。

【组成】 当归 6~9 克,熟地 9~15 克,山药 6 克,杜仲 6 克,牛膝 4.5 克,山茱萸 3 克,炙甘草 2.4 克。

【用法】 水二盅,煎八分,食远服。

【功用】 滋补肾阴,活血止痛。

【主治】 肾虚腰膝疼痛,下肢痿软无力。

4. 当归鸡血藤汤 见《中医伤科学》。

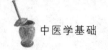

【组成】 当归 15 克,熟地 15 克,龙眼肉 6 克,白芍 9 克,丹参 9 克,鸡血藤 15 克。

【用法】 水煎服,日 1 剂。

【功用】 补气补血。

【主治】 用于骨伤患者后期气血虚弱患者,肿瘤放疗或化疗期间有白细胞及血小板减少者。

5. 交泰丸　见《脾胃论》卷下。

【组成】 干姜(炮制)0.9 克,巴豆霜 1.5 克,人参(去芦)、肉桂(去皮)各 3 克,柴胡(去苗)、小椒(炒去汗,并闭目去子)、白术各 4.5 克,厚朴(去皮,锉,炒,秋、冬加至 21 克),酒煮苦楝、白茯苓、砂仁各 9 克,川乌头(炮,去皮、脐)13.5 克,知母 12 克(一半炒,一半酒洗)此一味,春、夏所宜,秋、冬去之,吴茱萸(汤洗七次)15 克,黄连(去须,秋、冬减至 4.5 克),皂角(水洗,煨,去皮、弦)、紫菀(去苗)各 18 克。

【用法】 上药除巴豆霜另human外,余同研为极细末,炼蜜为丸,如梧桐子大。每服 10 丸,温水送下。

【功用】 升阳泻阴,调营和中。

【主治】 怠惰嗜卧,四肢不收,沉困懒倦。

6. 六磨汤　见《世医得效方》卷六。

【组成】 木香 9 克,枳壳 9 克,乌药 6 克,槟榔 12 克,大黄 6 克,乌梅 30 克,沉香 1 克。

【用法】 水煎服。

【主治】 气泄腹急,大便秘涩。

7. 如意黄金膏　见《疡医大全》卷三十六。

【组成】 麻油 250 克,藤黄 30 克。

【用法】 熬麻油至滴水成珠,离火,入白蜡、黄蜡各 5 钱(15 克),搅化,再入藤黄,搅匀收贮。此药愈陈愈妙,如收久膏老,加熬过麻油,炖化搅匀,冷透敷之。

【功用】 清热解毒,散瘀消肿。

【主治】 跌打损伤,筋骨断落,刀伤杖疮,汤火伤。

8. 芍药甘草附子汤　见《伤寒论》。

【组成】 芍药、炙甘草各 9 克,附子(炮,去皮,破八片)3 克。

【用法】 上三味,用水 1 000 毫升,煮取 300 毫升,去滓,分温三服。

【主治】 体虚外感,发汗后病不解,反增恶寒者。

9. 芎归二陈汤　见《中医妇科治疗学》。

【组成】 川芎 6 克,当归 9 克,半夏 9 克,陈皮 4.5 克,茯苓 4.5 克,甘草 1.8 克。

【用法】 水煎,温服。

【功用】 化痰行气和血。

【主治】 痰阻夹湿,经来量少,色谈稠黏,痰多呕恶,胸中不适,脘胀,口淡腻,脉滑。

10. 壮筋续骨丹(丸)　见《伤科大成》。

【组成】 当归 60 克,川芎 30 克,白芍 30 克,熟地 120 克,杜仲 30 克,川断 45 克,五加皮 45 克,骨碎补 90 克,桂枝 30 克,三七 30 克,黄芪 90 克,虎骨(用代用品)30 克,补骨脂 60 克,菟丝子 60 克,党参 60 克,木瓜 30 克,刘寄奴 60 克,地鳖虫 90 克。

【用法】 共研细末,糖水泛丸,每次服 12 克,温酒下。

【功用】 壮筋续骨。

【主治】 用于骨折、脱位、伤筋中后期。

11. 壮筋养血汤　见《伤科补要》。

【组成】 当归 9 克,川芎 6 克,白芷 9 克,续断 12 克,红花 5 克,生地 12 克,牛膝 9 克,牡丹皮 9 克,杜仲 6 克。

【用法】 水煎服。

【功用】 活血壮筋。

【主治】 用于软组织损伤。

七画

1. 补筋丸　见《医宗金鉴》。

【组成】 沉香 30 克,丁香 30 克,川牛膝 30 克,五加皮 30 克,蛇床子 30 克,茯苓 30 克,白莲蕊 30 克,肉苁蓉 30 克,菟丝子 30 克,当归 30 克,熟地 30 克,牡丹皮 30 克,木瓜 24 克,怀山药 24 克,人参 9 克,广术香 9 克。

【用法】 共为细末,炼蜜为丸,如弹子大,每丸重 9 克,每次服 1 丸,用无灰酒送下。

【功用】 补肾壮筋,益气养血,活络止痛。

【主治】 治跌仆,伤筋,血脉壅滞,青紫肿痛。

2. **补肾壮筋汤(丸)** 见《伤科补要》。

【组成】 熟地 12 克,当归 12 克,牛膝 10 克,山茱萸 12 克,茯苓 12 克,续断 12 克,杜仲 10 克,白芍 10 克,青皮 5 克,五加皮 10 克。

【用法】 水煎服,日 1 剂。或制成丸剂服。

【功用】 补益肝肾,强壮筋骨。

【主治】 治肾气虚损,习惯性关节脱位等。

3. **防风芎归汤** 见《血证论》卷八。

【组成】 生地 15 克,当归 9 克,川芎 3 克,甘草 3 克,防风 9 克。

【用法】 水煎,温服。

【功用】 活血化瘀,祛风止痛。

【主治】 跌打损伤,青紫肿痛。

4. **两地汤** 见《傅青主女科》卷上。

【组成】 大生地(酒炒)30 克,元参 30 克,白芍药(酒炒)15 克,麦冬肉 15 克,地骨皮 9 克,阿胶 9 克。

【用法】 水煎服。药煎好后,阿胶入药汁中烊化。

【功用】 滋阴清热。

【主治】 肾水不足,虚热内炽,月经先期,量少色红,质稠黏,伴有潮热、盗汗,咽干口燥,舌红苔少,脉细数无力者。

5. **苏木煎** 见《简明正骨》。

【组成】 苏木、大力草各 30 克,卷柏 9 克,艾叶 30 克,羌活、牛膝各 9 克,伸筋草、鸡血藤各 30 克。

【用法】 水煎洗。

【功用】 通经活络,疏利关节。

【主治】 治损伤后期关节僵凝,气血停滞之证。

八画

1. **附子理中汤** 见《奇效良方》。

【组成】 人参、白术、干姜(炮)、附子(炮,去皮脐)各 6 克,炙甘草 3 克。

【用法】 上作一服,水二盏,生姜五片,煎至一盏,食前服。如血少加当归 3 克,同煎服。

【主治】 治中寒中湿,呕逆虚弱。

2. **固阴煎** 见《景岳全书》卷五十一。

【组成】 人参适量,熟地 9~15 克,山药炒 6 克,山茱萸 4.5 克,远志 7 分(炒)2 克,炙甘草 3~6 克,五味子 14 粒,菟丝子炒香 6~9 克。

【用法】 水 2 盏,煎至 7 分,食后温服。

【主治】 肝肾两亏,遗精滑泄,带下崩漏,胎动不安,产后恶露不止,妇人阴挺,带浊淋遗,及经水因虚不固。肝肾血虚,胎动不安;产后冲任损伤,恶露不止;阴虚滑脱,以致下坠者。

3. **软筋化坚散** 见《刘寿山正骨经验·附方》。

【组成】 当归、赤芍、制乳香、木瓜各 6 克,紫金锭、芙蓉叶、金果榄各 10 克。

【用法】 醋调外敷伤处。

【功用】 活血软坚,舒筋止痛。

【主治】 治一切陈旧性伤筋疾患。

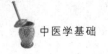

九画

1. 保阴煎 见《景岳全书》卷五十一。

【组成】 生地、熟地、芍药各6克,山药、川续断、黄芩、黄柏各4.5克,生甘草3克。

【用法】 水400毫升,煎至280毫升,空腹时温服。

【主治】 男妇带浊遗淋,色赤带血,脉滑多热,便血不止,及血崩血淋,或经期太早,一切阴虚内热动血。

2. 独参汤 见《景岳全书》。

【组成】 人参10~20克。

【用法】 水炖服。近年来亦有制成注射剂用者。

【功用】 补气、摄血、固脱。

【主治】 治失血后气血衰虚,虚烦作渴,气随血脱之危证。

3. 茴香酒 见《中医伤科学讲义》。

【组成】 茴香15克,丁香10克,樟脑15克,红花10克,白(干)酒300克。

【用法】 把药浸泡在酒中,一周以后,去渣取酒即可。外涂擦患处,亦可在施行理伤手法时配合使用。

【功用】 活血行气止痛。

【主治】 治扭挫伤肿痛。

4. 活血散 见《圣济总录》卷一。

【组成】 蝙蝠(炙干)1枚,当归(切、焙)、骨碎补(去毛)、桂(去粗皮)、补骨脂(微炒)各15克,大黄(锉,炒)60克。

【用法】 每服15克,空腹时用温酒调下,薄荷醋汤送下亦得。

【功用】 活血祛瘀。

【主治】 治损伤瘀血在内,攻注刺痛。

5. 活血舒肝汤 见河南正骨研究所郭氏验方。

【组成】 当归12克,柴胡10克,赤芍10克,黄芩6克,桃仁5克,红花3克,枳壳10克,槟榔10克,陈皮5克,大黄(后下)10克,厚朴6克,甘草3克。

【用法】 水煎服。

【功用】 破血逐瘀,行气止痛。

【主治】 治伤后瘀血初起。

6. 活血止痛汤(丸) 见《伤科大成》。

【组成】 当归12克,川芎6克,乳香6克,苏木5克,红花5克,没药6克,地鳖虫3克,三七3克,赤芍9克,陈皮5克,落得打6克,紫荆藤9克。

【用法】 水煎服。目前临床上常去紫荆藤。

【功用】 活血止痛。

【主治】 治跌打损伤肿痛。

7. 祛风胜湿汤 见《中医外科学》。

【组成】 黄柏、苦参、金银花、白鲜皮、茯苓皮、羌活、防风、荆芥、陈皮。

【用法】 水煎服。

【功用】 清热利湿,祛风止痒。

【主治】 治湿热型瘙痒。

十画

1. 桂附地黄丸 见《金匮要略》。

【组成】 干地黄240克,薯蓣120克,山茱萸120克,泽泻90克,茯苓60克,牡丹皮90克,桂枝、附子(炮)各30克。

【用法】 上为末,炼蜜和丸梧子大。每服十五丸,加至二十五丸,酒送下,一日2次。

【功用】 温补肾阳。

【主治】 用于肾阳不足,腰膝酸冷,小便不利或繁多。痰饮喘咳。

2. 桂枝甘草龙骨牡蛎汤 见《伤寒论》。

【组成】 桂枝(去皮)15克,甘草(炙)30克,牡蛎(熬)30克,龙骨30克。

【用法】 上四味,以水1 000毫升,煮取500毫升,去滓。温服160毫升左右,日三服。

【功用】 安神救逆。

【主治】 潜阳,镇惊,补心,摄精。主火逆下之,因烧针烦躁者。心悸,失眠,遗精,阳痿。

3. 海桐皮汤 见《医宗金鉴》。

【组成】 海桐皮6克,透骨草6克,乳香6克,没药6克,当归5克,川椒10克,川芎3克,红花3克,威灵仙3克,甘草3克,防风3克,白芷2克。

【用法】 共为细末,布袋装,煎水熏洗患处。亦可内服。

【功用】 活络止痛。

【主治】 治跌打损伤疼痛。

4. 健步虎潜丸 见《伤科补要》。

【组成】 龟胶2份,鹿角胶2份,虎骨(用代用品)2份,何首乌2份,川牛膝2份,杜仲2份,锁阳2份,当归2份,熟地2份,威灵仙2份,黄柏1份,人参1份,羌活1份,白芍1份,白术1份,大川附子1份,半蜜糖适量。

【用法】 共为细末,炼蜜为丸如绿豆大。每服10克,空腹淡盐水送下,每日2~3次。

【功用】 补气血,壮筋骨。

【主治】 治跌打损伤,血虚气弱,筋骨痿软无力,步履艰难。

5. 润肠丸 见《奇效良方》。

【组成】 桃仁200克,羌活100克,大黄100克,当归100克,火麻仁200克。

【用法】 口服,一次4丸,一日3次。宜空腹服。

【功用】 润燥活血疏风,自然通快。

【主治】 治脾胃伏火,大便秘涩或干燥塞不通,全不思食,乃风结秘,血结秘,皆令闭塞。

6. 桃仁红花煎 见《陈素庵妇科补解》卷一。

【组成】 红花9克,当归9克,桃仁12克,香附9克,延胡索3克,赤芍6克,川芎3克,乳香6克,丹参9克,青皮3克,熟地9克。

【用法】 水煎服。

【主治】 妇人月水不通,属瘀血者,小腹时时作痛,或少腹板急。

7. 调肝汤 见《傅青主女科》卷上。

【组成】 山药(炒)15克,阿胶(白面炒)9克,当归(酒洗)9克,白芍(酒炒)9克,山萸肉(蒸熟)9克,巴戟天(盐水浸)3克,甘草3克。

【用法】 水煎服。

【功用】 补益肾水,平调肝气。

【主治】 妇人肾水不足,肝气不舒,行经后少腹疼痛。

8. 通瘀煎 见《景岳全书》卷五十一。

【组成】 当归尾9~15克,山楂、香附、红花(新者,炒黄)各6克,乌药3~6克,青皮4.5克,木香2.1克,泽泻4.5克。

【用法】 水400毫升,煎至280毫升,加酒100~200毫升,食前服。

【功用】 活血祛瘀,行气止痛。

【主治】 妇人气滞血积,经脉不利,痛极拒按。

9. 真方白丸子 见《瑞竹堂方》。

【组成】 大半夏(汤泡七次)、白附子(洗净,略泡)、天南星(洗净,略泡)、天麻、川乌头(去皮尖,略泡)、全蝎(去毒,炒)、木香、枳壳(去瓤,麸炒)各30克。

【用法】 上为细末,生姜汁为丸,如梧桐子大。每服20丸,食后、临卧茶清热水送下,日3次;瘫痪,温酒送下;小儿惊风,每服2丸,薄荷汤送下。

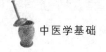

【主治】 诸风,可常服,永无风疾隔壅之患。中风痰涎壅盛,口喝不语,半身不遂,及小儿惊风潮搐。

十一画

1. **黄连温胆汤** 见《六因条辨》卷上。

【组成】 川连6克,竹茹12克,枳实6克,半夏6克,橘红6克,甘草3克,生姜6克,茯苓10克。

【用法】 水煎服(成人常用计量:5剂)。

【功用】 清热燥湿,理气化痰,和胃利胆。

【主治】 伤暑汗出,身不大热,烦闭欲呕,舌黄腻。

2. **菖蒲郁金汤** 见《温病全书》。

【组成】 石菖蒲9克,鲜竹叶9克,牡丹皮9克,连翘6克,灯心草6克,木通4.5克,紫金片(冲)1.5克,淡竹沥(冲)15克,炒栀子9克。

【用法】 水煎服。

【功用】 清营透热祛痰。

【主治】 主伏邪风温,辛凉发汗后,表邪虽解,暂时热退身凉,而胸腹之热不除,继则灼热自汗,烦躁不寐,神志时昏时清,夜多谵语,脉数舌绛,四肢厥而脉陷,症情较轻者。

3. **清金化痰汤** 见《医学统旨》。

【组成】 黄芩、山栀子各12克,知母、桑白皮、瓜蒌仁各15克,贝母、麦门冬、橘红、茯苓、桔梗各9克,甘草3克。

【用法】 水煎服。

【功用】 清肺化痰。

【主治】 咳嗽,咯痰黄稠腥臭,或带血丝,面赤,鼻出热气,咽喉干痛,舌苔黄腻,脉象濡数。现多用于上呼吸道感染,急性和慢性支气管炎属痰热证者。

4. **清经散** 见《傅青主女科》卷上。

【组成】 丹皮9克,地骨皮15克,白芍(酒炒)9克,大熟地(九蒸)9克,青蒿6克,白茯苓3克,黄柏(盐水浸炒)1.5克。

【用法】 水煎服。

【功用】 养阴清热,凉血调经。

【主治】 经期提前,量多,色紫红,质稠,可伴有心胸烦闷,渴喜冷饮,大便燥结,小便短赤,面色红赤,舌红,苔黄脉滑数。

5. **清中汤** 见《医学心悟》卷三。

【组成】 香附、陈皮各4.5克,黑山栀、金铃子、延胡索各2.4克,甘草(炙)1.5克,川黄连(姜汁炒)3克。

【用法】 水煎服。

【主治】 热厥胃痛,或作或止,舌燥唇焦,溺赤便闭,喜冷畏热,脉洪大有力。

6. **疏凿饮子** 见《济生》卷五。

【组成】 泽泻、商陆、赤小豆(炒)、羌活(去节)、大腹皮、椒目、木通、秦艽(去芦)、茯苓皮、槟榔各等份。

【用法】 上(㕮)咀。每服4钱(12克),水1盏半,加生姜5片,煎至7分,去滓温服,不拘时候。

【主治】 水气,通身洪肿,喘呼气急,烦躁多渴,大小便不利,服热药不得者。

十二画

1. **舒筋活血汤** 见《伤科补要》。

【组成】 羌活6克,防风9克,荆芥6克,独活9克,当归12克,续断12克,青皮5克,牛膝9克,五加皮9克,杜仲9克,红花6克,枳壳6克。

【用法】 水煎服。

【功用】 舒筋活络。

【主治】 治软组织损伤及骨折脱位后期筋肉挛缩者。

2. **滋血汤** 见《太平惠民和剂局方》卷九。

【组成】　赤石脂（火煅红）、海螵蛸（去壳）、侧柏叶（去枝）各 150 克。

【用法】　上为细末，每服 6 克，用热饭饮调下，一日 3 次，不拘时。

【主治】　妇人劳伤脏腑，冲任气虚，不能制约其经血，致患血崩，或下鲜血，或下瘀血，连日不止，淋漓不尽，形羸气劣，倦怠咽乏者。

十三画

1. 解语丹　见《永类钤方》卷十一。

【组成】　白附子（炮）、石菖蒲、远志肉、天麻、全蝎（去毒，酒炒）、羌活、僵蚕各 30 克，木香 15 克，牛胆南星 30 克。

【用法】　上研细末，丸梧桐子大，朱砂为衣。每服 30 丸，薄荷汤下。

【功用】　温经通络，熄风开窍。

【主治】　心脾中风，痰阻廉泉，舌强不语，半身不遂。

2. 新伤药

【组成】　黄柏 30 克，延胡索 9 克，红花 6 克，木香 9 克，血通 15 克，羌活 6 克，独活 6 克，没药 6 克，紫荆皮 9 克，骨碎补 6 克，千年健 9 克，当归 9 克，地肤子 6 克，儿茶 9 克。

【用法】　取适量药末加水调和（或加少量蜂蜜），摊于塑料纸或纱布上，厚约 0.8 厘米，敷于伤处，每日更换 1 次。

【功用】　退热，止痛，通经活血。

【主治】　骨伤和软组织伤后局部烧痛，肿痛。

3. 腰痛丸（成药）

【组成】　杜仲叶（盐炒）100 克，补骨脂（盐炒）75 克，狗脊（制）75 克，续断 75 克，当归 100 克，赤芍 40 克，白术（炒）75 克，牛膝 75 克，泽泻 50 克，肉桂 25 克，乳香（制）25 克，土鳖虫（酒炒）40 克。

【用法】　用盐开水送服，一次 9 克，一日 2 次。

【功用】　强腰补肾，活血止痛。

【主治】　用于肾虚腰痛，腰肌劳损。

十八画

礞石滚痰丸加减　见《幼科金针》卷上。

【组成】　金礞石（煅）40 克，沉香 20 克，黄芩 320 克，熟大黄 320 克。

【用法】　口服，一次 6～12 克，一日 1 次。

【功用】　降火逐痰。

【主治】　用于实热顽痰，发为癫狂惊悸，或咳喘痰稠，大便秘结。

参 考 文 献

［1］高学敏.中药学.第 2 版.北京:中国中医药出版社,2010.7

［2］邓中甲.方剂学.第 2 版.北京:中国中医药出版社,2003.1

［3］李飞.方剂学.第 2 版.北京:人民卫生出版社,2011.4

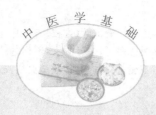

第七章 内 科 疾 病

第一节 辨 证

"辨证"就是把四诊(望诊、闻诊、问诊、切诊)所收集的资料、症状和体征,通过分析、综合,辨清疾病的病因、性质、部位,以及邪正之间的关系,概括、判断为某种性质的证。其中最为主要的是八纲辨证、病因辨证、气血津液辨证、脏腑辨证、六经辨证、卫气营血辨证、三焦辨证、经络辨证8种辨析疾病的方法。本节对八纲辨证、病因辨证中的风火燥湿寒辨证、气血津液辨证、脏腑辨证进行介绍。

一、八纲辨证概要

"八纲",即阴、阳、表、里、寒、热、虚、实,是辨证论治的理论基础之一。在临床上,运用八纲进行辨证,叫"八纲辨证",它是根据患者的整体证候表现之总和概括出来的规律。表里辨病证部位和病势深浅,寒热辨病证性质,虚实辨邪正盛衰,阴阳则统摄六纲,为八纲之总纲。各种疾病出现的症状虽然错综复杂,都可用八纲进行分析、归纳,以探求疾病的属性,病变的部位、病势的轻重,个体反应的强弱,从而作出判断,为临床诊断和施治提供依据。

八纲辨证既有区别,又互相联系。因此,不仅要掌握证候的各自特点,还要注意区分他们之间的相兼、转化、夹杂、真假等情况。由于八纲辨证具有高度的概括性,包含了其他多种辨证方法的共同特点,起执简驭繁、提纲挈领的作用。故为辨证论治的核心理论和基本方法,在中医学中占有十分重要的地位。

(一)阴阳辨证

阴阳辨证,即通过判别病证属阴、属阳,大致区分病证位置、性质及邪正盛衰状况的辨证方法。这阴阳是八纲辨证的总纲,它能统领表里、寒热、虚实三对纲领,故又称八纲为"二纲六要"。由此可见,阴阳辨证在疾病辨证中的重要地位。临床凡以抑制、沉静、寒冷、晦暗等为证候特征者,属于阴证;相反,凡以兴奋、躁动、火热、光亮为证候特征者,属于阳证。与其他六纲一样,阴证和阳证可随机体抗病能力的变化而相互转化,阳证转为阴证常常表示病情恶化,阴证转为阳证表示病情趋于好转。此外,阴阳辨证还有分析人体阴精阳气虚损不足的功能,阳气亏虚可形成阴寒相对偏盛的阴证;阴液不足,阳气相对有余,又可表现为虚热状态的阳证。

此外,另有亡阴证和亡阳证是疾病过程中的危重证候,一般在高热大汗、剧烈吐泻、失血过多等危重情况下,人体阴液或阳气迅速衰亡时出现。

(二) 表里辨证

表里辨证,即通过判断病证的在表在里来分析病变部位和病势深浅的辨证方法。表证一般指因六淫(即异常气候因素)等邪气侵犯人体皮毛、肌肤等浅表部位所表现的证候。临床表现以发热、恶寒(或恶风)、舌苔薄白、脉浮为主症,具有发病急、病程短、病位浅的特点,主要见于外感病的初期阶段;里证是指病变部位深及脏腑、气血、骨髓所引起的证候,其范围较广。里证临床表现因病因病机的不同而有差异,又可分为里寒证、里热证、里虚证和里实证。里证病程长,不恶风寒,脉象不浮,可与表证相鉴别。

临床上,除单纯的表证和里证外,在同一患者身上,表证和里证可同时并见,称为表里同病。常与寒热虚实互见,出现表里俱热、俱寒、俱虚、俱实,或表热里寒、表寒里热、表虚里实、表实里虚等证。表证和里证在一定条件下可以相互转化,称表里出入。如病邪过盛,机体抵抗力较差,或误治,失治等,致使表证不解,表邪内传入里,出现里证,是表证转化为里证,表示病情加重。掌握表里出入的变化,对于推断疾病的发展转归,有重要意义。

(三) 寒热辨证

寒热辨证,即通过判断病证属寒属热,以鉴别疾病性质。寒证是指因感受寒邪,或内伤久病,阳气亏虚,或过服生冷,阴寒内盛而引起的,并以寒冷为临床特点的一类病证。临床表现为身寒肢冷,喜暖,舌淡苔白,脉迟缓或沉细无力等;热证是感受阳热邪气,或机体阴虚阳盛所表现的证候,以火热为主要临床特点的一类病证。包括表热、里热、虚热、实热等类型。虚热表现为消瘦无力,五心烦热,潮热盗汗,口燥咽干,舌红少苔,脉细数,治宜滋阴降火。实热临床表现为口渴喜冷饮,小便短赤,大便秘结,舌红苔黄,脉数等。

在一定条件下,寒证和热证可以相互转化。由寒化热,如外感寒邪,最初表现为恶寒发热,头身痛,无汗,苔白,脉浮紧等,继而转为高热不恶寒,心烦,口渴,苔黄,脉数等,由表寒证转为里热证,这表明机体正气未衰,邪正相争。若病情发展到严重阶段,会出现寒极似热的真寒假热证或热极似寒的真热假寒证。临床必须全面分析,注意辨别,避免被假象蒙蔽而出现辨证错误。

(四) 虚实辨证

虚实辨证,即通过判断病证属虚属实,以鉴别机体正气与邪气盛衰状况的辨证方法。虚证指因人体正气不足而产生的各种虚弱证候的一类病证。其症状为:精神委靡、面色苍白、身倦乏力、形寒肢冷、气短,或五心烦热、自汗、盗汗,以及大便溏泄、小便频数或不禁、舌淡少苔、脉细弱等。阳气虚,则不温,且不固,故可见面色苍白、形寒肢冷、神疲乏力、气短自汗、二便失调;阴血不足以制阳,则阴虚而内热生,是以五心烦热、盗汗;气血两虚,气不足以鼓脉行,血不足以充脉道,故脉细弱;舌淡苔少,则是由于气血津液亏虚,不能濡养于舌。实证指邪气过盛,正气未衰,邪正斗争激烈的一类病证。由于病因和所及脏腑的不同,实证临床表现多种多样。一般常见症状包括:发热、吐泻、疼痛、声高气粗、精神烦躁、脉实有力等。

在疾病发展过程中,可能出现真实假虚,或真虚假实等情况。真实假虚指疾病本质为实,却表现出类似于虚的现象,即所谓"大实有羸状"。真虚假实指疾病本质为虚,反而表现出类似于实的症状,即所谓"至虚有盛候"。鉴别两者要全面分析症状、体征、病程、病史及患者体质状况等。

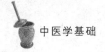

二、风火燥湿寒辨证

风火燥湿寒辨证属于病因辨证的内容。外感六淫、内生五气既是致病的因素,又是病因辨证的单位。兹将外感风火燥湿寒与内生风火燥湿寒的辨证简述于下。

(一)外风证与内风证

1. 外风证 外风常与其他病邪相夹,故外风证又细分为风寒、风热、风湿等证。外风经口鼻或肌表而入为病,患者总有肌表、肺卫的临床表现。

(1)风寒

【症状】 恶寒,发热,无汗,头痛身痛,鼻流清涕,咳嗽,痰稀,舌苔白润,脉浮而紧。

【病机】 风寒束表,肺卫不宣。

【治法】 疏风散寒。

【方药】 荆防达表汤加减。本方功能疏风散寒解表,用于风寒袭表,肺卫失和等证。药用荆芥、防风、羌活、苏叶、白芷、豆豉、葱白,疏散风寒,发汗解表。如寒邪偏胜,可加用麻黄、桂枝以辛温发汗;咳嗽,加杏仁、桔梗以宣畅肺气。

(2)风热

【症状】 发热,微恶风寒,少汗或无汗,头痛,咳嗽,痰黏或痰黄,鼻流浊涕,咽痛,口渴,苔薄,舌边尖红,脉浮数。

【病机】 风热袭表,肺失清肃。

【治法】 疏风清热。

【方药】 桑菊饮加减。本方辛凉解表,疏散风热,用于风热袭于肺卫,卫表不和等证。

药用桑叶、菊花、薄荷疏散风热;杏仁、桔梗宣肺止咳;连翘清热达表;葛根解表清热。如风热较甚,改用银翘散。药用银花、连翘清热疏风;豆豉、荆芥辛散透表;牛蒡子、桔梗、甘草清利咽喉;芦根、竹叶清热生津。

(3)风入经络

【症状】 肢体关节游走疼痛,或拘急不利,项强,口眼歪斜,甚则四肢抽搐,角弓反张,牙关紧闭,舌苔薄白,脉浮弦。

【病机】 风邪入络,络脉痹阻。

【治法】 祛风通络。

【方药】 防风汤、牵正散、玉真散。三方均有祛风功能,但防风汤祛风通络宣痹,用于痹证偏于风胜者;牵正散祛风化痰通络,用于风痰入于经络而有口眼歪斜、半身不遂者;玉真散搜风化痰解痉,用于破伤风见有牙关紧闭、角弓反张、肢体拘挛、抽搐等症。

药用羌活、防风、白芷散风祛邪;僵蚕、全蝎、白附子搜风化痰通络;肌肤不仁,手足麻木,加当归、白芍等养血祛风。

2. 内风证 指津伤液亏、筋脉失养所致的证,与肝的关系最为密切。故内风证以眩晕、肢麻、震颤、抽搐为主要特征。内风证又细分为肝阳化风、热极生风和阴虚风动等证。

(1)肝阳化风

【症状】 头晕目眩,肢体麻木,肌肉颤动,震颤,或头痛如掣,言语不利,步履不实,面赤,甚则突然昏仆,口眼歪斜,不省人事,舌红,苔薄,脉弦。

【病机】 肝阳上旋,阳亢化风。

【治法】 平肝熄风潜阳。

【方药】 天麻钩藤饮、镇肝熄风汤加减。前方功能平肝熄风;后方以育阴潜阳、镇肝熄风为主。

药用天麻、钩藤、白蒺藜、菊花平肝熄风;石决明、生龙骨、生牡蛎潜阳熄风;生地、白芍养阴柔肝;黄芩、山栀清肝泄热。阴虚明显,口干,舌红少苔,脉细弦,加龟板、玄参、麦冬滋养阴液。

(2) 热极生风

【症状】 壮热如焚,头痛,两目上视,手足抽搐,项强,甚则角弓反张,神志不清。舌红,苔黄,脉弦数有力。

【病机】 邪热亢盛,伤及营血,内陷心肝,扇动内风。

【治法】 清热凉肝熄风。

【方药】 羚角钩藤汤加减。本方清肝熄风止痉,治热动肝风之高热、抽搐等症。药用羚羊角、石决明、钩藤、丹皮凉肝熄风;黄连、山栀、龙胆草清泄三焦火热。痰多加天竺黄、胆星、川贝母清化痰热;抽搐甚加全蝎、地龙熄风止痉;大便燥结,宜配合调胃承气汤,加大黄、芒硝攻下泄热,釜底抽薪;若神昏,另服安宫牛黄丸清热开窍。

(3) 阴虚风动

【症状】 颜面潮红,精神疲倦,手足心热,四肢瘈疭,肌肉颤动,口干舌燥,舌红绛,少苔,脉大无力。

【病机】 阴血不足,筋脉失养,虚风内动。

【治法】 滋阴养血,柔肝熄风。

【方药】 大定风珠、补肝汤加减。前方滋阴熄风,治热灼真阴,虚风内动之证;后方以补肝养血为主,治肝肾不足,阴血亏损之证。

药用生地、熟地、白芍、当归养血滋阴柔肝;木瓜、麦冬、甘草酸甘化阴;生牡蛎、石决明、鳖甲、龟板潜阳熄风。如真阴亏耗可加阿胶、鸡子黄滋填阴液。

(二) 外寒证与内寒证

1. 外寒证　是感受外界寒邪引起的外感证。外寒证患者有受寒史,发病突然,证见恶寒等。有恶寒发热、恶寒得衣被不解、无汗、鼻塞清涕、头身疼痛,或吐泻、腹痛剧烈,苔白、脉紧有力等症。

(1) 寒邪侵表

【症状】 恶寒,发热,无汗,头痛项强,身痛或骨节疼痛,痛处不移,得热痛减,遇冷痛剧,筋脉拘急不利,舌苔薄白,脉浮紧。

【病机】 寒邪伤表,肺卫不宣。

【治法】 辛温发汗,散寒解表。

【方药】 麻黄汤加减。本方功能辛温散寒,发汗解表,用于外感寒邪致病者。

药用麻黄、苏叶、白芷、生姜发汗解表,外散风寒;桂枝发汗解肌,温经通络;杏仁宣畅肺气。

(2) 中寒

【症状】 恶寒战栗,肢体麻木,四肢冰冷挛痛,腹中冷痛,面青,咬牙,反应迟钝,昏迷僵直,呼吸缓慢,口鼻气冷,皮肤隐紫,舌苔白滑,脉象沉伏。

【病机】 寒邪直中,伤及阳气。

【治法】 温里祛寒,助阳破阴。

【方药】 四逆汤加味。本方功能温中散寒,回阳救逆,治阴盛阳衰之病证。

药用附子、干姜、肉桂回阳救逆;红参、炙甘草、当归温养气血。

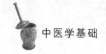

2. 内寒证　是因机体阳气虚弱、寒从内生引起的证。故内寒证患者的发病五明显受寒史,多见于体质素虚或疾病过程中,发病缓慢。症见畏寒怯冷,得衣被可缓解,面白神疲,腹隐隐作痛,呕吐清水,小便清长,大便溏薄,舌淡,苔白,脉弱无力。

（1）阴寒内盛

【症状】　形寒怕冷,四末不温,甚则四肢逆冷,呕吐清水,或腹中冷痛,下利清谷,或呼吸缓慢,口鼻气冷,或神志迟钝,面肢浮肿,舌淡,苔白滑,脉沉细。

【病机】　阴寒内盛,阳气虚衰。

【治法】　助阳祛寒。

【方药】　四逆汤加减。本方有回阳救逆的功效,治寒盛阳衰之证。

药用熟附子大辛大热,温阳散寒,回阳救逆;干姜、高良姜、荜拨、吴茱萸、肉桂温中散寒。若伴见下利清谷,手足厥冷,脉微欲绝,症情较险者,可选用通脉四逆汤为主方,重用干姜以温阳守中。

（2）脾肾阳虚

【症状】　面色苍白,腰膝酸冷,或呕恶频作,脘腹冷痛,畏寒喜暖,或五更泄泻,小便清长,舌淡胖,边有齿印,脉沉细无力。

【病机】　脾肾阳虚,阴寒凝结。

【治法】　温补脾肾。

【方药】　附子理中汤加减。本方温补脾肾以祛阴寒,治脾肾阳虚所致胃痛、腹痛、呕吐、大便溏泄等症。

药用人参、干姜补益脾气,温运脾阳;附子温肾散寒;白术燥湿健脾;伴呕吐者加吴茱萸、生姜;伴五更泄泻者加补骨脂、肉豆蔻;脘腹冷痛者加肉桂。

（三）外火证与内火证

1. 外火证　多系感受温热之邪,或风寒暑湿燥五气化火所引起的热证。故外火证临床有比较明显的外感病演变过程,如患者初有恶寒发热、头痛、浮脉,继则壮热、心烦、口渴、脉洪数等。

火热炽盛

【症状】　高热烦躁,面红目赤,气粗,口渴饮冷,口臭,便秘,溲赤,或斑疹吐衄,或神昏谵语,直视,惊厥,舌尖红绛,舌苔黄腻,或燥黄起刺,脉滑数或滑实。

【病机】　火毒壅盛,充斥三焦。

【治法】　泻火解毒。

【方药】　黄连解毒汤加减。本方清热泻火,凉血解毒,用于火热邪毒炽盛之证。

药用黄连、黄芩、山栀苦寒泻火解毒;生地、玄参滋阴凉血;丹皮、紫草清热凉血;神昏,可用牛黄清心丸清热解毒,清心开窍;热甚动风,加羚羊角粉、钩藤清热熄风;热甚动血者,加白茅根、紫珠、茜草清热凉血止血;如火热内闭而腑实便秘者,用牛黄清心丸配合调胃承气汤以清心开窍,通腑泄热。

2. 内火证　是由于阳盛有余,或阴虚阳亢,或由于气血郁滞,或由于病邪郁结,导致机体功能亢奋而产生的证。故内火证虽有发热、口渴、面红心烦、脉数等临床表现,但与外火证的区别是患者无明显的外感病史,多数是在疾病过程中产生的。

（1）实火

【症状】　头痛,面红目赤,心烦躁怒,不寐,口苦口干,口舌生疮,齿龈肿痛,吐衄出血,尿赤便秘,舌苔黄腻,舌质红,脉数或弦数。

【病机】 心肝火旺,胃热火盛。

【治法】 清热泻火。

【方药】 泻心汤、龙胆泻肝汤加减。前方苦寒清热泻火,治心胃火盛,烦热、面赤、吐衄出血、便秘等;后方清肝泻火利湿,治肝胆湿热实火,头痛、目赤、胁痛等。

药用大黄、黄芩苦寒清热泻火;黄连、竹叶清心泄热;龙胆草、山栀清泻肝胆实火;泽泻、木通、车前子清利湿热,导火下行。火盛伤阴加麦冬、生地、天花粉、石斛。

(2) 虚火

【症状】 五心烦热,潮热骨蒸,颧红,盗汗,口干咽燥,头晕目涩,腰膝酸软,干咳痰少带血,形体消瘦,舌红、少苔或花剥,脉细数。

【病机】 肺肾阴虚,虚火内灼。

【治法】 滋阴降火。

【方药】 百合固金汤、知柏地黄丸加减。前方滋阴清热,润肺化痰,治肺肾阴亏,虚火上炎,咽燥干咳、低热等;后方治肾阴亏虚,相火偏亢,潮热骨蒸、头晕、腰酸、遗精等。药用百合、沙参、麦冬滋养肺阴;生地、玄参、山萸肉滋养肝肾之阴;黄柏、知母苦寒坚阴,清热降火。咳嗽加百部、贝母清润止咳;骨蒸潮热,加鳖甲、地骨皮、丹皮育阴清热降火。

(四) 外湿证与内湿证

1. 外湿证 指因气候潮湿或涉水冒雨、居住潮湿所致的证。湿邪由外入内,先伤肌表、肢体,故外湿证患者的临床表现以肌表、肢体病变为主,证见恶风寒、发热、头身困重、四肢酸楚、关节重痛而伸屈不利,或湿疹、疮疥、脚气等。

(1) 湿困卫表

【症状】 身热不甚,迁延缠绵,微恶风寒,汗少而黏,头痛如裹,肢体酸重疼痛,或兼见胸膈闷胀,脘痞泛恶,口中黏腻,大便稀溏,面色淡黄,舌苔白腻,脉浮濡。

【病机】 湿邪困表,卫气被郁。

【治法】 芳香化湿。

【方药】 藿朴夏苓汤加减。本方芳香宣表,化湿和中,用于感受暑湿,身困神倦,纳减脘胀等症。

药用藿香、蔻仁芳香化湿;杏仁、薏苡仁、猪苓、茯苓、厚朴、泽泻开宣气机,渗利水湿;半夏止呕;豆豉透表。

(2) 湿滞经络

【症状】 关节酸痛重着,固定不移,或腿膝关节漫肿,转侧屈伸不利,或下肢肿胀,舌苔白滑或白腻,脉濡缓。

【病机】 湿邪袭络,留着关节。

【治法】 祛湿通络。

【方药】 薏苡仁汤加减。本方疏风祛湿通络,治痹痛以湿为主,关节酸痛重着者。

药用薏苡仁、苍术运脾利湿;羌活、防风、桂枝祛风胜湿而通络;木瓜、五加皮、晚蚕砂除湿活络。腰背和下半身酸重疼痛,加独活、木防己祛风除湿。

(3) 湿毒浸淫

【症状】 皮肤疥癣、疮疖、疱疹,脚生湿气,局部瘙痒,流黄水,或见尿浊,女子带下腥臭,舌苔黄腻,脉滑数。

【病机】 湿毒郁表,浸淫肌肤。

【治法】 化湿解毒。

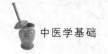

【方药】 二妙丸加味。本方功能清热燥湿,用于湿热走注,筋骨疼痛,或湿热下注者。

药用黄柏苦寒清热,苍术苦温燥湿,苡仁运脾化湿,土茯苓利湿解毒。若为疥癣、疮毒等皮肤病者,又当加入地肤子、白鲜皮、苦参、黄连、忍冬藤等清解湿毒之品。

2. 内湿证 指因脾失健运不能运化精微,以致水湿停聚所引起的证。内湿证虽可阻滞肢体肌表和上中下三焦的任何部位,但以湿阻中焦脾胃为主,故内湿证以口腻纳呆、胸闷呕恶、脘腹痞满、头身困重、腹胀便溏、水肿等为辨证要点。

(1)寒湿中阻

【症状】 脘腹痞满作胀,或恶心欲吐,不思饮食,或头重如裹,身重或肿,或腹痛,肠鸣,泄泻,苔白腻,脉濡缓。

【病机】 寒湿内郁,困遏脾运。

【治法】 温中化湿。

【方药】 胃苓汤、实脾饮加减。两方均为祛湿利水剂,治疗水肿、尿少。但胃苓汤燥湿通阳利水,以治水湿标实为主;实脾饮温阳健脾,化气利水,以治本虚脾阳不振,水湿无制为主。药用苍术、白术、陈皮、厚朴燥湿除满;猪苓、茯苓、泽泻淡渗利湿;肉桂温化寒气。寒湿之邪较著者,可加附片、干姜、草豆蔻温中散寒。

(2)湿热内蕴

【症状】 发热,倦怠,脘腹痞闷,呕恶厌食,胁痛,口苦,口黏,口渴而不欲饮水,大便泻利,小便短赤、频急、疼痛,或见目睛、肌肤黄染,周身瘙痒,舌苔黄腻,脉濡数。

【病机】 湿热蕴中,脾胃气滞。

【治法】 清热化湿。

【方药】 甘露消毒丹加减。本方功能清热化湿泄浊,用于湿热阻于气分之证。

药用茵陈、滑石、木通清热利湿;连翘、黄芩苦寒泄热;藿香、薄荷、石菖蒲、白蔻仁芳化湿浊,行气醒脾。如湿热郁结肝胆,肌肤、巩膜发黄,宜清热利湿退黄,用茵陈蒿汤;湿热郁滞大肠,泄泻、痢疾,用葛根芩连汤或芍药汤加减;湿热下注膀胱,病发淋浊、尿血,用八正散加减。

(3)脾虚湿困

【症状】 面色萎黄不华,神疲乏力,脘腹胀满,纳谷欠香,多食则胀,大便溏软,甚或濡泻,肢体困重,舌质淡胖,或边有齿痕,舌苔白腻,脉濡细。

【病机】 脾虚不运,湿邪内停。

【治法】 健脾化湿。

【方药】 香砂六君子汤加减。本方健脾理气和胃,治脾胃气滞,腹胀,纳差,便溏等。

药用党参、白术、甘草补气健脾;茯苓、苡仁运脾渗湿;半夏、陈皮燥湿运脾,理气和胃;木香、砂仁化湿行气。如脾阳不足,阴寒内盛,伴见腹中冷痛,手足不温者,加肉桂、干姜温脾散寒。

(五)外燥证与内燥证

1. 外燥证 指感受外界燥邪,主要发生于秋季的外感证。外燥证有明显的季节性,以肺卫病变为主。症见恶寒发热、口燥咽干、干咳少痰、头痛、浮脉等。

(1)温燥

【症状】 头痛,发热,微恶风寒,咳嗽少痰,咳痰不畅或痰中带血,口渴喜饮,唇干咽燥,心烦,大便干结,舌红少苔,脉细数。

【病机】 燥邪袭肺,肺津受伤。

【治法】 清宣凉润。

【方药】 桑杏汤加减。本方清润宣肺,治燥热伤肺之感冒、咳嗽。

药用桑叶、杏仁、豆豉宣肺透邪,贝母化痰,栀子清热,沙参、天花粉、芦根、梨皮养阴保津。燥邪化火,伤及肺阴者,治当清肺润燥,可用清燥救肺汤。药用杏仁、桑叶、枇杷叶疏邪利肺止咳;石膏、麦冬清火生津;人参补益气阴;阿胶、麻仁滋阴润燥。若为肠液干燥而大便干结者,可用鲜生地、鲜石斛、鲜首乌等以滋液润肠。

（2）凉燥

【症状】 头痛,鼻塞,恶寒,发热,无汗,咽干唇燥,干咳痰少,痰质清稀,舌干苔薄,脉象浮弦。

【病机】 凉燥束表,肺气不利。

【治法】 宣肺达表,化痰润燥。

【方药】 杏苏散加减。本方温散润燥,治凉燥咳嗽。

药用苏叶、前胡辛散透表;杏仁宣肺润燥;陈皮、半夏、茯苓化痰止咳。如恶寒重,可加葱白、淡豆豉解表;咳嗽痰多,或素有痰饮者,可加紫菀温润化痰;咳痰不多,可去半夏、茯苓。

2. 内燥热 是指机体津液不足,人体各组织器官和孔窍失其濡润而产生的证。内燥证无明显季节性,患者也无外感征象,而以一系列津液枯涸的临床表现为特征。症见消瘦、皮肤干燥、毛发不荣、口燥咽干、目涩唇焦、爪甲脆折、大便干结等。

（1）肺胃津伤

【症状】 时发低热,干咳无痰,口渴欲饮,大便干结,小便短少,舌红,少苔,脉细而数。

【病机】 肺胃燥热,津液亏耗。

【治法】 滋养肺胃,生津润燥。

【方药】 沙参麦冬汤加减。本方甘寒生津,滋养肺胃。治燥伤肺胃,口干咽燥,干咳痰少者。药用北沙参、麦冬、天花粉、玉竹润养肺胃之阴;桑叶清宣肺热;扁豆、甘草和养胃气。津伤为主,内热不甚者,可用五汁安中饮,取梨、藕、荸荠、麦冬、芦根汁,以生津养液。

（2）肝肾阴亏

【症状】 口干咽燥,头晕目眩,或耳鸣耳聋,或五心烦热,或腰脊酸软,盗汗遗精,或骨蒸潮热,舌红、少苔,脉沉细而数。

【病机】 肝肾不足,阴虚内热。

【治法】 滋补肝肾,养阴润燥。

【方药】 六味地黄丸加减。本方滋养肾阴,治肾阴不足,虚火上炎,腰酸,口干咽燥,眩晕耳鸣等。

药用地黄、枸杞子、制首乌、山萸肉养阴益肾;麦冬、玄参滋养阴液;黑芝麻、桑葚子、女贞子、知母润燥生津。虚火偏亢,烦热、遗精、盗汗,加知母、龟板滋阴清火。

三、脏腑病证辨治概要

脏腑病证,是指脏腑在发生病理变化时反映于临床的症状和体征。由于各个脏腑的生理功能和病理变化有所不同,故表现的病证也多种多样。根据各个脏腑不同的生理病理辨析病证,这就是脏腑辨证。临床的辨证方法虽然很多,且各有特点,但要辨明病证的部位、性质,并指导治疗,都必须落实到脏腑上。因此,脏腑辨证是辨证论治的核心。

脏腑是构成人体的一个有密切联系的整体,五脏之间有生克乘侮的关系,脏腑之间有互为表里的联系,因此,在进行脏腑辨证时一定要从整体观念出发,不仅要考虑一脏一腑的病理变化,还必须注意脏腑间的联系和影响,只有这样,才能把握某一脏腑病的本证,又抓住病变全局。

（一）心与小肠证候

心的主要功能是主血脉、主神志。小肠与心相表里,其生理功能是主化物,泌别清浊。

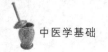

1. 心

（1）虚证

1）心气虚

【症状】 心悸气短，动则为甚，自汗，面色白，神疲乏力，胸部闷痛。舌淡红，苔薄白，脉细弱。

【治法】 益气养心。

【方药】 养心汤加减。本方功能益气宁心，养血安神，适用于心气不足，心神失养之病证。

2）心阳虚

【症状】 心悸而有空虚感，惕然而动，喘促阵发，面浮肢肿，形寒肢冷，或心痛暴作，脉来迟弱或结代。若阳虚欲脱，则可出现面色苍白，唇青肢厥，甚或汗出，脉沉微细欲绝等危候。

【治法】 温补心阳。

【方药】 参附汤、四逆汤加减。两方均具回阳救逆功能，适用于心阳衰弱、心阳欲脱之危重证。参附汤治气随阳脱，重在回阳益气，以汗多脉微，心欲脱者为宜；而四逆汤重在回阳救逆，以四肢厥冷，阳脱者为宜。

3）心血虚

【症状】 心悸怔忡，虽静卧亦不减轻，健忘，失眠多梦，面色发白无华，头昏目眩，神疲乏力。舌质淡红，脉细弱或结代。

【治法】 养血宁心。

【方药】 归脾汤加减。本方功用健脾益气，养血宁心，适用于心脾两虚或心血不足，血不养心等病证。

4）心阴虚

【症状】 悸烦不宁，寐少梦多，惊惕不安，口干舌燥，或舌疮频发，面赤升火，手足心热，盗汗。舌红少苔，脉来细数。

【治法】 滋养心阴。

【方药】 天王补心丹加减。本方功能滋阴清热，养心安神，适用于心阴不足，阴虚火旺，心神不宁等病证。

（2）实证

1）心火炽盛

【症状】 心悸阵作，烦热躁动不安，寐多噩梦，面赤目红，口干苦，喜凉饮，口舌糜烂肿痛，小便黄赤灼热。舌尖红绛，苔黄或起芒刺，脉数有力。

【治法】 清心泻火。

【方药】 朱砂安神丸、导赤散加减。朱砂安神丸功能镇心安神，养阴清热，用于阴虚火旺之心悸、失眠等。导赤散功能清心泻火，导热下行，用于心火上炎之心烦、舌糜、尿赤热等。

2）痰浊闭阻

【症状】 胸中窒闷而痛，或胸痛放射至肩背，咳喘，痰多，气短，形体偏胖。苔浊腻，脉滑。

【治法】 通阳泄浊，豁痰开结。

【方药】 瓜蒌薤白半夏汤加味。瓜蒌薤白半夏汤功能开胸化痰，降逆通阳，适用于痰浊壅阻之胸闷痛，气短，喘促等。

3）痰迷心窍

【症状】 神志呆钝，表性淡漠，或神志失常，胡言乱语，哭笑无常，或呈现一时性昏厥，甚或昏迷。舌苔腻或黄腻，脉弦滑。

【治法】 豁痰开窍。

【方药】 温胆汤加减。本方功能清热化痰,和中除烦,用于痰热扰心,心惊,烦躁,失寐等。

4) 心血瘀阻

【症状】 心悸,胸闷而痛,多为钝痛或绞痛,痛引肩背及臂臑内侧,口唇及指甲发绀。舌质暗红,或见紫斑点,脉细涩,或三五不调,或促结。

【治法】 活血通脉。

【方药】 血府逐瘀汤加减。本方功能活血通脉,理气通络,适用于心血瘀阻、心脉不畅等病证。

5) 水饮凌心

【症状】 心悸,眩晕,胸闷,肢冷,尿少,下肢浮肿,咳喘,恶心吐涎。舌苔白滑,脉弦滑。

【治法】 化饮(利水)宁心。

【方药】 苓桂术甘汤加味。本方功能温阳化饮利水,适用于水饮凌心,心阳不振等病证。

(3) 热陷心包

【症状】 高热烦躁,神昏谵语,直视狂乱,面赤,斑疹,口渴。舌质红绛,苔黄,脉数。

【治法】 清心开窍。

【方药】 安宫牛黄丸。本方清热解毒开窍,适用于高热昏迷、神志不清等温热邪人心包的病证。

(4) 兼证

1) 心脾两虚

【症状】 心悸气短,头昏目眩,睡眠不熟或失眠,面色萎黄,精神疲倦,饮食减少,大便或溏,妇女月经不调。舌苔薄白,质淡红,脉细。

【治法】 补益心脾。

【方药】 归脾汤加减。本方益气养血,用于心脾气血两虚之证。

2) 心肾不交

【症状】 心悸健忘,虚烦少寐,颧红面赤,头晕目花,耳鸣,梦遗,腰腿酸软,口干。舌质红,脉细数。

【治法】 交通心肾。

【方药】 交泰丸加味。本方交通心肾,用于心肾失交,阴阳失调之证。

2. 小肠

(1) 实证

1) 小肠实热

【症状】 心烦失眠,口舌生疮,小便灼热刺痛,或见尿血。舌红苔黄,脉滑数。

【治法】 清心导热。

【方药】 导赤散加减。本方清心通利,适用于心火下移,小肠实热的病证。

2) 小肠气滞

【症状】 小腹疼痛如绞,腹胀肠鸣,得矢气稍舒,或疼痛连及睾丸、腰胯等处,坠重不舒,行走不便,或在胯腹部(腹股沟)有软的肿块突起,甚则一侧阴囊肿胀,或睾丸偏坠,形寒怯冷。舌苔白滑,脉沉弦。

【治法】 行气散结。

【方药】 天台乌药散加减。本方功能疏肝行气,散寒止痛,适用于肝气横逆,小肠气滞的病证。

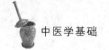

（2）虚证

1）虚寒滑脱

【症状】 久泻久痢,滑脱不禁,延久不已,甚则脱肛,小腹隐痛,肠鸣,喜按喜温,四肢不温,倦怠乏力。

【治法】 涩肠固脱。

【方药】 真人养脏汤加减。本方功能补虚温中,涩肠固脱,适用于肠腑虚寒,滑脱难禁的病证。

2）津枯肠燥

【症状】 大便秘结干燥,艰于排出,数日一行,或口臭,咽燥,头昏,腹胀。舌红少津,苔黄燥,脉细。

【治法】 润肠通便。

【方药】 润肠丸加减。本方功能养血润燥,理气通便,用于血虚津少,肠腑失润的病证。

（二）肝与胆证候

肝的主要生理功能是主疏泄,条达全身之气机,藏血,主筋。胆与肝相表里,为中清之腑,内藏肝之余汁,助肝疏泄,其气刚直中正,故十一脏皆取决于胆。

1. 肝

（1）实证

1）肝气郁结

【症状】 情绪抑郁不畅,胁肋胀痛,甚则涉及腰背肩胛等处,或胸闷,咽部有异物感,嗳气泛恶,纳食减少,或乳房胀痛有核,少腹痛等。舌苔薄白,脉细弦。

【治法】 疏肝理气。

【方药】 柴胡疏肝饮加减。本方功能疏肝解郁,理气和络,适用于肝郁气滞之病证。

2）肝火上炎

【症状】 头痛眩晕,额部跳痛,耳鸣,面红目赤,急躁多怒,口干口苦,胁痛如灼,呕吐黄苦水,甚或吐血、衄血,大便干结或秘。舌苔黄,脉弦数。

【治法】 清肝泻火。

【方药】 龙胆泻肝汤加减。本方泻肝火,清湿热,适应于肝经湿热壅滞,或肝火上炎等证。

3）肝风内动

【症状】 头痛眩晕,痛如抽掣,甚或口眼歪斜,肢麻震颤,或舌强,舌体偏斜抖动,言语不清,甚则猝然昏倒,手足抽搐或拘急。舌红苔薄,脉弦。

【治法】 平肝潜阳。

【方药】 天麻钩藤饮加减。本方功能平肝熄风潜阳,适用于肝阳亢盛,内风上旋的病证。

（2）虚证

1）肝阴（血）不足

【症状】 头痛眩晕,面部烘热,两目干涩,雀目夜盲,肢麻肉颤,虚烦不寐,口干。舌红少苔,脉细弦。

【治法】 养血柔肝。

【方药】 归芍地黄汤加减。本方功能养阴补血柔肝,适用于阴血不足,肝失涵养之病证。

2）血燥生风

【症状】 皮肤干燥,瘙痒脱屑,隐疹时发,肢体麻木,甚则爪甲枯槁,毛发脱落。

192

【治法】 养血祛风。

【方药】 当归饮子加减。本方功能养血和营,散风止痒,适用于肝血不足,血燥生风之病证。

（3）兼证

1）肝肾阴虚

【症状】 眩晕耳鸣,两目干涩,颧红咽干,五心烦热,盗汗,腰膝酸软,或男子梦遗,女子月经不调。舌红少苔,脉细弦数。

【治法】 滋养肝肾。

【方药】 杞菊地黄汤加减。本方功能滋养肝肾,平潜虚阳,适应于肝肾阴虚阳亢的病证。

2）心肝火旺

【症状】 头痛,面红目赤,胁痛,性情急躁易怒,惊悸少寐,甚则精神失常,狂躁不安,语无伦次。舌尖红,苔黄,脉弦数。

【治法】 清心泻肝。

【方药】 龙胆泻肝汤、泻心汤加减。两方皆能清热泻火,用于心肝火旺之证。但前方以清泻肝胆实火为长,用于肝火旺盛,目赤性躁,头痛等;后方清心泻火为主,用于心火炽盛,心烦心悸等。

3）肝胃不和

【症状】 胁肋胀痛,脘部满闷隐痛,纳少,嗳气吞酸,呕吐或嘈杂,吐苦水,舌苔薄黄,脉弦。

【治法】 疏肝和胃理气。

【方药】 四逆散合左金丸。前方疏肝理气和胃,用于肝气犯胃胁痛,脘痛等;后方清肝泄热,用于肝郁化热,嗳气吞酸等。

4）土败木贼

【症状】 腹大胀满,形如蛙腹,撑胀不甚,胸闷纳呆,胁下胀痛,小便短少,大便易溏,或见下肢浮肿。舌质淡,苔白腻,脉沉细弦。

【治法】 补脾柔肝,行气利水。

【方药】 归芍六君汤、五苓散加减。前方柔肝健脾,用于肝郁脾虚之胁痛;后方健脾利水,用于脾虚水湿内停,腹大胀满等。

2. 胆

（1）胆虚证

【症状】 胆怯易惊,精神恍惚,眩晕呕吐,口苦,胸闷,痰多。舌苔白滑,脉小弦或细滑。

【治法】 清胆宁神。

【方药】 安神定志丸合温胆汤加减。两方相合适用于胆虚夹有痰热之病证。前方益气安神,镇惊化痰;后方清胆化痰和中。

（2）胆实证

【症状】 胁痛时发,或突发剧痛,胸脘烦闷,呕恶频频,泛吐酸苦黄水,口干苦,伴寒热往来,目黄,身黄,尿黄,黄色鲜明。舌红,苔黄腻,脉濡滑而数。

【治法】 清泄胆热。

【方药】 蒿芩清胆汤加减。本方功能清胆利湿,和胃化痰。适用于湿热蕴结,胆失疏泄之证。

（三）脾与胃证候

脾主运化水谷,转输津精,升举清气。脾统血,主肌肉,开窍于口。胃与脾相表里,主受

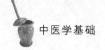

纳水谷,其气主降。

1. 脾

（1）虚证

1）脾阳虚衰

【症状】 面色苍白,畏寒肢凉,腹胀有冷感,或泛吐清水,胃纳不佳,或纳后不易消化,喜热饮,大便溏薄,小便清长。舌淡苔白,脉来沉细。

【治法】 温中健脾。

【方药】 理中汤加减。本方功能温中祛寒,补气健脾,适用于脾阳虚而运化失健的病证。

2）脾气不足

【症状】 面色萎黄,少气懒言,纳少便溏,久泻脱肛,四肢乏力,肌肉瘦瘦,脘腹腰胯坠胀,或齿衄、吐血、便血,妇女月经过多,白带清稀,小便淋漓不尽,或尿混浊如米泔水。舌质淡,脉濡弱等。

【治法】 补中益气。

【方药】 补中益气汤加减。本方功能健补脾胃,升阳益气,适用于中气不足,气虚下陷的病证。

（2）实证

1）寒湿困脾

【症状】 胸闷口黏,纳谷不馨,脘腹痞胀,头昏身倦,泛恶呕吐,大便溏薄,皮肤晦暗发黄,四肢浮肿,小便短少。苔薄腻,脉濡滑等。

【治法】 燥湿运脾。

【方药】 胃苓汤加减。本方功能燥湿运脾,通阳利水,适用于寒湿困脾,脾运不健的病证。

2）湿热蕴脾

【症状】 肌肤黄染如橘色,两胁及脘腹作胀,食少厌油,恶心呕吐,口干苦,大便秘结,或便溏不爽,小便黄赤短少,或有发热。舌红,苔黄腻,脉濡数等。

【治法】 清利湿热。

【方药】 茵陈蒿汤合四苓散加减。两方均有清利湿热功能,适用于湿热蕴脾,健运无权,熏蒸肌肤,发为黄疸的病证。但前方兼有通腑退黄作用,后方则以淡渗利湿为长。

（3）兼证

1）脾肾阳虚

【症状】 面色苍白,神倦,少气懒言,形寒肢冷,喜温,大便溏泻或黎明即泻,腹痛,下肢浮肿,或有腹腔积液。舌苔淡白,脉沉迟而细。

【治法】 温补脾肾。

【方药】 附子理中汤加减。本方健脾温肾,用于脾肾阳虚,腹痛泄泻,肢冷,便溏等。

2）肝脾不和

【症状】 胁胀或痛,纳少,嗳气,腹部胀满,肠鸣,泄泻,矢气多,性情急躁。苔薄白,脉弦细。

【治法】 疏肝健脾。

【方药】 逍遥散加减。

3）脾胃不和

【症状】 胃脘部饱闷发胀,隐痛,食少,食后不易消化,嗳气,甚则呕吐,腹胀,大便溏薄。舌苔薄白,脉细。

【治法】 健脾和胃。

【方药】 香砂六君子汤加减。本方益气运中,调和脾胃,用于脾运失健,胃失和降等病证。

2. 胃

（1）胃热证

【症状】 胃脘阵痛,痛势急迫,心中烦热,嘈杂易饥,吞酸呕吐,甚或食入即吐,或伴呕血,口渴,喜冷饮,或口臭,牙龈肿痛糜烂,便秘。舌苔黄,脉数。

【治法】 清胃泻火。

【方药】 清胃散加减。本方功能清胃泻火,适用于胃火炽盛,血热妄行之证。

（2）胃寒证

【症状】 胃痛绵绵,泛吐清水,或脘胀疼痛,持续不已,感寒或饮冷后加重,怕冷喜热,得温稍舒,或见呃逆。舌苔薄白而滑,脉来沉弦。

【治法】 温胃散寒。

【方药】 温胃饮加减。本方功能温中散寒,益气健胃,适用于胃寒停饮之证。

（3）胃实证

【症状】 脘腹胀痛拒按,呕吐酸腐,嗳气泛酸,或口臭龈肿,大便不爽,厌食。舌苔厚腻,脉濡而滑。

【治法】 消食导滞。

【方药】 保和丸加减。本方功能消导积滞,化湿和胃,适用于食滞胃脘之胃实证。

（4）胃虚证

1）胃气虚寒

【症状】 胃脘隐痛,饥饿时明显,食后减轻,喜温喜按,多食则不易消化,泛吐清水,大便溏软。舌淡苔白,脉细软无力。

【治法】 温胃建中。

【方药】 黄芪建中汤加减。适用于胃气虚寒之证。本方功能温胃益气,缓中补虚。

2）胃阴不足

【症状】 脘部灼痛,嘈杂似饥,或杳不思谷,稍食即胀,干呕恶心,口干咽燥,大便干结,形体消瘦。舌淡红少苔,脉细数。

【治法】 滋养胃阴。

【方药】 沙参麦冬汤加减。本方功能养胃生津,适用于胃阴不足之证。

（四）肺与大肠证候

肺的生理功能是主气,司呼吸,通调水道,其功能是依靠气机的正常宣发肃降顺利进行的。大肠与肺相表里,主传导运化水谷。

1. 肺

（1）虚证

1）肺气亏虚

【症状】 咳嗽气短,痰涎清稀,倦怠懒言,声低气怯,面色发白,自汗畏风。舌淡苔白,脉细弱。

【治法】 补肺益气法。适用于肺虚气弱,升降无权之病证。

【方药】 补肺汤加减。本方功能益气敛肺,止咳平喘。

2）肺阴亏耗

【症状】 呛咳气逆,痰少质黏,痰中带血,口干咽痛,发音嘶哑,午后颧红,潮热盗汗,心烦少寐,手足心热。舌红少苔,脉细而数。

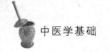

【治法】 滋养肺阴法。适用于肺阴不足,虚火内灼之病证。

【方药】 沙参麦冬汤、百合固金汤加减。两方功能清养肺阴,但前方以润肺养胃生津为主,后方侧重于养肺滋肾化痰。

3)气阴两虚

【症状】 喘促短气,咳呛痰少,质黏,烦热口干。舌红苔剥,脉细兼数。

【治法】 益气养阴润肺。

【方药】 生脉饮加减。本方益气养阴,用于肺气阴亏耗。

(2)实证

1)风寒束肺

【症状】 恶寒发热,无汗,头痛,肢节酸楚,鼻塞流涕,或咳嗽频频,气急喘促,咳痰稀白,痰黏量多。舌苔薄白,脉浮而紧。

【治法】 疏风宣肺散寒。

【方药】 三拗汤、麻黄汤加减。两方均有宣肺解表、止咳化痰功能,适用于风寒束表、肺气失宣的病证。前方作用较弱,用于风寒轻证;后方散寒作用强,用于风寒重证。

2)风热袭肺

【症状】 恶风,发热汗出,鼻流浊涕,咳声洪亮,咳痰黄稠,大便干结,小便黄赤。苔薄黄,脉浮数。

【治法】 疏风清热肃肺。

【方药】 桑菊饮、银翘散加减。两方均具辛凉解表、轻清宣肺的功能,适用于风热袭肺,肺失清肃之病证。前方长于疏散风热,宣肺止咳;后方则重在清热解毒。

3)风燥伤肺

【症状】 咳嗽痰少,或带血丝,咳时胸部隐痛,口干而渴,唇燥咽痛。舌质红,脉细数。多发于秋季。

【治法】 疏风清肺润燥。

【方药】 清燥救肺汤加减。本方清燥润肺,生津止渴,适用于燥邪伤肺,肺津不足之病证。

4)痰湿蕴肺

【症状】 咳嗽反复发作,痰黏色白,稠厚量多,或胸闷气短。舌苔浊腻,脉濡缓或濡滑。

【治法】 健脾燥湿化痰。

【方药】 二陈汤加减。本方功能燥湿化痰,理气健脾,适用于痰湿蕴肺,肺气上逆之病证。

5)痰热郁肺

【症状】 咳嗽气粗,痰黄质稠量多,咯吐不爽,或有腥味,或吐血痰,胸胁胀满,咳时痛著,或有身热,口干欲饮。舌苔薄黄而腻,脉滑数。

【治法】 清热化痰肃肺。

【方药】 清金化痰汤加减。本方功能清热生津,肃肺化痰,适用于痰热壅肺,肺失肃降之病证。

6)气火犯肺

【症状】 咳呛气逆,咳甚咯血,面赤咽干,常感痰滞咽喉,咯之难出,胸胁胀痛,口干且苦。舌苔薄黄少津,脉来弦数。

【治法】 清肺降火平肝。

【方药】 泻白散加减。本方功能泻肺清热,降火止咳,适用于肝火犯肺,肺失清肃之病证。

7）寒饮伏肺

【症状】 咳嗽气喘,喉中痰鸣,咳痰稀薄多沫,胸闷气短,形寒怕冷。舌苔白滑,脉沉弦或沉紧。

【治法】 温肺化饮。

【方药】 小青龙汤加减。本方功能解表化饮,止咳平喘,适用于寒饮停肺,肺气不利之病证。

8）痰瘀阻肺

【症状】 咳嗽痰多,色白或黄,质稠,喉间痰鸣,喘息不能平卧,胸部膨满,憋闷如塞,面色灰白而暗,心悸不宁,唇甲发绀。舌质暗,或暗紫,苔腻或浊腻,脉结滑。

【治法】 涤痰祛瘀,泻肺平喘。

【方药】 千金苇茎汤合桃仁红花煎加减。千金苇茎汤功能清热泄浊,通瘀和络,用于热壅络瘀,痰阻于肺等病证;桃仁红花煎功能活血理气,行瘀通络,用于气滞血瘀,阻于心肺等病证。

（3）兼证

1）肺脾气虚

【症状】 咳嗽日久,气短,痰多稀白,面色发白,倦怠无力,食少腹胀,大便溏,甚则面浮足肿。舌苔淡白,脉细软。

【治法】 补肺健脾益气。

【方药】 参苓白术散加减。本方补益肺脾之气,健脾渗湿,用于肺脾气虚,湿痰内蕴之证。

2）肺肾阴虚

【症状】 咳嗽气逆,动则气促,反复咯血,失音,口干,潮热,盗汗,遗精,腰酸腿软,形瘦。舌质红,脉细数。

【治法】 滋养肺肾,清降虚热。

【方药】 百合固金汤。本方滋养肺肾之阴而清虚热,用于肺肾阴虚,虚火妄动等病证。

2. 大肠

（1）实证

1）湿热滞留

【症状】 腹痛,腹泻,大便溏黏,有热臭气味,或便下赤白脓血,里急后重,肛门灼热,或伴发热。舌苔黄腻,脉滑数。

【治法】 清化湿热。

【方药】 葛根芩连汤加减。本方功能解表清热,清肠化湿,适用于湿热阻滞,肠腑传导失常的病证。

2）腑实热结

【症状】 大便干结不通,小便短赤,身热心烦,甚或谵语,腹胀腹满而痛,口干,口臭。舌红,苔黄燥,脉沉实有力。

【治法】 通腑泄热。

【方药】 调胃承气汤、麻子仁丸加减。两方均有清热通腑之效,用于腑实热结证,但前方通下腑实以泄热,后方则能清热润下。

3）瘀热阻滞

【症状】 腹痛拒按,或局限于右下腹,便秘或腹泻,或有发热。苔黄腻,脉滑数或弦数。

【治法】 清热化瘀通腑。

【方药】 大黄牡丹皮汤加减。本方功能活血化瘀,清肠散结,适用于瘀热内结,肠痈初起等病证。

4）寒邪内蕴

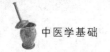

【症状】 肠鸣辘辘,脐腹冷痛且胀,得温则舒,大便溏泻,小便清长。舌苔白滑,脉缓或迟。

【治法】 温肠散寒。

【方药】 香砂平胃散加减。本方功能和中化湿,温肠散寒,适用于寒湿内蕴,肠腑不调之病证。

（2）虚证

1）虚寒滑脱

【症状】 久泻久痢,滑脱不禁,延久不已,甚则脱肛,小腹隐痛,肠鸣,喜按喜温,四肢不温,倦怠乏力。

【治法】 涩肠固脱。

【方药】 真人养脏汤加减。本方功能补虚温中,涩肠固脱,适用于肠腑虚寒,滑脱难禁的病证。

2）津枯肠燥

【症状】 大便秘结干燥,艰于排出,数日一行,或口臭,咽燥,头昏,腹胀。舌红少津,苔黄燥,脉细。

【治法】 润肠通便。

【方药】 润肠丸加减。本方功能养血润燥,理气通便,用于血虚津少,肠腑失润的病证。

（五）肾与膀胱证候

肾为先天之本,藏真阴而寓元阳,藏精主骨生髓,为人体生殖发育之根本;肾主水,调节人体的水液的代谢;肾主纳气,助肺吸气,为气之根。膀胱与肾相表里,有化气行水的功能。

1. 肾

（1）虚证

1）肾气虚弱

【症状】 腰膝酸软,耳鸣重听,眩晕健忘,溺有余沥,小便频数或失禁,遗精,女子带下稀白,面色发白,气短乏力。舌质淡胖,有齿印,苔薄白,脉细弱。

【治法】 补肾益气。

【方药】 大补元煎加减。本方补益肾元,用于肾气亏虚,腰酸,耳鸣,头晕,头痛等。

2）肾阳不振

【症状】 腰膝酸冷,尿少,肢体浮肿,或夜尿频多色清,畏寒肢冷,面色发白,头昏耳鸣,阳痿滑精,黎明腹泻,便溏。舌淡胖嫩,苔白润,脉沉细。

【治法】 温补肾阳。

【方药】 金匮肾气丸、右归丸加减。适用于肾阳不足,命门火衰之证。两方均能温补肾阳,但前者补中寓泻,后方则扶阳配阴。

3）肾不纳气

【症状】 少气不足以息,动则喘甚,或喘而汗出,小便不禁,或见胸闷心悸。舌苔淡白,脉虚弱。

【治法】 补肾纳气。

【方药】 人参胡桃汤、参蛤散加减。适用于肾不纳气的虚喘证。两方均有补肾纳气平喘功能,后者胜于前者,用于喘急汗多者。

4）肾阴（精）亏虚

【症状】 形体羸瘦,头昏健忘,失眠,梦遗,耳鸣耳聋,腰腿酸软,男子精少,女子经闭,低热虚烦,尿浊或尿多如脂。舌红少苔,脉来细数。

【治法】 滋养肾阴。

【方药】 六味地黄丸、左归丸加减。适用于肾阴亏虚的病证。两方均能滋养肾阴,但前方功能壮水制火,后方则为育阴涵阳。

(2)本虚标实证

1)肾虚水泛

【症状】 全身浮肿,下肢尤甚,脐腹胀满,小便短少,或咳嗽气喘,痰多清稀,心悸目眩,畏寒肢冷。舌淡苔白,脉象沉滑。

【治法】 温肾利水。

【方药】 真武汤、济生肾气丸加减。适用于肾阳虚所致的水肿。两方均有温肾利水功能,但前方用于水肿甚,标实明显者,后方则用于本虚为著者。

2)肾虚火旺

【症状】 潮热盗汗,五心烦热,虚烦少寐,头晕目眩,颧红唇赤,腰膝酸痛,口干咽燥,阳兴即遗,尿赤便秘。舌红苔少,脉来细数。

【治法】 滋肾(阴)降火。

【方药】 知柏地黄丸、大补阴丸加减。适用于肾阴不足,虚火偏亢之病证。两方均有滋阴降火功能,前者功专滋阴降火,后方兼有填补精髓的作用。

2. 膀胱

(1)膀胱实(湿)热

【症状】 尿频尿急,尿道灼热涩痛,小腹胀满,小溲不利,或点滴不畅,甚则癃闭不通,尿色深黄,混浊,或伴脓血、砂石。舌苔黄腻,脉数。

【治法】 清利湿热。

【方药】 八正散加减。本方功能清热泻火,利水通淋,适用于膀胱湿热,气化不利之证。

(2)膀胱虚寒

【症状】 小便频数清长,或不禁,尿有余沥,遗尿,尿浊,甚或小便不爽,排出无力。舌润苔白,脉沉细。

【治法】 温肾固摄。

【方药】 桑螵蛸散加减。本方功能调补心肾,固精止遗,适用于肾虚气不固摄之证。

四、气血津液病证辨治概要

机体的病变无不涉及到气血津液;气血津液的病变又往往反映脏腑功能的失调。认识和分析气血津液的病因、病机、病证,就能深入地探讨脏腑的病理变化,对指导临床实践有重要的意义。对气血津液辨证简述如下。

(一)气病辨证

1. 气虚证

【症状】 神疲乏力,少气懒言,头晕目眩,不思饮食,大便溏软。舌淡胖有齿痕,脉虚无力。

【治法】 益气补中。

【方药】 四君子汤加味。本方功能补气健脾,主治脾胃气虚,食少便溏等。

2. 气滞证

【症状】 脘胁胀痛,攻窜不定,时轻时重,嗳气,或腹痛腹胀,矢气则胀满减轻,其病情常随情绪波动而增减,苔薄,脉弦。

【治法】 行气止痛。

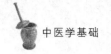

【方药】 柴胡疏肝散加减。本方疏肝解郁,行气和血,用于肝郁气滞所致脘、胁、腹部胀痛,嗳气等。

3. 气逆证

【症状】 肺气不降则咳嗽喘逆;胃失和降而嗳气呃逆,呕吐恶心;肝气升发太过而头痛,眩晕,咳呛胁痛,咽中如窒。

【治法】 属肺者,降气化痰;属胃者,降逆和胃;属肝者,镇逆平肝。

【方药】 肺气上逆者,用苏子降气汤加减。

4. 气陷证

【症状】 倦怠乏力,少气懒言,头目昏眩,脘腹坠胀,纳谷不香,或内脏下垂,或久泻久利,或脱肛、阴挺,或月经量多,或带下绵绵不断。舌淡苔薄,脉细弱无力。

【治法】 益气升提。

【方药】 补中益气汤加减。本方功能补中益气,升阳举陷,主治中气下陷,清阳不升之证。

(二)血病辨证

1. 血虚证

【症状】 头晕目花,心悸少寐,四肢发麻,唇爪无华,面色苍白或萎黄。舌淡,脉细无力。

【治法】 补血养血。

【方药】 四物汤加味。

2. 瘀血证

【症状】 痛处固定不移,或刺痛拒按,或血瘀积而不散,结成肿块(如肝脾大、腹腔肿块、肠覃、石瘕等),面色黧黑,肌肤甲错,或有紫斑,或红痣赤缕等。如瘀血乘心,扰乱心神,又可出现谵语、发狂等。舌质青紫或有瘀点,脉细涩。

【治法】 活血化瘀。

【方药】 桃核承气汤或抵当汤加减。两方均有活血祛瘀之功,主治蓄血证。但前方破瘀力较弱,用于蓄血程度较轻,其人如狂者;后方逐瘀力强,用于蓄血重证,其人发狂者。

(三)津液病辨证

1. 津液亏虚证

【症状】 津液亏虚证患者表现是干咳,眼目干涩,无泪少涕,咽干,唇焦口燥,口渴少津或无津,皮肤干燥,小便短少,大便秘结。舌苔干燥无津,脉细数。津液亏虚证继续发展则为阴虚证。津液亏虚证的辨证要点是口、眼、肌肤干燥,机窍失却津液的充盈滋润。

【治法】 清宣润肺,滋阴增液。

【方药】 温燥伤肺宜选用清燥救肺汤,肺胃阴液不足宜选用麦门冬汤。

2. 痰证

(1)痰阻于肺

【症状】 咳嗽痰多色白,易于咯出,或伴有气急喘促,喉间痰鸣有呀呷之声,或伴有恶寒发热。苔薄白,脉浮或濡。

【治法】 利肺化痰。

【方药】 止嗽散加减。本方止咳化痰,主治外感咳嗽,咳痰不爽者。

(2)痰蒙心窍

【症状】 神志昏糊,或昏倒于地,不省人事,咽喉痰鸣,或胸闷心痛,苔白腻,脉缓。

【治法】 开窍化痰。

【方药】 导痰汤合苏合香丸加减。前方功专化痰,主治痰浊内壅,头昏目眩,胸膈痞塞,喘嗽痰多等;后方功专温通开窍,主治寒痰内闭心窍,神志不清等。

（3）痰蕴脾胃

【症状】 脘痞纳少,纳谷欠香,伴恶心呕吐,倦怠无力。苔白腻,舌质胖淡,脉濡缓。

【治法】 健脾化痰。

【方药】 六君子汤加减。本方健脾醒胃,化痰和中,主治脾虚生痰,脘闷纳差等。

（4）痰郁于肝

【症状】 咽中似有物阻,吞之不下,吐之不出,胸胁隐痛,嗳气频频,易怒善郁。苔薄腻,脉弦滑。

【治法】 解郁化痰。

【方药】 四七汤加减。本方理气解郁,化痰开结,主治痰气交阻,胸闷咽塞等证。

（5）痰动于肾

【症状】 喘逆气短,咳唾痰沫,或遍身浮肿,形体畏寒,腰膝冷痛,尿频,五更泄泻,舌淡无华,脉沉细。或头晕耳鸣,腰膝酸软,口干。舌红少苔,脉象弦数。

【治法】 补肾化痰。

【方药】 阳虚用济生肾气丸加减。本方温阳利水,主治肾虚水泛为肿为痰者。用八味丸温补肾阳,增入车前子、怀牛膝消肿利尿,兼化痰浊。若肾不纳气者,可加五味子、蛤蚧、沉香以益肾纳气。

（6）痰留胸胁

【症状】 胸闷如窒,痛引后背,咳嗽气逆,痰多黏腻色白。舌苔浊腻,脉濡缓。

【治法】 通阳泄浊,豁痰降逆。

【方药】 瓜蒌薤白半夏汤。本方功能豁痰开痹散结,主治胸痹证之痰浊痹阻胸阳者。

（7）痰阻骨节、经络

【症状】 骨节酸痛,关节肿胀,肢体麻木不仁。舌苔白腻,脉弦滑。

【方药】 指迷茯苓丸。本方燥湿行气,化痰软坚,主治顽痰入络,臂痛麻木等证。

（8）痰气互结

【症状】 颈部肿块,按之坚硬,历久不消,或伴有胸胁胀痛,急躁易怒。舌苔薄腻,脉弦滑。

【治法】 理气化痰,软坚散结。

【方药】 四海舒郁丸、海藻玉壶汤。前方重在理气解郁化痰,主治痰气交结,颈部肿块等证;后方以化痰软坚散结为主,主治痰瘀互结、颈部肿块坚硬等。

3. 饮证

（1）水饮壅盛

【症状】 脘腹坚满胀痛,水走肠间沥沥有声,咳唾胸胁引痛,或喘咳不能平卧。舌苔白或腻,脉沉弦或弦滑。

【治法】 攻逐水饮。

【方药】 已椒苈黄丸、十枣汤加减。两方均可逐水祛饮。前方用于水饮在肠,饮郁化热,水走肠间沥沥有声,腹满,便秘;后方用于饮停胸胁,咳唾引痛,胸闷气急。

（2）脾肾阳虚

【症状】 喘促,动则为甚,气短,或咳而气怯,痰多,胸闷,胃部痞痛,呕吐清水,背寒,大便或溏,头昏,心慌,足跗浮肿。舌苔白滑,舌体胖大,脉沉细而滑。

【治法】 温阳化饮。

【方药】 金匮肾气丸、苓桂术甘汤加减。两方均能温阳化饮,但前方补肾,后方温脾,主治有异。

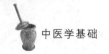

第二节　常见内科疾病的中医药治疗

一、感冒

(一)定义

感冒是因外感风邪为主的六淫之邪和时行病毒,客于肺卫,以鼻塞、流涕、喷嚏、咳嗽、恶寒发热,头身疼痛为主要临床表现的一种内科常见疾病。

(二)病因病机

1. 六淫之邪、时行病毒侵袭人体而致病　六淫病邪风寒暑湿燥火均可为感冒的病因,因风为六气之首,"百病之长",故风为感冒的主因。时行病毒是指具有传染性的治病邪气,多因时令不正,故使天时暴厉之气流行人间。

外邪侵袭人体,是否引发疾病,一方面取决于正气的强弱,同时与感邪轻重密切相关。若内外相因,则发病迅速。病位主要在肺卫。病邪传变,由表入里,可涉及内在脏腑。

2. 生活起居失当,正气虚馁,卫外不固　生活起居不当,寒温失调,如贪凉露宿、涉水冒雨、更衣脱帽等,正气失调,腠理不密,易致外邪乘袭。感冒是否发生决定于正气与邪气两方面的因素:一是正气能否御邪;二是邪气能否战胜正气,即感邪的轻重。

一般以实证居多,如体虚感邪,则为本虚标实之证。实者因表里寒热及邪气之兼夹而有别,虚者则因气血阴阳之虚而有异。初起多以风寒或风热之邪侵袭,外邪束表犯肺,肺卫功能失调。在病程中可出现寒与热的转化与错杂。风热不解,或寒邪郁而化热,则可转化为肺热证;病邪传里化热而表寒未解,以致内外俱实,发为表寒里热证;若反复感邪,正气耗损,由实转虚或体虚感邪,正气愈虚,则病机可形成正虚邪实。

(三)辨证论治

1. 风寒感冒

【症状】　恶寒重,发热轻,无汗,头痛,肢节酸痛,鼻塞声重,或鼻痒喷嚏,时流清涕,喉痒,咳嗽,痰吐稀薄色白,口不渴或渴喜热饮。舌苔薄白而润,脉浮或浮紧。

【治法】　辛温解表,宣肺散寒。

【方药】　荆防败毒散。本方以荆芥、防风解表散寒;柴胡、薄荷解表疏风;羌活、独活散寒除湿,为治肢体疼痛之要药;川芎活血散风止头痛;枳壳、前胡、桔梗宣肺利气;茯苓、甘草化痰和中。风寒重,恶寒甚者,加麻黄、桂枝,头痛加白芷,项背强痛加葛根。

风寒感冒可用成药如午时茶、通宣理肺丸等,轻证亦可用生姜 10 克,红糖适量,煎水服用。

2. 风热感冒

【症状】　身热较著,微恶风,汗泄不畅,头胀痛,面赤,咳嗽,痰黏或黄,咽燥,或咽喉乳蛾红肿疼痛,鼻塞,流黄浊涕,口干欲饮。舌苔薄黄,脉浮数。

【治法】　辛凉解表,宣肺清热。

【方药】　银翘散。本方以金银花、连翘辛凉透表,兼以清热解毒;薄荷、荆芥、淡豆豉疏风解表,透热外出;桔梗、牛蒡子、甘草宣肺祛痰,利咽散结;竹叶、芦根甘凉轻清,清热生津止渴。发热甚者,加黄芩、石膏、大青叶清热;头痛重者,加桑叶、菊花、蔓荆子清利头目;咽喉肿痛者,加板蓝根、玄参利咽解毒;咳嗽痰黄者,加黄芩、知母、浙贝母、杏仁、瓜蒌壳清肺化痰;口渴重者,重用芦根,加花粉、知母清热生津。

风热感冒可用成药银翘解毒片(丸)、羚翘解毒片、桑菊感冒冲剂等。时行感冒用板蓝根冲剂等。

3. 暑湿感冒

【症状】 身热,微恶风,汗少,肢体酸重或疼痛,头昏重胀痛,咳嗽痰黏,鼻流浊涕,心烦口渴,或口中黏腻,渴不多饮,泛恶,腹胀,大便或溏,小便短赤。舌苔黄腻,脉濡数。

【治法】 清暑祛湿解表。

【方药】 新加香薷饮。本方以香薷发汗解表;金银花、连翘辛凉解表;厚朴、扁豆和中化湿。暑热偏盛,加黄连、青蒿、鲜荷叶、鲜芦根清暑泄热;湿困卫表,身重少汗恶风,加清豆卷、藿香、佩兰芳香化湿宣表;小便短赤,加六一散、赤茯苓清热利湿。

暑湿感冒或感冒而兼见中焦诸症者,可用成药藿香正气丸(片、水、软胶囊)等。

4. 气虚感冒

【症状】 恶寒较重,或发热,热势不高,鼻塞流涕,头痛,汗出,倦怠乏力,气短,咳嗽咯痰无力。舌质淡苔薄白,脉浮无力。

【治法】 益气解表。

【方药】 参苏饮加减。药物以人参、茯苓、甘草益气以祛邪;苏叶、葛根疏风解表;半夏、陈皮、桔梗、前胡宣肺理气、化痰止咳;木香、枳壳理气调中;姜、枣调和营卫。表虚自汗者,加黄芪、白术、防风益气固表;气虚甚而表证轻者,可用补中益气汤益气解表。凡气虚易于感冒者,可常服玉屏风散,增强固表卫外功能,以防感冒。

5. 阴虚感冒

【症状】 阴虚感冒阴虚津亏,感受外邪,津液不能作汗外出,微恶风寒,少汗,身热,手足心热,头昏心烦,口干,干咳少痰,鼻塞流涕。舌红少苔,脉细数。

【治法】 滋阴解表。

【方药】 加减葳蕤汤加减。方中以白薇清热和阴,玉竹滋阴助汗;葱白、薄荷、桔梗、豆豉疏表散风;甘草、大枣甘润和中。阴伤明显,口渴心烦者,加沙参、麦冬、黄连、天花粉清润生津除烦。

二、咳嗽

(一) 定义

咳嗽是指外感或内伤等多种病因所致,肺失宣肃,肺气上逆,以咳嗽、咳痰为主要症状的病症。咳,指有声无痰;嗽,指有痰无声。临床上一般为痰声并见,故合称咳嗽。

(二) 病因病机

1. 六淫外邪侵袭肺系 风、寒、暑、湿、燥、火六淫之邪,从口鼻皮毛而入,侵袭犯肺,是引起外感咳嗽的主要病因,但由于四时主气之不同,故人体感受的病邪亦有区别。因风为六气之首,外邪致病多以风为先导,故外感咳嗽有风寒、风热、风燥等不同的证候,其中尤以风寒为主。

2. 内邪干肺

(1) 肺脏自病:多由于肺脏的多种疾病迁延不愈,耗损肺气,灼伤肺阴,而致肺失宣降,肺气上逆。

(2) 他脏有病及肺:多因饮食不节,嗜好烟酒,过食辛辣肥甘;或过度劳倦,损伤脾胃,脾失健运,痰湿内生,上渍于肺;或七情内伤,气机不畅,日久化火,气火循经上犯于肺。

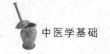

（三）辨证论治

1. 外感咳嗽

（1）风寒袭肺证

【症状】 咽痒,咳嗽声重,气急,咳痰稀薄色白,常伴鼻塞,流清涕,头痛,肢体酸楚,或见恶寒发热,无汗等表证。舌苔薄白,脉浮或浮紧。

【治法】 疏风散寒,宣肺止咳。

【方药】 三拗汤合止嗽散加减。两方均能宣肺化痰止咳,但前方以宣肺散寒为主,用于风寒闭肺;后方以疏风润肺为主,用于咳嗽迁延不愈或愈而复发者。

（2）风热犯肺证

【症状】 咳嗽频剧,气粗或咳声嘶哑,咯痰不爽,痰黏稠或稠黄,喉燥咽痛,口渴,鼻流黄涕,头痛,肢楚,恶风身热。苔薄黄,脉浮数或浮滑。

【治法】 疏风清热,宣肺止咳。

【方药】 桑菊饮。本方功能为辛凉轻剂,功能疏风清热,宣肺止咳。用于咳嗽痰黄,咽干,微有身热者。

（3）风燥伤肺证

【症状】 干咳,连声作呛,喉痒,咽喉干痛,唇鼻干燥,口干,无痰或痰少而粘连成丝,不宜咯出,或痰中带血丝,鼻塞、头痛、微寒、身热等表证。舌质红干而少津,苔薄白或薄黄,脉浮数或小数。

【治法】 疏风清肺,润燥止咳。

【方药】 桑杏汤加减。本方清宣凉润,用于外感风热燥邪伤津,干咳少痰,外有表证者。

2. 内伤咳嗽

（1）痰湿蕴肺证

【症状】 咳嗽反复发作,咳声重浊,痰黏腻,或稠厚成块,痰多易咳,早晨或食后咳甚痰多,进甘甜油腻物加重,胸闷脘痞,呕恶,食少,体倦,大便时溏。苔白腻,脉濡滑。

【治法】 燥湿化痰,理气止咳。

【方药】 二陈平胃散合三子养亲汤加减。前方燥湿化痰,理气和胃,用于咳而痰多,痰质稠厚,胸闷脘痞,苔腻者;后方降气化痰,用于痰浊壅肺,咳逆痰涌,胸满气急,苔浊腻者。

（2）痰热郁肺证

【症状】 咳嗽气息粗促,或喉中有痰声,痰多,质黏稠色黄,或有腥味,难咯,咯吐血痰,胸胁胀满,咳时引痛。苔薄黄腻,质红,脉滑数。

【治法】 清热肃肺,豁痰止咳。

【方药】 清金化痰汤加减。本方功在清热化痰,用于咳嗽气急,痰黄稠厚,胸闷,身热者。

（3）肝火犯肺证

【症状】 上气咳逆阵作,咳时面赤,口苦咽干,痰少质黏,或如絮条,咯之难出,胸胁胀痛,咳时引痛,症状可随情绪波动而增加。舌红或舌边红,苔薄黄而少津,脉象弦数。

【治法】 清肝泻肺,顺气降火。

【方药】 黛蛤散合加减泻白散加减。前方顺气降火,清肺化痰;后方清肝泻火化痰。合之使气火下降,肺气得以清肃,咳逆自平。

（4）肺阴亏耗证

【症状】 干咳、咳声短促,痰少黏白,或痰中带血,口干咽燥,或声音逐渐嘶哑,手足心热,午后潮热,颧红,形瘦神疲。舌红,少苔,脉细数。

【治法】　滋阴润肺,化痰止咳。

【方药】　沙参麦冬汤加减。本方甘寒养阴、润肺生津,用于阴虚肺燥,干咳少痰。

三、中风

(一)定义

中风病是在人体气血内虚的基础上,多因劳倦内伤、忧思恼怒、嗜食厚味及烟酒等诱发,以脏腑阴阳失调,气血逆乱,直冲犯脑,致脑脉痹阻或血溢脑脉之外为基本病机,临床以突然昏仆,半身不遂,言语謇涩或不语,偏身麻木为主症,具有起病急、变化快的特点,好发于中老年人的一种常见病、多发病。

(二)病因病机

1. **内伤积损**　素体阴亏血虚,阳盛火旺,风火易炽,或年老体衰,肝肾阴虚,肝阳偏亢,复因将息失宜,致使阴虚阳亢,气血上逆,上蒙神窍,突发本病。正如《景岳全书·非风》曰:"卒倒多有昏愦,本皆内伤积损颓败而然"。

2. **劳欲过度**　《素问·生气通天论》说:"阳气者,烦劳则张。"烦劳过度,耗气伤阴,易使阳气暴涨,引动风阳上旋,气血上逆,壅阻清窍;纵欲过度,房事不节,亦能引动心火,耗伤肾水,水不制火,则阳亢风动。

3. **饮食不节**　嗜食肥甘厚味,丰香炙博之物,或饮酒过度,致使脾失健运,聚湿生痰,痰湿生热,热极生风,终致风火痰热内盛,窜犯络脉,上阻清窍。此即《丹溪心法·论中风》所言:"湿土生痰,痰生热,热生风也。"

4. **情志所伤**　五志过极,心火暴甚,可引动内风而发卒中,其中以郁怒伤肝为多。平素忧郁恼怒,情志不畅,肝气不舒,气郁化火,则肝阳暴亢,引动心火,气血上冲于脑,神窍闭阻,遂致卒倒无知。或长期烦劳过度,精神紧张,虚火内燔,阴精暗耗,日久导致肝肾阴虚,阳亢风动。此外,素体阳盛,心肝火旺之青壮年,亦有遇怫郁而阳亢化风,以致突然发病者。

5. **气虚邪中**　气血不足,脉络空虚,尤其在气候突变之际,风邪乘虚入中,气血痹阻,或痰湿素盛,形盛气衰,外风引动内风,痰湿闭阻经络,而致喝僻不遂。

(三)辨证论治

1. **中经络**

(1)风痰入络证

【症状】　肌肤不仁,手足麻木,突然发生口眼歪斜,语言不利,口角流涎,舌强语謇,甚则半身不遂,或兼见手足拘挛,关节酸痛等。舌苔薄白,脉浮数。

【治法】　祛风化痰通络。

【方药】　真方白丸子加减。方中半夏、白附子、天南星、天麻、川乌头化痰,木香、枳壳行气通络,全蝎加强止痉通络功效,治疗风痰入络,症见口眼歪斜,舌强不语,手足不遂等。

(2)风阳上扰证

【症状】　平素头晕头痛,耳鸣目眩,突然发生口眼㖞斜,舌强语謇,或手足重滞,甚则半身不遂等。舌质红苔黄,脉弦。

【治法】　平肝潜阳,活血通络。

【方药】　天麻钩藤饮加减。本方平肝熄风镇潜阳,清火熄风,用于阳亢风动,晕眩,肢麻等。

(3)阴虚风动证

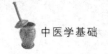

【症状】 平素头晕耳鸣,腰酸,突然发生口眼歪斜,言语不利,手指蠕动,甚则半身不遂。舌质红,苔腻,脉弦细数。

【治法】 滋阴潜阳,熄风通络。

【方药】 镇肝熄风汤加减。本方既补肝肾之阴,又能熄风潜阳,用于阴虚风动之眩晕,头痛,舌强,肢颤等。

2. 中脏腑

（1）闭证

1）痰热腑实证

【症状】 素有头痛眩晕,心烦易怒,突然发病,半身不遂,口舌歪斜,舌强语謇或不语,神识欠清或昏糊,肢体强急,痰多而黏,伴腹胀,便秘。舌质暗红,或有瘀点瘀斑,苔黄腻,脉弦滑或弦涩。

【治法】 通腑泄热,熄风化痰。

【方药】 桃仁承气汤加减。本方功能通腑泄热可用于中风急性期痰热腑实之证。颐降气血,治疗腑热内结,腹胀便秘等。

2）痰火瘀闭证

【症状】 突然昏仆,不省人事,牙关紧闭,口噤不开,两手握固,烦躁不安,彻夜不眠,大小便闭,肢体强痉,面赤身热,气粗口臭,躁扰不宁。苔黄腻,脉弦滑而数。

【治法】 熄风清火,豁痰开窍。

【方药】 羚羊钩藤汤加减。本方功能凉肝熄风,清热化痰,养阴舒筋,用于风阳上扰,蒙蔽清窍而见眩晕、痉厥和抽搐等症者。另可服至宝丹或安宫牛黄丸以清心开窍。亦可用醒脑静或清开灵注射液静脉滴注。

3）痰浊瘀闭证

【症状】 突然昏仆,不省人事,牙关紧闭,口噤不开,两手握固,肢体强痉,大小便闭,面白唇暗,静卧不烦,四肢不温,痰涎壅盛。苔白腻,脉沉滑缓。

【治法】 熄风清火,豁痰开窍。

【方药】 涤痰汤加减。本方化痰开窍,用于痰蒙心窍,神志呆滞不清者。另可用为苏合香丸宜郁开窍。

（2）脱证（阴竭阳亡）

【症状】 突然昏仆,不省人事,目合口张,鼻鼾息微,手撒肢冷,汗多,大小便自遗,肢体软瘫。舌痿,脉细弱或脉微欲绝。

【治法】 回阳救阴,益气固脱。

【方药】 参附汤合生脉散加味。参附汤补气回阳,用于阳气衰微,汗出肢冷欲脱;生脉散益气养阴,用于津气耗竭。两方同用功能益气回阳,救阴固脱,主治阴竭阳亡之证。亦可用参麦注射液或生脉注射液静脉滴注。

3. 恢复期

（1）风痰瘀阻证

【症状】 口眼歪斜,舌强语謇或失语,半身不遂,肢体麻木。苔滑腻,舌暗紫,脉弦滑。

【治法】 搜风化痰,行瘀通络。

【方药】 解语丹加减。本方祛风化痰活络,治风痰阻于廉泉,舌强不语等。

（2）气虚络瘀证

【症状】 肢体偏枯不用,肢软无力,面色萎黄。舌质淡紫或有瘀斑,苔薄白,脉细涩或细弱。

【治法】 益气养血,化瘀通络。

【方药】 补阳还五汤加减。本方益气养血,化瘀通络,适用于中风恢复阶段,气虚血滞,而无风阳痰热表现之半身不遂,口眼歪斜,或语言謇涩之证。

（3）肝肾亏虚证

【症状】 半身不遂,患肢僵硬,拘挛变形,舌强不语,或偏瘫,肢体肌肉萎缩。舌红脉细,或舌淡红,脉沉细。

【治法】 滋养肝肾。

【方药】 左归丸合地黄饮子加减。左归丸功专滋补肝肾真阴,用于精血不足,不能荣养筋脉,腰膝酸软,肢体不用等;地黄饮子功能滋肾阴,补肾阳,开窍化痰,用于下元虚衰,虚火上炎,痰浊上泛所致之舌强不语,足废不用等。

四、胃痛

（一）定义

胃脘痛系指以上腹部近心窝处经常发生疼痛为主症的病证。多因外邪侵袭,恼怒过劳,饮食不节,起居失宜致气机阻滞,胃失和降而成。

（二）病因病机

1. **外邪犯胃** 寒、热、湿邪,内客于胃,皆可致胃脘气机阻滞,不通则痛。幽门螺杆菌感染是慢性胃炎的主要病因,90％以上的慢性胃炎有幽门螺杆菌感染,也是引起消化性溃疡的重要病因。幽门螺杆菌在十二指肠溃疡病患者的检出率为 95％～100％,胃溃疡为70％～75％。

2. **饮食伤胃** 饮食不节,饥饱无常,损伤脾胃,胃气壅滞,胃失和降,不通则痛。过食辛辣刺激,肥甘厚味,恣饮酒浆,蕴湿生热,湿热中阻,灼扰胃腑,引起胃痛。

3. **情志不畅** 忧思恼怒,情志不遂,肝失疏泄,气失条达,肝气郁结,横逆犯胃,胃失和降,而发胃痛。肝郁日久化火,郁火乘胃,肝胃郁热,胃络不畅,胃脘灼热而痛。久病入络,气滞日久,血行不畅,血脉凝涩,瘀血内结,胃络瘀阻,不通则痛。

4. **素体脾虚** 素体脾胃虚弱,劳倦过度,饮食所伤,久病,中焦虚寒,脉络失于温养。热病伤阴,胃热郁火耗伤胃阴,久服香燥理气之品,胃络失于滋养,隐隐作痛。

（三）辨证论治

1. **寒邪客胃证**

【症状】 胃痛暴作,恶寒喜暖,得温则痛减,遇寒加重,口淡不渴,或喜热饮。苔薄白,脉弦紧。

【治法】 温胃散寒,行气止痛。

【方药】 香苏散合良附丸加减。前方理气散寒,适用于外感风寒,胃气郁滞;后方温胃散寒,理气止痛,适用于胃痛暴作、喜热恶寒之证。

2. **饮食伤胃证**

【症状】 胃脘疼痛,胀满拒按,嗳腐吞酸,呕吐不消化食物,其味腐臭,吐后痛减,不思饮食,大便不爽。苔厚腻,脉滑。

【治法】 消食导滞,和胃止痛。

【方药】 保和丸加减。本方消食导滞,适用于脘满不食、嗳腐吐食的胃痛证。

3. **肝气犯胃证**

【症状】 胃脘胀痛,通连两胁,遇烦恼则痛作或痛甚,嗳气、矢气则舒,脘闷嗳气,善太

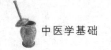

息,大便不畅。苔薄白,脉弦。

【治法】 疏肝解郁,理气止痛(泄肝以安胃)。

【方药】 柴胡疏肝散加减。本方疏肝理气,用于胃痛胀闷、攻撑连胁之证。

4. 湿热中阻证

【症状】 胃脘疼痛,痛势急迫,脘闷灼热,嘈杂,口干口苦,口渴不欲饮,纳呆恶心,小便色黄,大便不畅。苔黄腻,脉滑数。

【治法】 清化湿热,理气和胃。

【方药】 清中汤加减(《医宗金鉴》)。本方清化中焦湿热,适用于痛势急迫、胃脘灼热、口干口苦的胃痛。

5. 瘀血停胃证

【症状】 胃脘疼痛,痛如针刺,或似刀割,痛有定处,按之痛甚,痛时持久,食后或入夜痛甚,或见吐血黑便。舌质紫暗,有瘀斑,脉涩。

【治法】 化瘀通络,理气和胃。

【方药】 失笑散合丹参饮加减。前方活血化瘀,后方化瘀止痛,合用加强活血化瘀作用,适用于治疗胃痛如针刺或痛有定处之证。

6. 胃阴亏虚证

【症状】 胃脘隐隐灼痛,似饥而不欲食,口干咽燥,或口渴思饮,消瘦乏力,大便干结,五心烦热。舌红少津,脉细数。

【治法】 养阴益胃,和中止痛。

【方药】 一贯煎合芍药甘草汤加减。前方养阴益胃,后方缓急止痛,合之滋阴而不腻,止痛又不伤阴,适用于隐隐作痛、口干咽燥、舌红少津的胃痛。

7. 脾胃虚寒证

【症状】 胃痛隐隐,绵绵不休,喜温喜按,空腹痛甚,得食痛减,劳累或受凉后发作或加重,时呕清水,神疲纳少,四肢倦怠乏力,手足不温,大便溏薄。舌淡,脉软弱。

【治法】 温中健脾,和胃止痛。

【方药】 黄芪健中汤加减。本方温中散寒,和胃止痛,适用于喜温喜按之胃脘隐痛。

五、便秘

(一)定义

便秘系因气阴不足,阳虚寒凝,或燥热内结,痰湿阻滞,使大肠传导功能失常所致的,以排便间隔时间长,大便干结难解,或虽有便意而排出困难为主要临床表现的病证。

(二)病因病机

1. 饮食不节 饮酒过多,过食辛辣肥甘厚味,导致肠胃炽热,大便干结;或恣食生冷,致阴寒凝滞,胃肠传导失司,造成便秘。

2. 情志失调 忧愁思虑过度,或久坐少动,每致气机郁滞,不能宣达,于是通降失常,传导失职,糟粕内停,不得下行,而致大便秘结。

3. 年老体虚 素体虚弱,或病后、产后及年老体虚之人,气血两亏,气虚则大肠传送无力,血虚则津枯肠道失润,甚则致阴阳俱虚,阴亏则肠道失荣,导致大便干结,便下困难,阳虚则肠道失于温煦,阴寒内结,导致便下无力,大便艰涩。

4. 感受外邪 外感寒邪可导致阴寒内盛,凝滞胃肠,失于传导,糟粕不行而成冷秘。若热病之后,肠胃燥热,耗伤津液,大肠失润,亦可致大便干燥,排便困难。

（三）辨证论治

1. 实秘

（1）热秘

【症状】 大便干结,腹胀腹痛,口干口臭,面红心烦,或有身热,小便短赤。舌红,苔黄燥,脉滑数。

【治法】 泻热导滞,润肠通便。

【方药】 麻子仁丸加减。本方有润肠泻热,行气通便的作用,适用于肠胃燥热,津液不足之便秘。

（2）气秘

【症状】 大便干结,或不甚干结,欲便不得出,或便而不爽,肠鸣矢气,腹中胀痛,嗳气频作,纳食减少,胸胁痞满。舌苔薄腻,脉弦。

【治法】 顺气导滞。

【方药】 六磨汤加减。本方有调肝理脾,通便导滞的作用,适用于气机郁滞,大肠传导失职之便秘。

（3）冷秘

【症状】 大便艰涩,腹痛拘急,胀满拒按,胁下偏痛,手足不温,呃逆呕吐。舌苔白腻,脉弦紧。

【治法】 温里散寒,通便止痛。

【方药】 温脾汤合半硫丸加减。前方温中散寒,导滞通便,用于冷积便秘,腹痛喜温喜按者;后者温肾、祛寒、散结,适用于年老虚冷便秘,祛寒,四肢不温者。

2. 虚秘

（1）气虚秘

【症状】 大便并不干硬,虽有便意,但排便困难,用力努挣则汗出短气,便后乏力,面白神疲,肢倦懒言。舌淡苔白,脉弱。

【治法】 益气润肠。

【方药】 黄芪汤加减。本方有补益脾肺,润肠通便的作用,适用于脾肺气虚,大肠传导无力,糟粕内停所致便秘。

（2）血虚秘

【症状】 大便干结,面色无华,头晕目眩,心悸气短,健忘,口唇色淡。舌淡苔白,脉细。

【治法】 养血润燥。

【方药】 润肠丸加减。本方有养血滋阴,润肠通便的作用,适用于阴血不足,大肠失于濡润之便秘。

（3）阴虚秘

【症状】 大便干结,如羊屎状,形体消瘦,头晕耳鸣,心烦少眠,潮热盗汗,腰膝酸软。舌红少苔,脉细数。

【治法】 滋阴通便。

【方药】 增液汤加减。本方有滋阴增液,润肠通便的作用,适用于阴津亏虚,肠道失濡之便秘。

（4）阳虚秘

【症状】 大便干或不干,排出困难,小便清长,四肢不温,腹中冷痛,或腰膝酸冷。舌淡苔白,脉沉迟。

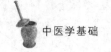
【治法】 温阳通便。

【方药】 济川煎加减。本方有温补肾阳,润肠通便的作用,适用于阳气虚衰,阴寒内盛,积滞不行之便秘。

六、头痛

(一)定义

头痛是指因风寒湿热之邪外袭,或痰浊瘀血阻滞,致使经气上逆,或肝阳郁火上扰清空,或气虚清阳不升,或血虚脑髓失荣等所致的慢性反复发作性且经久不愈的头部疼痛。

(二)病因病机

1. 感受外邪 起居不慎,感受风、寒、湿、热之邪,邪气上犯巅顶,清阳之气受阻,为头痛。因风为百病之长,故六淫之中,以风邪为主要病因,多夹寒、湿、热邪而发病。

2. 情志失调 忧郁恼怒,情志不遂,肝失条达,气郁阳亢,或肝郁化火,阳亢火生,为头痛。若肝火郁久,耗伤阴血,肝肾亏虚,精血不承,亦可引发头痛。

3. 先天不足或房事不节 禀赋不足,或房劳过度,使肾精久亏。肾主骨生髓,髓上通于脑,脑髓有赖于肾精的不断化生。若肾精久亏,脑髓空虚,则会发生头痛。若阴损及阳,肾阳虚弱,清阳不展,亦可发为头痛,此类头痛临床较为少见。

4. 饮食劳倦及体虚久病 脾胃为后天之本,气血生化之源。若脾胃虚弱,气血化源不足,或病后正气受损,营血亏虚,不能上荣于脑髓脉络,可致头痛的发生。若因饮食不节,嗜酒太过,或过食辛辣肥甘,脾失健运,痰湿内生,阻遏清阳,上蒙清窍而为痰浊头痛。

5. 头部外伤或久病入络 跌仆闪挫,头部外伤,或久病入络,气血滞涩,瘀血阻于脑络,不通则痛,发为头痛。

(三)辨证论治

1. 外感头痛

(1)风寒头痛

【症状】 头痛连及项背,常有拘急收紧感,或伴恶风畏寒,遇风尤剧,口不渴。苔薄白,脉浮。

【治法】 疏散风寒止痛。

【方药】 川芎茶调散加减。本方有疏风散寒止痛作用,主要用于风寒上犯清空所导致的头痛。

(2)风湿头痛

【症状】 头痛如裹,肢体困重,胸闷纳呆,大便或溏。苔白腻,脉濡。

【治法】 祛风胜湿通窍。

【方药】 羌活胜湿汤加减。本方功能祛风胜湿,用于风湿困遏所致之头痛。

(3)风热头痛

【症状】 头痛而胀,甚则头胀如裂,发热或恶风,面红目赤。舌尖红,苔薄黄,脉浮数。

【治法】 疏风清热和络。

【方药】 芎芷石膏汤加减。本方功能清热散风止痛,可用于风热上扰头窍而致的头痛。

2. 内伤头痛

(1)肝阳头痛

【症状】 头昏胀痛,两侧为重,心烦易怒,夜寐不宁,口苦面红,或兼胁痛。舌红苔黄,脉弦数。

【治法】 平肝潜阳熄风。

【方药】 天麻钩藤饮加减。本方功能平肝熄风潜阳,补益肝肾,可用于肝阳偏亢,风阳上扰而引起的头痛、眩晕等。

（2）血虚头痛

【症状】 头痛隐隐,不时昏晕,心悸失眠,面色少华,神疲乏力,遇劳加重。舌质淡,苔薄白,脉细弱。

【治法】 养血滋阴,和络止痛。

【方药】 加味四物汤加减。本方功用养血调血,柔肝止痛,可用于治疗因血虚头窍失养而引起的头痛。

（3）痰浊头痛

【症状】 头痛昏蒙,胸脘满闷,纳呆呕恶,神疲懒言,汗出恶风等。舌苔白腻,脉滑或弦滑。

【治法】 健脾燥湿,化痰降逆。

【方药】 半夏白术天麻汤加减。本方功能燥湿化痰,平肝熄风,用于治疗脾虚生痰,风痰上扰清空所导致的头痛。

（4）肾虚头痛

【症状】 头痛且空,眩晕耳鸣,腰膝酸软,神疲乏力,滑精带下。舌红少苔,脉细无力。

【治法】 养阴补肾,填精生髓。

【方药】 大补元煎加减。本方功能滋补肾阴,可用于肾精亏虚,肾阴不足证。

七、腰痛

（一）定义

腰痛是指因外感,内伤或外伤等致病因素,导致腰部气血运行不畅,失于精血濡养,使腰之一侧或两侧出现疼痛为主证的病症。

（二）病因病机

1. 感受外邪 多由居处潮湿,或劳作汗出当风,衣着单薄,或冒雨着凉,或暑夏贪凉,腰府失护,风、寒、湿、热之邪乘虚侵入,阻滞经脉,气血运行不畅而发腰痛。湿性黏滞,所以感受外邪多离不开湿邪为患。

2. 体虚年衰 先天禀赋不足,加之劳役负重,或久病体虚,或年老体衰,或房事不节,以致肾之精气虚亏,腰府失养。诚如《景岳全书·杂证谟·腰痛》言:"腰痛之虚证十居八九,但察其既无表邪,又无湿热,而或以年衰,或以劳苦,或以酒色斲丧,或七情忧郁所致者,则悉属真阴虚证。"

3. 跌仆闪挫 举重抬升,暴力扭转,坠堕跌打,或体位不正,用力不当,屏气闪挫,导致腰部经络气血运行不畅,气血阻滞不通,瘀血留着而发生疼痛。

4. 肾亏体虚 先天禀赋不足,加之劳累太过,或久病体虚,或年老体衰,或房室不节,或气郁化火,耗伤真阴,以致肾精亏损,无以濡养腰府筋脉而发生腰痛。

（三）辨证论治

1. 寒湿腰痛

【症状】 腰部冷痛重着,转侧不利,逐渐加重,静卧病痛不减,寒冷和阴雨天则加重。舌

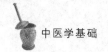

质淡苔白腻,脉沉而迟缓。

【治法】 散寒行湿,温经通络。

【方药】 甘姜苓术汤加减。本方有温中,散寒脊疼痛之证。化湿作用,适用于寒湿闭阻经脉而致腰脊疼痛之证。

2. 湿热腰痛

【症状】 腰部疼痛,重着而热,暑湿阴雨天气症状加重,活动后或可减轻,身体困重,小便短赤。苔黄腻,脉濡数或弦数。

【治法】 清热利湿,舒筋止痛。

【方药】 四妙丸加减。本方有清利湿热,舒筋通络,强壮腰脊作用,适用于湿热壅遏,经脉不舒,腰脊疼痛。

3. 瘀血腰痛

【症状】 腰痛如刺,痛有定处,痛处拒按,日轻夜重,轻者俯仰不便,重则不能转侧。舌质暗紫,或有瘀斑,脉涩。部分患者有跌仆闪挫病史。

【治法】 活血化瘀,通络止痛。

【方药】 身痛逐瘀汤加减。本方有活血通络止痛作用,适用于腰部外伤,瘀血阻脉,腰痛如刺。

4. 肾虚腰痛

（1）肾阴虚

【症状】 腰部隐隐作痛,酸软无力,缠绵不愈,心烦少寐,口燥咽干,面色潮红,手足心热。舌红少苔,脉弦细数。

【治法】 滋补肾阴,濡养筋脉。

【方药】 左归丸加减。本方有滋阴补肾,强壮腰脊作用,适用于肾阴亏虚,腰脊失于濡养,腰痛绵绵,五心烦热。

（2）肾阳虚

【症状】 腰部隐隐作痛,酸软无力,缠绵不愈,局部发凉,喜温喜按,遇劳更甚,卧则减轻,常反复发作,少腹拘急,面色白,肢冷畏寒。舌质淡,脉沉细无力。

【治法】 补肾壮阳,温煦经脉。

【方药】 右归丸加减。本方有补肾壮腰,温养命门火作用,适用于肾阳不足,筋脉失于温煦,腰痛绵绵,拘急肢冷。

八、消渴

(一) 定义

消渴是以多饮,多食,多尿,乏力,消瘦,或尿有甜味为主要临床表现的一种疾病。

(二) 病因病机

1. 禀赋不足 早在春秋战国时代,即已认识到先天禀赋不足,是引起消渴病的重要内在因素。《灵枢·五变》说:"五脏皆柔弱者,善病消瘅。"其中尤以阴虚体质最易罹患。

2. 饮食失节 长期过食肥甘,醇酒厚味,辛辣香燥,损伤脾胃,致脾胃运化失职,积热内蕴,化燥伤津,消谷耗液,发为消渴。早在《素问·奇病论》即说:"此肥美之所发也,此人必数食甘美而多肥也,肥者令人内热,甘者令人中满,故其气上溢,转为消渴。"

3. 情志失调 长期过度的精神刺激,如郁怒伤肝,肝气郁结,或劳心竭虑,营谋强思等,以致郁久化火,火热内燔,消灼肺胃阴津而发为消渴。

4. 劳欲过度 房事不节,劳欲过度,肾精亏损,虚火内生,则火因水竭益烈,水因火烈而益干,终致肾虚肺燥胃热俱现,发为消渴。如《外台秘要·消渴消中》说:"房劳过度,致令肾气虚耗故也,下焦生热,热则肾燥,肾燥则渴。"

(三)辨证论治

1. 上消

肺热津伤证

【症状】 口渴多饮,口舌干燥,尿频量多,烦热多汗。舌边尖红,苔薄黄,脉洪数。

【治法】 清热润肺,生津止渴。

【方药】 消渴方加减。本方清热降火,生津止渴,适用于消渴肺热津伤之证。

2. 中消

(1)胃热炽盛证

【症状】 多食易饥,口渴,尿多,形体消瘦,大便干燥。苔黄,脉滑实有力。

【治法】 清胃泻火,养阴增液。

【方药】 玉女煎加减。本方清胃滋阴,适用于消渴胃热阴虚,多食易饥,口渴等。

(2)气阴亏虚证

【症状】 口渴引饮,能食与便溏并见,或饮食减少,精神不振,四肢乏力。舌质淡,苔白而干,脉弱。

【治法】 益气健脾,生津止渴。

【方药】 七味白术散加减。本方益气健脾生津,适用于消渴之津气亏虚者,《医宗金鉴》等书将本方列为治消渴的常用方之一,并可合生脉散益气生津止渴。

3. 下消

(1)肾阴亏虚证

【症状】 尿频量多,混浊如脂膏,或尿甜,腰膝酸软,乏力,头晕耳鸣,口干唇燥,皮肤干燥,瘙痒。舌红苔少,脉细数。

【治法】 滋阴固肾。

【方药】 六味地黄丸加减。本方滋养肾阴,适用于消渴肾阴亏虚之证。

(2)阴阳两虚证

【症状】 小便频数,混浊如膏,甚至饮一溲一,面容憔悴,耳轮干枯,腰膝酸软,四肢欠温,畏寒肢冷,阳痿或月经不调。舌苔淡白而干,脉沉细无力。

【治法】 滋阴温阳,补肾固涩。

【方药】 金匮肾气丸加减。方中以六味地黄丸滋阴补肾,并用附子、肉桂以温补肾阳。主治阴阳两虚,尿频量多,腰酸腿软,形寒,面色黧黑等。《医贯·消渴论》对本方在消渴病中的应用作了较好的阐述:"盖因命门火衰,不能蒸腐水谷,水谷之气,不能熏蒸上润乎肺,如釜底无薪,锅盖干燥,故燥。至于肺亦无所禀,不能四布水津,并行五经,其所饮之水,未经火化,直入膀胱,正谓饮一升溲一升,饮一斗溲一斗,试尝其味,甘而不咸可知矣。故用附子、肉桂之辛热,壮其少火,灶底加薪,枯笼蒸溽,槁禾得雨,生意维新。"

九、肥胖病

(一)定义

肥胖是由于多种原因导致体内膏脂堆积过多,体重异常增加,并伴有头晕乏力、神疲懒言、少动气短等症状的一类病证。

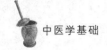

（二）病因病机

1. 年老体弱 年老体弱肥胖的发生与年龄有关,40岁以后明显增高。这是由于中年以后,人体的生理功能由盛转衰,脾的运化功能减退,又过食肥甘,运化不及,聚湿生痰,痰湿壅结,或肾阳虚衰,不能化气行水,酿生水湿痰浊,故而肥胖。

2. 饮食不节 暴饮暴食,食量过大,或过食肥甘,长期饮食不节,一方面可致水谷精微在人体内堆积成为膏脂,形成肥胖;另一方面也可损伤脾胃,不能布散水谷精微及运化水湿,致使湿浊内生,蕴酿成痰,痰湿聚集体内,使人体臃肿肥胖。

3. 缺乏运动 长期喜卧好坐,缺乏运动,则气血运行不畅,脾胃呆滞,则运化失司,水谷精微失于输布,化为膏脂痰浊,聚于肌肤、脏腑、经络而致肥胖。妇女在妊娠期或产后由于营养过多,活动减少,亦容易发生。

4. 先天禀赋 阳热体质,胃热偏盛者,食欲亢进,食量过大,脾运不及,可致膏脂痰湿堆积,而成肥胖。

（三）辨证论治

1. 胃热滞脾证

【症状】 多食,消谷善饥,形体肥胖,脘腹胀满,面色红润,心烦头昏,口干口苦,胃脘灼痛嘈杂,得食则缓。舌红苔黄腻,脉弦滑。

【治法】 清胃泻火,佐以消导。

【方药】 小承气汤合保和丸加减。前方通腑泄热,行气散结,用于胃肠有积热,热邪伤津而见肠中有燥屎者;后方重在消食导滞,用于食积于胃而见胃气不和者。两方合用,有清热泻火、导滞化积之功,使胃热除,脾湿化,水谷精微归于正化。

2. 痰湿内盛证

【症状】 形盛体胖,身体重著,肢体困倦,胸膈痞满,食肥甘醇酒,神疲嗜卧。苔白腻或白滑,脉滑。

【治法】 燥湿化痰,理气消痞。

【方药】 导痰汤加减。本方燥湿化痰和胃,理气开郁消痞,适用于痰湿内盛,气机壅滞之肥胖。

3. 脾虚不运证

【症状】 肥胖臃肿,神疲乏力,身体困重,胸闷脘胀,四肢轻度浮肿,晨轻暮重,劳累后明显,饮食如常或偏少,既往多有暴饮暴食史,小便不利,便溏或便秘。舌淡胖,边有齿印,苔薄白或白腻,脉濡细。

【治法】 健脾益气,渗利水湿。

【方药】 参苓白术散合防己黄芪汤加减。前方健脾益气渗湿,适用于脾虚不运之肥胖;后方益气健脾利水,适用于气虚水停之肥胖。两方相合,健脾益气作用加强,恢复脾的运化功能,以杜生湿之源,同时应用渗湿利水之品,祛除水湿以减肥。

4. 脾肾阳虚证

【症状】 形体肥胖,颜面虚浮,神疲嗜卧,气短乏力,腹胀便溏,自汗气喘,动则更甚,畏寒肢冷,下肢浮肿,尿昼少夜频。舌淡胖,苔薄白,脉沉细。

【治法】 温补脾肾,利水化饮。

【方药】 真武汤合苓桂术甘汤加减。前方温阳利水,适用于肾阳虚衰,水气内停之肥胖;后方健脾利湿,温阳化饮,适用于脾虚湿聚饮停之肥胖。两方合用,共奏温补脾肾,利水化饮之功。

参 考 文 献

［1］周仲瑛.中医内科学.北京:中国中医药出版社,2007.2

［2］王永炎,鲁兆麟.中医内科学.北京:人民卫生出版社,2011.1

［3］李德新.中医基础理论.第2版.北京:人民卫生出版社,2011

［4］周军.中医学概论.北京:人民出版社,2008

［5］樊巧玲.中医学概论.北京:中国中医药出版社,2010

［6］孙广仁.中医基础理论新世纪.第2版.北京:中国中医药出版社,2007

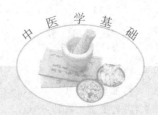

第八章　常见伤科病症的治疗

第一节　肩　部

肩关节是人体活动范围最大的关节。有多个轴位上的运动,如沿矢状轴可做内收、外展运动,沿冠状轴做前屈、后伸及上举运动,沿纵轴可做上臂的内旋、外旋运动,还可以做各方向上的环转运动。肩关节一般仅指肱骨头与肩胛骨关节盂之间的盂肱关节,肩部活动实际上是由盂肱关节、胸锁关节及肩胛骨与胸壁之间的连接、喙锁关节、肩峰下关节共同参与运动形成的。扭挫跌扑易引起肩部扭挫伤。筋伤可单独发生,也可并发于骨折、脱位。临床诊治筋伤须鉴别有无骨折、脱位,在治疗骨折、脱位时也要考虑筋伤。如患者素有风寒湿痹,复遭扭挫跌扑,则诸邪合而为病,日久气血不畅可致肩痹。

一、肩部扭挫伤

(一) 定义

肩部受到外力的打击或扭挫致伤者为肩部扭挫伤。本病可发生于任何年龄,损伤的部位多见于肩部的上方或外上方,以闭合伤为常见,注意与肩部骨折相鉴别。

(二) 病因病机

多因跌挫、扭转、打击等因素造成。肩关节过度扭转,可引起肩关节囊、筋膜的损伤或撕裂。重物直接打击肩部,可引起肌肉或脉络的损伤或撕裂,致使瘀肿疼痛,功能障碍。当上肢突然外展或已外展的上肢受力使之突然下降,均可使冈上肌腱部分或全部断裂。

(三) 诊查要点

有明显外伤史。肩部肿胀,疼痛逐渐加重,局部有钝性压痛,肩关节活动受限。挫伤者,皮下常出现青紫、瘀肿。一般性挫伤在当时多不在意,休息之后开始出现症状,逐渐加重,瘀肿或不瘀肿,但有压痛,多在1周内症状明显好转。较重的病例,亦可致组织的部分纤维撕裂或并发小的撕脱性骨折或骨折,症状可延数周。

如冈上肌腱断裂时,冈上肌肌力消失,无力外展上臂。如果帮助患肢外展至60°以上后,就能自动抬举上臂。

应注意除外肱骨外科颈嵌入性骨折、肱骨大结节撕脱性骨折,注意与肩关节脱位及肩锁关节脱位相鉴别。如外伤暴力不大,但引起严重肿痛者,应排除骨囊肿、骨结核等病变。必要时拍摄X线片,可进一步明确诊断。

(四)治疗

以手法治疗为主,配合固定、练功、药物、理疗等治疗。

1. **理筋手法** 多采用肩部点按、拿捏等手法以活血、舒筋、通络。在痛点部位可采用拨筋、弹筋手法3~5次,并应与拿捏手法相同操作使用以缓解痉挛、消瘀定痛。在适当牵引下用直臂摇肩法、屈臂摇肩法旋转肩部,幅度可由小到大,反复数次。最后可以抖法、捋顺手法结束。

具体操作:患者正坐,术者立于患侧,嘱尽量放松上肢肌肉,一手握住患侧手腕,另一手以虎口贴患处,并徐徐自肩部向下抚摸至肘部,重复5~6次。

在肩前、后、外等处寻找阿是痛点穴,予以轻柔按压,以缓解疼痛。沿肩前部、肩胛内上角处和腋下筋痛处拨动弹提诸筋,以解痉、舒筋、止痛。

术者一手托患肘,另一手握患腕,将患肢缓缓向上提升,又缓缓下降,可重复数次。

术者双手握患侧手腕,肩外展60°,肘关节伸直,作连续不断的抖动半分钟至1分钟,可使伤处有轻快感。

2. **药物治疗** 损伤初、中期以散瘀消肿、生新止痛为主,内服舒筋活血汤、三七口服液、三七伤药片、玄胡伤痛宁等,疼痛难忍时加服云南白药,外敷消瘀止痛膏、新伤软膏、新伤药;后期以活血舒筋为主,可外敷软坚散,并配合熏洗。

3. **固定方法** 扭挫伤较为严重者,伤后应用肩"人"字绷带包扎,再用三角巾将患肢屈肘90°悬挂胸前,以限制患肩活动2~3周。

4. **练功活动** 肿痛减轻后,应做肩关节前伸后屈、内外运转、叉手托上及自动耸肩等锻炼,内、外旋转练习时,尽量贴近体侧,使肱骨头为中心化,尽早恢复活动功能。同时可增加力量练习,包括等长、等张练习以及抗阻力量练习。

5. **其他疗法**

(1)针灸疗法:可取肩髎、肩髃、肩井、肩宗、曲池、风池、合谷、外关、阿是穴等。

(2)物理疗法:电子脉冲理疗仪具有镇痛、缓解肌肉痉挛、改善局部微循环作用,可选择使用。

(3)局部封闭疗法:常用疗法,一般以甲泼尼龙12.5~25毫升加入1%普鲁卡因至6~8毫升行痛点封闭。

(五)预防与调护

肩部扭挫伤的初期,出现瘀胀时忌热敷,可用冷水、冰块、冰袋或冰冻毛巾贴敷,以减轻疼痛和抑制患部出血。由于肩部急性筋伤易于迁延成慢性筋伤,因此治疗过程中自始至终要注意动静结合,制动时间不宜过长,要早期练功,争取及早恢复功能,尽量防止转变为慢性筋伤。

二、肩峰下滑囊炎

(一)定义

肩峰下囊和三角肌下囊同介于三角肌深面与喙肩弓及盂肱关节之间,成人大多数是相同的,当盂肱关节外展90°时,肩峰下囊几乎隐在肩峰下。滑囊将肱骨大结节与三角肌、肩峰突隔开,防止肱骨大结节与肩峰发生摩擦。冈上肌肌腱上方与肩峰下囊,下方与肩关节囊紧

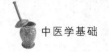

密相连,病变时可互相波及。

肩峰下囊具有滑利肩肱关节、减少磨损、不宜劳损的作用。当活动过程中,肩关节超外展时其大部分进入肩峰下,自然下垂时则大部分存在于三角肌之下,其上为肩峰与喙突靠牢,其底为冈上肌,其下和各短小肌腱及肱骨大结节相连,若发生了病变,首先与最密切关联的冈上肌常互为影响。

(二) 病因病机

肩峰下滑囊可因直接或间接外伤所引起,但本病大多数继发于肩关节周围的软组织和退行性变,尤以滑液囊部的冈上肌腱的损伤、炎症、钙盐沉积为最常见。肩峰下滑囊位于活动频繁、运动范围大的肩关节肩峰与肱骨之间长期反复摩擦致伤,急性炎症期渗出肿胀、疼痛,日久慢性炎症残存,不断刺激组织肥厚,互相粘连,以囊为著,失去正常的缓冲功能,从而影响关节活动,出现活动痛及压痛,并常与邻近软组织慢性炎症并存,且互为因果,渗透传变。

(三) 诊查要点

肩部广泛疼痛,且逐渐增剧,夜间疼痛较著,常痛醒。运动时疼痛加重,尤以外展和外旋时明显。一般位于肩的深处并涉及三角肌的止点,亦可向肩胛部及颈、手等处放射。为减轻疼痛,患者常使肩处于内收和内旋位。压痛多在肩峰下,大结节处,常可随肱骨的旋转而移位,当滑囊肿胀和有积液时,亦可在肩三角肌范围内出现压痛。肩关节外展、外旋时疼痛加剧。一般无异常,日久者,X线摄片可见冈上肌的钙化影。

(四) 治疗

以手法治疗为主,配合药物、固定、练功等治疗。

1. 理筋手法 适用于亚急性期或慢性期(方法见肩部扭挫伤手法治疗部分),使该滑囊在肩峰、三角肌与肱骨头之间进行间接按摩,促进炎症吸收、粘连的松解与组织修复,再于局部以分拨理筋手法理顺筋络,以行气活血。

2. 药物治疗

(1) 瘀滞型:多见于早期,局部肿胀、压痛,皮肤暗红,触及有波动感,质较硬。舌红、苔薄黄,脉弦略数。治宜活血、通络、止痛。方用舒筋活血汤。急性疼痛期可外敷新伤药止痛。

(2) 虚寒型:多见于后期,局部酸胀,困累,恐寒,喜暖,神疲体倦。舌淡,苔薄白,脉沉细。治宜补气血,温经通络。方用桂枝汤加味。慢性期可用中药熏洗或外敷旧伤药。

3. 其他疗法

(1) 针灸:可取曲池、手三里、合谷、肩宗、肩井等穴。配合灸法治疗。

(2) 理疗:可行热疗、蜡疗及超声波治疗。

(五) 预防与调护

损伤的初期,出现瘀胀时忌热敷,可用冷水、冰块、冰袋或冰冻毛巾贴敷,以减轻疼痛和抑制患部滑液渗出增多。损伤后期,应注意肩部保暖,防止寒、湿等邪侵入。

三、肩关节脱位

(一) 定义

肩关节脱位即肱盂关节脱位,又称肩膊骨出、肩膊骨出臼、肩骨脱臼。是临床上最常见的脱位之一,多发生于20～50岁之间的成年人,男性多于女性,其中绝大部分为前下脱位。

(二) 病因病机

肩关节由肩胛骨的关节盂和肱骨头组成,关节盂浅而小,肱骨头的面积是关节盂的3～4

倍,呈半球状;关节囊薄弱、宽大并松弛,肩关节周围肌肉力量较弱而活动范围最大。这些都是肩关节不稳定的因素,在直接或间接的暴力的作用下易发生脱位。

1. 直接暴力 外力直接作用于肩关节而引起,但极少见。在复合外力,可造成肩关节后脱位。

2. 间接暴力 可分为传导暴力和杠杆作用力两种,临床多见。

(1)传导暴力:侧向跌倒,上肢外展外旋,手掌撑地,暴力有掌面沿肱骨纵轴传导至肱骨头,冲击关节囊前壁,向前滑出至喙突下间隙,形成喙突下脱位,较多见。若暴力强大继续作用,肱骨头可被推至锁骨下成为锁骨脱位,较少见。极个别暴力特别强大者,肱骨头可冲进胸腔,形成胸腔内脱位。

(2)杠杆作用力:当上肢过度高举、外展、外旋向下跌倒,肱骨颈或大结节抵触于肩峰处,构成杠杆支点,使肱骨头向前下部滑脱形成盂下脱位,继续滑至肩胛骨前部成为喙突下脱位。因此骨颈构成杠杆支点,故常伴肱骨颈或大结节撕脱性骨折。

(三)诊查要点

肩关节脱位有其特殊的典型体征。受伤后,局部疼痛、肿胀,肩关节活动障碍。若伴有骨折,则疼痛、肿胀更甚。

1. 前脱位 患者常以健手扶持患肢前臂,头倾向患侧以减轻肩部疼痛。上臂处轻度外展、前屈位。肩部失去正常圆顿平滑的曲线轮廓,形成方肩畸形。肩部软组织肿胀,肩峰至肱骨外上髁距离增长。患肩呈弹性固定状态,位于外展约 30°位,试图做任何方向的活动都可引起疼痛加重。触诊肩峰下空虚,常可在喙突下、腋窝处或锁骨下触到脱位的肱骨头。搭肩试验阳性。肩部正位和穿胸侧位 X 线摄片,可确定诊断及其类型,并可以明确是否合并有骨折。

2. 后脱位 肩关节后脱位是所有大关节脱位中最易误诊的一个损伤,较少见。肩关节后脱位大多数为肩峰下脱位,它没有前脱位时那样明显的方肩畸形及肩关节弹性交锁现象。主要表现为有肩部前方暴力作用的病史,喙突突出明显,肩前部塌陷扁平,可在肩胛冈下触到突出的肱骨头,上臂呈现轻度外展及明显内旋畸形。肩部上下位(头脚位)X 线摄片,可以明确显示肱骨头向后脱位。

3. 合并症

(1)肩袖损伤:肩关节本身疼痛和功能障碍,常常混淆和掩盖肩袖损伤的体征,所以易造成漏诊。因此,肩关节脱位在复位后,应详细检查肩外展功能。对于肱骨头移位明显的病例,如无大结节骨折,则应考虑肩袖损伤的可能。诊断不能明确时,可行肩关节造影,如发现造影剂漏入肩峰下滑囊,则证明已有肩袖撕裂。

(2)肱骨大结节骨折:30%～40%肩关节脱位病例合并大结节骨折,除肩关节脱位一般症状外,往往疼痛、肿胀较明显,可在肱骨头处扪及骨碎片及骨擦音。

(3)肱二头肌长头腱滑脱:临床上往往无明显症状,只是在整复脱位时,有软组织嵌插于关节盂与肱骨头之间而妨碍复位。

(4)血管、神经损伤:较容易遭受牵拉伤的是腋神经或臂丛神经内侧束,肱骨头压迫或牵拉也可以损伤腋动脉。腋神经损伤后,三角肌瘫痪,肩部前外、后侧的皮肤感觉消失。血管损伤则极少见,若腋动脉损伤,患肢前臂及手部发冷和发绀,桡动脉搏动持续减弱或消失。

(5)肱骨外髁颈骨折:合并肱骨外髁颈骨折时,疼痛、肿胀更为严重。与单纯肩关节脱位不同的是上臂无固定外展畸形,有一定的活动度,并可闻及骨擦音,X 线摄片可以帮助诊断及了解骨折移位情况。

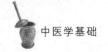

(四) 治疗

对新鲜肩关节脱位,只要手法应用得当,一般都能成功。陈旧性脱位在1个月左右者,关节内外若无钙化影,亦可采用手法复位。若手法复位失败及习惯性肩关节脱位者,应考虑手术治疗。

1. 手法整复(以前脱位为例)

(1)牵引推拿法:患者仰卧,用布带绕过胸部,第一助手向健侧牵拉,第二助手用布带绕过腋下向上向外牵引,第三助手紧握患肢腕部向下牵引,向外旋转,并内收患肢。三助手同时徐缓、持续不断地牵引,可使肱骨头自动复位。若不能复位,术者可用一手拇指或手掌根部由前上向外下,将肱骨头推入关节盂内。第三助手在牵引时,应多作旋转活动,一般均可复位。

(2)手牵足蹬法:患者取仰卧位,以右肩为例,术者立于患侧,双手握住患肢腕部,右膝伸直用足蹬于患者腋下,作顺势用力牵拉伤肢,持续1～3分钟,先外展、外旋,后内收、内旋,伤处有滑动感,即表明复位成功。

(3)拔伸托入法:患者取坐位,第一助手立于患者健侧肩后,两手斜形环抱固定患者作反牵引,第二助手一手握肘部,一手握腕上,向外下方牵引,用力由轻而重,持续2分钟,术者立于患肩外侧,两手拇指压其肩峰,其余手指叉入腋窝内,在助手对抗牵引下,术者将肱骨头向外上方钩托,同时第二助手逐渐将患肢向内收、内旋位牵拉,直至肱骨头有回纳感觉,复位即告完成。

(4)牵引回旋法:患者取坐位,助手一人立于其后,用手按住患者双肩。术者立于患侧,一手臂从肩部后侧穿过腋下,屈肘90°,握住其腕部;另一手握住患者肘部。术者两手臂协同用力,轻轻摆动患肢,然后术者握肘部之手先用力向下牵拉,当肱骨头被牵下时,置于腋下的手臂用力向外上拉肱骨上段,此时握肘部之手向上推送伤臂,当有滑动感时,即表明复位成功。

(5)椅背复位法:患者坐在靠背椅上,将患肢放在椅背外侧,腋肋紧靠椅背,用棉垫置于腋部,保护腋下血管、神经,一助手扶住患者和椅背,术者握住患肢,先外展、外旋牵引,再逐渐内收,并将患肢下垂,然后内旋屈肘,即可复位成功。此法是应用椅背作为杠杆支点整复肩关节脱位的方法,适用于肌力较弱的肩关节脱位者。

(6)悬吊复位法:患者俯卧床上,患肢悬垂于床旁,根据患者肌肉发达程度,在患肢腕部系布带并悬挂2～5千克重物(不要以手提重物),依其自然位持续牵引15分钟左右,多可自动复位。有时术者需内收患肩或以双手自腋窝向外上方轻推肱骨头,或轻旋转上臂,肱骨头即可复位。此方法安全有效,对于老年患者尤为适宜。

2. 药物治疗 药物治疗新鲜脱位,早期宜活血祛瘀、消肿止痛,内服舒筋活血汤、活血止痛汤、三七口服液、玄胡伤痛宁等,外敷活血散、新伤药、消肿止痛膏;中期肿痛减轻,宜舒筋活血、强壮筋骨,可内服壮筋养血汤、补肾壮筋汤等,外敷舒筋活络膏、软筋化坚散;后期体质虚弱者,可内服八珍汤、补中益气汤等,外洗方可选用苏木煎、上肢损伤洗方等,煎水熏洗患处,促进肩关节功能的恢复。

习惯性脱位,应内服补肝肾、壮筋骨的药物,如补肾壮筋汤、健步虎潜丸等。对于各种合并症,有骨折者,按骨折三期辨证用药;有合并神经损伤者,应加强祛风通络,用地龙、僵蚕、全蝎等;有合并血管损伤者,应加强活血祛瘀通络,可合用当归四逆汤加减。

3. 固定方法 肩关节前脱位将肩关节固定于内收、内旋位,肘关节屈曲60°～90°,前臂依附胸前,用绷带将上臂固定在胸壁2～3周。一般原则是年龄越小,制动时间越倾向于较长。

肩关节后脱位应使用支具固定于肩关节中立位或轻度外旋位3～4周。

4. 练功活动 复位后疼痛缓解即行肘、腕、手指主动练习；3周后行肩关节被动前屈上举、内外旋练习及肌肉等长练习；6周后行肩关节主动练习及肌肉等张,等长及抗阻练习。

(五) 预防与调护

运用足蹬复位法时应充分牵引,避免过早内收,防止医源性骨折。制动期间可行肘、腕、手的功能锻炼以及上肢肌肉的活动。去除固定后,开始肩关节功能锻炼。6周内禁止做强力外旋动作。对青少年患者,当脱位复位后,应接受严格制动3～4周,并按一定康复要求进行功能锻炼,不要过早参加剧烈活动。

第二节 肘 部

肘关节是屈戍关节,伸屈在0°～140°的活动范围之间。肘关节有肱尺、肱桡及上尺桡三个关节组成,共同在一个关节囊内,颇为稳定。前臂的旋转功能由上、下尺桡关节完成,环状韧带使上尺桡关节稳定。肘关节还有内、外侧副韧带及伸肌群、屈肌群的肌肉,肌腱所包裹附着。由于肘关节是活动较多的关节,所以筋伤较多见。

一、肘关节扭挫伤

(一) 定义

肘关节扭挫伤是常见的肘关节闭合性损伤,多在劳动、运动、玩耍时致伤。凡是肘关节发生超过正常活动范围的运动,均可引起关节内、外软组织损伤。

(二) 病因病机

多因跌挫、扭转等外力引起。如跌仆滑倒、手掌撑地时,肘关节处于过度外展、伸直或半屈位,均可致肘关节扭伤。由于关节的稳定性主要依靠关节囊和韧带的约束,而侧副韧带又有防止肘关节侧移的作用,所以肘关节扭挫伤常可见损伤侧副韧带、环状韧带、关节囊和肌腱,造成肘关节尺、桡侧副韧带,关节囊及肘部肌肉和筋膜的撕裂。

(三) 诊查要点

有明显的外伤史,伤后肘关节处于半屈曲位,可因滑膜、关节囊、韧带等组织的扭挫或撕裂,引起局部充血、水肿,严重者关节内出血、渗出,影响肘关节的功能,肘关节活动受限,肿胀、疼痛,有的可出现瘀斑。压痛点往往在肘关节内后方和内侧副韧带附着部。起初肘部疼痛,活动无力,肿胀常因关节内积液、鹰嘴窝脂肪垫炎,或肱桡关节后滑液囊肿胀而加重,伸肘时鹰嘴窝消失。部分肘部扭挫伤者,有可能是肘关节错缝或脱位后已自动复位,只有关节明显肿胀,而无错缝或脱位症,易误以为单纯扭挫伤。若肿胀消失,疼痛较轻,但肘关节的伸屈功能不见好转,压痛点仍在肘后内侧,局部的肌肉皮肤较硬,可通过X线检查,确定是否合并骨化性肌炎。

注意区别有无肘关节骨折,成人可通过X线摄片确定有无合并骨折；儿童损伤时较难区别,可与健侧拍片对比,避免漏诊。部分严重的肘部扭伤可能是肘关节错缝后自动复位,无脱位特征,关节明显肿胀,易误认为单纯扭伤。在后期可能出现血肿钙化,影响肘关节的屈伸功能。

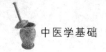

（四）治疗

以固定、练功,配合药物手法治疗。

1. 理筋手法 伤后即来诊治者,宜将肘关节做一次 0°～140°的被动屈伸,或术者将患者患侧腕部夹于腋下,双手分握于肘的两侧,灵活做摆、掂、挺等动作,稍有错落处,可听到调整的响声,这对于细微的关节错位可起到整复的作用。此外,为防止撕裂的关节囊反折于关节间隙,宜将关节在牵引下被动屈伸活动一次,以纠正细微的关节错缝,同时拉出嵌入关节内的软组织,并将渗入关节内的血肿压出关节间隙,但不宜反复操作,尤其在恢复期,粗暴的屈伸活动后,会增加新的损伤,甚至诱发骨化性肌炎。

2. 药物治疗

(1)内服药:初期可服用桃红四物汤加减或活血止痛胶囊,散瘀消肿;后期可内服补筋丸,消肿活络。

(2)外用药:初期外敷新伤药;后期局部损伤用中药熏洗。

3. 固定方法 三角巾悬吊或石膏托外固定,肘关节置于屈曲 90°功能位,限制肘关节的屈伸活动,叮嘱患者多做手指屈伸、握拳活动,以利于消肿。

4. 练功活动 肿痛减轻后,可逐步练习肘关节的屈伸,使粘连逐步松解。如做被动屈伸活动,必须是轻柔、不引起明显疼痛的活动,禁止作粗暴的屈伸活动。

5. 其他疗法

(1)针灸疗法:选曲池、小海、天井穴针刺,强刺激手法,不留针。

(2)理疗:选用超短波、微波等物理治疗。

（五）预防与调护

严重的肘关节扭挫伤,治疗不及时或治疗不当,或因进行不适当的反复按摩,都可造成关节周围组织的钙化、骨化,形成骨化性肌炎。因此肘关节损伤后功能恢复是不能操之过急的,否则常遗留关节强直的后患。

二、肱骨外上髁炎

（一）定义

肱骨外上髁炎亦称肱桡关节滑囊炎、肱骨外髁骨膜炎;因网球运动员较常见,故又称网球肘。

（二）病因病机

肱骨外上髁是肱骨外髁外上缘的骨性突出,有桡侧腕长、短伸肌,指总伸肌,小指固有伸肌和尺侧腕伸肌的肌腱在环状韧带平面形成腱板样的总腱附着,此处有细微的血管神经穿出,总腱起始部与肱桡关节、桡骨颈和环状韧带等组织密切接触。当做伸腕、伸指动作,屈肘、前臂旋转及肘内翻时,均有牵拉应力作用于肱骨外上髁。多因慢性劳损致使肱骨外上髁处形成急慢性炎症所引起。当腕背伸、前臂半旋前位时,受到肘外侧的外翻应力,使已紧张的屈腕肌腱突然被动过度牵拉,也可造成损伤。

（三）诊查要点

起病缓慢,初期在劳累后偶感肘外侧疼痛,延久后逐渐加重,疼痛可向上臂及前臂扩散,影响肢体活动。拧毛巾、扫地等动作时疼痛加剧,前臂无力,甚至持物落地。肱骨外上髁及肱桡关节间隙处有明显压痛,Mill 征阳性。X 线摄片检查多阴性,偶见肱骨外上髁处骨密度增高的钙化阴影或骨膜肥厚影像。若病变发生在肱骨内上髁,则为肱骨内上髁炎,肿痛和压痛在肘内侧,抗阻力屈腕时疼痛明显;若发生在尺骨鹰嘴,则为尺骨鹰嘴炎,肿胀和疼痛在肘后侧,肘关节屈伸轻度受限。

(四) 治疗

以手法治疗为主,配合药物、理疗、针灸、小针刀疗法等治疗。

1. 理筋手法 在前臂和肘外侧酸痛筋肉处做揉捏手法,反复做 30~60 次。

拇指点压、揉捏天鼎、缺盆、曲池、手三里、小海、合谷等穴。

患者肘伸直,前臂旋后位,术者用一手拇指压住肱骨外上髁痛点,另一手握住腕部,做屈伸肘活动,同时拇指在外上髁上向前滑动分拨筋腱;然后,做伸肘、前臂旋前活动;同时拇指由前向后滑动拨动筋腱。反复做 5~10 次。

做肘关节的旋转活动 10~15 次。

术者用双手握住患者手部,牵拉肘关节 1~2 分钟。

术者双手搓揉患者肘、前臂筋肉 1~2 分钟。

最后以揉捏、表面按摩 1~2 分钟结束。

2. 药物治疗

(1) 内服药:宜养血荣经、舒筋活络,内服活血汤、舒筋汤、桂枝汤、桃红四五汤、六味地黄丸等。

(2) 外用药:外敷定疼膏或新伤软膏,搽擦郑氏舒活灵或用二号熏洗药、三号熏洗药、海桐皮汤等熏洗。

3. 其他疗法

(1) 针灸治疗:以疼点及手三里、外关、内关、合谷等周围取穴,接电针治疗仪,隔日 1 次,每次 20 分钟或用梅花针叩打患处,再加拔火罐,3~4 天 1 次。

(2) 理疗:可采用超短波、磁疗、蜡疗、光疗、直流电离子导入法等,减轻疼痛、促进炎症吸收。

(3) 小针刀疗法:局部麻醉后患侧伸肘位,术者左手拇指在桡骨粗隆处将肱桡肌拨向外侧,将小针刀沿肱桡肌内侧缘刺入,直达肱桡关节滑囊和骨面,作切开剥离 2~3 针刀即可出针,无菌纱布覆盖针孔后患肘屈伸数次。

(4) 局部封闭疗法:可用曲安奈德加利多卡因在肱骨外上髁处注射。

(五) 预防与调护

肱骨外上髁炎是由于肘、腕关节的频繁活动,腕伸肌的起点反复受到牵连刺激而引起,因此应尽量避免其剧烈活动。疼痛发作期应减少运动,必要时可做适当固定,选择三角巾悬吊或前臂石膏固定 3 周左右,待疼痛明显缓解后应及时解除固定并逐渐开始肘关节功能活动,但要避免使伸肌总腱受到明显牵连的动作。

三、肱骨远端全骺分离

(一) 定义

骨骺损伤是指骨折线波及或贯穿儿童或青少年所特有的骨骺与骺软骨板所造成的损伤,主要包括沿骺板的骨骺分离、穿过骺板的骨折和骺板的压缩性损伤。初生婴儿的肱骨远端系由软骨组成,其后随年龄的增长而逐渐出现骨化中心,与干骺端之间为骺软骨板,在结构上较为薄弱,故幼儿时偶因外伤引起骨骺分离。

(二) 病因病机

在新生儿和婴儿期多由旋转剪刀力致伤,多见于难产产伤和虐待伤。在幼儿及小年龄

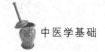

儿童则常常是间接暴力所致,如跌倒时手掌着地,肘关节过伸外展,身体重心向患侧旋转,内旋应力传导至肘关节而造成伸直尺偏型损伤。临床上几乎见不到屈曲型肱骨远端全骺分离损伤。

(三) 诊查要点

有明确的外伤史,多发生在新生儿至7岁,绝大部分在两岁半以前。伤后肘不肿胀,环行压痛,纵向叩击痛,或可扪及骨擦感,肘后三角关系正常,肘关节主动活动功能障碍。X线片检查时,因幼儿肘部骨骺多未骨化,骨折线不能在X线片上直接显影,极易漏诊或误诊为肘关节脱位,所以应仔细检查。根据骨骺移位的方向可分:伸直尺偏型、伸展桡偏型和屈曲型。

(四) 治疗

1. 手法治疗　以闭合复位小夹板固定为主。以伸直尺偏型骨折为例:患儿坐或卧位,患肢中立位,由两助手分别握持患肢前臂及上臂行拔伸牵引,术者两手环抱近骨折端外侧,两拇指置于远骨折端内侧,推远端向外,拉近端向内,同时令远端助手桡偏肘关节,纠正向尺移位及倾斜;然后术者两手环抱近骨折端前侧,两拇指置于远折端后侧,推远端向前,拉近端向后,同时令远端助手屈肘,纠正向后移位,最后固定至屈肘90°～100°。

2. 药物治疗

(1) 内服药:损伤早期,应以活血化瘀、消肿止痛为主,服用七味三七口服液、小儿伤科一号方等;损伤中、后期,应以活血生新、续筋接骨、补益气血、强筋健骨和舒筋活络为主,内服桂香正骨丸。

(2) 外用药:损伤早期外敷新伤药、新伤软膏等;损伤中后期外敷接骨药散或熏洗药熏洗等。

3. 功能锻炼　骨折后即可开始做伤肢主动握拳练习。去除托板后,指导患儿做伤肢肘关节主动屈伸练习及肌肉静力性收缩练习等。解除固定后可加大练习范围,做肩、肘、腕各关节的主动屈伸练习,及肌肉静力性收缩练习,并在上臂、前臂做按摩,有功能障碍者,可配合摇晃和扳法以松解粘连。

4. 其他疗法　手术治疗。开放性骨折可在清创后,用较细钢针固定。对陈旧性骨折一般不宜施行手法或切开复位,可在继发肘关节畸形后做截骨矫形术。

(五) 预防与调护

损伤康复后,多加强肩、肘、腕等关节的肌肉力量,增强肌肉对关节的保护。

四、肘关节脱位

(一) 定义

肘关节脱位是最常见的脱位之一,多发生于青壮年,儿童与老年人少见。肘关节是由肱桡关节、肱尺关节及桡尺近侧关节组成,构成这3个关节的肱骨滑车、尺骨的半月切迹、肱骨小头、桡骨头共包在一个关节囊内,有一个共同的关节腔。肘关节囊的前后壁薄弱而松弛,但两侧的纤维层则增厚形成桡侧副韧带和尺侧副韧带,关节囊纤维层的环行纤维形成坚强的桡骨环状韧带,包绕桡骨头。从整体来说,肘关节屈伸活动,是以肱尺关节为主,肱桡关节和桡尺近侧关节的协调配合完成的。肘部的三点骨突标志是肱骨内、外上髁及尺骨鹰嘴。伸肘时这三点成一直线,屈肘时这三点形成一等边三角形,故又称肘后三角。此三角关系可作为判断肘关节脱位和肱骨髁上骨折的标志。

(二) 病因病机

肘关节后脱位多因间接暴力(传达暴力或杠杆作用)所造成。患者跌倒时肘关节伸直位手掌撑地，外力沿前臂传导到肘部，由于肱骨滑车关节面是向外侧倾斜，且在手掌撑地时前臂多处于旋后位，所传导的外力使肘关节过度后伸，以致鹰嘴尖端急骤撞击肱骨下端的鹰嘴窝，在肱尺关节处形成杠杆作用，半月切迹自肱骨下端滑车部脱出，使止于尺骨粗隆上的肱肌及肘关节囊的前壁被撕裂，在肘关节前方无任何软组织阻挡的情况下，肱骨下端向前移位，使尺骨鹰嘴向后上移位，尺骨冠突和桡骨头同时滑向后方，形成肘关节后脱位。

在引起肘关节后脱位的同时，由于暴力作用不同，可沿尺侧或桡侧向上传达，出现肘内翻或肘外翻，引起肘关节的尺、桡侧副韧带撕脱或断裂，但环状韧带仍保持完整，所以尺骨鹰嘴和桡骨头除向后移位外，还同时向尺侧或桡侧移位，形成后内侧或后外侧脱位，骨端向桡侧严重移位者，可引起尺神经牵拉伤。

肘关节前脱位极少见，是因肘关节屈曲位跌仆，肘尖着地，暴力由后向前，先发生尺骨鹰嘴骨折，暴力继续作用，可将尺桡骨上部推移至肱骨下端的前方，导致肘关节前脱位。不合并鹰嘴骨折的前脱位是罕见的。

患者跌倒时，除具有后脱位的暴力外，同时伴有屈肌或伸肌的急骤收缩，可造成肱骨内上髁或外上髁的撕脱骨折。脱位时，肱三头肌腱和肱前肌腱被撕脱、剥离，韧带、关节囊均被撕裂，肘窝部形成血肿。该血肿纤维化、骨化成为陈旧性肘关节脱位整复的最大困难。

（三）诊查要点

具有外伤史，肘部肿胀、疼痛、畸形、弹性固定，肘关节处于半伸直位，被动运动时不能伸直肘部，活动功能障碍。根据脱位类型及合并症不同，分述如下。

1. **后脱位**　肘关节呈弹性固定于45°左右的半屈曲位，呈靴状畸形，肘窝前饱满，可触到肱骨下端，肘后空虚凹陷，尺骨鹰嘴后突，肘后三点骨性标志的关系发生改变，与健侧对比，前臂的掌侧明显缩短，关节的前后径增宽，左右径正常。

2. **侧后方脱位**　除具有后脱位的症状、体征外，可呈现肘内翻或肘外翻畸形，肘关节出现内收、外展等异常活动，肘部的左右径增宽。

3. **前脱位**　肘关节过伸，屈曲受限，肘窝部隆起，可触及脱出的尺桡骨上端，在肘后可触到肱骨下端及游离的尺骨鹰嘴骨折片。与健侧对比，前臂掌侧较健肢明显变长。肘关节正侧位X线片可明确脱位的类型，并证实有无并发骨折。

4. **早期合并症**　肱骨内或外上髁撕脱骨折，尺骨冠状突骨折，桡骨头或桡骨颈骨折，肘内、外侧副韧带断裂，桡神经或尺神经牵拉性损伤，肱动、静脉压迫性损伤及前脱位并发鹰嘴骨折等。

5. **后期合并症**　侧副韧带骨化，损伤性骨化性肌炎，创伤性关节炎及肘关节僵直等。

肘关节后脱位与肱骨髁上骨折鉴别要点：脱位多见于青壮年，而骨折好发于10岁以下儿童。脱位时，压痛较广泛，肘后三角关系失常，伴有弹性固定；而骨折后，多伴有皮下瘀斑，压痛位于髁上且明显，肘后三角关系正常，有骨擦音或异常活动，但无弹性固定。

（四）治疗

新鲜性肘关节脱位应以手法整复为主，宜早期复位及固定。并发骨折者，应先整复脱位，然后处理骨折。麻醉的选择，原则上应使复位手法在肌肉高度松弛及无疼痛感觉下进行。陈旧性脱位，应力争手法复位，若复位失败，可根据实际情况考虑用手术治疗。

1. **手法整复**（以后脱位为例）

（1）拔伸屈肘法：患者取坐位，助手立于患者背侧，以双手握其上臂，术者站在患者前面，以双手握住腕部，置前臂于旋后位，与助手相对牵引，3～5分钟后，术者以一手握腕部保持牵引，另一手的拇指抵住肱骨下端向后推按，其余四指置于鹰嘴处，向前端提，并缓慢地将肘关

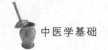

节屈曲,若闻及入臼声,则说明脱位已整复。

（2）膝顶复位法：患者取坐位,术者立于患侧前面,一手握其前臂,另一手握住腕部,同时一足踏在凳面上,以膝顶在患侧肘窝内,先顺势拔伸,然后逐渐屈肘,有入臼声音,患者手指可摸到同侧肩部,即为复位成功。

（3）推肘尖复位法：患者取坐位,第一助手双手握其上臂,第二助手双手握腕部,术者立于患侧,双拇指置于鹰嘴尖部,其余手指环握前臂上段,先拉前臂向后侧,使冠突与肱骨下端分离,然后助手在相对牵引下,逐渐屈曲肘关节,同时术者由后向前下用力推鹰嘴,即可还纳鹰嘴窝而复位。

2. 药物治疗　药物治疗新鲜脱位,早期宜活血祛瘀、消肿止痛,内服舒筋活血汤、活血止痛汤、三七口服液、玄胡伤痛宁等,外敷活血散、新伤药、消肿止痛膏；中期肿痛减轻,宜舒筋活血、强壮筋骨,可内服壮筋养血汤、补肾壮筋汤等,外敷舒筋活络膏、软筋化坚散；后期体质虚弱者,可内服八珍汤、补中益气汤等,外洗方可选用苏木煎、上肢损伤洗方等,煎水熏洗患处,促进肘关节功能的恢复。

习惯性脱位,应内服补肝肾、壮筋骨的药物,如补肾壮筋汤、健步虎潜丸等。对于各种合并症,有骨折者,按骨折三期辨证用药；有合并神经损伤者,应加强祛风通络,用地龙、僵蚕、全蝎等,有合并血管损伤者,应加强活血祛瘀通络,可合用当归四逆汤加减。

3. 固定方法　脱位复位后,一般用绷带作肘关节屈曲位"8"字固定；1周后采用肘屈曲90°前臂中立位,三角巾悬吊或直角夹板固定,将前臂横放胸前,2周后去固定。合并骨折者,可加用夹板固定。亦可采用长臂石膏后托在功能位制动3周。

4. 练功活动　在固定期凡未被固定的关节都应进行活动,可作握拳、屈伸桡腕关节,适当活动肩关节和耸肩等活动。3周解除固定后,主动屈伸肘关节活动幅度逐渐增加,忌作强力被动活动。在做功能锻炼期间,可作适当的按摩。按摩手法以捏、揉捏为主,做向心性操作。一般不做强刺激手法,特别是在肘关节附近。

（五）预防与调护

固定期间,可做肩、腕及掌指关节的活动；去除固定后,积极进行肘关节的主动活动,以屈肘为主,伸肘功能容易恢复。肘关节不稳的功能恢复应遵守循序渐进原则,切忌强力拉推肘关节,更不可在麻醉下做手法屈伸。粗暴的动作可以造成肘关节周围更多软组织损伤,有血肿形成,会演变成骨化性肌炎,使关节丧失功能。

第三节　腕　　部

腕部的结构比较复杂,桡尺骨的远端、远近两排的腕骨及5个掌骨组成了多个关节。桡骨远端与近排腕骨构成桡腕关节；尺骨远端由三角软骨与腕关节隔开；桡、尺骨远端由掌侧、背侧韧带所附着固定,构成下桡尺关节。腕关节附近又有众多的肌腱附着,关节周围无肌肉组织。由于腕部的多关节结构,且活动频繁,易发生筋伤疾患。

一、腕三角纤维软骨盘损伤

（一）定义

腕三角纤维软骨盘损伤,又称为腕关节三角软骨复合体损伤,是指在手腕极度过伸位前臂旋前,或手腕极度屈伸前臂旋后的情况下所导致的损伤。

（二）病因病机

腕三角软骨为纤维软骨组织,略呈三角形,其基底部附着于桡骨远端关节面的尺切迹边缘,软骨尖端附着于尺骨茎突基底部。腕三角软骨边缘较厚,其掌侧和背侧均与腕关节囊相连,中央部较薄,呈膜状,容易破裂。腕三角软骨横隔于桡腕关节与桡尺远侧关节之间,将此两关节腔完全隔开,具有稳定桡尺远侧关节,增加关节滑动和缓冲的作用,及限制前臂过度旋转的功能。当患者跌倒,前臂极度旋转、手掌撑地,或手腕屈伸活动范围过大,可导致尺桡下关节韧带损伤、脱位、腕软骨盘损伤,有时可合并于桡骨远端骨折。长期腕支持体重,重心偏向尺侧反复旋转碾磨、牵拉,也可造成软骨盘的慢性损伤以致破裂,或者软骨盘边缘附着处于以及腕的背侧、掌侧尺桡韧带劳损变性或损伤。

（三）诊查要点

患者有扭转、牵拉、跌打等外伤史。伤后局部肿胀、疼痛,局限于腕关节的尺侧或桡尺远侧关节部位。腕部屈伸旋转时因挤压三角软骨而疼痛加重,活动受到限制,握力明显下降。尺骨小头向背侧翘起,桡尺远侧关节不稳。并发桡尺远侧关节韧带的撕裂或断裂,检查可见尺骨小头移动幅度增大。后期肿胀基本消退,但尺骨小头部仍有微肿及压痛,酸楚无力。腕三角软骨挤压试验阳性,将腕关节尺偏,并做纵向挤压,可引起局部的疼痛,做较快的伸屈旋转动作时可发出弹响声。X线摄片检查可见桡尺远侧关节间隙增宽。

（四）治疗

以手法治疗为主,配合药物、固定、练功治疗。

1. 理筋手法　患者正坐,掌心朝下,术者先行相对拔伸,之后将腕关节环转摇晃6～7次,然后再揉捏、挤压桡骨远端和尺骨小头的侧方以复位,使其突出处复平,最后将桡尺远侧关节捺正,保持稳定的位置。

2. 药物治疗

（1）内服药:初期治宜祛瘀消肿,内服创伤宁;后期以温经止痛为主,内服加减补筋丸、强筋丸、正骨丸。

（2）外用药:初期外敷新伤软膏或消瘀止痛膏;后期外用旧伤药、2号熏洗药、海桐皮汤煎水熏洗。

3. 固定疗法　损伤初期,手法捺正下尺桡关节后,将腕关节固定于功能位4～6周;损伤中、后期如症状加重时,也可作短期的固定制动。

4. 练功活动　在无痛的情况下,逐步进行功能活动。受伤24小时后局部疼痛减轻,可练习各指活动。3～5天疼痛减轻,可在弹力绷带固定下练习腕伸屈活动。中后期减少支撑及旋转活动,在固定下加强腕部及前臂肌力训练,以不引起腕尺侧疼痛为度。

5. 其他疗法

（1）针灸

早期:取合谷、阳溪、中渚、养老、阳池、阳谷穴,可点刺,挤血少许。

后期:取阳池、外关、腕骨、阳谷、养老、阿是穴,电脉冲刺激,连续波,强度以患者能忍受为度,时间每次20分钟。

（2）局部封闭疗法:曲安西龙20毫克、利多卡因2毫升加生理盐水2毫升混合后做痛点及其周围封闭。

（3）手术疗法:根据损伤的程度不同可选择不同的术式。尺骨缩短术;三角软骨部分切除术;尺骨头切除术等。手术切口可选腕尺侧背侧切口。

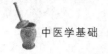

（五）预防与调护

避免腕关节的过度扭转活动。腕三角软骨具有损伤容易而痊愈难的特点,因此损伤早期应固定4～6周,为软骨修复提供良好环境。疼痛消失、解除固定后尽量避免作腕关节的旋转活动,并佩戴护腕保护。

二、腱鞘囊肿

（一）定义

腱鞘囊肿是指发生于关节某些组织的黏液变性所形成的囊性肿胀。好发生于腕背侧舟骨与月骨关节的背面,位于拇长伸肌腱及指总伸肌腱之间;其次为腕部掌面桡侧,位于桡侧屈腕肌腱与外展拇长肌腱之间。

（二）病因病机

本病原因不详。有人认为是关节或腱鞘邻近的致密结缔组织发生黏液变性所致。也有人认为由于腕部的过度活动,与慢性小创伤有关。腱鞘囊肿与关节囊或腱鞘密切相连,但多不与关节腔或腱鞘的滑膜腔相通。囊壁外层由致密纤维组织构成,内层为光滑之白色膜遮盖,囊腔多为单房,但也有多房者,囊内为无色透明胶冻样黏液。

（三）诊查要点

腱鞘囊肿最常见于腕背部,腕舟骨及月骨关节的背侧,拇长伸肌腱及指伸肌腱之间。起势较快,增长缓慢,多无自觉疼痛,少数有局部胀痛。局部可见一个半球形隆起,肿物突出皮肤,表面光滑,皮色不变,触之有囊性感,与皮肤不相连,周围境界清楚,基底固定或推之可动,压痛轻微或无压痛。部分患者囊肿经长期的慢性炎症刺激,囊壁肥厚变硬,甚至达到与软骨相似的程度。

（四）治疗

以手法治疗为主,配合针灸、药物,必要时可行手术治疗。

1. 理筋手法 对于发病时间段,囊壁较薄,囊性感明显者,可用按压法压破囊肿。将腕关节掌屈,使囊肿固定和高凸,术者用双手拇指压住囊肿,并加大压力挤压囊肿,使之囊壁破裂。捏破后局部按摩,以便囊内液体充分流出,散于皮下,逐渐减少或消失。

2. 药物治疗 囊壁已破,囊壁变小,局部仍较肥厚者,可搽擦茴香酒,亦可贴万应膏,并用绷带加压包扎2～3天,使肿块进一步消散。

3. 固定疗法 用棉垫、绷带,以适当的压力包扎固定后,将腕部用三角巾固定于胸前1周左右。

4. 其他疗法

（1）针灸治疗:对囊壁厚、囊内容物张力不大、压不破者,可加针刺治疗。方法一,患处消毒后,由周围向中心点斜刺,深度约到中心点为止。方法二,患处消毒后,中心点针,直向下刺,深度2～3厘米;辅助穴操作按正常正经操作规程进行施术,针刺后留针10～30分钟,电针治疗时中心点接负极,辅助穴接正极。

（2）封闭:适用于囊壁厚、病程长,手法挤压无效果者。局部消毒后,先用8号针头将囊内黏液尽量抽出,然后注入醋酸曲安奈德5～10毫克,每周1次,至完全消失为止。抽囊内物时,可一边抽一边加压于囊肿,以迫使囊内容物容易抽出。

（3）手术治疗:对于反复发作者,可手术切除。仔细分离并完整切除囊壁,如囊壁与关节相通时,应用细针线,缝合关节囊,在将筋膜下左右两侧组织重叠缝合,术毕加压包扎。

（五）预防与调护

囊壁挤破后，在患部放置半弧形压片，适当加压保持1～2周，以使囊壁间紧密接触，形成粘连，避免复发。患部的活动应掌握适当，避免使用不适当的按摩手法，以免增加滑液渗出，致囊肿增大。

三、腕舟骨骨折

（一）定义

腕舟骨位于近侧列腕骨的桡侧，舟骨是最大的一块腕骨，略弯曲呈舟状。中段较细者为腰，骨折多发生于此处。骨折后易发生骨折不愈合和缺血性坏死。

（二）病因病机

腕舟骨骨折多系传导暴力所致。跌倒时前臂旋前、腕背伸桡偏位手掌触地，地面的冲击力由腕部向上传导，舟骨被桡骨远端关节面锐利的背侧缘或茎突缘像利斧一样将舟骨截断。骨折可以发生于腰部、近端或结节部，其中以腰部多见。由于掌侧腕横韧带附着在舟骨结节部，而舟骨其余表面多为关节软骨所覆盖，血液供应较差，故除结节部骨折愈合较佳外，其余部位骨折容易发生迟缓愈合、不愈合或缺血性坏死。

（三）诊查要点

有明显的受伤史，伤后局部轻度疼痛，腕关节活动功能障碍，鼻咽窝部位肿胀、压痛明显，将腕关节桡倾、屈曲拇指和食指而叩击其掌指关节时亦可引起剧烈疼痛。X线检查，腕部正位、手尺偏斜位及侧位X线片有助于诊断。部分无明显移位的骨折，早期X线片常为阴性，而临床依然怀疑骨折者可于2～3周后重复X线检查，因此时骨折端的骨质被吸收，骨折容易显露。

（四）治疗

以手法复位治疗为主，配合药物、固定和练功疗法，必要时手术治疗。

1. 手法复位　舟骨骨折一般无明显移位，不需要手法整复；移位的舟骨骨折，腕关节于中立位尺偏牵引3～5分钟，术者用双拇指在腕关节作掌屈、尺偏的同时，向掌、尺侧推挤，即可复位。

2. 药物治疗

（1）内服药：初期治宜祛瘀消肿，内服创伤宁；后期以温经止痛为主，内服加减补筋丸、强筋丸、正骨丸。

（2）外用药：初期外敷新伤软膏或消瘀止痛膏；后期外用旧伤药、2号熏洗药、海桐皮汤煎水熏洗；对迟缓愈合的腕舟骨骨折，中后期应加强接骨续筋、益肝补肾中药内服和熏洗。

3. 固定疗法　对于无需手术治疗者，可以外敷消肿止痛中药，用钢托或石膏托于掌面将腕关节固定在背伸30°，尺偏10°～15°，手指功能位4～8周。

4. 练功疗法　对于无需手术治疗者，早期做手指、肩、肘的屈伸活动；中期作握拳练习，并辅以按摩治疗。每日解除固定，注意在稳定腕部的前提下做手至前臂表面抚摸、揉、揉捏等手法一次；后期去除固定，练习腕部的屈伸、旋转活动，舟骨迟缓愈合者暂不宜腕部过多的活动及支持负重。按摩手法同中期，力量适当增加。

5. 其他疗法

（1）理疗：直流电离子导入和超声波疗法，对骨折迟缓愈合有一定疗效。

（2）手术治疗：对于骨折移位超过1毫米的舟骨骨折，闭合复位不理想者，可考虑手术

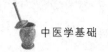

治疗。

（五）预防与调护

加强腕部肌肉力量，尽量避免腕部屈曲下过度负重的动作出现；如发生腕部舟骨近端及腰部骨折后，应该密切观察，避免发生缺血性坏死。

第四节 膝 关 节

膝关节为全身最大、最复杂的关节。由两个弧形的股骨内、外侧髁，和一个比较平坦的胫骨平台，以及前方的髌骨构成。关节的稳定性由骨、韧带和肌肉来维持。

膝关节侧方有内、外侧副韧带，膝关节之中有前、后交叉韧带，膝关节间隙有内、外侧半月板，膝关节前方有股四头肌，后方有腘绳肌，股二头肌，膝关节腔为人体最大的滑膜腔。这些组织结构对维持关节的稳定、维护膝关节的伸屈活动起着重要作用，所以古代有"膝为筋之府"之称，膝部筋伤临床上较为多见。

一、膝关节半月板损伤

（一）定义

半月板在膝关节中的位置随着关节的运动而改变。屈膝时，半月板滑向后方，伸膝时，滑向前方。旋转时，一侧半月板滑向前方，另一侧滑向后方。当突然伸小腿并用力旋转时，半月板可能退让不及，而发生半月板轻微损伤或撕裂。

（二）病因病机

引起半月板破裂的外力因素有撕裂性外力和研磨性外力两种。

撕裂性外力发生在膝关节半屈曲状态下做旋转动作时，膝关节处于半屈曲位，半月板向后方位移动，此时作内外翻或向内外扭转时，半月板虽紧贴股骨髁部随之活动，而下面与胫骨平台之间形成旋转摩擦剪力最大，当旋转碾挫力超过了半月板所能承受的拉力时，就会发生半月板的撕裂损伤。在膝半屈曲外展位，股骨髁骤然内旋牵拉，可致内侧半月板破裂；若膝为半屈曲内收位，股骨髁骤然外旋伸直，可致外侧半月板破裂。

研磨性外力多发生在外侧半月板，因外侧半月板负重较大，长期蹲、跪工作的人，由于半月板长期受关节面的研磨挤压，可加快半月板的退变，发生外侧半月板慢性撕裂性损伤，常见为分层破裂。

半月板损伤有边缘型撕裂、前角撕裂、后角撕裂、水平撕裂、纵形撕裂、横向撕裂等类型。由于半月板属纤维软骨组织，无血液循环，仅靠关节滑液获得营养，故损伤后修复能力极差，除了边缘损伤部分可获愈合外，一般不易愈合。

（三）诊查要点

多有膝关节扭伤史，局限性疼痛，膝关节间隙压痛，膝关节过伸或过屈、被动内收、外展可引起膝关节间隙、位置固定的局限疼痛。伤后膝关节立即发生剧烈的疼痛、关节肿胀、伸屈功能障碍，急性期由于剧痛，难以做详细的检查，故早期确诊比较困难。

慢性期或无明显外伤史的患者，病程漫长，持续不愈，主要症状是膝关节活动痛，以行走和上下坡时明显，部分患者可出现跛行。伸屈膝关节时，膝部有弹响，或出现"交锁征"，即在行走的情况下突发剧痛，膝关节不能屈伸，状如交锁，将患膝稍作晃动，或按摩2～3分钟，可缓慢并恢复行走。检查时见患膝不肿或稍肿,股四头肌较健侧萎缩,尤以内侧头明显。膝关节不能过伸和屈曲,关节间隙处压痛。回旋挤压试验、挤压研磨试验阳性。必要时作关节内空气造影、碘溶液造影、关节内镜检查或CT、MRI检查。

(四)治疗

以手法治疗为主,配合药物、固定和练功疗法,必要时手术治疗。

1. 理筋手法

(1)急性损伤期:可做一次被动的屈伸运动,嘱患者仰卧,放松患肢,术者左手拇指按摩痛点,右手握踝部,徐徐屈曲膝关节并内外旋转小腿,然后伸直患膝,可使局部疼痛减轻。

(2)慢性损伤期:每日或隔日作一次局部推拿,先用拇指按压关节边缘痛点,然后在痛点周围作推揉拿捏,促进局部气血流通,使疼痛减轻。有股四头肌萎缩者可在股四头肌的部位做滚法、揉法,以促进周围气血流通,增加肌张力,防止肌肉萎缩。

慢性损伤期,有膝关节交锁症状的患者可采用屈伸手法解除交锁。患者仰卧,屈膝屈髋90°,一助手握持股骨下端,术者握持踝部,二人相对牵引,术者可内外旋转小腿几次,然后使小腿尽量屈曲,再伸直下肢,即可解除交锁。

2. 药物治疗

(1)内服药:初期治宜活血化瘀、消肿止痛,内服桃红四物汤加牛膝、防风,或舒筋活血汤;后期治宜温经通络止痛,内服健步虎潜丸或补肾壮筋汤等。

(2)外用药:初期外敷消瘀止痛膏、新伤软膏等药;后期可用四肢损伤洗方或海桐皮汤熏洗患处。

3. 固定疗法 初期损伤期膝关节功能位固定3周,以限制膝部活动,并禁止下床负重。

4. 练功活动 肿痛消减后,应进行股四头肌舒缩锻炼,以防止肌肉萎缩。解除固定后,除加强股四头肌锻炼外,还可练习膝关节的伸屈活动和步行锻炼。

5. 其他疗法

(1)穿刺:损伤早期,若关节肿胀积液,可行关节穿刺,并予弹力绷带加压包扎。

(2)理疗:蜡疗及超短波对陈旧性患者有一定的效果。

(3)手术治疗:经保守治疗无效、经常发生交锁,反复打软腿,疼痛严重且诊断明确者应进行手术治疗,在关节内镜下行半月板缝合、部分切除或全切除。

(五)预防与调护

一旦出现半月板损伤,应减少患肢运动,避免膝关节骤然的扭转、伸屈动作。若施行手术治疗,术后1周开始股四头肌舒缩锻炼,术后2~3周如无关节积液,可下地步行锻炼。若出现积液则应立即停止下地活动,配合理疗及中药治疗等。

二、膝关节创伤性滑膜炎

(一)定义

膝关节创伤性滑膜炎是指膝关节损伤后引起的滑膜无菌性炎症反应,以关节内积血、积液为主要症状,属中医学"痹证"范畴。

(二)病因病机

膝关节创伤性滑膜炎是指膝关节损伤后引起的滑膜无菌性炎症反应,临床上分急性创伤和慢性劳损性炎症两种。

1. 急性创伤性炎症 多发生于爱好运动的青年人,以出血为主。由于外力打击、扭伤、

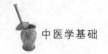

关节附近骨折或手术创伤等,使滑膜受伤充血,产生大量积液,滑膜损伤破裂则大量血液渗出。积液、渗血可增加关节内压力,阻碍淋巴系统的循环。由于关节内酸性代谢产物的堆积,可使碱性关节液变成酸性。如不及时清除积液或积血,则关节滑膜在长期慢性刺激和炎性反应下逐渐增厚、纤维化,并引起关节黏连,影响关节功能活动。

2. 慢性损伤性滑膜炎 以渗出为主。一般由急性创伤性滑膜炎失治转化而成,或其他慢性劳损所引起。慢性劳损多发于中老年人、身体肥胖者或过用膝关节负重的人。慢性损伤导致滑膜产生炎症渗出、关节积液。多属于中医学"痹证"范畴。多由风寒湿三期杂合而成,一般挟湿者为多。或肥胖之人,湿气注于关节而发病。

(三) 诊查要点

急性滑膜炎有膝关节受到打击、碰撞、扭伤等明显的外伤史。膝关节伤后肿胀、疼痛,一般呈膨胀性肿胀或隐痛,尤以伸直及完全屈曲时胀痛难忍。膝关节活动不利,行走跛行。压痛点不定,可在原损伤处有压痛。肤温可增高,按之有波动感,浮髌试验阳性,关节穿刺可抽出血性液体。急性滑膜炎常有膝关节其他损伤的合并症,应仔细检查,需要与骨折、脱位、韧带及半月板损伤相鉴别。

慢性滑膜炎有劳损或关节疼痛的病史。膝关节肿胀、胀满不适、下蹲困难,或上下楼梯疼痛,劳累后加重,休息后减轻,肤温正常,浮髌试验阳性。病程久则股四头肌萎缩,滑膜囊壁增厚,摸之可有韧厚感,关节不稳,活动受限。关节穿刺可抽出淡黄色清亮的渗出液,表面无脂肪滴。X线片示膝关节结构无明显异常,可见关节肿胀,有的患者可见骨质增生。

(四) 治疗

可采用手法、药物、固定、练功及抽吸积液等方法进行治疗。

1. 理筋手法 急性损伤时,膝关节屈伸异常,应先伸直膝关节,然后充分屈曲,再自然伸直,可使局部的血肿消失,减轻疼痛。肿胀消退后手法以活血化瘀、消肿止痛、预防黏连为主,患者仰卧位,术者先按髀关、伏兔、双膝眼、足三里、阳陵泉、三阴交、解溪等穴;然后将患者髋、膝关节屈曲90°,术者一手扶膝,另一手握踝上,在牵引下摇晃膝关节6~7次;再将膝关节充分屈曲,然后将其伸直。最后,在膝部周围施以滚法、揉捻法、散法、持顺法等。动作要轻柔,避免对滑囊本身的刺激,以防再次损伤滑膜组织。

2. 药物治疗

(1) 内服药:急性期滑膜损伤,瘀血积滞,治宜散瘀生新为主,内服桃红四物汤加三七末3克;慢性期水湿稽留,肌筋弛弱,治宜祛风燥湿、强壮肌筋,内服羌活胜湿汤加减或服健步虎潜丸。

(2) 外用药:急性期外敷消瘀滞痛膏,外敷新伤软膏加川牛膝、血通等;慢性期可外贴万应膏或用熨风散热敷,四肢损伤洗方、海桐皮汤熏洗患处。

3. 固定疗法 急性期应将膝关节固定伸直位2周制动,卧床休息,抬高患肢,并禁止负重,以减轻症状。但不能长期固定,以免肌肉萎缩。

4. 练功活动 膝关节制动期间进行股四头肌舒缩锻炼,防止肌肉萎缩。后期加强膝关节的伸屈锻炼。

5. 其他疗法

(1) 针灸:取膝眼并由内膝眼透外膝眼加刺阳陵泉、三阴交等,有条件的可以加脉冲电流或高频热电针刺激,也可用艾条或艾团做温针法。对慢性滑膜炎患者可有明显缓解症状的作用。

(2) 关节穿刺:在局部麻醉和严格消毒操作下,于髌骨外缘性关节穿刺。穿刺针达到髌骨后侧,抽净积液和积血,并注入甲泼尼龙 12.5 毫克加 1% 普鲁卡因 3～5 毫升。穿刺点用消毒纱布覆盖,再用弹力绷带加压包扎。若积液反复发生,可重复穿刺数次。

（3）理疗:各种热疗,中药离子导入治疗,对慢性滑囊炎有积极的作用。

（4）手术:膝关节慢性滑囊炎,病程长,经过充分非手术治疗,仍有膝关节肿胀、疼痛,而关节的肿胀主要原因是滑膜肥厚者为其手术指征。手术应尽量切除 70% 以上的滑膜组织,以防止复发。

（五）预防与调护

急性期应卧床休息,及时、正确的治疗,以免转变为慢性滑膜炎。慢性期,关节内积液较多者,亦应卧床休息,减少关节活动,以利于炎症的吸收、肿胀的消退。平时要注意膝关节的保暖,勿受风寒;勿劳累。

三、髌骨软化症

（一）定义

髌骨软化症是髌骨软骨面及其相对的股骨髌面的关节软骨因慢性损伤而引起的退行性变。主要病理变化包括髌骨肿胀、侵蚀、龟裂、破碎、脱落等。

（二）病因病机

髌骨软骨软化症好发于膝部活动较多的人,如田径、登山运动员及舞蹈演员等。反复扭伤、积累劳损,高位、低位髌骨,膝内、外翻畸形或长期感受风寒湿邪等均是本病的致病因素。

当膝关节伸直时,股四头肌松弛,髌骨下部与股骨髁间窝轻轻接触;当膝关节屈曲至 90° 时,髌骨上部与髁间窝接触;当膝关节完全屈曲时,整个髌骨关节面紧贴髁间窝。膝关节在长期过度伸屈活动中,髌股之间经常摩擦、互相撞击,致使软骨面被磨损,产生退行性变,软骨表面无光泽、粗糙、软化、纤维化、弹性减弱、碎裂和脱落。髌骨软骨损伤面积可逐渐扩大,股骨髁的髌面亦发生同样的病变,同时还可以累及关节滑膜、脂肪垫及髌韧带而产生充血、渗出和肥厚等变化。

（三）诊查要点

有膝部劳损或扭伤史,起病缓慢,最初感膝部隐痛或酸痛、乏力,继则疼痛加重,以髌后疼痛为著,劳累后加剧,上下楼梯困难,休息后减轻或消失。

检查膝部无明显肿胀,髌骨压痛,髌周挤压痛,活动髌骨时有粗糙的摩擦音,关节内有时可有积液,股四头肌有轻度的萎缩。髌骨研磨试验阳性(患膝伸直,检查者用手掌将髌骨推向股骨髁并作研磨动作,有粗糙摩擦感且疼痛加剧)、挺髌试验阳性(患膝伸直,检查者用拇、示二指将髌骨向远端下方推压,嘱患者用力收缩股四头肌,引起髌骨部剧烈疼痛),下蹲试验阳性(健足提起,患膝逐渐下蹲,患膝产生剧烈疼痛)。

X 线摄片检查,早期无明显改变,中、后期的侧位及切线位片可见到髌骨边缘骨质增生、髌骨关节面粗糙不平、软骨下骨硬化、囊样变,髌股关节间隙变窄等改变。

（四）治疗

可采取手法、药物、固定和练功等方法治疗。

1. 理筋手法　宜以舒筋活络、通调气血、通络止痛为则。具体操作:患者仰卧,患肢伸直,股四头肌放松。术者用手掌轻轻按压髌骨体作研磨动作,以不痛为度,每次 5～10 分钟;用拇指尖推髌骨周围,注意髌边缘何处最痛,需在该处多推,一般髌骨下级和边缘症状较重需多推,以髌骨区松快发热为度。早期局部肿痛明显者,掐、刮手法宜慎用。禁止施行压磨

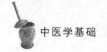

髌骨的手法按摩。用拇、食指扣住髌骨的两侧作上下捋顺动作,以松解髌骨周围组织,减轻髌股之间的压力和刺激。最后在膝关节周围施以按法、揉捻法、捋顺法、散法等舒筋手法,结束治疗。

2. 药物治疗

(1) 内服药:治宜补肝肾、温经通络止痛,可选用健步虎潜丸或补肾壮筋汤。

(2) 外用药:①红花、草乌、川乌、归尾、桃仁、自然铜、甘草、生姜泡酒,外敷或直流电离子导入。②牛膝、草乌、川乌、土鳖、川断、当归、木香、党参等泡酒,直流电离子导入。

3. 固定方法 疼痛较重时可将膝关节固定于伸直位制动,卧床休息,以减轻症状。

4. 练功活动 加强股四头肌舒缩锻炼和髌周的自我按揉活动。

5. 其他疗法

(1) 症状较轻者,可口服非甾体类抗炎止痛药物。避免用激素类药物做关节内注射。

(2) 症状较重者,非手术治疗无效者,可做手术治疗。可在关节内镜下行软骨病灶切除术、髌骨软骨面全切除术,或行胫骨结节前移术、髌韧带转为术等。

(五) 预防与调护

平时要减少膝关节剧烈的反复屈伸活动动作。症状明显时要减轻劳动强度或减少运动量,膝关节屈伸动作宜缓慢,尤其要避免半蹲位。注意膝部的保暖,勿受风寒,勿劳累。

四、膝关节侧副韧带损伤

(一) 定义

膝关节的内侧及外侧各有坚强的副韧带所附着,是维持膝关节稳定的主要支柱。当所受暴力超过副韧带或其附着点所受的限度时,既会产生副韧带的损伤。

(二) 病因病机

膝关节在伸直位时,侧副韧带较紧张,膝关节稳定而无侧向及旋转活动。膝关节处于半屈曲位时,侧副韧带松,关节不稳,有轻度的侧向活动,易受损伤。

当膝外侧受到暴力打击或重物压迫,迫使膝关节过度外翻、外旋时,可使膝内侧间隙拉宽,内侧副韧带发生拉伤、撕裂或断裂等损伤。反之,膝内侧受到暴力打击或重物压迫,迫使膝关节过度内翻时,可使膝外侧间隙拉宽,外侧副韧带发生拉伤、撕裂或断裂等损伤。

由于膝关节有生理性外翻角,且膝外侧易受到外力的打击或重物的压迫,因此临床上内侧副韧带损伤多见。若为强大的旋转暴力,内侧副韧带完全断裂的同时易合并内侧半月板和前交叉韧带的损伤,称为膝关节损伤三联症。严重损伤,还可伴有关节囊撕裂和撕脱骨折。

(三) 诊查要点

多有明显的外伤史,膝关节肿胀、疼痛、皮下瘀斑,局部压痛明显,膝关节伸屈功能障碍。内侧副韧带损伤时,膝关节呈半屈曲位,主动、被动活动均不能伸直或屈曲。内侧副韧带损伤,压痛点在股骨内上髁;外侧副韧带损伤,压痛点在腓骨头或股骨外上髁。膝关节侧方挤压试验阳性。如合并半月板和前交叉韧带损伤或胫骨棘撕脱骨折,称为膝关节损伤三联症。

侧方挤压试验(膝关节分离试验)有重要的临床意义。内侧副韧带部分撕裂时,在膝伸直位小腿作膝内侧分离试验时,膝关节无明显的外翻活动,但膝内侧疼痛加剧;完全断裂者,可有异常的外翻活动。反之,外侧副韧带部分撕裂时,在膝伸直位小腿作膝外侧分离试验时,膝关节无明显的内翻活动,但膝外侧疼痛加剧;完全断裂者,可有异常的内翻活动。若合并半月板或交叉韧带损伤者,可有关节内血肿。

X线检查,在内、外翻应力下摄片,可发现侧副韧带损伤处关节间隙增宽,有助于诊断,并应注意有无骨折。

（四）治疗

以手法治疗为主,配合药物、理疗、固定和练功等治疗,完全断裂者手术治疗。

1. 理筋手法 侧副韧带部分撕裂者,损伤初期一般不做手法理筋。撕裂伤如需理筋者,初诊时先在膝关节侧方痛点部位及其上下施以指揉法、摩法、擦法,再沿侧副韧带走行方向施以顺筋手法,最后扶膝握踝,予以伸屈一次膝关节,以恢复轻微之错位,并可以舒顺卷曲的筋膜。这种手法不宜多做且手法宜轻,否则有可能加重损伤。在中后期可做局部按摩,可先点按血海、梁丘、阴陵泉、阳陵泉及内外膝眼、悬钟等穴,再运用手法解除黏连,恢复关节功能。

2. 药物治疗

（1）内服药:初期宜活血消肿、祛瘀止痛为主,内服桃红四物汤加减。后期治以温经活血、壮筋活络为主,内服小活络丹。

（2）外用药:初期局部外敷消瘀止痛膏、新伤软膏等;后期局部用四肢损伤洗方或海桐皮汤熏洗。

3. 固定疗法 侧副韧带有部分断裂者,可用石膏托或膝关节夹板固定于膝关节功能位3～4周。如有膝关节内瘀血者,应先将膝关节内血肿抽吸干净,弹力绷带包扎,再以石膏固定。

4. 练功活动 外固定后作股四头肌舒缩活动,解除固定后练习膝关节的伸屈活动。

5. 其他疗法

（1）物理疗法:可采用超短波、磁疗、蜡疗、光疗、热疗等,以减轻疼痛、促进恢复。

（2）手术治疗:侧副韧带完全断裂者,应尽早做手术修补,术后屈膝45°位石膏外固定,3周后解除固定。

（五）预防与调护

避免下肢过度或持久的外展,患膝关节应限制内、外翻动作。

五、髌骨脱位

（一）定义

髌骨脱位,多数是由于骨及软组织缺陷,或暴力致股内侧肌及扩张部撕裂,促使髌骨向外侧脱出;髌骨向内脱位者少见。

髌骨是人体最大的籽骨,略呈扁平三角形,底朝上,尖朝下,覆盖于股骨与胫骨两骨端构成的膝关节前面。髌骨上缘与股四头肌腱相连,下缘通过髌韧带止于胫骨结节,两侧为止于胫骨髁的股四头肌扩张部所包绕;其后面的两个斜形关节面,在中央部呈纵嵴隆起,该嵴与股骨下端凹形的滑车关节面相对应,可阻止其向左右滑动。股四头肌中的股直肌、股中间肌及股外侧肌的作用方向是向外上方,与髌韧带不在一条直线上用力,股内侧肌止于髌骨内上缘,其下部肌纤维呈横位。因此,股内收肌下部纤维的走向及附着点,有效地纠正这一倾向而防止向外滑脱。髌骨在正常伸膝及屈膝时,都位于膝关节的顶点,在屈膝时,并不向内、外侧滑动。由于解剖、生理上的不甚稳定,若出现解剖、生理缺陷时,易引起向外侧脱位;向内侧脱位,只是特殊暴力作用下的结果;当股四头肌腱或髌韧带断裂,可向下或向上脱位。

（二）病因病机

1. 外伤性脱位 外伤性脱位可以因为关节囊松弛,股骨外髁发育不良而髌骨沟变浅平,

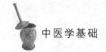

或伴有股内侧肌肌力弱，或在损伤时大腿肌肉松弛，股骨被强力外旋、外展，或髌骨内侧突然遭受暴力打击，可完全向外脱出。当用力踢东西时，突然猛力伸膝，股四头肌的内侧扩张部撕裂也可引起髌骨向外侧脱位。外侧撕裂而向内侧脱位极少见。当暴力作用下，股四头肌断裂或髌韧带断裂，髌骨移位于下方或上方，有时可夹在关节间隙。

2. **习惯性脱位**　由于股四头肌特别是内侧肌松弛，髌骨较正常时小，股骨外髁扁平，并有膝外翻畸形，髌腱的抵止部随着胫骨外翻而向外移位，使股四头肌与髌腱的作用力线不在一条直线上而向内成角。胫骨有外旋畸形时，亦可引起髌骨脱位。轻度外力，有时甚至屈伸膝关节即可诱发脱位。外伤性脱位治疗不当，如股内侧肌未修补或修补不当，亦常为习惯性脱位的主要原因。

（三）诊查要点

1. **外伤性脱位**　有外伤史，伤后膝部肿胀、疼痛，膝关节呈半屈曲位，不能伸直。膝前平坦，髌骨可向外、内、上、下方脱出。或有部分患者就诊时，髌骨已复位，仅留下创伤性滑膜炎及关节内积血或积液，在髌骨内上缘之股内侧肌抵止部有明显压痛。可通过详细问病史以帮助诊断。膝部侧、轴位 X 线摄片可见髌骨移出于股骨髁间窝之外。

2. **习惯性脱位**　青少年和女性居多，多为单侧，亦有双侧患病。有新鲜创伤性脱位病史，或先天发育不良者，可无明显创伤或急性脱位病史。每当屈膝时，髌骨即在股骨外髁上变位向外侧脱出。脱出时伴响声，膝关节畸形，正常髌骨部位塌陷或低平，股骨外髁前外侧有明显异常骨性隆起。局部压痛，轻度肿胀，当患者忍痛自动或被动伸膝时，髌骨可自行复位，有响声。平时行走时觉腿软无力，跑步时常跌倒。膝关节轴位 X 线摄片可显示股骨外髁低平。

（四）治疗

1. **手法整复**　患者取仰卧位。外侧脱位时，术者站于患侧，一手握患肢踝部，另一手拇指按于髌骨外方，使患膝在微屈状态下逐渐伸直的同时，用拇指将髌骨向内推挤，使其越过股骨外髁而复位。复位后，可轻柔屈伸膝关节数次，检查是否仍会脱出。

2. **药物治疗**　药物治疗早期活血消肿止痛，方选活血舒肝汤加木瓜、牛膝；中期养血通经活络，内服活血止痛丸；后期补肝肾、强筋骨，可服健步虎潜丸。

外治：早期可用活血止痛膏以消肿止痛，后期以苏木煎熏洗患肢以舒利关节。

3. **固定方法**　长腿石膏托或夹板屈膝 20°～30°固定 2～3 周；若合并股四头肌扩张部撕裂，则应固定 4 周，固定时应在髌骨外侧加一压力垫。

4. **练功活动**　抬高患肢，并积极作股四头肌舒缩活动。解除外固定后，有计划地指导加强股内侧肌锻炼，逐步锻炼膝关节屈伸。

（五）预防与调护

复位固定后，早期避免负重下蹲，以免再发生脱位。

第五节　踝 及 足 部

踝关节又称距小腿关节，是由胫、腓骨下端的内外踝组成的踝穴与距骨滑车组成的屈戌关节。踝关节有坚强的韧带连接，使距骨在踝穴内稳定。踝关节背伸时距骨体较宽的关节面嵌于踝穴，使踝关节稳定；跖屈时较窄的部分与踝穴相接，活动范围较大，因此踝关节跖屈位易发生内翻损伤。

足共有 7 块跗骨、5 块跖骨和 14 块趾骨,他们由骨间韧带、足底韧带和背侧韧带所约束。足背筋膜很薄,呈膜状;足底皮肤很厚,耐磨,并附有一层结实的纤维脂肪,其下有强大的足底腱膜,中央较厚,两侧较薄。足部结构的排列足以持重,保持人体稳定,并能行使站立、行走和跑跳功能。人体的重量由距骨承担,然后分散到其他 25 块骨上。这些骨排列成两个足弓,即纵弓和横弓。

一、踝关节扭挫伤

(一) 定义

踝关节周围主要的韧带有内侧副韧带、外侧副韧带和下胫腓韧带。内侧副韧带又称三角韧带,起于内踝,自下呈扇形止于足舟骨、距骨前内侧和跟骨的载距突,内侧副韧带相对坚强,不易损伤;外侧副韧带起自外踝,包括止于距骨前外侧的距腓前韧带,止于跟骨外侧的跟腓韧带,止于距骨后外侧的距腓后韧带,外侧副韧带相对薄弱,容易损伤。下胫腓韧带又称胫腓联合韧带,为胫骨与腓骨下端之间的骨间韧带,是保持踝穴间距、稳定踝关节的重要韧带。当踝关节受到暴力或发生扭转时都会造成这些韧带捩伤、部分断裂和完全断裂的损伤,中医统称踝关节的扭挫伤。

(二) 病因病机

踝关节扭挫伤甚为常见,可发生于任何年龄,但以青壮年较多。多因踝关节突然受到过度的内翻或外翻暴力引起,如行走或跑步时踏在不平的地面上,上下楼梯、走坡路时不慎失足踩空,或骑车、踢球等运动中不慎跌倒,使踝关节突然过度内翻或外翻而产生踝部扭伤。

临床上分为内翻扭伤和外翻扭伤两类。内翻扭伤中以跖屈内翻扭伤多见,因踝关节处于跖屈时,距骨可向两侧轻微活动而使踝关节不稳定,容易损伤外侧的距腓前韧带;单纯内翻扭伤时,容易损伤外侧的跟腓韧带;外翻扭伤,由于三角韧带比较坚强,较少发生,但严重时可引起下胫腓韧带撕裂。

直接的外力打击,除韧带损伤外,多合并骨折和脱位。

(三) 诊查要点

有明显的旋后、旋前或外旋受伤史。受伤后踝关节骤然出现肿胀、疼痛和皮下瘀血,不能走路或尚可勉强行走,部分严重的患者可出现外翻或内翻畸形。

内翻扭伤时,在外踝前下方肿胀、压痛明显,若将足部作内翻动作时,则外踝前下方发生剧痛;外翻扭伤时,在内踝前下方肿胀、压痛明显,若将足部作外翻动作时,则内踝前下方发生剧痛。

严重扭伤疑有韧带断裂或合并骨折脱位者,应作与受伤姿势相同的内翻或外翻位 X 线摄片检查。一侧韧带撕裂往往显示患侧关节间隙增宽,下胫腓韧带断裂可显示内外踝间距增宽。

(四) 治疗

以手法治疗为主,严重者外固定,配合药物、练功等治疗。

1. 理筋手法 对单纯韧带扭伤或韧带部分撕裂者,可进行理筋。瘀肿严重者,则不宜重手法。患者平卧,术者一手托住足跟,另一手握住足尖,缓缓作踝关节的背伸、跖屈及内翻、外翻动作,然后用两掌心对握内外踝,轻轻用力按压,有散肿止痛作用。再取绝骨穴,用拇指按、掏,使患者有强烈的酸胀感,1 分钟左右,伤处疼痛减轻。然后在肿胀、瘀斑的部位用指切法,即用双手拇指的内侧,切压并推挤,由远端到近端,并推过踝十字韧带,使肿胀消散。按

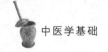

摩后需外敷消肿止痛的中草药包扎。

恢复期或陈旧性踝关节扭伤者,手法宜重,特别是血肿机化,产生黏连,踝关节功能受损的患者,则可施以牵引摇摆、摇晃屈伸等法,以解除黏连,恢复功能。

2. 药物治疗

(1) 内服药:初期治宜活血祛瘀、消肿止痛,内服桃红四物汤加减等;后期宜舒筋活络、温经止痛,内服小活络丹、补肾壮骨筋汤等。

(2) 外用药:初期外敷新伤软膏、五黄散;后期用四肢损伤洗方熏洗、二号熏洗药或三号熏洗药。

3. 固定方法 损伤严重者,根据其损伤程度可选用绷带、胶布或石膏外固定,保持踝关节于受伤韧带松弛的位置。内翻扭伤采用外翻固定,外翻扭伤采用内翻固定,并抬高患肢,以利消肿,暂时限制行走。一般固定 3 周左右。若韧带完全断裂者,固定 4～6 周。

4. 练功活动 固定期间作足趾伸屈活动;解除固定后开始锻炼踝关节的伸屈功能,并逐步练习行走。

5. 其他疗法 针灸:选取阿是、丘墟、解溪、太溪、昆仑、阳陵泉、上廉等穴。腕踝针有明显疗效。急性期针用泻法,不留针。慢性期用平补平泻法,电针或留针 20～30 分钟。

(五) 预防与调护

踝部扭挫伤早期,瘀肿严重者可局部冷敷,忌手法按摩。踝关节的严重扭伤、韧带撕裂伤,易造成韧带松弛,要注意避免反复扭伤,以免形成习惯性踝关节扭挫伤。

二、跟腱损伤

(一) 定义

跟腱由腓肠肌与比目鱼肌的肌腱联合组成,止于跟骨结节,主要功能是使踝关节作跖屈运动。跟腱是人体最强有力的肌腱,承受负重步行、跳跃、奔跑等强大的牵拉力量。

(二) 病因病机

跟腱损伤可因直接暴力或间接暴力所致,直接暴力多见。临床上分为完全性断裂与不完全性断裂。

直接暴力损伤常发生于锐器割裂伤,因此多为开放性损伤,其断面较整齐,腱膜也同时受到损伤。在跟腱处于紧张状态时,受到垂直方向的外力,如被踢伤或器械击伤亦可发生断裂,多为横断,局部皮肤挫伤较严重,周围血肿较大。

间接暴力损伤常发生于活动量较大的青壮年、运动员、演员或搬运工人等,在剧烈运动或劳动时,由于小腿三头肌的突然收缩,使跟腱受到强力牵拉,而引起跟腱部分撕裂或完全断裂,此种撕裂伤的断面参差不齐,其主要断面多在跟腱附着点上方 3～4 厘米处,腱膜可以完整,少数断裂于跟腱附着部或近于肌腹部。

(三) 诊查要点

有明显的外伤史。跟腱断裂时,可有断裂声,跟腱部疼痛、肿胀、压痛皮下瘀斑。足跖屈无力,活动受限,跛行,但由于足趾的屈肌和胫后肌腱的代偿,跖屈功能不一定完全丧失。完全断裂损伤,在断裂处可摸到凹陷空虚感,足背伸时更明显,跟腱近端由于小腿三头肌的收缩而向上回缩,在腓肠肌肌腹内可摸到隆起物,捏小腿三头肌试验阳性(患者俯卧位,足垂于床端,用手挤压小腿三头肌时,踝关节出现跖屈为正常,若挤压后足无动作为阳性,表明跟腱断裂)。跟腱部分撕裂损伤,各项症状均较轻。

（四）治疗

以手法治疗为主,配合药物治疗,严重者外固定或手术治疗。

1. 理筋手法 适用于跟腱部分撕裂损伤,将患足跖屈,在肿痛部位做较轻的按压、顺推,并在小腿三头肌肌腹处做按压揉拿,使肌肉松弛以减轻近段跟腱回缩,促进功能恢复。

2. 药物治疗

（1）内服药:初期治宜活血祛瘀止痛,内服续筋活血汤、玄胡伤痛宁等;后期治宜补益肝肾、强壮筋骨,内服壮筋续骨丸。

（2）外用药:早期用新伤软膏或新伤药浸剂;后期外用四肢损伤洗方、海桐皮汤熏洗。

（3）固定方法:跟腱部分撕裂损伤者,在理筋手法后,可用夹板或石膏托将踝关节固定于跖屈位3周。跟腱修补缝合术后,应用管型石膏将膝关节屈曲、踝关节跖屈位固定4～6周。

3. 其他疗法 手术治疗适用于新鲜的跟腱完全性断裂损伤或开放性断裂损伤,宜早期施行手术修补缝合。

（五）预防与调护

固定期间抬高患肢以利消肿,禁止踝部背伸活动。解除固定后,改穿高跟鞋,使跟腱处于松弛状态,开始锻炼踝关节伸屈功能,并逐步练习行走,半年内不做足踝剧烈运动。

三、跟痛症

（一）定义

跟痛症主要是指跟骨跖面由于慢性损伤所引起的以疼痛、行走困难为主的病证,常伴有跟骨结节部前缘骨质增生。

（二）病因病机

跟痛症多发生于40～60岁的中、老年肥胖者,多为老年肝肾不足或久病体虚,气血衰少,筋脉懈惰,加之体态肥胖,体重增加、久行久站造成足底部皮肤、皮下脂肪、跖腱膜负担过重。足底的跖腱膜起自跟骨跖面结节,向前伸展,止于5个足趾近侧趾节的骨膜上,如果长期、持续地牵拉,可在跖腱膜的跟骨结节附着处发生慢性劳损或骨质增生,致使局部无菌性炎症刺激引起疼痛。

（三）诊查要点

起病缓慢,多为一侧发病,可有数月或数年的病史。足跟部疼痛,行走加重。典型者晨起后站立或久坐起身站立时足跟部疼痛剧烈,行走片刻后疼痛减轻,但行走或站立过久疼痛又加重。跟骨的跖面和侧面有压痛,局部无明显肿胀。若跟骨骨质增生较大时,可触及骨性隆起。X线摄片常见有骨质增生,但临床表现常与X线征象不符,不成正比,有骨质增生者可无症状,有症状者可无骨质增生。

本病应与足跟部软组织化脓感染和骨结核、骨肿瘤相鉴别。足跟部软组织化脓感染虽有跟痛症状,但局部有红、肿、热、痛,严重者有全身症状;跟骨结核多发生于青少年,局部微热,肿痛范围大。

（四）治疗

以手法治疗为主,配合药物、固定和练功等治疗。

1. 理筋手法 在跖腱膜的跟骨结节附着处作按压、推揉手法,以温运气血,使气血疏通,减轻疼痛。

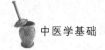

2. 药物治疗

（1）内服药：治宜养血舒筋、温经止痛，内服当归鸡血藤汤；肾虚者治宜滋补肝肾、强壮筋骨，内服六味地黄丸、金匮肾气丸。

（2）外用药：外用八仙逍遥汤、二号熏洗药熏洗患足，或用熨风散作热熨。

3. 其他疗法

（1）封闭：1%利多卡因3毫升加醋酸曲安奈德10毫克局部注射，仔细选择痛点，可每周1次，重复3次。

（2）理疗：可采用红外线、蜡疗等。

（五）预防与调护

急性期宜休息，并抬高患肢，症状好转后仍宜减少步行，鞋以宽松为宜，并在患足内放置海绵垫，以减少足部压力。

四、跖跗关节脱位

（一）定义

跖跗关节是由第一至三跖骨与第一至三楔骨及第四、五跖骨与骰骨组成的关节。其中，第一跖骨与第一楔骨所组成的关节，其关节腔独立，活动性较大；其余部分相互连通，仅可作轻微滑动。除第一、二跖骨外，跖骨之间均有横韧带（骨间韧带）相连，在第一楔骨、第二跖骨之间的楔跖内侧韧带是跖跗关节最主要的韧带之一。

跖跗关节是足横弓的重要组织部分。其位置相当于足内、外侧缘中点画一连线，即足背的中部横断面。损伤后若恢复不完全，必然影响足的功能。临床中以第一跖骨向内脱位，第二～五跖骨向外、向背脱出为多见，可两者单独发生或同时发生。直接暴力打击、碾压等则多为开放性骨折脱位。

（二）病因病机

跖跗关节脱位多因急剧暴力引起，如高处坠下、前足着地，遭受暴力扭转，5个跖骨可以整体向外、上或下方脱位；也可第一跖骨向内侧脱位，其余4个跖骨向外侧脱位。由于足背动脉终支自第一、第二跖骨间穿至足底，故在跖跗关节脱位时足背动脉易受损伤。若因牵拉又引起胫后血管痉挛和主要跖血管的血栓形成，这时前足血运受阻，如不及时复位将引起前足坏死。开放性骨折多由重物直接砸压于足前部或车轮碾压前足时发生。在造成脱位的同时，可伴有严重的足背软组织损伤及其他跖骨与跗骨骨折，关节多为半脱位。

（三）诊查要点

损伤后前足或背部肿胀、疼痛、功能丧失，足部畸形呈弹性固定。分离性脱位者，足呈外旋、外展畸形，足宽度增大，足弓塌陷。开放性骨折脱位者软组织损伤严重，可有骨端外露或骨擦音。有血管损伤时前足变冷、苍白。足部正、侧位X线摄片检查，可明确脱位类型、跖骨移位方向及是否伴有骨折。

（四）治疗

跖跗关节脱位，可包括一个或多个跖骨脱出。由于各跖骨基底参差不齐，脱位后仍需要及时准确复位，以免肿胀加剧而加大复位难度，并可防止发生血液循环障碍。

1. 手法整复　手法复位应在腰麻或硬膜外麻醉下进行。患者仰卧，膝屈曲90°，一助手握踝部，另一助手握前足作对抗牵引，术者站于患侧，按脱位类型以相反方向，用手直接推压跖骨基底部使之回复。如第一跖骨向内，第二至五跖骨向外，则用两手掌对向夹挤，将脱出分离的跖骨推向原位。通常患者受伤时间较短,肿胀不重及足部软组织张力不大时,可试行闭合复位。

2. 药物治疗 药物治疗新鲜脱位,早期宜活血祛瘀、消肿止痛,内服舒筋活血汤、活血止痛汤、三七口服液、玄胡伤痛宁等,外敷活血散、新伤药、消肿止痛膏;中期肿痛减轻,宜舒筋活血、强壮筋骨,可内服壮筋养血汤、补肾壮筋汤等,外敷舒筋活络膏、软筋化坚散;后期体质虚弱者,可内服八珍汤、补中益气汤等,外洗方可选用苏木煎、上肢损伤洗方等,煎水熏洗患处,促进关节功能的恢复。

3. 固定方法 跖跗关节脱位整复后容易再脱位,因此,必须作有效的外固定。采用一直角足底后腿托板,连脚固定踝关节背伸90°中立位。足弓处加厚棉垫托顶,以维持足弓;在足背处或足两侧脱出跖骨头处加压力垫,然后上面加一大小与足背相等的弧形纸板,用绷带加压将纸板连足底托板一齐包扎固定3~4周。亦可用小腿石膏管型制动但在足背及足外侧缘应仔细塑型加压,1周后须更换石膏,其后如有松动应再次更换以维持复位的稳定。固定8~10周后去除。复位后如不稳定则在松手后即刻又脱位,可经皮穿钢针交叉内固定,6~8周后拔出固定钢针。

4. 练功活动 去除固定后,加强熏洗及踝部背伸、跖屈锻炼,并可用有足弓垫的皮鞋练习行走。

(五) 预防与调护

跖跗关节脱位复位后多不稳定,须经常检查复位和固定情况,加以调整,以免松动,造成再脱位。

第六节 颈 部

颈项部是人体活动范围、活动方向较大的部位,能做前屈、后伸、左右侧屈、左右旋转等活动,因活动频繁大,发生损伤的机会也较多。颈部筋肉既是运动的动力,又有保护和稳定颈部的作用,如遭受强大外力或持久外力超越筋肉本身的应力时,便可发生颈部筋伤疾患,严重时可造成骨折、脱位等损伤。

一、落枕

(一) 定义

落枕,又称失枕。多因睡眠姿势不良,睡起后颈部疼痛,活动受限,似身虽起而颈尚留落于枕,故名落枕。好发于青壮年,冬春两季多发。

(二) 病因病机

睡眠时姿势不良,头颈过度偏转,或睡眠时枕头过高、过低或过硬,使局部肌肉处于长时间紧张状态,持续牵拉而发生静力性损伤。

颈背部遭受风寒侵袭也是常见因素,如严冬受寒、盛夏贪凉、风寒外邪使颈背部某些肌肉气血凝滞,经络痹阻,僵凝疼痛,功能障碍。

(三) 诊查要点

晨起突感颈部疼痛不适,出现疼痛,头常歪向患侧,活动欠利,不能自由旋转后顾,如向后看时,须整个躯干向后转动。颈项部肌肉痉挛压痛,触及条索状硬结,斜方肌及大小菱形

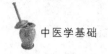

肌部位亦常有压痛。

风寒外束,颈项强痛者,可有淅淅恶风,身有微热,头痛等表证。往往起病较快,病程较短,2~3天即能缓解,1周内多能痊愈。若恢复不彻底,易于复发。若久延不愈,应注意与其他疾病引起的颈背痛相鉴别。

(四)治疗

以手法治疗为主,配合药物、物理治疗。

1. 理筋手法 手法治疗落枕有很好的疗效,可很快缓解肌肉痉挛,消除疼痛,往往经治疗一次后,症状即减轻大半。手法部位可施展至上背部痛点,或可加用端项旋转手法。具体操作如下。

(1)揉摩法,患者端坐,术者站与患者背后。在颈项部找到痛点或痛筋后,用拇指或小鱼际在患部做揉摩10余次,使痉挛肌肉得到缓解。

(2)点穴法,用拇指或中指点按风池、天柱、天宗、曲池、合谷等穴,每穴按压可达半分钟,以流通气血、解痉止痛。

(3)拿捏弹筋法,用拇指与食指、中指对捏颈部、肩上和肩胛内侧的肌肉,作捏拿弹筋法。

(4)提、摇颈法,患者坐在低凳上,嘱其尽量放松颈项部肌肉,术者一手托住患者下颌,一手托住枕部,两手同时用力向上端提,此时患者的躯干部重量起了反牵引的作用,在向上端提的同时,边提边摇晃头部,并将头部缓缓向左右、前后摆动与旋转2~3次后,慢慢放松提拉。此种手法可重复3~5次,以理顺筋络、活动颈椎小关节,常可收到较好效果。

2. 药物治疗

(1)内服药:治宜疏风祛寒、宣痹通络,内服葛根汤、桂枝汤,或服独活寄生丸。有头痛形寒等表证者,可用羌活胜湿汤加减。

(2)外治药:外贴伤湿止痛膏或用二号洗药热熨等。

3. 练功活动 可作头颈的前屈后伸、左右旋转动作,以舒筋和络。

4. 其他疗法

(1)针灸:可选用落枕、外关、后溪穴为主,配合绝骨、昆仑、大椎、风池、阿是穴等。用强刺激手法,可留针20分钟。

(2)理疗:可选用特定电磁波谱(TDP)治疗仪照射或蜡疗。

(五)预防与调护

避免不良的睡眠姿势,枕头不宜过高、过低或过硬。睡眠时不要贪凉,以免受风寒侵袭。落枕后尽量保持头部于正常位置,以松弛颈部的肌肉。

二、颈椎病

(一)定义

由于颈椎骨质增生、颈项韧带钙化、颈椎间盘萎缩退化等改变,刺激或压迫颈部神经、脊髓、血管而产生一系列临床症状和体征者称为颈椎病。颈椎病是一种常见的颈段脊柱慢性退行性疾病。

(二)病因病机

本病多见于40岁以上中老年患者,多因颈部的损伤和颈椎的退行变引起。

1. 颈椎的退行性变 颈椎间盘、椎体、椎间小关节等的退行性改变,是颈椎病发生的主要原因。颈椎间盘因退变而变扁并向周围膨出,椎体周围的韧带及关节囊变的松弛,使脊椎不稳定,活动度增大,刺激周围的骨膜和韧带,导致椎体缘及小关节部形成骨刺。椎体增生的骨刺可引起周围膨出椎间盘以及韧带,关节囊的充血反应、肿胀、纤维化等,共同形成混合性突出物。如突出在前方一般不引起临床症状。如果是椎体侧方的突出,可刺激压迫椎动脉,造成脑基底部动脉的供血不足,产生椎动脉型颈椎病。后侧方的突出物,可使椎间孔变窄,造成颈神经根和交感神经的挤压,而发生神经根型颈椎病。突出物突向椎体后方,则压迫脊髓,造成脊髓型颈椎病。

2. 颈部损伤　颈部损伤分急性损伤和慢性劳损两种。

（1）因急性损伤引起颈椎病的较少见。如颈部的扭伤、挫伤等急性损伤,可使已退变的颈椎间盘和颈椎的损害加重而诱发颈椎病。但暴力所致颈椎骨折、脱位所并发的脊髓或神经根的损害则不属于颈椎病的范畴。

（2）因慢性劳损引起颈椎病者为多见。如从事长期低头伏案工作的会计、誊写、缝纫、刺绣等职业者或长期使用电脑者,可引起椎间盘萎缩变性,弹力减小,向四周膨出,椎间隙变窄,继而出现椎体前后缘与钩椎关节的增生,小关节关系改变,椎体半脱位,椎间孔变窄,黄韧带肥厚、变性及项韧带钙化等一系列改变。当此类劳损性改变影响到颈部神经根、颈部脊髓或颈部主要血管时,即可发生一系列相关的症状和体征。

此外,先天性颈椎椎管狭窄、六淫之邪的侵袭、毒邪的感染等,都可促进颈椎病的发生。

（三）诊查要点

1. 椎动脉型颈椎病　主要症见单侧颈枕部或枕顶部发作性头痛、视力减弱、耳鸣、听力下降、眩晕,可见猝倒发作。常因头部活动到某一位置时诱发或加重,头颈旋转时引起眩晕发作是本病的最大特点。椎动脉血流检测及椎动脉造影可协助诊断,辨别椎动脉是否正常,有无压迫、迂曲、变细或阻滞。X线检查可显示椎节不稳及钩椎关节侧方增生。椎动脉型颈椎病应除外眼源性、耳源性眩晕及脑部肿瘤等疾病。

2. 交感神经型颈椎病　主要症见头痛或偏头痛,有时伴有恶心、呕吐,颈肩部酸困疼痛,上肢发凉发绀,眼部视物模糊,眼窝胀痛,眼睑无力,瞳孔扩大或缩小,常有耳鸣、听力减退或消失;心前区持续性压迫痛或钻痛,心律不齐,心跳过速。头颈部转动时症状明显加重,压迫不稳定椎体的棘突可诱发或加重交感神经症状。单纯交感神经型颈椎病诊断较为困难,应注意与冠状动脉供血不全、神经官能症等疾病相鉴别。

3. 脊髓型颈椎病　缓慢进行性双下肢麻木、发冷、疼痛,走路欠灵、无力,打软腿、易绊倒,不能跨越障碍物。休息时症状缓解,紧张、劳累时加重,时缓时剧,逐步加重。晚期下肢或四肢瘫痪,二便失禁或尿潴留。

临床检查:颈部活动受限不明显,上肢活动欠灵活,双侧脊髓传导束的感觉与运动障碍,即受压脊髓节段以下感觉障碍,肌张力增高,反射亢进,锥体束征阳性。

影像学检查:X线摄片显示颈椎生理曲度改变,病变椎间隙狭窄,椎体后缘唇样骨赘,椎间孔变小。CT检查可见颈椎间盘变性,颈椎增生,椎管前后径缩小,脊髓受压等改变。MRI检查可显示受压节段脊髓有信号改变,脊髓受压呈波浪样压迹。脊髓型颈椎病应与脊髓肿瘤、脊髓空洞症等疾病相鉴别。

4. 神经根型颈椎病　多数无明显外伤史。大多数患者逐渐感到颈部单侧局限性痛,颈根部呈电击样向肩、上臂、前臂乃至手指放射,且有麻木感,或以疼痛为主,或以麻木为主。疼痛呈酸痛、灼痛或电击样痛,颈部后伸、咳嗽,甚至增加腹压时疼痛可加重。上肢沉重,酸软无力,持物易坠落。部分患者可有头晕、耳鸣、耳痛、握力减弱及肌肉萎缩,此类患者的颈部常无疼痛感觉。

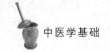

临床检查:颈部活动受限、僵硬,颈椎横突尖前侧有放射性压痛,患侧肩胛骨内上部也常有压痛点,部分患者可摸到条索状硬结,受压神经根皮肤节段分布区感觉减退,腱反射异常,肌力减弱。颈5~6椎间病变时,刺激颈6神经根引起患侧拇指或拇、食指感觉减退;颈6~7椎间病变时,则刺激颈7神经根而引起食、中指感觉减退。臂丛神经牵拉试验阳性,颈椎间孔挤压试验阳性。

X线检查:颈椎正侧位、斜位或侧位过伸、过屈位X线片可显示椎体增生,钩椎关节增生,椎间隙变窄,颈椎生理曲度减小、消失或反角,轻度滑脱,项韧带钙化和椎间孔变小等改变。神经根型颈椎病应与尺神经炎、胸廓出口综合征、腕管综合征等疾病相鉴别。

(四) 治疗

以手法治疗为主,配合药物、牵引、练功等治疗。

1. 理筋手法 理筋手法是治疗颈椎病的主要方法,能使部分患者较快缓解症状。具体操作如下。

一般行理筋、通络、解痉镇痛手法。患者坐位,术者一手托住患者下颌部或扶住额部,另一手在颈肩背部区先做表面抚摩,用拇指推、掐枕骨缘筋肉附着处数次,在筋络肌肉处施以推、掐、揉、滚等手法以舒理筋肉;提拿肩井、项根部筋肉,弹拨痉挛筋腱数次;指针阿是穴、双侧攒竹、风池、太阳、天柱、风门、天宗、缺盆、合谷等穴,以达舒筋通络、解痉止痛的目的。

项脊强硬、功能受限明显,可配合椎间关节松解手法。术者一手拇指顶推椎棘突旁,另一手扶抱患者头侧,从颈2至颈7逐节作头前屈旋转和侧向活动的推扳手法,要求手法力量轻柔、和缓。

有颈椎关节错缝、失稳或生理屈度等改变,则可在患椎部施行扳法、旋转手法或牵引推顶等松解手法。如患者取稍低坐位,术者站于患者的侧后,以同侧肘弯托住患者下颌,另一手托其后枕部,嘱患者颈部放松,术者将患者头部向头顶方向牵引,而后向本侧旋转,当接近限度时,再以适当的力量使其继续旋转5°~10°,可闻及轻微的关节弹响声,之后再行另一侧的旋扳。此手法必须在颈部肌肉充分放松、始终保持头部的上提力量下旋扳,不可用暴力,旋扳手法若使用不当有一定危险,故宜慎用;脊髓型颈椎病禁用,以免发生危险。

最后用放松手法,缓解治疗手法引起的疼痛不适感,结束治疗。

2. 药物治疗 药物治疗治宜补肝肾、祛风寒、活络止痛,可内服补肾壮筋汤、补肾壮筋丸或颈痛灵、颈复康、根痛平冲剂等中成药;麻木明显者,可内服全蝎粉,早晚各1.5克,开水调服;眩晕明显者,可服愈风宁心片,亦可静脉滴注丹参注射液;急性发作,颈臂痛较重者,治宜活血舒筋,可内服舒筋汤。

3. 固定疗法 各型颈椎病的急性期,均可用颈托固定。

4. 练功活动 作颈项前屈后伸、左右侧屈、左右旋转及前伸后缩等活动锻炼。此外,还可以做体操、太极拳、健美操等运动锻炼。

5. 其他疗法

(1) 针灸:根据症状不同,可选用不同配穴。主穴:相应颈椎夹脊穴、阿是穴;配穴:上臂痛加手三里;前臂痛加曲池、手三里;手指麻木加合谷、落枕穴;肩胛区痛加中渚、后溪穴;头晕头痛加百会、上星、头维穴;下肢无力加足三里、悬钟穴;恶性呕吐加中脘、足三里、内关穴;耳聋耳鸣加太溪、耳门透听宫、听会穴;眼眶肿痛加阳白、风池、攒竹、丝竹空穴。

(2) 牵引:适用各型颈椎病,一般采用坐位或卧位牵引。

(3) 理疗:超短波、超声波、红外线、直流电药物离子导入等。

(五) 预防与调护

合理用枕,选择合适的高度与硬度,保持良好睡眠体位。长期伏案工作者,应注意经常作颈项部的功能活动,以避免颈项部长时间处于某一低头姿势而发生慢性劳损。急性发作期应注意休息,以静为主,以动为辅,也可用颈围或颈托固定1～2周;慢性期以活动锻炼为主。颈椎病病程较长,非手术治疗症状易反复,患者往往有悲观心理和急躁情绪。因此要注意心理调护,以科学的态度向患者做宣传和解释,帮助患者树立信心,配合治疗,早日康复。

第七节　腰　　　部

腰椎是脊柱负重量较大,活动又较灵活的部位,支持人体上半身的重量,能作前屈、后伸、侧屈、旋转等各个方向的运动,在身体各部运动时起枢纽作用,成为日常生活和劳动中活动最多的部位之一。因此,腰部的筋膜、肌肉、韧带、小关节突、椎间盘等易受损,产生一系列腰部筋伤的疾患。

中医学对腰痛早有认识,有"腰为肾之府"、"肾主腰脚"、"凡腰痛病有五"等论点。认为引起腰痛有多种病因,与肾虚、外伤劳损、外感风寒湿邪、脏腑经络有密切关系。在辨证施治时应重视气血损伤、风寒湿邪和肾气内虚等方面。

一、腰部扭挫伤

(一) 定义

腰部扭挫伤指腰部筋膜、肌肉、韧带、椎间小关节、腰骶关节的急性损伤,多因突然遭受间接暴力所致,俗称闪腰、岔气。腰部扭挫伤是常见的筋伤疾病,多发于青壮年和体力劳动者,在运动员损伤中最常见。

(二) 病因病机

腰部扭挫伤可分为扭伤与挫伤两大类,扭伤者较多见。

腰部扭伤多因突然遭受间接暴力致腰肌筋膜、韧带损伤和小关节错缝。如当脊柱屈曲时,两侧骶棘肌收缩,以抵抗体重和维持躯干的位置,此时若负重过大或用力过猛,致使腰部肌肉强烈收缩,可引起肌纤维撕裂;当脊柱完全屈曲时,主要靠棘上、棘间、髂腰等韧带来维持躯干的位置,此时若负重过大或用力过猛,而引起韧带损伤;腰部活动范围过大、过猛,弯腰转身突然闪扭,致使脊柱椎间关节受到过度牵拉或扭转,可引起椎间小关节错缝或滑膜嵌顿。

腰部挫伤多为直接暴力所致,如车辆撞击、高处坠跌、重物压砸等,致使肌肉挫伤,血脉破损,筋膜损伤,引起瘀血肿胀、疼痛、活动受限等,严重者还可合并肾脏损伤。

(三) 诊查要点

有明显的外伤史。伤后腰部即出现剧烈疼痛,其疼痛为持续性,深呼吸、咳嗽、打喷嚏等用力时均可使疼痛加剧,常以双手撑住腰部,防止因活动而产生更剧烈的疼痛。休息后疼痛减轻但不消除,遇寒冷加重。脊柱多呈强直位,腰部僵硬,腰肌紧张,生理前凸改变,不能挺直,仰俯转侧均感困难,严重者不能坐立、行走或卧床难起,有时伴下肢牵涉痛。

腰肌及筋膜损伤时,腰部各方向活动均受限制,在棘突旁骶棘肌处、腰椎横突或髂嵴后部有压痛;棘上、棘间韧带损伤时,在脊柱屈曲受牵拉时疼痛加剧,压痛多在棘突或棘突间;髂腰韧带损伤时,其压痛点在髂嵴部与第五腰椎间三角区,屈曲旋转脊柱时疼痛加剧;椎间小关节损伤时,腰部被动旋转活动受限并使疼痛加剧,脊柱可有侧弯,有的棘突可偏歪,棘突

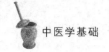

两侧较深处有压痛;若挫伤合并肾脏损伤时,可出现血尿等症状。

腰部扭挫伤一般无下肢痛,但有时可出现下肢反射性疼痛,多为屈髋时臀大肌痉挛,骨盆有后仰活动,牵动腰部的肌肉、韧带所致。所以,直腿抬高试验阳性,但加强试验为阴性,可与腰椎间盘突出神经根受压的下肢痛相鉴别。

X线摄片检查,主要显示腰椎生理前凸消失和肌性侧弯,不伴有其他改变。

(四)治疗

腰部扭伤患者以手法治疗为主,配合药物、固定和练功等治疗。腰部挫伤患者则以药物治疗为主。

1. 理筋手法　选用适当的手法治疗腰部扭伤,其疗效显著。具体操作如下。

患者俯卧位,术者用两手在脊柱两侧的骶棘肌,自上而下进行按揉、拿捏手法,以松解肌肉的紧张、痉挛。

按压揉摩阿是穴、腰阳关、命门、肾俞、大肠俞、次髎等穴,以镇静止痛。

最后术者用左手压住腰部痛点,用右手托住患侧大腿,同时用力做反方向扳动,并加以摇晃拔伸数次。如腰两侧剧痛者,可将两腿同时向背侧扳动。在整个手法过程中,痛点应作为施术重点区,急性期症状严重者可每日推拿1次,轻者隔日1次。

对椎间小关节错缝或滑膜嵌顿者,用坐位脊柱旋转复位法。患者端坐方凳上,两足分开与肩等宽,以右侧痛为例,助手面对患者,用两腿夹住患者左大腿,双手压住左大腿根部以维持固定患者的正坐姿势。术者坐或立于患者之后右侧,右手自患者右腋下伸向前,绕过颈后,手指挟在对侧肩颈部,左手拇指推按在偏右棘突的后下角。当右手臂使患者身体前屈60°～90°再向右旋转45°,并加以后仰时,左拇指用力推按棘突向左,此时可感到指下椎椎体轻微错动,或可闻及复位的响声。最后使患者恢复正坐,术者用拇、食指自上而下理顺棘上韧带及腰肌。坐位脊柱旋转法对患者不能坐位施术者,可用斜扳法。患者侧卧位,患侧在上,髋、膝关节屈曲,健侧在下,髋、膝关节伸直,腰部尽量放松。术者立于患者前侧或背侧,一手置于肩部,另一手置于臀部,两手相对用力,使上身和臀部作反向旋转,即肩部旋后,臀部旋前,活动到最大程度时,用力作一稳定推扳动作,此时往往可听到清脆的弹响声,腰痛一般可随之缓解。

2. 药物治疗

(1)内服药:初期治宜活血化瘀、行气止痛,挫伤者侧重于活血化瘀,可用桃红四物汤加血竭等。扭伤者侧重于行气止痛,可用舒筋汤加枳壳、香附、木香等。兼便秘腹胀者,如体质壮实,可通里攻下,加番泻叶10～15克代茶饮;后期宜舒筋活络、补益肝肾,内服补肾壮筋汤。

(2)外用药:初期外敷新伤药、活络膏等;后期外贴跌打风湿类膏药,亦可配合中药热熨或熏洗。

3. 固定方法　损伤初期宜卧硬板床休息,或佩戴腰围固定,以减轻疼痛,缓解肌肉痉挛,防止进一步损伤。

4. 练功活动　损伤后期宜作腰部前屈后伸、左右侧屈、左右回旋等各种功能锻炼,以促进气血循行,防止黏连,增强肌力。

5. 其他疗法

(1)针灸:可取肾俞、大肠俞、关元俞、气海俞、髂腰、臀上、阿是等穴位。

(2)火罐:对新伤处可采用梅花针叩打出血,并拔火罐,留罐5～10分钟。

(3)理疗:可采用超短波、磁疗、中药离子导入等,以减轻疼痛,促进恢复。

(五)预防与调护

腰部扭挫伤强调以预防为主,劳动或运动前做好充分准备活动,应量力而行。平时要经常锻炼腰背肌,弯腰搬物姿势要正确。伤后应注意休息与腰部保暖,勿受风寒,佩戴腰围保护,并配合各种治疗。

二、第三腰椎横突综合征

(一)定义

由于第三腰椎横突周围组织的损伤,造成慢性腰痛,出现以第三腰椎横突处明显压痛为主要特征的疾病称为第三腰椎横突综合征,亦称第三腰椎横突滑囊炎,或第三腰椎横突周围炎。

(二)病因病机

多因急性腰部损伤未及时处理或长期慢性劳损所致。第三腰椎居5个腰椎的中点,其两侧的横突最长,是腰肌和腰方肌的起点,并有腹横肌、背阔肌的深部筋膜附着其上。第三腰椎为5个腰椎的活动中心,其活动度较大,腰腹部肌肉收缩时,此处受力最大,易使肌肉附着处发生撕裂性损伤。

第三腰椎横突部的急性损伤或慢性劳损,使局部发生炎性肿胀、充血、渗出等病理变化,而引起横突周围瘢痕黏连,筋膜增厚,肌腱挛缩,以及骨膜、纤维组织、纤维软骨增生等病理改变。风寒湿邪侵袭可加剧局部炎症反应。

臀上皮神经发自腰$_1$~腰$_3$脊神经后支的外侧支,穿横突间隙向后,再经过附着于腰$_1$~腰$_4$横突的腰背筋膜深层,分布于臀部及大腿后侧皮肤,故第三腰椎横突处周围组织损伤可刺激该神经纤维,日久神经纤维可发生变性,导致臀部及腿部疼痛。

(三)诊查要点

有腰部扭伤史或慢性劳损史。多表现为腰部疼痛及同侧肌紧张或痉挛,腰部及臀部弥散性疼痛,有时可向大腿后侧乃至腘窝处扩散,骶脊肌外缘腰$_3$横突尖端处(有的可在腰$_2$或腰$_4$横突尖端处)有明显压痛,压迫该处可引起同侧下肢反射痛,但反射痛的范围多不过膝。腰部活动时或活动后疼痛加重,有时患者翻身及行走均感困难,晨起或弯腰时疼痛加重,腰部功能多无明显受限。病程长者可出现肌肉萎缩,继发对侧肌紧张,导致对侧腰$_3$横突受累、牵拉而发生损伤。

X线摄片检查可见一侧或双侧第三腰椎横突过长。

第三腰椎横突综合征应注意与腰椎间盘突出症、急性腰骶关节扭伤及臀上皮神经损伤等相鉴别,压痛点的部位具有鉴别诊断意义。

(四)治疗

以手法治疗为主,配合药物、练功等治疗。

1. 理筋手法　理筋手法患者俯卧位,术者在脊柱两侧的骶脊肌、臀部及大腿后侧,以按、揉、推等手法,并按揉腰腿部的膀胱经腧穴,理顺腰、臀、腿部肌肉,解除痉挛,缓解疼痛。再以拇指及中指分别挤压、弹拨、按揉腰$_3$横突尖端两侧,手法由轻到重,由浅入深,以达到剥离黏连,活血散瘀,消肿止痛的目的。

扳法,必要时可扳腿使腰部反复后伸,或斜扳腰部,或采用晃腰手法使腰部肌肉进一步放松。

2. 药物治疗

(1)内服药:肾阳虚者治宜温补肾阳,方用补肾活血汤;肾阴虚者治宜滋补肾阴,方用知柏地黄丸或大补阴丸加减;寒湿型者治宜宣痹温经通络,方用独活寄生汤或羌活胜湿汤;兼

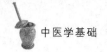

有骨质增生者,可配合服骨刺丸。

(2)外用药:外贴活血止痛类、跌打风湿类膏药,亦可配合中药热熨或熏洗。

3. 练功活动 患者身体直立,两足分开,与肩同宽,两手叉腰,两手拇指向后挺压第三腰椎横突,进行揉按。然后旋转、后伸和前屈腰部,以利于舒通筋脉、放松腰肌、解除黏连、消除炎症。

4. 其他疗法

(1)针刺疗法:取阿是穴,进针深度为 4～8 厘米,留针 10～15 分钟。每日 1 次,10 次为 1 个疗程。也可用小针刀疗法,以剥离黏连。

(2)理疗:可采用 TDP 热疗、超短波、蜡疗等。

(3)手术:非手术疗法反复治疗无效,且腰部长期疼痛无法正常工作者和生活者,可考虑手术治疗。

(五)预防与调护

平时要经常锻炼腰背肌,注意腰部的保暖,勿受风寒。疼痛明显时应卧硬板床休息,起床活动时可用腰围保护,以减轻疼痛,缓解肌肉痉挛。

三、梨状肌综合征

(一)定义

由于梨状肌损伤、炎症,刺激或压迫坐骨神经引起臀腿痛,称为梨状肌综合征。

(二)病因病机

梨状肌综合征多由间接外力所致,如闪、扭、跨越、反复下蹲等动作及慢性劳损,感受风寒侵袭等引起。腰部遇有跌闪扭伤时,髋关节急剧外展、外旋,梨状肌猛烈收缩;或髋关节突然内旋,使梨状肌受到牵拉,均可使梨状肌遭受损伤。有坐骨神经走行变异者更易发生。梨状肌的损伤可能为肌膜破裂或部分肌束断裂,导致局部充血、水肿,肌肉痉挛,肥大或挛缩,常可压迫、刺激坐骨神经而引起臀部及大腿后外侧疼痛、麻痹。久之可引起臀大肌、臀中肌的萎缩。某些妇女由于盆腔炎、卵巢或附件炎等波及梨状肌,也可引起梨状肌综合征。

(三)诊查要点

大多数患者有过度旋转髋关节的病史,有些患者有夜间受凉病史。主要症状是臀部疼痛,可向小腹部、大腿后侧及小腿外侧放射。疼痛多发生于一侧臀腿部,髋内旋、内收活动时疼痛加重。严重者自觉臀部有"刀割样"或"烧灼样"疼痛,大、小便或大声咳嗽等引起腹内压增高时可使疼痛加剧,睡卧不宁,甚至走路跛行。偶有会阴部不适、小腿外侧麻木。

检查患者腰部无明显压痛和畸形,活动不受限。梨状肌肌腹有压痛,可触及条索状隆起的肌束或痉挛的肌肉,有钝厚感,或者肌腹呈弥漫性肿胀,肌束变硬、坚韧,弹性减低,臀肌可有轻度萎缩,沿坐骨神经可有压痛。直腿抬高试验<60°时,梨状肌被拉紧,疼痛明显;而>60°时,梨状肌不再被拉长,疼痛反而减轻。加强试验阴性。梨状肌紧张试验阳性,即髋关节内旋、内收活动疼痛加重。梨状肌局部采用 2％利多卡因封闭后,疼痛可消失。

梨状肌综合征应与腰椎间盘突出症、椎管狭窄症等出现腰、臀、腿部疼痛等相鉴别。

(四)治疗

以手法治疗为主,配合药物、针灸等治疗。

1. 理筋手法 患者取俯卧位,术者先按摩其臀部、腰部痛点,可用擦法、揉法等,使局部温暖舒适感。然后以指代针点按痛点阿是穴,以及痛点周围和上下肢诸穴,如大肠俞、秩边、阳陵泉等穴,以局部有沉胀酸痛感为度,亦可用肘压法,按压痛部。

术者可使用拨络法,用双手拇指相重叠,触摸钝厚变硬的梨状肌,用力深压并用弹拨法来回拨动梨状肌,弹拨方向应与肌纤维相垂直,弹拨 10～20 次即可,以剥离其黏连。对较肥胖患者力度不够时,可用肘尖部深压弹拨,在按揉局部约 1 分钟。最后由外侧向内侧顺梨状肌纤维走行方向作推按捋顺,两手握住患肢踝部牵抖下肢而结束。手法每周 2～3 次,连续2～3 周。

2. 药物治疗　急性期筋膜扭伤,气滞血瘀,疼痛剧烈,动作困难,治宜化瘀生新、活络止痛,可用桃红四物汤加减;慢性期病久体亏,经络不通,痛点固定,臀肌萎缩,治宜补养气血、舒筋止痛,可用当归鸡血藤汤加减;兼有风寒湿痹者,可选用独活寄生汤、祛风胜湿汤、宣痹汤等加减。

3. 其他疗法

(1) 针灸:主穴取阿是、命门、肾俞、志室、上髎、次髎、中髎、下髎穴。辅助穴取环跳、殷门、承扶、阳陵泉、昆仑、绝骨、足三里等穴,用泻法,以有酸麻感向远端放散为宜。针感不明显者,可加强捻转。急性期每天针刺 1 次,好转后隔日 1 次。

(2) 理疗:可用红外线、频谱仪照射。

(3) 手术:保守治疗无效而诊断明确者可考虑进行探测性手术,观察坐骨神经与梨状肌的解剖关系有无变异、黏连,如有则加以妥善处理,着重于缓解神经压迫、肌肉黏连。

(五) 预防与调护

急性期疼痛严重者应卧床休息,将伤肢保持在外旋、外展位,避免髋关节的旋转动作,使梨状肌处于松弛状态。疼痛缓解后应加强髋关节及腰部活动和功能锻炼,以减少肌肉萎缩,促进血液循环。

参 考 文 献

[1] 陈世益,李云霞,陈疾忤,等.中药黄芪、丹参注射液治疗运动员骨骼肌损伤多中心临床研究.中国运动医学杂志,2008,27(4):469

[2] 王莉,丁金榜.针灸治疗常见运动损伤 69 例.辽宁中医杂志,2005,32(9):952

[3] 邹军.中医运动医学.北京:人民体育出版社,2011.6

[4] 张世明.中西医结合运动创伤学.北京:北京大学医学出版社,2008.7

[5] 王衍全,杨豪.中医筋伤学.北京:人民军医出版社,2006.7

[6] 王和鸣.中医骨伤科学.北京:中国中医药出版社,2007.1

[7] 张世明.中医骨伤科诊疗学.成都:四川科学技术出版社,2011.2

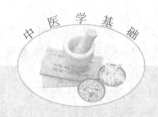

第九章 常见运动性疾病的治疗

第一节 过 度 训 练

过度训练又叫过度疲劳,是连续疲劳积累所引起的一种病理状态。

（一）原因

过度训练是由于训练方法及训练制度上的缺点引起的,如不遵守循序渐进与系统性的训练原则,采用不适当的运动量,训练或比赛间期休息不够,生活制度的破坏,特别是睡眠不足,患病时或病愈后恢复期中,过早参加了激烈训练或比赛等。

（二）临床表现

过度训练的症状是多种多样的,随过度训练的程度不同而有差异。在过度训练的早期,运动员常表现出不愿意参加训练,睡眠不佳,食欲减退,感觉头昏,全身无力,记忆力减退,运动能力降低,运动成绩下降;少数人心情烦躁,容易激动。

出现上述症状后若未引起注意,过度训练会进一步发展,表现为失眠、多汗、体重减轻、水肿等症状,同时还会出现各器官、系统功能失调的现象。

在循环系统方面,主要表现为心悸气短,心前区不适感,安静时心跳加快或减慢,出现心脏传导阻滞,期前收缩或阵发性心动过速,血压常常升高,有时也会异常的降低,心脏扩大,特别是右心扩大,心肌紧张度降低,甚至心肌劳损,出现收缩期杂音或原有杂音加强。在轻微活动后脉搏显著加快,收缩压过度增高或不增,舒张压上升,脉压减小,出现梯形上升现象,恢复时间延长。心电图检查也往往出现异常改变。血液检查少数人可有血红蛋白降低,白细胞总数增高,淋巴细胞减少。

在呼吸、消化、泌尿等系统方面,常表现为肺活量减少,最大通气量下降。消化功能紊乱,可有腹痛、腹胀、腹泻或便秘。运动后右季肋部疼痛,肝大。尿中可出现蛋白、红细胞或管型。在皮肤方面可有神经性皮炎和荨麻疹等表现。女运动员可出现月经失调。

此外,全身过度训练常合并局部劳损,如关节、骨、软骨、韧带及肌肉等劳损,而且劳损轻重与全身过度训练征象的轻重常常是平行的。在过度训练的早期,多数运动员的自觉症状仅在大运动量训练后出现,症状持续时间也较短。若病情进一步发展,则在中小运动量训练以后,甚至休息时症状也不减轻。在诊断本病时,应详细了解运动员的训练计划、运动史、病史,并作机能试验和临床检查,以便与其他疾病(如神经官能症、肝炎、肺结核等)相鉴别。

（三）治疗

本病的治疗关键在于早期发现,及时处理。在过度训练的早期,只要调整训练计划,减小运动量,改变训练的内容和方式,注意休息,增加睡眠,即可得到纠正。如果未能早期发现,病情有了进一步发展,必要时应停止训练,调整生活制度,进行温水浴,恢复按摩和医疗体育,并进行药物治疗。

1. 辨证论治

（1）气虚型

【症状】　疲劳乏力,少气懒言,不思饮食,或伴有头晕、多汗、出汗后易感冒、面色㿠白。舌淡胖有齿痕,脉沉。

【治则】　健脾补气。

【方药】　补中益气汤加减。

（2）阴虚型

【症状】　身体消瘦,常感手足心热,口燥咽干,眩晕,失眠,潮热盗汗,小便黄赤,大便干。舌红苔少,脉细。

【治则】　养阴生津。

【方药】　沙参麦冬汤加减。

（3）气阴两虚型

【症状】　少气懒言,乏力自汗,面色耳苍白或萎黄,心悸失眠,小便短少,大便干结。舌淡,少津少苔,脉细弱等。

【治则】　补脾益气养阴。

【方药】　补中益气汤合沙参麦冬汤加减。

（4）阳虚型

【症状】　神疲乏力,喜静嗜睡,畏寒肢冷,口淡无味,尿清便溏。舌淡苔白,脉沉迟。

【治则】　补肾壮阳。

【方药】　金匮肾气丸加减。

（5）心肾不交型

【症状】　心悸健忘,心律不齐,头晕耳鸣,咽干,腰膝酸软,易出现肌肉关节损伤,梦遗或潮热盗汗。

【治则】　滋阴降火、交通心肾、引火归元。

【方药】　六味地黄丸加减。

2. 针灸治疗

【取穴】　主穴为百会、神门、足三里、环跳;配穴男性加太溪,女性加三阴交。

【操作方法】　针刺时留针20分钟,采取捻转和提插补泻法,百会、太溪、神门行补法,足三里、三阴交行平补平泻法。每日1次,3次为1个疗程。

第二节　过 度 紧 张

过度紧张是指在训练或比赛时,体力和心理负荷超过机体承受能力而发生的生理紊乱或病理状态。

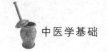

（一）原因

惧怕失败。尤其是那些有过辉煌成绩或有希望名列前茅的种子选手，更易产生过度紧张状态，他们深知社会、教练及家庭对其寄予很高的期望。所以，他们唯恐在比赛中失误，拿不到名次；也有的运动员受教练及有关方面的影响，或急于求成，或急于获得某种利益等。其本质就是惧怕失败。

猜疑。表现在对比赛时间、地点、环境、器械、气候等适应不良，对比赛编组、出场顺序以及对于情况的猜疑，对裁判态度和行为的担心，还有对观众及有关人员的顾虑等；如果再担心比赛时受伤，势必产生过度紧张。

身体状况不良。失眠、消化不良、受伤或患某种疾病等。这些会造成运动员对能否迅速恢复、能否正常发挥产生焦虑情绪。

训练水平不够。多发生于锻炼基础差，比赛经验不足，以及长期中断训练，或带病进行体育运动员。强烈的精神刺激以及饭后不久剧烈运动均可引起过度紧张。

（二）临床分型

根据其症状的表现分为以下几类：

单纯虚脱型。这一类型比较轻，也比较常见，其特点是参加运动训练或比赛者在激烈运动时或后即刻发生头晕、无力、面色苍白、呕吐、头痛、大汗淋漓等症状，短时间卧倒不起，但多数神志清醒，能回答询问。症状的轻重和持续时间不等，有的在运动仅持续几分钟，有的可连续 24 小时。多数发生在训练水平不高或已间歇训练一段时间突然参加比赛的运动员身上。

晕厥型。主要表现为一时性意识丧失。昏倒前，常伴有头晕、耳鸣、眼前发黑、乏力、面色苍白、出冷汗等。昏倒后，意识丧失、手足发凉、脉率增快或正常、血压下降或正常、呼吸减慢或加快。清醒后，全身无力、精神不佳，常伴有头痛、头晕、恶心、呕吐等。

脑血管痉挛型。表现为运动员在运动中或运动后即刻出现一侧肢体麻木、动作不灵活，常伴有剧烈的头痛、恶心、呕吐。

急性胃肠道综合征。急性胃肠功能紊乱及运动应激性溃疡是过度紧张中最常见的症状。表现为剧烈运动后即刻或不久出现面色苍白、恶心、呕吐、上腹痛、头痛、头晕，腹部有轻度压痛、脉搏稍快。有些人运动后呕吐咖啡样物，大便潜血试验阳性，提示上消化道出血。这是由于运动的应激引起胃黏膜出血性糜烂，称为运动应激性溃疡。

急性心功能不全和心肌损伤。表现为运动中或运动后不久，出现头晕、眼花、步态不稳、面色苍白、发绀、呼吸困难、恶心、呕吐、咳嗽、咯红色泡沫样痰，胸闷、胸痛、右季肋部痛，甚至意识丧失。检查时心律不齐、脉率快而弱、血压下降等。严重者可引起死亡。在运动中或运动后可出现运动猝死的，症状出现后 30 秒钟内死亡称为即刻死，症状出现后 24 小时内死亡称为猝死。

（三）治疗

早期发现，综合治疗。

1. 辨证论治

（1）脾胃虚弱

【症状】 肢体倦怠，少气懒言，自汗，动则尤甚，纳少腹胀，饭后尤甚，大便溏薄，面色萎黄或㿠白，形体消瘦或水肿，舌淡苔白，脉缓弱。

【治则】 健脾益气。

【方药】　香砂六君子汤加减。

（2）心阳不振

【症状】　心悸不安，胸闷气短，面色苍白，形寒肢冷，舌质淡白，脉象虚弱或沉细数。

【治则】　温补心阳，安神定悸。

【方药】　桂枝甘草龙骨牡蛎汤加减。

（3）气阴两虚

【症状】　心悸气短，倦怠乏力，少气懒言，头晕目眩，面色无华，舌质偏红，苔薄白，脉细弱无力。

【治则】　益气养阴。

【方药】　生脉散加减或生脉注射液40～60毫升静推。

（4）元气败脱，神明散乱

【症状】　神昏或昏聩，肢体瘫软，手撒肢冷汗多，重则周身湿冷，二便失禁，舌痿，舌质紫暗，苔白腻，脉沉缓，沉微。

【治则】　益气回阳固脱。

【方药】　参附汤加减或参附注射液40～60毫升静推。

2. 理筋手法　卧位，用拇指指面平推头部，由前向后轻缓地反复推动。然后用双手拇指分推前额部，再用一手大鱼际揉头的后部。

卧位，用一手揉捏颈肩部，从风池穴捏到肩井穴，反复数次。

卧位，点揉百会穴，风池穴，叩击头额部，捏揉耳廓诸穴。

第三节　运动性心律失常

运动员常发生心律不齐的症状。

（一）原因

1. 心动过缓　心动过缓在运动员中非常常见，心率低于60次/分称为窦性心动过缓。长期从事大运动量系统训练的运动员在休息时心率常低于50次/分，睡眠时更低甚至到30次/分，个别运动员的窦性间歇长达2.96秒，明显的窦性心动过缓，可伴有交界性或室性融合波。窦性心动过缓在运动员中极为常见，一般属于生理性的，是长期体力训练引起交感中枢的紧张性减弱和心脏对迷走神经冲动敏感性增高的表现，是心脏对长期体力训练产生的适应性反应，属正常现象，因此，运动员窦性心动过缓绝大多数是生理现象。

运动员的窦性心动过缓应与以下疾病鉴别：

运动员窦性心动过缓同时伴有交界性逸搏或窦房阻滞时需与病态窦房结综合征相鉴别，方法是进行窦房结功能试验。

显著的窦性心动过缓与窦房阻滞相鉴别。运动或注射阿托品后，在窦性心动过缓者可见心率逐渐加快，而在窦房阻滞者表现为心率突然地、成倍地加快。

需与未下传的房早二联律鉴别。心电图检查时，未下传的房性P波与前一个窦性心动的T波相重叠，需仔细观察窦性心动的ST段及P波形态，可发现有隐藏的房性P波存在。

2. 窦性心律不齐　窦性心律不齐指窦房结发出的冲动不规则而引起的心率时而加快、时而减慢现象。运动员窦性心律不齐的发生率较高，可分为呼吸性和非呼吸性两种。呼吸性心律不齐与呼吸有关，吸气时心率加快，呼气时心率减慢。非呼吸性心律不齐与呼吸无

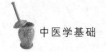

关。一般认为,运动员的窦性心律不齐属生理现象,但出现显著的窦性心律不齐常常是机体水平下降的一种表现。

3. 期前收缩 期前收缩又叫早搏,是运动员中最常见的心律失常之一。期前收缩根据其来源的不同可分为室性、房性、结性、多源性等,而以室性期前收缩最常见。

早搏可发生在健康人中,绝大多数早搏为功能性的,运动员发生早搏的原因可分为生理性和病理性两大类。生理性原因中多为过度疲劳、情绪波动、感染等、精神紧张、喝酒或吸烟后;病理性原因中多为感冒、气管炎、心肌炎、风湿病。冠心病等,但仍有约为1/3的期前收缩既找不到明确原因,又无特殊不适,心功能良好,有些只是在进行身体检查时才被发现,通常称之为良性早搏。

部分运动员在出现早搏时可有心悸、胸闷、头晕、疲乏等症状。对发生早搏的运动员应全面检查,寻找发生的原因。感染引起者,要暂停训练和比赛,给予抗感染治疗。对过度疲劳引起者,应调整训练计划,加强心理治疗,还可辅以药物如普萘洛尔(心得安)、地西泮(安定)等治疗。情绪紧张者应以心理治疗为主,配合身体训练。对因烟酒引起者则应禁止烟酒。器质性心脏病者,按心脏病治疗原则处理。原因不明者除努力寻找和消除可能的原因外,应加强医学观察和训练监督,确诊为生理性早搏者,可照常参加训练比赛,无需治疗。

4. 房室传导阻滞 激动从心房到心室,除极过程中发生阻滞,运动员出现多为Ⅰ度和Ⅱ度,这与运动员机能状态有关,它的产生是由于房室交界区不应期延长,引起房室传导延缓所致,其原因绝大多数为身体训练引起迷走神经张力增强的表现或因体位变化、闭气、情绪激动等原因引起,一般属功能性,对训练和比赛无影响,但少数为过度疲劳、过度紧张或病理因素如急性心肌炎、电解质紊乱所引起,病理因素引起的需积极治疗。在运动员中极少出现Ⅲ度房室传导阻滞,当出现时要除外心肌病。

5. 束支传导阻滞

(1) 不完全性右束支传导阻滞:不完全性右束支传导阻滞在运动员心电图中很常见,一般运动员无任何不适应和不良反应,这可能为一种正常变异,或与右心舒张期负荷过重及右心肥厚扩张有关,在一般情况下不会影响训练也不需要进行治疗,在心电图描记复查时一段时间消失,过一段时间又出现,这可能与运动员在不同训练时期其功能状态不同有关。应每年作一次心电图检查。

(2) 完全性右束支传导阻滞:运动员中少见,个别运动员原来心电图正常后发展为完全性右束支传导阻滞,同时年龄超过40岁时应疑有潜伏心脏病,完全性右束支传导阻滞运动员如无其他心脏病证据时,均可从事正常训练、活动甚至大运动量训练,但其中有些人表现耐力较差,故在训练中应注意系统地进行增强耐力的练习,全面提高身体功能。对完全性右束支传导阻滞和持久存在不完全性右束支传导阻滞,不能排除过度训练和心脏病变的可能,应定期检查,进行随访观察。

6. 阵发性心动过速 阵发性心动过速是一种快速性心律失常。这种心律相当于一系列很快、重复出现的早搏,其心率可达140~220次/分,可突然发作,每次发作可持续数秒、数分钟及至数天不等。一般分为室上性和室性两种,多认为,运动员中发生的阵发性心动过速,以功能性为多见,常因过度疲劳、情绪激动或用力过猛而诱发,但不能排除少数器质性心脏病所致。因此,对发生阵发性心动过速的运动员,应进行全面检查,以确定心动过速的原因和种类。

运动员阵发性心动过速发作时,应进行积极治疗。若为室上性,可采用刺激迷走神经的方法,如刺激咽喉部引起恶心或呕吐,压迫一侧颈动脉窦或压双侧眼球等,有时可使发作终止。用以上方法不能缓解发作者,应及时转送医院急诊处理。若为室性心动过速,需高度警惕室扑、室颤、心脏骤停,出现血流动力学改变,立即行心肺复苏。

(二) 临床表现

表现为心慌、软弱无力、出冷汗、胸闷、窒息感、精神不集中,严重者可出现头晕、黑蒙、口唇发白、皮肤湿冷、意识丧失、抽搐、二便失禁,甚至心跳骤停等。

(三) 治疗

1. 辨证论治

(1) 心虚胆怯

【症状】 心悸,善惊易恐,坐卧不安,舌苔薄白,脉象动数或虚。

【治则】 镇惊定志,养心安神。

【方药】 安神定志丸加减。

(2) 心血不足

【症状】 心悸,头晕,面色不华,倦怠无力,舌质淡红,脉结代。

【治则】 养肝熄风。

【方药】 炙甘草汤加减。

(3) 阴虚火旺

【症状】 心悸不宁,心烦少寐,头晕目眩,手足心热,耳鸣腰酸,舌质红,脉细数。

【治则】 滋阴清火,养心安神。

【方药】 天王补心丹。

(4) 心阳不振

【症状】 心悸不安,胸闷气短,面色苍白,形寒肢冷,舌质淡白,脉象虚弱或沉细数。

【治则】 温补心阳,安神定悸。

【方药】 桂枝甘草龙骨牡蛎汤加减。

(5) 瘀血阻络

【症状】 心悸不安,胸闷不舒,心痛时作或唇甲发绀,舌质紫暗或有瘀斑,脉涩或结代。

【治则】 活血化瘀,理气通络。

【方药】 桃仁红花煎加减。

(6) 痰扰心神

【症状】 心悸胸闷,眩晕恶心,失眠多梦,口苦,痰多,苔腻稍黄,脉滑或结代。

【治则】 化痰定悸。

【方药】 小陷胸汤或黄连温胆汤加减。

2. 针灸治疗

(1) 各类早搏

【取穴】 主穴:内关、神门、胸 4~5 夹脊穴,每次选用 1~2 个穴位;气虚加膻中、足三里;气阴两虚加三阴交或安眠。

【操作方法】 平补平泻,快速型心律失常各穴采取强刺激泻法,每日 1 次,8~10 次为一个疗程。

(2) 房室传导阻滞

【取穴】 内关、太渊、三阴交、郄门等。

【操作方法】 捻针 20 分钟,采用补法,持续性弱刺激每日 1 次,8~10 次为一个疗程。

3. 民间秘方

(1) 调律丸

【组成】 红花、苦参各 10 克,炙甘草 6 克。

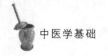

【用法】 依法制成浸膏丸,每丸重 0.5 克,日服 3 次。4 周为一个疗程。

【功用】 活血养血清心。

【主治】 各种心律失常。

(2)稳心灵

【组成】 党参、黄精各 30 克,甘松 15 克,琥珀粉、三七粉各 1 克。

【用法】 上药共研细末。每次 18 克,日服 3 次,温开水送服。

【功用】 益气养阴,活血化瘀,复脉宁神。

【主治】 各种心律失常。

(3)二草苦参汤

【组成】 苦参 30 克,炙甘草 3～6 克,益母草 9～13 克。

【用法】 水煎服,日服 2 次。

【功用】 清心泻火。

【主治】 心律不齐。

(4)参花三香汤

【组成】 紫丹参 50 克,红花 5 克,云木香 10 克,檀香 3 克,真降香 30 克。

【用法】 水煎服,日服 3 次。

【功用】 理气活血。

【主治】 右束支完全性传导阻滞。

(5)宁心饮

【组成】 生黄芪、玉竹各 30 克,苦参 15 克,丹参 12 克,炙甘草 2 克,灵磁石 60 克(先煎)。

【用法】 水煎服,日服 2 次。

【功用】 益气养阴,安神宁心。

【主治】 心律失常。

[附记] 快速型心律失常,重用苦参至 30 克;若缓慢型心律失常、可去苦参。失眠者加柏子仁、夜交藤;胸闷痰多者加全瓜蒌、广郁金。

(6)脂通泻

【组成】 补骨脂、木通、泽泻各 20 克。

【用法】 水煎服,日服 2 次。

【功用】 补肾利水。

【主治】 心律失常(痰饮型)。

第四节　运动性低血糖症

正常人在空腹时血糖浓度一般在 3.3～8.9 毫摩尔/升之间,若血糖浓度低于 2.8 毫摩尔/升时,就会出现一系列临床症状,称为低血糖症。长时间的剧烈运动以后,由于身体内糖储备大量消耗,此时若未及时补充糖类食物,则可引起运动性低血糖。

(一)原因

长时间负荷后的衰竭,如长跑、马拉松赛、铁人三项、长距离越野滑雪、长距离自行车比赛等项目,运动员可因长时间的负荷后出现精疲力竭,此时可出现运动性低血糖。

中枢神经系统调节紊乱。长时间运动后,由于脑组织中的糖原储备量减少,可造成神经系统调节糖代谢的紊乱;胰岛素分泌量的增加,更加剧了低血糖的发生。

强烈的情绪状态、患病后初愈、赛前饥饿等都是造成运动性低血糖的重要诱因。

(二)临床表现

病人感到明显饥饿、极度疲乏、头晕、心跳、面色苍白、出冷汗等交感神经兴奋症状,较重者可出现神志模糊、言语不清、四肢发抖、躁动不安或精神错乱,甚至晕厥、昏倒,长时间低血糖可导致大脑永久性损害。检查时,脉搏快而弱,血压无明显变化,或昏倒前升高而昏倒后降低,呼吸短促,瞳孔散大,血糖明显降低,低于2.8毫摩尔/升。

(三)治疗

1. 辨证论治

(1)心脾两虚

【症状】　头晕,汗出,面色苍白,心慌心悸,恐惧健忘,甚则精神异常,舌淡苔薄,脉细。

【治则】　补益心脾。

【方药】　归脾汤合天王补心丹加减。

(2)风火上扰

【症状】　面红目赤,口苦咽干,眩晕头痛,心烦易怒,尿赤便干,舌淡红或绛,舌苔薄黄,脉弦有力。

【治则】　清火熄风。

【方药】　羚角钩藤汤加减。

(3)津脱液耗

【症状】　头晕心悸,乏力汗出,口干思饮,甚则神昏,面红身热,舌红少津,苔少或光剥,脉虚数或见结、代脉。

【治则】　益阴敛阳。

【方药】　生脉散加减。急救时可选用生脉注射液40～60毫升静推或静滴。

2. 针灸治疗

【取穴】　人中、内关、百会、上星、足三里等穴。

【操作方法】　针灸并用,人中以雀啄法,强刺激1分钟,内关以提插捻转泻法;百会、足三里以捻转补法。每隔5～10分钟施手法1次。直至病情缓解为止。

第五节　胃肠神经官能症

运动性胃肠神经官能症是在训练中由于精神紧张、焦虑、情绪应激、过度疲劳及腹部受凉等通过自主神经系统和脑—肠轴影响胃肠功能,而引起的一组以胃肠功能紊乱症状为主的胃肠综合征的总称。

(一)原因

由于精神紧张、焦虑、情绪应激、过度疲劳、腹部受凉等各种原因影响高级神经的正常活动,导致胃神经节的兴奋与抑制作用失调,引起胃的运动、消化、分泌等功能障碍,而出现诸多症状。

(二)临床表现

主要表现为胃肠道的分泌与运动功能失调,如嗳气、呕吐、厌食、腹泻等,常常伴有失眠、精神涣散、心悸、胸闷、健忘、头痛等全身性神经官能症状。主要分为神经性吞气症,神经性呕吐,过敏性结肠等型。本病应该在确实排除了各种器质性疾病的可能性时,方可确定。

(三)治疗

1. 辨证论治

(1)脾胃虚寒

【症状】 畏寒、腹胀、食少、脉沉,发作时腹痛剧烈或有呕吐、腹部冷凉,可扪及痉挛的肠曲,甚则手足厥冷。

【治则】 温补中阳、散寒破结。

【方药】 大建中汤加减。

(2)脾胃寒实

【症状】 畏寒、腹胀、大便秘结、脉实,发作时胁下疼痛剧烈,病在一侧,大便不通,舌苔白腻或灰腻,脉弦紧。

【治则】 散寒破结、通腑理气。

【方药】 大黄附子汤加减。

(3)肝气乘脾

【症状】 情志抑郁,急躁易怒,两胁闷胀,嗳气太息,咽中梗阻,腹痛则泻,泻后痛减,伴胸胁满闷、嗳气、喜叹息、脉弦。

【治则】 理气开郁、调理肝脾。

【方药】 逍遥丸加减。

(4)脾寒胃热

【症状】 乏力食少、大便不调、腹痛间断发作,伴有心胸烦热、口干、呕吐、腹中凉、舌苔黄白相间。

【治则】 温补中阳,散寒清热、宣通气机。

【方药】 黄连汤加减。

(5)中阳不足、阴阳失和

【症状】 腹痛隐隐、时发时止,心悸、汗出、手足烦热、咽干口燥,舌质淡,苔薄白。

【治则】 建中气、调阴阳。

【方药】 黄芪当归建中加减。

2. 针灸治疗

(1)体针

1)肝气乘脾型

【取穴】 中脘、足三里、内关、章门、太冲、阳陵泉。

【操作方法】 泻法,毫针直刺1～1.5寸,进针后大幅度提插捻转,用强刺激手法,得气后留针30分钟,每隔10分钟行针1次。

2)脾胃阳虚型

【取穴】 足三里、中脘、内关、上巨虚、三阴交、脾俞、胃俞。

【操作方法】 用补法加艾灸,毫针直刺1～1.5寸,小幅度提插捻转,较轻刺激,同时取艾条施温和灸,留针30分钟。

上述各型均每日治疗1次,连续治疗15天。

(2)耳针

【取穴】 交感、皮质下、神门、小肠、大肠。

【操作方法】　每次选用 2~3 个穴位,刺激强度以病人能耐受为宜,留针 20 分钟,每日或隔日 1 次。

3. **外治法**　蛇床子、吴茱萸,研末敷脐,24 小时更换 1 次。治疗久泻。

食盐 60 克,炒热后装在布袋内敷肚脐周围。治疗虚寒腹痛、腹泻。

胡椒粉填满肚脐,纱布敷盖,隔日更换 1 次。治疗虚寒泄泻。

4. **民间秘方**

(1) 百乌散

【组成】　百合、乌药各 10 克,元胡 5 克。

【用法】　水煎服,日服 2 次,或制成散剂服用。

【功用】　镇静安神,顺气止痛。

【主治】　胃神经官能症之上腹痛。

(2) 柿蒂散

【组成】　柿蒂 9 克,丁香、生姜各 4.5 克。

【用法】　上药共研细末,水泛为九。每次 6 克,日服 2 次。

【功用】　缓痉健胃,降逆止呕。

【主治】　胃神经官能症之呃逆、呕吐。

(3) 旋石散

【组成】　旋覆花,代赭石各等份。

【用法】　上药共研细末。每次 6 克,日服 2 次。

【功用】　镇静,降逆,止呕。

【主治】　胃神经官能症之呕吐、呃逆。

第六节　运动性高血压

高血压可分为原发性高血压和继发性高血压。运动性高血压是在一定的运动负荷下,在运动过程中或刚刚结束时,血压值超出正常人反应性增高的生理范围的一种现象。是属于继发性高血压的一种。

(一) 原因

1. **过度训练或过度紧张引起**　其特点是运动员都有明显过度训练或过度紧张的运动史和出现有关症状,且心肺功能试验显示其功能下降。一般收缩压和舒张压都比正常值高 1.33~2.66 千帕(10~20 毫米汞柱)。若调整运动负荷及积极治疗,血压可逐渐恢复正常。

2. **专项训练引起**　主要是指一段时间内从事力量性练习过多引起,如举重、投掷、健美等,或其他项目的运动员在一段时间内力量性练习过多而引起高血压。这类高血压的特点是收缩压和舒张压均升高,但以舒张压升高多见,舒张压可高达 13.3~14.7 千帕(100~110 毫米汞柱)。

(二) 临床表现及诊断

运动导致的血压异常升高是一种常见现象,临床上进行运动试验时,经常会发现受试者的收缩压明显升高,这不仅在高血压患者中可以见到,而且在那些安静状态下血压正常的人中,约 9% 也会出现这种现象。高血压的定义是人为的、相对的,所以诊断运动性高血压的标准也不一致,这可能与运动试验方式(功率自行车、跑台、台阶等)、年龄、性别、体能及测量血

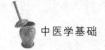

压的时间等诸多因素有关。其中一种标准是运动时收缩压≥100毫米汞柱及(或)舒张压较运动前上升≥10毫米汞柱,或舒张压>90毫米汞柱;另一种判断标准是在运动时或运动后2分钟内,男性收缩压≥210毫米汞柱,女性≥190毫米汞柱;还有一种标准是,用功率自行车进行试验,运动3分钟内,收缩压>220毫米汞柱,舒张压较运动前升高了15毫米汞柱以上。

(三) 治疗

1. 辨证论治

(1) 肝阳上亢

【症状】 眩晕耳鸣,头痛且胀,遇烦劳、恼怒加重,肢麻震颤,面时潮红,失眠多梦,急躁易怒,口干,舌红苔黄,脉弦。

【治则】 平肝潜阳,滋养肝肾。

【方药】 天麻钩藤饮加减。

(2) 肝火上炎

【症状】 头晕且痛,其势较剧,目赤口苦,胸胁胀痛,烦躁易怒,寐少多梦,小便黄,大便干结,舌红苔黄,脉弦数。

【治则】 清肝泻火,清利湿热。

【方药】 当归芦荟丸加减。

(3) 气血亏虚

【症状】 头晕目眩,动则加剧,遇劳则发,面色㿠白,爪甲不华,神疲乏力,少气懒言,心悸少寐,饮食减少,舌淡苔薄白,脉细弱。

【治则】 补养气血,健运脾胃。

【方药】 归脾汤加减。

(4) 肾精不足

【症状】 眩晕而见精神萎靡,少寐多梦,健忘,遗精,耳鸣,偏于阴虚者,五心烦热,舌质红,脉弦细数;偏于阳虚者,四肢不温,形寒怯冷,舌质淡,脉沉细无力。

【治法】 偏阴虚者,治以补肾滋阴。偏阳虚者,治以补肾助阳。

【方药】 补肾滋阴以左归丸为主;补肾助阳宜右归丸为主。

2. 针灸治疗

(1) 体针

【取穴】 百会、强间、脑户(头三针)或丰隆、关元、足三里、人迎等。

【操作方法】 头三针循督脉向后,浅针卧刺,进针3~4厘米,并适当捻转,每日至少针治半小时。

(2) 耳针

【取穴】 降压沟、降压点、内分泌、交感、神门、心等耳穴。

【操作方法】 毫针刺法,每次留针1~2小时,分组交替用穴。

3. 民间秘方

(1) 降压饮

【组成】 龙骨、牡蛎、磁石(布包煎)、代赭石(布包煎)各9克,生铁落30克(布包煎),川杜仲15克。

【用法】 水煎两次,每次煎30~60分钟,约取汁300~400毫升.每日早、晚各服1次(约150~200毫升)。

【功用】 潜阳降压。

【主治】 高血压病(肝阳上亢型)。

(2) 泡足方

【组成】 茺蔚子、桑树枝、桑树叶各 10～15 克。

【用法】 上药加水煎至 1 500 毫升,倒入脚盆,稍凉后浸泡双脚约 30 分钟。洗后上床休息。

【功用】 导热下行。

【主治】 高血压病。

[附记] 药后 30 分钟后,血压开始下降,1 小时后作用最强。并可继续 4～6 小时。如 8 小时后血压有回升趋势,可第 2 次煎药泡脚,效佳。

(3) 降压方

【组成】 芹菜籽 30 克。

【用法】 上药加水 250 毫升,煎至 140 毫升。每日 1 剂,分 2 次服。连服 30 天。

【功用】 平肝降压。

【主治】 高血压病。

(4) 石决丹参汤

【组成】 生石决明、丹参、刺蒺藜、夏枯草各 30 克,车前子(包煎)45 克。

【用法】 上药加水煎 2 次,取汁 300～400 毫升,日分 3 次饭前服。45 天为一个疗程。

【功用】 平肝潜阳,活血养肝。

【主治】 高血压病。

(5) 二草汤

【组成】 夏枯草 120 克,草决明 100 克,白糖 120 克。

【用法】 先将前 2 味药加水 2 000 毫升,文火煎至 1 500 毫升,过滤,药渣复煎,将两次药汁混合,加入白糖,搅匀溶化即成。每剂 3 天。分次服完。30 天为一个疗程。

【功用】 清肝潜阳。

【主治】 高血压病。

(6) 丹参降压汤

【组成】 丹参、川牛膝各 30 克,酒大黄 6 克。

【用法】 水煎服,每日早、晚各服 1 次。

【功用】 活血导热降压。

【主治】 高血压病。

第七节　运 动 性 血 尿

运动性血尿是指健康人在运动后出现一过性血尿,经详细检查找不到其他原因,这类血尿称为运动性血尿。

(一) 原因

运动性血尿发生的原因还未完全清楚。多数学者认为其发生的原因主要与下列因素有关:

外伤,由于保护肾脏的肾周围脂肪组织较少,在运动时肾脏受打击、挤压或牵扯都可造成肾组织或血管的微细损伤,从而引起肾出血产生血尿。

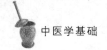

肾缺血,运动时肌肉新陈代谢增强,需要消耗大量的氧和能量,从而要求肌肉中要有更多的血液供应。使得全身血液重新分配,肾上腺素和去甲肾上腺素分泌量增多,造成肾血流量减少,肾血管收缩,发生肾脏部位的缺血、缺氧和血管壁的营养障碍,同时由于运动时血乳酸和二氧化碳等废物的增高,使得肾小球的通透性增加,逸出红细胞而产生血尿。

肾静脉压增高,运动员长时间跑跳时,身体震动可使肾脏下垂,肾静脉与下腔静脉之间的角度变锐,使静脉血回流受阻,肾静脉压增高,造成逆行性外漏,从而导致红细胞渗出,形成运动性血尿。

(二) 临床表现

血尿是重要的临床表现。有的运动员可能伴随全身功能低下的症状,如全身乏力、食欲下降、头痛、头晕等。

运动性血尿的症状有以下几个特点:正在训练的运动员或健康人在运动后骤然出现血尿。其明显程度多数与负荷量大小有密切关系。除血尿症状外,不伴随全身或局部特异性症状和体征。男运动员多见,尤其以跑、跳和球类运动员多见。各项肾功能检查、血液检查和X线检查均正常。绝大多数人(95%)的血尿持续时间不超过3天。血尿可在多年内反复出现,但预后一般良好。

(三) 治疗

1. 辨证论治

(1) 湿热下注型

【症状】 小便频急,热涩刺痛、尿血紫红或夹血块,小腹胀满疼痛,苔薄黄,脉弦数。

【治则】 清热利湿,凉血止血。

【方药】 小蓟饮子合八正散加减。

(2) 中气不足型

【症状】 疲劳乏力,少气懒言,不思饮食,或伴有头晕、多汗、出汗后易感冒、面色㿠白,舌质淡,脉细弱。

【治则】 健脾补气。

【方药】 补中益气汤加减。

(3) 脾肾气虚型

【症状】 血尿反复发作,面色无华,肢体软弱无力,神疲气短,食少便溏,畏寒,劳则加剧,舌质淡,苔薄白,脉细。

【治则】 健脾,补肾,益气凉血。

【方药】 大补元煎加减。

(4) 肝肾阴虚型

【症状】 血尿日久,头晕目眩,烦热,腰酸腿软,舌红少苔,脉细数。

【治则】 补益肝肾,滋阴凉血。

【方药】 二至丸合知柏地黄丸加减。

(5) 气滞血瘀型

【症状】 腰、腹部外伤,血尿伴有疼痛,且痛有定处,固定不移,夜间加重,舌质紫或有瘀斑,脉细涩。

【治则】 行气活血,化瘀止血。

【方药】 血府逐瘀汤加减。

2. 针灸治疗

（1）体针

【取穴】　膈俞、阴谷、关元、血海、三阴交、阴陵泉、肾俞、太溪（双侧）。

【操作方法】　毫针刺，补泻兼施，每日1～2次，每次留针30分钟，10次为一个疗程。

（2）耳针法

【取穴】　肾上腺、肾、交感、膀胱、内分泌、肝。

【操作方法】　毫针刺，中等刺激强度，每日1次，每次30分钟。亦可用王不留行籽贴压。

3. 民间验方

（1）莲藕的节500克切成片，冬瓜1 000克，取其皮切成片，加适量的水一同煮，沥去残渣，喝其汁液。莲藕有止血的功能，节的部分，效用尤强，冬瓜是利尿抗炎的食品，能治尿血。

（2）木耳30克，金针菜120克和砂糖120克，三种材料加五杯水一起煮，熬至二杯水的浓度，喝其汁液，对尿血的治疗很有益处。

（3）白茅花一两（30克）、根三两（90克），以水煎服。

（4）紫云英的根一至二两（30～60克），水煎，一日分2～3次饮服。

（5）玉米须一两（30克），荠菜花五钱（1.5克），白茅根六钱（18克），水煎去渣。一日2次分服。

第八节　运动性月经失调

运动性月经失调是指女运动员参加运动训练后引起月经初潮推迟、闭经、痛经、功能性出血等一系列症状群。

（一）原因

正常月经是女性生殖功能成熟的标志，是下丘脑—垂体—卵巢轴相互协调与子宫内膜对性激素周期性反应的结果，在月经的产生过程中还要受到大脑高级中枢及肾上腺、甲状腺等内分泌腺的调节各种因素作用于其中任何一个环节都可能导致月经的紊乱、失调。

体重及身体构成比。有学者认为足够的体脂是维持正常月经的必备条件，其含量降低，影响雄激素在芳香化酶催化下转变为雌激素的过程，导致月经功能失调，当体脂含量上升到体重的17%时，月经初潮产生，维持有排卵的月经周期，必须有22%的体脂，当体脂降到体重的22%以下时，月经功能会发生紊乱。

能量平衡与营养问题。运动性月经失调一直与能量摄入和能量消耗之间的不平衡相联系，训练量增加而能量摄入不足时卵泡中期黄体生长素（LH）释放频率下降，调查发现闭经运动员营养摄入明显低于月经正常运动员，在从事强调低体重的运动项目如体操、芭蕾舞等的女运动员中，不健康的饮食习惯和负能量平衡的现象则非常常见，在这些闭经的女运动员，其生殖激素与代谢激素与患有像神经性厌食症这样的饮食紊乱的女性的激素谱非常相似，表现为性激素水平低下、基础代谢率和体温降低、血浆中胰岛素、甲状腺素水平低、可的松升高等，在营养补给充足时，这些改变会消除，体重、体脂无明显改变。

运动训练因素。大量研究表明与运动强度、运动持续时间和运动项目等因素相关，随着运动时间的延长，强度的增加，动情周期逐渐受到抑制，在递增负荷训练至过度训练过程中，随着运动负荷的加大及训练周期的加长，生殖轴功能有受抑制趋势，以低促性腺激素及低性

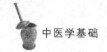

腺类固醇水平为特征,表现出明显的强度及时间效应,运动强度越大,持续时间越长,运动性月经失调的发生率越高,表明运动负荷与其密切相关,运动性月经失调发生率与训练项目本身的特点也具有相关性。

精神心理因素。长期过度紧张,神经内分泌系统持续处于精神应激状态,则会导致内分泌失调,长期大运动量的训练和比赛使女运动员长期处于精神过度紧张状态,以及运动员自身的心理因素等与运动性月经失调的发生相关。

训练开始的年龄在月经初潮之前开始运动训练,其初潮年龄明显晚于月经初潮之后开始训练的运动员和非运动员,并且以后发生月经周期紊乱甚至闭经的可能性更大,这可能与在青春期之剧烈的运动训练中脂肪消耗过多引起代谢和激素分泌的改变有关。

其他。一些运动员为了提高运动成绩而非法用甾体类激素药物,因甾体类激素药物具有拮抗体内雌激素的作用,引起下丘脑—垂体负反馈的作用,干扰正常的丘脑—垂体—性腺轴,而引起月经失调。

(二)临床表现及分型

主要表现为多种类型的月经周期紊乱,并可伴随如全身乏力、不适、运动能力降低等各种症状。

月经初潮延迟。月经初潮延迟是指第一次月经来潮的年龄比正常人晚 2 个标准差以上,许多研究已表明与非运动员相比,女运动员出现月经初潮的年龄要晚,特别是在那些强调保持低体重的运动中,从事大强度运动项目的运动员的初潮年龄比运动强度相对较小的运动项目的女运动员晚,而且,训练水平越高其月经初潮年龄也就越晚,这些说明了运动水平的高低与月经初潮延迟有密切关系。

闭经。闭经是运动性月经失调中最严重的类型,包括原发性闭经和继发性闭经两种:原发性闭经指年满 16 岁而月经从未来潮者,继发性闭经指正常月经发生后月经停止 6 个月或自身周期的三个周期以上。与非运动员相比,运动员中有更高的比例发生原发性闭经。

黄体功能不全。黄体功能不全就是月经周期中有卵泡发育及排卵,但黄体期分泌不足或黄体过早衰退,在运动性月经失调中,黄体功能不全比闭经更常见,常表现为月经周期缩短,但许多运动员由于卵泡期延长其月经周期表现正常。

无排卵月经周期。由于卵泡刺激激素(FSH)分泌缺陷和不能形成黄体生长素/卵泡刺激激素(LH/FSH)排卵高峰,卵巢中无成熟卵泡形成,不能排卵,无黄体形成,子宫内膜受单一雌激素影响,雌激素水平随着卵泡的生长及萎缩而增减,当雌激素水平突然下降时,可有撤退性出血而出现月经来潮,可表现为月经频多或月经稀少甚至闭经,也可表现为周期正常。在运动性月经失调中黄体功能不足和无排卵月经是最常见的类型。

(三)治疗

1. 辨证论治

(1)月经提前

1)脾气虚证

【症状】 经期提前,或兼量多,色淡质稀,神疲肢倦,气短懒言,小腹空坠,纳少便溏舌淡红,苔薄白,脉缓弱。

【治则】 补脾益气,固冲调经。

【方药】 补中益气汤。

2）肾气虚证

【症状】 经期提前，量少，色淡暗，质清稀，腰酸腿软，头晕耳鸣，小便频数，面色晦暗或有黯斑，舌淡黯，苔薄白，脉沉细。

【治则】 补肾益气，固冲调经。

【方药】 固阴煎。

3）阴虚血热证

【症状】 经期提前，量少色红质稠，颧赤唇红，手足心热，咽干口燥，舌红苔少，脉细数。

【治则】 养阴清热，凉血调经。

【方药】 两地汤。

4）阳盛血热证

【症状】 经期提前，量多，色紫红，质稠，心胸烦闷，渴喜冷饮，大便燥结，小便短赤，面色红赤，舌红，苔黄，脉滑数。

【治则】 清热降火，凉血调经。

【方药】 清经散。

5）肝郁化热证

【症状】 经期提前，量多或少，经色紫红，质稠有块，经前乳房、胸胁、少腹胀痛，烦躁易怒，口苦咽干，舌红，苔黄，脉弦数。

【治则】 清肝解郁，凉血调经。

【方药】 丹栀逍遥散。

（2）月经后期

1）肾虚型

【症状】 经期错后，量少，色淡暗，质清稀，腰酸腿软，头晕耳鸣，带下清稀，面色晦暗，或面部暗斑，舌淡暗，苔薄白，脉沉细。

【治则】 补肾益气，养血调经。

【方药】 大补元煎。

2）血虚型

【症状】 月经错后，量少，色淡质稀，小腹空痛，头晕眼花，心悸失眠，皮肤不润，面色苍白或萎黄，舌淡，苔薄，脉细无力。

【治则】 补血养营，益气调经。

【方药】 人参养荣汤。

3）血虚寒证

【症状】 经期错后，量少，色淡质稀，小腹隐痛，喜热喜按，腰酸无力，小便清长，舌淡，苔白，脉沉迟无力。

【治则】 温经扶阳，养血调经。

【方药】 大营煎。

4）血实寒证

【症状】 经期错后，量少，经色紫暗有块，小腹冷痛拒按，得热痛减，畏寒肢冷，舌暗，苔白，脉沉紧或沉迟。

【治则】 温经散寒，活血调经。

【方药】 温经汤。

5）气滞型

【症状】 经期错后，量少，经色暗红或有血块，小腹胀痛，精神抑郁，胸闷不舒，舌苔正

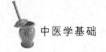

常,脉弦。

【治则】 理气行滞,活血调经。

【方药】 乌药汤。

6)痰湿型

【症状】 经期错后,量少,色淡,质黏,头晕体胖,心悸气短,脘闷恶心,带下量多,舌淡胖,苔白腻,脉滑。

【治则】 燥湿化痰,活血调经。

【方药】 芎归二陈汤。

(3)月经过多

1)气虚型

【症状】 行经量多,色淡红,质清稀,神疲体倦,气短懒言,小腹空坠,舌淡苔薄,脉缓弱。

【治则】 补气升提,固冲止血。

【方药】 安冲汤加升麻。

2)血热型

【症状】 经行量多,色鲜红或深红,质黏稠,口渴饮冷,心烦多梦,尿黄便结,舌红,苔黄,脉滑数。

【治则】 清热凉血,固冲止血。

【方药】 保阴煎加炒地榆、槐花。

3)血瘀型

【症状】 经行量多,色紫暗,质稠有血块,经行腹痛,或平时小腹胀痛,舌紫暗或有瘀点,脉涩有力。

【治则】 活血化瘀,固冲止血。

【方药】 桃红四物汤加三七、茜草。

(4)月经过少

1)肾虚型

【症状】 经来量少,不日即净,或点滴即止,血色淡暗,质稀,腰酸腿软,头晕耳鸣,小便频数,舌淡,苔薄,脉沉细。

【治则】 补肾益精,养血调经。

【方药】 当归地黄饮加紫河车、丹参。

2)血虚型

【症状】 经来量少,不日即净,或点滴即止,经色淡红,质稀,头晕眼花,心悸失眠,皮肤不润,面色萎黄,舌淡,苔薄,脉细无力。

【治则】 补血益气调经。

【方药】 滋血汤。

3)血寒型

【症状】 主要证候,经行量少,色暗红,小腹冷痛,很热痛减,畏寒肢冷,面色青白,舌暗,苔白,脉沉紧。

【治则】 温经散寒,活血调经。

【方药】 温经汤。

4)血瘀型

【症状】 主要证候,经行涩少,包紫黑有块,小腹刺痛拒按,血块下后痛减,或胸胁胀痛,舌紫暗,或有瘀斑紫点,脉涩有力。

【治则】　活血化瘀,理气调经。

【方药】　通瘀煎。

（5）痛经

1）肾气亏损型

【症状】　经期或经后,小腹隐隐作痛,喜按,月经量少,色淡质稀,头晕耳鸣,腰酸腿软,小便清长,面色晦暗,舌淡,苔薄,脉沉细。

【治则】　补肾填精,养血止痛。

【方药】　调肝汤。

2）气血虚弱型

【症状】　经期或经后,小腹隐痛喜按,月经量少,色淡质稀,神疲乏力,头晕心悸,失眠多梦,面色苍白,舌淡,苔薄,脉细弱。

【治则】　补气养血,和中止痛。

【方药】　黄芪建中汤加当归、党参。

3）气滞血瘀型

【症状】　经前或经期,小腹胀痛拒按,胸胁、乳房胀痛,经行不畅,经色紫暗有块,块下痛减,舌紫黯,或有瘀点,脉弦或弦涩有力。

【治则】　行气活血,祛瘀止痛。

【方药】　膈下逐瘀汤。

4）寒凝血瘀型

【症状】　经前或经期,小腹冷痛拒按,得热则痛减,经血量少,色暗有块,畏寒肢冷,面色青白,舌暗,苔白,脉沉紧。

【治则】　温经散寒,祛瘀止痛。

【方药】　温经汤。

2. 针灸治疗

（1）体针

【取穴】　关元、中极、气海、肾俞、三阴交、足三里等穴。

【操作方法】　可针灸并用,平补平泻,留针 30 分钟,每日 1 次,10 次为一个疗程。

（2）耳针法

【取穴】　内生殖器、内分泌、肝、肾、脾等。

【操作方法】　毫针刺,每次取 2～4 穴,捻转法中等刺激,每日 1 次,每次留针 15～20 分钟。

（3）穴位注射法

【取穴】　脾俞、肾俞、三阴交、血海、肝俞、足三里、关元等。

【操作方法】　用 5％当归液或 10％丹参液,每穴注射 0.5 毫升,每次 2～3 穴,每日或隔日 1 次,10 次为一个疗程。

3. 民间秘方

（1）舒肝活血汤

【组成】　柴胡 6～9 克,川芎 9 克,红花 15 克。

【用法】　水煎服,日服 3 次。

【功用】　舒肝活血,调经止痛。

【主治】　月经不调。兼治痛经。

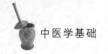

（2）当归柴骨汤

【组成】　当归9克,地骨皮、柴胡各6克。

【用法】　水煎服,日服2次。

【功用】　活血解郁,凉血调经。

【主治】　月经先期量多。

（3）归附汤

【组成】　当归9克,制附子6克。

【用法】　水煎服,日服2次。

【功用】　温经活血。

【主治】　月经不调,小腹冷痛。

（4）姜糖酒

【组成】　生姜10克,赤砂糖20克,黄酒20克。

【用法】　上药加水适量（黄酒后入）煎服,日服2次。

【功用】　益脾温经。

【主治】　月经不调,痛经。

（5）归附散

【组成】　当归10克,制香附20克。

【用法】　上药共研细末,每次6克。

【功用】　解郁调经。

【主治】　月经不调。

（6）调经膏

【组成】　丹参、益母草、制香附各等份。

【用法】　上药加水煎3次,取汁合并,浓缩至调砂糖占全量的30%量,拌匀收膏。每次6克,日服2次。

【功用】　活血调经。

【主治】　月经不调。

（7）三草汤

【组成】　童子益母草、龙芽草、芒种草各30克。

【用法】　水煎服,日服2次。

【功用】　活血调经。

【主治】　月经不调。

（8）复方益母草汤

【组成】　①童子益母草、熟地各30克,艾叶、川芎各9克；②童子益母草30克,艾叶、白芍各9克,当归15克,甘草6克,苦楝子12克。

【用法】　水煎服,日服2次。

【功用】　方①活血滋阴,温经散寒;方②活血调经,理气缓急。

【主治】　月经不调（方①适用于月经次数多而量少;方②适用于月经落后体虚）。

（9）金龟汤

【组成】　黄花金龟60克,羊肉（或瘦肉）60克,米酒250克。

【用法】　上药加水适量炖服（吃汤及肉）,连服数剂。

【功用】　温补脾肾。

【主治】　痛经（脾肾阳虚型）。

（10）楂糖煎

【组成】　山楂炭、红糖各 30 克。

【用法】　水煎服，日服 2 次。连服。

【功用】　化瘀温经止痛。

【主治】　痛经（气滞血瘀型）。

（11）元胡芍附汤

【组成】　元胡、白芍、香附各 10 克，甘草 3 克。

【用法】　水煎服，日服 2 次。连服 3 日，于经前 1 日或有行经先兆时煎服。

【功用】　理气缓急止痛。

第九节　运动员停训综合征

正在训练的运动员因伤、病等各种原因导致骤然停训或明显减量训练，可引起体内一些系统和器官的功能紊乱，这种紊乱症状称为停训综合征。

（一）原因

运动员停训综合征的原因在于突然中断训练后，引起了神经系统适应性的改变。运动员经长期系统训练后，身体内各系统和器官出现一系列程度不同的生理适应性变化，如大脑皮质的兴奋和抑制之间的平衡，安静时脉搏减慢，心搏量增加，呼吸次数减少，肺泡通气量增加等。

（二）临床表现

停训综合征的表现有很大的个体差异，可出现各系统和器官的功能紊乱症状，并以某一系统或器官为主。其中以自主神经功能紊乱为最常见的症状，表现为头痛、烦躁不安、乏力、易激怒、失眠、记忆力减退、思想不集中、工作能力下降、情绪状态稳定性差等；心血管系统可出现心前区不适、胸闷、气短、隐痛、心律不齐等；消化系统的常见症状为食欲下降、腹胀、胃部不适、消化不良、便秘等；个别练习者还可出现神经性尿频、尿急、脱发、消瘦等症状。骨骼肌方面表现为毛细血管密度减少，肌力下降和肌肉数量减少，肌内氧化酶活性（细胞色素 C、线粒体成分等）降低。

停训综合征的症状因人而异，程度的轻重也不一样，持续时间短者几周即可消失，稍重者可持续几月，个别可延及 1 年以上。

（三）治疗

1. 辨证论治

（1）心脾两虚

【症状】　头晕，汗出，面色苍白，心慌心悸，恐惧健忘，甚则精神异常，舌淡苔薄，脉细。

【治则】　补益心脾。

【方药】　归脾汤加减。

（2）脾胃虚弱

【症状】　肢体倦怠，少气懒言，自汗，动则尤甚，纳少腹胀，饭后尤甚，大便溏薄，面色萎黄或㿠白，形体消瘦或浮肿，舌淡苔薄，脉缓弱。

【治则】　健脾益气。

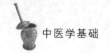

【方药】 香砂六君子汤加减。

（3）气血两虚

【症状】 头晕目眩，心悸怔忡，少气懒言，倦怠乏力，面色㿠白或萎黄，舌淡而嫩，脉细。

【治则】 益气和血。

【方药】 八珍汤加减。

（4）气阴两虚

【症状】 心悸气短，倦怠乏力，少气懒言，头晕目眩，面色无华，舌质偏红，苔薄白，脉细弱无力。

【治则】 益气养阴。

【方药】 生脉散加减。

（5）肾精不足

【症状】 精神萎靡，腰膝酸软，少寐多梦，健忘，遗精，耳鸣，偏于阴虚者，五心烦热，舌质红，脉弦细数；偏于阳虚者，四肢不温，形寒怯冷，舌质淡，脉沉细无力。

【治法】 偏阴虚者，治以补肾滋阴；偏阳虚者，治以补肾助阳。

【方药】 补肾滋阴以左归丸为主；补肾助阳宜右归丸为主。

2. 针灸治疗

【取穴】 内关、关元、合谷、三阴交、足三里等穴。

【操作方法】 平补平泻，针刺得气后，可留针 10～20 分钟，每日 1 次，10 天为一个疗程。

第十节　运动性晕厥

晕厥是由于脑血流暂时降低或血中化学物质变化所致的意识短暂紊乱和意识丧失。在运动中或运动后而发生的晕厥，称为运动性晕厥。晕厥发生的最大危险性不是晕厥本身，而是在晕厥发生刹那间摔倒导致的骨折或外伤。

（一）原因

单纯性晕厥，也叫血管减压性晕厥。由于精神过分激动或紧张，通过神经反射使血管紧张性下降，引起广泛的毛细血管扩张，血压下降，从而导致脑部血液供应不足。比如运动员赛前过分紧张或见别人受伤出血，都可能引起晕厥。

重力性休克。由于疾跑后立即站立不动，或过多地快蹲快起，或反复不停地纵跳等等引起。主要是因为运动时，下肢肌肉毛细血管大量扩张充血，循环血液大量增加，一旦突然停止活动，下肢毛细血管和静脉血管便失去肌肉收缩对它们的节律性挤压作用，加上血液本身的重力关系，大量血液积聚在下肢舒张的血管中，回心血量减少，心输出的血量也随之减少，使脑部突然缺血而发生晕厥。

体位性低血压。长时间站立或久蹲之后突然起立等，都会引起自主性神经功能失调，使直立位时血压显著下降，血回流量减少，使脑部暂时性缺血。

胸内和肺内压增加。由于吸气后憋气使劲，使胸内压或肺内压大大增加，妨碍了腔静脉的回流，使心输出量减少。比如举重运动员的憋气使劲等。

其他。如损伤后剧烈疼痛，低血糖、中暑或心脑血管病等，均可引起。

（二）临床表现

临床上首先出现全身软弱无力、头晕、眼花、耳鸣、眼前发黑、面色苍白等前驱症状，紧接着失去知觉,突然倒地,出现手足发凉、脉搏慢而弱、血压下降、呼吸缓慢、瞳孔缩小等症状。轻度晕厥在倒地片刻,由于脑部得到了血液补充,使脑缺血消除即可清醒,但醒后仍有头昏、乏力、精神不佳等症状。

(三) 治疗

1. 辨证论治

(1) 实证气厥

【症状】 突然昏厥,不省人事,四肢厥冷,口噤拳握,呼吸气粗,舌苔薄白,脉伏或沉弦。

【治则】 顺气、降逆、开郁。

【方药】 五磨饮子加减。

(2) 虚证气厥

【症状】 眩晕昏仆,面色苍白,呼吸微弱,汗出肢冷,舌淡脉沉微。

【治则】 补气回阳。

【方药】 四味回阳饮加减或参附注射液静脉推注。

(3) 实证血厥

【症状】 突然昏仆不知人,牙关紧闭,面赤唇紫,舌暗红,脉弦有力。

【治则】 活血、顺气、降逆。

【方药】 通瘀煎加减。

(4) 虚证血厥

【症状】 突然昏厥,面色苍白,口唇无华,四肢震颤,自汗肤冷,目陷口张,呼吸微弱,舌淡、脉芤或细数无力。

【治则】 益气养血。

【方药】 先用独参汤,继用人参养营汤。

(5) 痰厥证(痰浊型)

【症状】 突然昏厥,喉有痰声,呕吐涎沫,胸膈满闷,呼吸气粗,苔白腻,脉滑。

【治则】 行气豁痰。

【方药】 导痰汤为主方。

(6) 痰厥证(痰火型)

【症状】 突然昏仆,喉中痰鸣,呼吸气粗,痰黏难出,口干便秘,舌红苔黄腻,脉滑数。

【治则】 清火豁痰。

【方药】 礞石滚痰丸加减。

(7) 暑厥证

【症状】 猝然昏仆,眩晕头疼,胸闷身热,面色潮红,舌红干,脉虚数。

【治则】 解暑益气,清心开窍。

【方药】 白虎加人参汤加减。

2. 针灸治疗

(1) 体针

【取穴】 足三里、合谷、人中、内关穴等。

【操作方法】 按摩或针刺,捻转加提插,强刺激,不留针,虚证补,实证泻,虚证可灸。

(2) 耳针法

【取穴】 神门、肾上腺、心、皮质下。

【操作方法】 毫针刺,强刺激,每次留针15～30分钟。

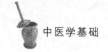

第十一节 运动性腹痛

运动性腹痛是指由于体育运动而引起或诱发的腹部疼痛。

(一) 原因

引起运动中腹痛的原因,大致可分为腹腔内疾患、腹腔外疾患和与运动有关的运动性腹痛三大类。运动中腹痛往往与下列因素有关,如训练水平低、缺乏准备活动或准备活动不充分、运动强度增加过快、身体状况不佳,呼吸与动作之间节奏失调,膳食制度不合理、食物选择不当等。其发病机制主要是肝脾瘀血、胃肠痉挛或功能紊乱、呼吸肌痉挛、内脏器官病变等。

(二) 临床表现

运动性腹痛的程度与运动负荷和运动强度密切相关。大多数运动员在小运动负荷和慢速度运动时,腹痛不明显,随着运动负荷和运动强度的增加,腹痛也逐渐加剧。

腹痛的部位常与病变脏器位置有关,右上腹痛,多为肝胆疾患,肝脏郁血;中上腹痛,多为胃十二指肠溃疡,或慢性胃炎;左上腹痛,多为脾郁血;腹中部痛,多为肠痉挛、蛔虫病;右下腹痛,多为阑尾炎、髂腰肌痉挛;左下腹痛,多因宿便的刺激;季肋部和下胸部锐痛,多为呼吸肌痉挛,往往深呼吸时疼痛加剧。

但是,也有些疾病,在发病初期,其疼痛部位不一定与病变部位相一致,如急性阑尾炎早期的疼痛部位多在上腹部或脐周围。也有些疾病虽然表现为腹痛,但其病变部位却在腹外,如右下肺炎、胸膜炎以及腹肌疾患等。

腹痛的性质和程度与腹痛原因有关:直接由运动引起的腹痛多为胀痛或钝痛,经减少运动强度或做深呼吸以及按压腹部后,疼痛可缓解。其他疾患引起的腹痛多为锐痛、阵发性绞痛、钻痛多,往往要中止运动,经治疗后,疼痛才能缓解。

(三) 治疗

1. 一般处理 对因腹内或腹外疾病所致的运动性腹痛,主要根据原发疾病进行相应的治疗(药物、理疗、局部封闭等)。

运动中出现腹痛后,应减慢运动速度,加深呼吸,调整呼吸与运动的节奏。用手按压腹部常有助于疼痛的缓解。如无效应停止运动。

2. 中医治疗

(1) 辨证论治

1) 寒邪内阻

【症状】 腹痛急起,剧烈拘急,得温痛减,遇寒尤甚,恶寒身蜷,手足不温,口淡不渴,小便清长,苔薄白,脉沉紧。

【治则】 温里散寒,理气止痛。

【方药】 良附丸合正气天香散。

2) 湿热积滞

【症状】 腹部胀痛,痞满拒按,得热痛增,遇冷则减,胸闷不舒,烦渴喜冷饮,大便秘结,或溏滞不爽,身热自汗,小便短赤,苔黄燥或黄腻,脉滑数。

【治则】 通腑泄热,行气导滞。

【方药】 大承气汤。

3）饮食停滞

【症状】 脘腹胀痛,疼痛拒按,嗳腐吞酸,厌食,痛而欲泻,泻后痛减,粪便奇臭,或大便秘结,舌苔厚腻,脉滑。多有伤食史。

【治则】 消食导滞。

【方药】 枳实导滞丸。

4）气机郁滞

【症状】 脘腹疼痛,胀满不舒,痛引两胁,时聚时散,攻窜不定,得嗳气矢气则舒,遇忧思恼怒则剧,苔薄白,脉弦。

【治则】 疏肝解郁,理气止痛。

【方药】 柴胡疏肝散。

5）瘀血阻滞

【症状】 腹痛如锥如刺,痛势较剧,腹内或有结块,痛处固定而拒按,经久不愈,舌质紫暗或有瘀斑,脉细涩。

【治则】 活血化瘀,理气止痛。

【方药】 少腹逐瘀汤。

6）中虚脏寒

【症状】 腹痛绵绵,时作时止,痛时喜按,喜热恶冷,得温则舒,饥饿劳累后加重,得食或休息后减轻,神疲乏力,气短懒言,形寒肢冷,胃纳不佳,大便溏薄,面色不华,舌质淡,苔薄白,脉沉细。

【治则】 温中补虚,缓急止痛。

【方药】 小建中汤。

（2）针灸治疗

1）体针

【取穴】 合谷、内关、足三里、天枢穴等穴。

【操作方法】 用75％乙醇(酒精)棉球穴位皮肤常规消毒,选用1.5寸和2寸毫针,垂直快速刺入穴位,针刺得气后,以足三里、天枢穴为主做强刺激,大幅度提插捻转,使针感尽量上行直达病所,几分钟后行针,留针30分钟,如针刺不配合者,可快速点刺合谷、足三里,不留针。每日1次。

2）耳针法

【取穴】 胃、大肠、交感、神门、耳背脾。

【操作方法】 毫针刺,每日1次,每次留针30分钟,亦可王不留行籽贴压。

3）穴位注射法

【取穴】 天枢、足三里。

【操作方法】 用异丙嗪和阿托品各50毫克混合液,常规消毒,进针得气后,回抽无血再推药,每穴注射0.5毫升,每日1次。

（3）民间秘方

1）艾附丸

【组成】 制香附500克,艾叶120克。

【用法】 上药共研细末,米醋面糊为丸,如梧桐子大,每服6克,温开水送下,每日2～3次。

【功用】 理气解郁,祛寒止痛。

【主治】 腹痛,少腹痛,心气痛,血气痛不可忍者。

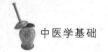

2）止痛方

【组成】 ①松树叶 30 克,食盐 9 克。②鲜千根黄(即一枝黄花根)。

【用法】 方①共炒黑,泡开水服。方②绞汁半杯加蜜少许服。

【功用】 清热,止痛,止呕。

【主治】 腹痛,发热,呕吐。

3）姜糖饮

【组成】 生姜 1 枚(切片),红糖 30 克。

【用法】 水煎服,每日 1 或 2 剂。

【功用】 散寒止痛。

【主治】 腹痛。

4）艾糖饮

【组成】 艾叶 15 克,红糖 30 克。

【用法】 水煎服,日服 2 次。

【功用】 祛寒止痛。

【主治】 腹痛。

5）益胡汤

【组成】 益母草 30 克,延胡索 9 克。

【用法】 水煎服,日服 2 次。

【功用】 活血化瘀,理气止痛。

【主治】 腹痛。

第十二节 肌 肉 痉 挛

肌肉痉挛是指肌肉不自主地强直性收缩。运动中最易发生痉挛的肌肉是小腿腓肠肌,其次是足底的屈踇肌和屈趾肌,多发生于游泳、足球、举重、长跑等项目中。

(一)原因

寒冷刺激。肌肉受到低温的影响,兴奋性会增高,易使肌肉发生强直性收缩。因而,寒冷的刺激,如游泳时受到冷水刺激,冬季户外锻炼时受到冷空气刺激,都可以引起肌肉痉挛。如果在寒冷的运动环境中运动时,未做准备活动或做得不充分,或未注意保暖,就更容易发生肌肉痉挛。

电解质丢失太多。运动中大量排汗,特别是长时间剧烈运动或高温季节运动时,使电解质从汗液中大量丢失。此外,运动员急性减轻体重也要采取各种措施,造成体内的电解质过低,使电解质平衡遭到破坏,而电解质与神经、肌肉兴奋性有关,丢失过多,肌肉兴奋性增高过快,此时就可发生肌肉痉挛。

肌肉收缩与舒张失调。运动训练或比赛中,肌肉过快地连续收缩,而放松时间太短,以致收缩与放松活动不能协调地交替,因而引起肌肉痉挛。这在自行车和短跑运动的新手或训练水平不高的运动员中较多见。

疲劳。身体疲劳会影响肌肉的正常生理功能,疲劳的肌肉往往血液循环和能量物质代谢有改变,肌肉中有大量的乳酸堆积,乳酸不断地对肌肉的收缩物质起作用,致使痉挛产生。因而身体疲劳时,特别是局部疲劳状态下再进行剧烈运动或做些突然紧张用力的动作,就容易引起肌肉痉挛。

(二) 临床表现

肌肉痉挛常发生在运动中或睡觉时,发生时局部肌肉坚硬或隆起,剧烈疼痛,且一时不易缓解,所涉及的关节暂时屈伸功能受限,有的缓解后,仍有酸痛不适感并易再次发生痉挛。

(三) 治疗

1. 辨证论治

(1) 邪壅经络

【症状】　头痛,项背强直,恶寒发热,无汗或有汗,肢体酸重,四肢抽搐,舌苔白,脉浮紧。

【治则】　祛风散寒,和营燥湿。

【方药】　羌活胜湿汤或葛根汤或瓜蒌桂枝汤加减。

(2) 热甚发痉

【症状】　发热胸闷,手足挛急,心烦急躁,口噤,项背强直,甚则角弓反张,腹胀便秘,苔黄腻,脉弦数。

【治则】　泄热存阴,养阴增液。

【方药】　增液承气汤白虎加人参汤加减。

(3) 阴血亏虚

【症状】　素体虚弱,或失血、汗、下太过,项背强直,四肢抽搐,头晕目眩,自汗,神疲,气短,舌淡红,苔薄而少津,脉细。

【治则】　滋阴养血,缓急止痉。

【方药】　四物汤、芍药甘草汤、大定风珠加减。

(4) 阳虚寒凝型

【症状】　阵发性肌肉痉挛疼痛,感寒尤甚,神疲乏力,畏寒肢冷,口淡无味,尿清便溏,舌淡,苔薄白,脉沉弦。

【治则】　缓急止痛,温经散寒。

【方药】　芍药甘草附子汤加减。

2. 针灸治疗

(1) 体针

【取穴】　风池穴、悬钟穴、委中、承山、足三里等穴。

【操作方法】　平补平泻,留针30分钟,隔日1次,10次一个疗程。

(2) 耳针法

【取穴】　皮质下、肝、脾、缘中、耳中、心。

【操作方法】　每次选用3~4穴,毫针刺,强刺激。

(3) 电针法

【取穴】　内关、四神聪、合谷、太冲、神门。

【操作方法】　毫针刺后通脉冲电,刺激量以患者能耐受为度。每次通电10~30分钟,用于急性发作的患者。

3. 按摩疗法　下肢痉挛时可自行按摩。

(1) 摩法:取屈膝坐。足背屈,用手掌或指腹在腓肠肌疼痛处上下来回轻轻按摩1分钟左右,不可用力过度,注意局部肌肉放松。

(2) 按法:用拇指或中指在委中穴和承山穴上由轻到重按1分钟,然后改用掌根揉2分钟。

(3) 叩打法:用两手掌根放在小腿后肌群的两侧,对称用力轻轻击打,反复几十遍。

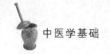

（4）搓法：两手抱住小腿后肌群，对称用力反复搓揉数十遍。

（5）推法：将手自然伸平，掌根放在小腿后上方，从上向下平推20余遍。

（6）牵引：以左手握患者腿的足部向下牵引，右手握其足趾部做极度背屈动作，牵引腓肠肌。

第十三节 赛前应激调理

应激是指机体应付任何出乎意外的紧张与危险状态时所引起的非特异性的全身适应性反应，在心理学上称为紧张状态。运动员在参加比赛时，预先出现一些生理、心理反常，我们称其为赛前应激状态。

（一）原因

担心比赛失利、惧怕失败；时刻考虑比赛成绩和任务；自我参加比赛的角色定位不合理；担心比赛会使自己受到身心伤害；参加比赛的欲望不强；对付比赛可能产生干扰的信心；对自我专项特点把握性；比赛制约对手的应变方法准备充分性不足等均可引起。

（二）临床表现

在参加一些国际、国内重大比赛时，运动员预先出现一些生理、心理反常，常表现为心率加快、血压上升、注意力不集中、失眠、烦躁焦虑和食欲不振等，这是比赛之前运动员体内各器官、系统产生一系列条件反射性变化，是其预先动员各器官、系统的功能来适应即将来临的肌肉活动的应激过程，主要影响以下器官系统。

心血管系统，如应激性心脏病，心律失常和高血压等，有关学者对运动员突然心猝死的案例进行研究，未发现冠状动脉阻塞和心肌梗死症状，主要的病因是极度紧张诱发心室肌纤维室颤。

消化系统，如消化道溃疡，这是一种非特异性病变。

免疫系统，由于神经因素对机体免疫功能产生作用，使免疫功能降低，双方实力相当的重大比赛，激烈的竞争使运动员的神经系统经常处于紧张亢奋状态，长时间的应激作用，导致体内适应功能失控。

（三）治疗

适宜的应激通过神经内分泌反应，以及由此而引发的变化，使机体可以完全适应外环境，对机体无害，甚至能促使功能提高，但是过于强烈、持久的应激却可能引起应激性适应疾病，因此需要积极处理。

1. 辨证论治

（1）肝阳上亢

【症状】 眩晕耳鸣，头痛且胀，遇烦劳、恼怒加重，肢麻震颤，面时潮红，失眠多梦，急躁易怒，口干，舌红苔黄，脉弦。

【治则】 平肝潜阳，滋养肝肾。

【方药】 天麻钩藤饮加减。

（2）脾胃虚弱

【症状】 肢体倦怠，少气懒言，自汗，动则尤甚，纳少腹胀，饭后尤甚，大便溏薄，面色萎黄或㿠白，形体消瘦或浮肿，舌淡苔白，脉缓弱。

【治则】 健脾益气。

【方药】　香砂六君子汤加减。

（3）气阴两虚

【症状】　心悸气短，倦怠乏力，少气懒言，头晕目眩，面色无华，舌质偏红，苔薄白，脉细弱无力。

【治则】　益气养阴。

【方药】　生脉散加减或生脉注射液40～60毫升静推。

（4）心脾两虚

【症状】　头晕目眩，动则加剧，面色㿠白，爪甲不华，神疲乏力，少气懒言，心悸少寐，饮食减少，舌淡苔薄白，脉细弱。

【治则】　补养气血，健运脾胃。

【方药】　归脾汤加减。

（5）肾精不足

【症状】　眩晕而见精神萎靡，少寐多梦，健忘，遗精，耳鸣，偏于阴虚者，五心烦热，舌质红，脉弦细数；偏于阳虚者，四肢不温，形寒怯冷，舌质淡，脉沉细无力。

【治法】　偏阴虚者，治以补肾滋阴；偏阳虚者，治以补肾助阳。

【方药】　补肾滋阴以六味地黄丸为主；补肾助阳宜桂附地黄丸为主。

2. 针灸治疗

【取穴】　合谷、内关、关元、足三里、人迎等。

【操作方法】　平补平泻，每日1次，每次半小时。

3. 理筋手法　患者取仰卧位，对其进行头部按摩，用大鱼际揉法从印堂开始以顺时针方向沿面部按揉，往复5～6次，再用双手从运动员眉间分别循眉弓和前额轻缓地分推至太阳穴，并沿头侧发际推至风池穴，并在攒竹、太阳、头维、安眠、风池等穴道上施以点压，使头部微感酸胀，操作7～8次。然后对其上肢进行放松，主要采用滚法、捏拿等，并对曲池、外关等穴道进行点压。下肢也是采用放松的滚法、拿捏等手法，并对环跳、委中、血海、昆仑等穴位进行点压。取俯卧位，对其腰背部进行按摩，先采用滚法对其进行放松，然后沿脊柱两侧膀胱经穴道用拇指点压，按揉。

参 考 文 献

［1］周世华.过度训练的中医分型论治.安徽体育科技,1998,(4):90～92

［2］袁守龙.针灸治疗过度训练综合征的研究.针刺研究,1998,(3):232

［3］颜中杰,张博.过度训练与过度疲劳的区别及其防治机制.山东体育学院报,2006,(01):101

［4］曲绵域,于长隆.实用运动医学.北京:北京科学技术出版社,2003

［5］曲绵域,高云秋.现代运动医学诊疗手册.北京:北京医科大学、中国协和医科大学联合出版社,1997

［6］张伯臾.中医内科学.上海:上海科学技术出版社,1985

［7］张忠秋.运动员大赛前紧张怎么办?.中国体育教练员,1993,(01):42～43

［8］浦钧宗.运动员伤病的防治.北京:科学普及出版社,1991

［9］陈中伟,等.运动医学.上海:上海科技教育出版社,1996

［10］单兆伟,等.内科多发病中西医综合治疗.北京:人民卫生出版社.2003

［11］程爵棠,程功文.民间秘方治百病.北京:人民军医出版社,1999

［12］覃丽梅.针刺治疗心律失常的研究进展.针灸临床杂志,2005,21(2):54～55

［13］柏维丽.心律失常的中医治疗.现代中西医结合杂志,2005,14(22):2981～2982

［14］称佑邦,王永炎.中医急诊医学.福州:福建科学技术出版社,1995

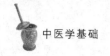

[15] 白秀英,王舒.针刺配合西医药治疗低血糖昏迷10例报告.中国中医急症,1996,(5)4:167～168

[16] 郭志芳.中医治胃肠神经官能症.开卷有益,求医问药,2004,(10):19

[17] 司炳煜,韩再萍.吗丁啉治疗胃肠神经官能症40例临床观察.现代医药卫生,2000,(03)

[18] 张丽娟.针灸治疗胃肠神经官能症临床观察.河南中医,2003,(08):63

[19] 余昌时.表现在胃肠系统的一种怪病——胃肠神经官能症.中国健康月刊,1990,(01):11

[20] 郑永刚,王新玲,何国金,等.冲和治疗训练性胃肠神经官能症47例.实用医药杂志,2005,(10):885

[21] 许纲,高云秋.运动性高血压.国外医学·物理医学与康复学分册,2005,02:38～40

[22] 金成旭,王薇,金仁吉.针刺对高血压病的研究进展.针灸临床杂志,2005,(10):51～52

[23] 孙国杰.针灸学.上海:上海科学技术出版社,1997

[24] 周洪范.中国秘方全书.第2版.上海:科学技术文献出版社,1991

[25] 蔡伟兴.补中益气汤治疗泌尿系统疾病例举.浙江中医学院学报,1996,(06):25

[26] 杜少堂.浅析运动性血尿.菏泽医专学报,1997,(02):82～83

[27] 鲁礼科,李准.辨证治疗血尿106例临床观察.中医药导报,2005,(11):22

[28] 徐惠德.针刺治疗乳糜血尿1例.上海针灸杂志,2000,(01):48

[29] 曲绵域,高云秋.现代运动医学诊疗手册.北京:北京医科大学、中国协和医科大学联合出版社,1997

[30] 马宝璋.中医妇科学.上海:上海科学技术出版社,1997

[31] 常燕,郑师超.运动与月经失调.广西师范大学学报(自然科学版),1992,(03):36～40

[32] 吴亚娟,马光华.运动性月经失调的原因、种类预防及药物治疗.浙江体育科学,1994,(02):51～52

[33] 付燕,熊若虹.运动性月经失调的研究进展.成都体育学院学报,2006,(01):100～103

[34] 俞瑾.功能性月经失调的中西医结合诊疗标准(试行草案).中国中西医结合杂志,2003,(03):237～340

[35] 赵薇,陆斌.近五年针灸治疗妇科疾病概况.针灸临床杂志,1997,(02):49

[36] 杨俊卿.运动性晕厥的常见原因和预防措施.北京体育师范学院学报,1999,(02):76～77

[37] 王荣.运动性晕厥产生原因及预防.田径,1999,(07):46

[38] 雷顺群.厥证.中国乡村医药,2003,(06):65～66

[39] 马英辉.晕厥、狐臭临证心得.湖南中医药导报,1997,(04):66～67

[40] 张秀英,肇春英,房金杰.含服硝苯吡啶治疗运动性腹痛、45例疗效分析.牡丹江医学院学报,1993,(2)增刊:58～59

[51] 卢文秀.针刺治疗急腹痛120例临床观察.中国中医急症,2000,(S1):12～13

[52] 梁文英.针刺足三里及天枢穴治疗急腹痛的体会.现代中西医结合杂志,2003,(06):624

[53] 陈竞.针刺内关、足三里治疗腹痛48例.中国针灸,2005,(08):563.

[54] 杜永清.大剂量芍药甘草汤加味治疗肌肉痉挛性疼痛.实用中医内科杂志,1996,(02):24

[55] 傅雷.临床应用配穴法的体会.湖北中医杂志,1999,(11):522～523

[56] 黄卫东.下肢肌痉挛的处理方法.九江师专学报,1991,(06):60

[57] 戴万亨.中西医临床内科学.北京:中国医药科技出版社,2003

[58] 刘明.34例运动性贫血的治疗.中国校医,2005,(03):285

[59] 程子刚,杨亚平.针刺中药并用治疗贫血45例.针灸临床杂志,2005,(03):15～16

[60] 王书钰.急性高原病的诊治.成都医药,1996,(03):143～144

[61] 李基文.高原病的发病机制及防治研究进展.职业卫生与应急救援,2004,(02):65～67

[62] 隋岫兰,邱光华.血管紧张素转换酶抑制剂在高原病的应用.西藏医药杂志,2000,(01):6～7

[63] 罗书练,郑萍,匡建芳.中西医结合治疗急性高原病.高原医学杂志,2002,(03):60～63

[64] 陈胜萍.比赛期间运动员机体的应激反应及其作用.南京体育学院学报(自然科学版),2004,(04):57～58

[65] 张忠秋.高水平运动员比赛临场心理应激状态的评价方法探讨.体育科学,1997,(05):86

[66] 高勇,姚重军.浅比赛期间运动员应激状态探讨.甘肃科技,2005,(03):121

[67] 郝素彬.维生素C预防应激反应的效果.日本医学介绍,1994,(05):225

[68] 邹军.中医运动医学.北京:人民体育出版社,2010.12

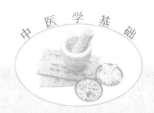

第十章 中医运动医学学科现状概述

运动医学是一门多学科综合性基础和应用医学学科,研究运动、训练、体育和缺乏运动对健康人或者病人身体功能的生理、病理的影响。其成果用于伤病预防、治疗和康复。在医学与体育的结合过程中,西医发展了运动医学,而中医运动医学即是将传统中医学与运动医学相融合进而产生了独具特色的医学领域。它们无论从理论基础还是研究对象上来说都存在着许多差别,但同时两者也都积累了许多宝贵经验。

第一节 中医运动医学的学科特性

随着体育运动的普及和发展,运动医学已经不再局限于对损伤的处理。生理、生化、病理、生物力学、损伤机制、训练与适应、营养、心理、康复等一系列专业工作人员的介入,让运动医学逐渐成为提高运动员健康体质和竞技水平所不可缺少的综合性支持学科。

中医在运动医学领域有非常丰富的经验和理论积累,但在过去一些年里,中医学相比于现代医学一直处于下风,运动医学在西方尚且是比较新的医学分支,对中医而言,更重要的是在常见病多发病的诊疗上面取得突破,因此系统整理中医学中的运动医学思想,开展相关的实证研究起步都比较晚,具有信服力的科研成果并不多。但顽强的中医学还是体现了自己的生命力,以中国比较权威的《中国运动医学杂志》为例,据报道,杂志开办中医药专栏20年来,从1982年至1988年的7年间,在此杂志发表关于中医药的文章只占总数的5.9%,20世纪90年代以来,此杂志发表中医类文章的比例年均保持在13%以上,与80年代相比,增加了一倍多,反映了中医药在运动医学领域中逐步得到重视与开拓。

就目前而言,建立中医运动医学学科的条件已经逐渐成熟。

一、中医药学科群的构建已日臻完善

中医药学科群是从无到有、从小到大一点一点逐步建立起来的,中医基础理论、中医临床基础、中医医史文献、方剂学、中医诊断学、中医内科学、中医外科学、中医骨伤科学、中医妇科学、中医儿科学、中医五官科学、针灸推拿学等学科已经相当成熟,这些学科的成熟反过来推动了诸如中医运动医学、中医性学等学科的发展。考察一下近年发表的中医运动医学的有关文章,几乎涉及了所有上面提到的学科,如中医基础理论方面的《脏腑对消除运动性疲劳的影响》、中医诊断学方面的《中医学脉诊舌诊在运动员功能评定中的应用研究》、针灸

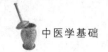

推拿学方面的《中医推拿对女足运动员体能恢复的影响》等等,这些学科的有机交叉结合,丰富了中医运动医学的内容,使得中医运动医学越来越具有独立的势态。另外,中医学的许多二级学科都跟西医学中的二级学科对应,从构建完整的中医学科序列的角度来看,建立中医运动医学学科也十分迫切。

二、中医运动医学已经具有相对独立的临床病种

奥运会的医师报告中提到,在现代运动所致的损伤中,约有85%的病种不属于传统的骨伤科范畴,运动医学的医师还须掌握呼吸道病变、心血管病变,甚至皮肤病的防治知识。高强度高难度的训练和比赛产生了新的疾病谱,每一种运动形态常常导致的运动损伤和运动疲劳都不太一样。运动可以分为田径、游泳、球类、搏击、举重、射击、冰上项目、划船、体操、登山等等项目。这些大项目下还可以分出许多子项目,田径中的长跑、短跑、跳高、跳远、跨栏等需要的身体素质各不相同,所要求的医学支持也有较大差异,跨大类的运动项目其运动特点的差异就更为显著,损伤、治疗、康复、营养补给、训练、休整都是重大的课题,显然它们已经远远超越了传统的内外妇儿五官骨伤科的诊疗范围,而形成了自己独特的临床病种。中医的骨伤科独树一帜、中医的妇科很有特色、中医的营养学博大精深、中医的心身相关理论具有显赫的价值,完整的理论结构让中医介入到运动医学的方方面面;中医的手段多样,内服、外敷、针灸、推拿、熏洗、导引在运动医学领域都有运用,效果显著,已经逐步确立了诊疗的优势病种,比如目前各专业运动队都有专业的中医推拿医生,比如运动员的运动性失眠、运动性月经不调等主要都是采用中医的治疗手段。中医在运动医学领域的渗透表现为全面开花、重点突破的格局。

三、中医运动医学的人才资源、教学和科研储备都已有了相当规模

学科建设是普通高等学校的一项根本任务,是高等学校之所以成为"大学"的基础和最重要的条件。高等学校是知识和文化传播的发源地和主要集散地,科研和教学是高等学校得以生存和立足的两条生命线,人才资源、教学和科研,这三个条件也都是一门学科产生和建设的必要条件和必备环境。一些中医院校已经开设了中医学专业运动医学方向,本科、硕士、博士的人才梯队初具规模。成都体育学院开设的中医学专业(中医骨伤科学方向)已有40余年的历史,主要培养以中医为主、中西医结合的骨伤科医师、运动医学教师、科研人员、运动队队医,其他体育学院开设的运动人体科学许多地方也和中医运动医学重合,笔者认为,他们所从事的工作几乎都可以包括在中医运动医学范畴之内。这一个专业人才辈出,老一辈的如郑怀贤、郭春园等,新一辈研究者在中医运动医学领域的耕耘更为引人注目,大量运动保健品的推出、抗疲劳中药的筛选、传统体育运动在训练中的引入等科研成果为中国运动队取得优异成绩立下汗马功劳。当前重视中医运动医学的机构已经突破了中医院校和体育院校的局限,一些综合性重点大学也投入了大量人力物力进行相关研究。参与单位的增多、学科专业队伍的扩大、基础理论建设的深入、教学科研基地的大步迈进都预示着学科发展逐渐走向正轨。

四、中医运动医学和西医运动医学有较明确的分界线

要建立一门新学科,必须考察它和邻近、相似学科的关系,如果在研究对象、研究方法、基本理论方面没有质的不同,很难被认可。中医运动医学之所以能成为一门独立的学科,是因为它有自己独特的一套东西。首先,它有不同于西医运动医学的特定研究对象和范畴,它是研究如何应用中医中药理论来认识和研究人体的运动规律和身体反应机制;它以辨证论

治为基本的医学方法诊治运动疲劳和损伤等疾病;它以传统的中医中药为基本手段治疗运动医学的疾病;此外,中医运动医学与西医运动医学相比,针灸、推拿、拔罐、敷贴、饮食宜忌都是自己所特有的。其次,它具有自己行之有效的基础理论,脏象学说、气血津液学说、经络学说等构成了中医运动医学的基础理论。再次,它具有独特的研究方法,除借助现代科学以外,总结传统名师或者民间经验,挖掘古代文献,哲学思辨等中医研究方法起到了重要作用。最后,体育事业对学科建设的需求和丰富的医学实践和案例支持给学科注入活力,兴奋剂事件、西医药巨大的不良反应让运动员逐渐回复到追求天然药物和自然疗法,对中医中药的偏爱构成了中医运动医学学科发展的巨大动力。

五、中医运动医学的概念及其特色

中医运动医学作为一门新兴学科,这个概念的使用频率还非常低,如果我们给它下一个定义,可以这样表述:它是中医学、现代医学与体育学相结合的综合性应用科学,是运用中医的理论与方法研究与体育运动有关的医学问题,从而达到在运动中防治伤病、增强体质、促进健康和提高运动成绩的目的。它不同于古代中医学有关运动医学的论述,因为中医运动医学虽然也研究普通人的运动疾病,但体育专业运动员才是研究的重点,这和现代运动医学的关注重点是一致的。它也不同于现代运动医学,我们在前面已经做过阐述。

中医运动医学学科的发展,有赖于方方面面的努力,也有一个由点到面逐渐扩展的过程,我们认为,首先必须抓住中医学的学科优势,有的放矢,集中在几个方面先进行攻关,然后带动整个学科的全面发展。综合起来看,中医药与运动损伤、中医药与运动性疾病、中医药与运动能力、中医药与运动心理、传统中医健身与保健康复及中医药、体育运动与保健康复6个方面有特色和优势。

六、结语

虽然中医运动医学学科已经逐渐成熟,但我们也应看到,中医运动医学学科的发展还有许多障碍,比如教材、学位授予、全国性的学术组织和专业杂志等问题还比较突出,而这些都是我们未来需要共同克服的,在这里也祝愿能有更多志同道合的朋友加入到中医运动医学的学科建设队伍中来,共同耕耘好这块新兴的而又前景广阔的学术园地。

第二节　中医运动医学的教学、临床、科研现状与分析

一、中医运动医学的教学现状与分析

目前各体育院校、中医院校的体育专业、西医院校的体育相关专业都开设有中医的课程。成都体育学院、上海中医药大学、广西中医学院还设立了以中医运动医学为主要特色的中医学专业。中医学专业(运动医学方向)是一个新兴专业,它以中医学和运动医学两个学科为依托,培养既懂中医、又了解运动医学的复合型中医学专门人才。以下14所体育院校及5所医科院校的中医学课程的开展情况、中医运动医学方向的专业设置情况,包括师资结构、课程设置、教材建设、实践能力培养、学习兴趣等的关键性问题。

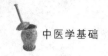

（一）体育院校、医科院校开设中医课程的专业

1. 体育院校开设中医课程的专业 14所体育院校的运动人体科学专业均开设了中医的相关课程。并且11所体育学院的民族传统体育、7所体育学院的体育教育专业和5所体育学院的运动训练专业同时也开设了中医课程。体育院校开设中医课程的专业如表10-1所示。

表10-1　体育院校开设中医课程的专业

	运动人体科学	运动康复与健康	民族传统体育	体育教育	运动训练	中医学（中医骨伤科学方向）	社会体育	特殊教育专业
上海体育学院	√		√	√	√			
南京体育学院	√							
哈尔滨体育学院	√							
首都体育学院	√		√	√				
成都体育学院	√		√	√	√	√		
河北体育学院	√	√	√					
天津体育学院	√	√	√	√	√		√	
山东体育学院	√							√
西安体育学院	√							
广州体育学院	√							
吉林体育学院	√							
沈阳体育学院	√	√	√	√	√		√	
武汉体育学院	√							
北京体育大学	√	√						

2. 医科院校体育相关专业设置情况 温州医学院、泰山医学院、长冶医学院、赣南医学院等4所西医院校开设了运动人体科学专业。上海中医药大学和广西中医学院开设了中医学（运动医学方向）专业，山东中医药大学开设了运动人体科学专业、社会体育专业，成都中医药大学开设了体育教育、运动人体科学、社会体育专业，广州中医药大学开设了体育教育专业。这些专业都安排了中医课程的学习。

成都体育学院除开设了运动人体科学之外，还设有中医学专业（中医骨伤科方向），是全国体育院校中唯一的医学类专业，也是全国高校中最早建立以中医骨伤科为特色的专业，具有很强的中医特色。该专业突出以中医手段对运动骨伤进行治疗，是中医在运动医学应用的一个很好典例，也是一个新专业、新领域的研究基础与开始，同时也能够给予其他的体育院校一定的借鉴作用。

上海中医药大学和广西中医学院开设中医学（运动医学方向）专业将中医运动医学发展带入了一个新的里程。上海中医药大学与上海体育学院2003年联合申办了中医学（运动医学方向）专业，学制为五年制本科，这在国内是首次，随后广西中医学院也开办了同样的专业。中医院校开办运动医学相关专业是瞄准了我国作为体育大国，运动医学具有无可限量的发展潜力。中医院校运用传统医学优势，培养掌握中西医基础理论和基本临床技能的医务人员,并在此基础上,能运用中医治疗方法处理体育运动过程中内、外、妇、儿、骨伤、康复等相关疾病的中医复合型高级人才。

目前我国高等中医药院校中医学运动医学专业在全国呈现出蓬勃发展的趋势,但在快速发展的过程中,也应清醒地认识到,目前我国高等中医药院校所创办的运动医学专业人才培养模式与我国现阶段社会需求之间确实存在诸多的问题。例如由于医科院校授予的是医学学位,对体育院校运动人体科学专业、运动康复与健康专业的学生就业形成了竞争,如何发挥各自的优势,错位发展,是中医药院校、体育院校当前应考虑的问题。

(二)体育院校开设的中医课程情况

1. **中医理论课程**　成都体育学院中医学专业全面学习了中医学课程,除此之外各体育院校运动人体科学专业、运动康复与健康专业学习中医课程最多,主要包括中医基础理论、推拿学、针灸学、中医养生学、中医药膳学等。所有的体育院校的运动人体科学专业都开设有中医基础理论、针灸学和推拿学的课程,有条件的体育学院的运动人体科学专业,如成都体育学院、首都体育学院、西安体育学院还开设了中医骨伤学或(和)中医筋伤学的课程。

民族传统体育专业主要学习中医基础理论、推拿学、传统养生3门中医课程,体育教育、运动训练、社会体育、特殊教育等学习中医推拿课程。体育院校中医理论课程情况如表10-2所示。

表 10-2　体院院校中医理论课程(学时)

	中医基础理论	推拿学	针灸学	养生学	中医药膳学	中医骨伤学	中医筋伤学	医学手法	伤科推拿
上海体育学院	32	32	32		18				
南京体育学院	36	36	36	36					
哈尔滨体育学院	36	126		36					
首都体育学院	72	72	36	36	36	36			
成都体育学院	68	68	68			52	116		
河北体育学院	72	36	72	54					
天津体育学院	54	48	16						
山东体育学院	36	36		36					
西安体育学院	72	36	36	36		36			
广州体育学院	32	48	48	64					
吉林体育学院	20	36	36	36					
沈阳体育学院	36	48	16	72	16				
武汉体育学院	36	36	36					36	
北京体育大学	36	48	36	36					32

2. **传统体育养生课程**　主要的课程有气功、太极拳、八段锦、八卦掌、五禽戏等。这些都是属于中国的传统健身的功法,也是中国传统的保健体育。它是一项内外兼修、身心共同锻炼的运动,不仅是中华民族传统文化的瑰宝,也从中可以体现出中医学的"治未病"的观点。

各体育院校民族传统体育专业对上述中医传统健身都加以学习。运动人体科学专业

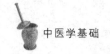

(运动康复与健康专业)学习中医传统健身课程情况如表 10 - 3 所示。

表 10 - 3　体育院校运动人体科学专业(运动康复与健康专业)中医传统健身课程

	气功	太极拳	八段锦	八卦掌	练功十八法	十二段锦	按摩术
上海体育学院	√	√	√		√		
南京体育学院	√	√					
哈尔滨体育学院	√	√	√				√
首都体育学院	√	√					√
成都体育学院	√	√					√
河北体育学院		√					√
天津体育学院	√						
山东体育学院	√	√		√			
西安体育学院		√				√	
广州体育学院	√	√					
吉林体育学院		√		√			√
沈阳体育学院		√					
武汉体育学院		√					
北京体育大学							√

3. 体育院校中医课程的教材与性质　目前体育院校中医课程还没有全国统一教材,使用的是全国高等中医院校教材、全国高等医学院校中医学的相关教材和自编教材。调查显示只有上海体育学院和广州体育学院没有把中医相关的课程列为必修课,而是作为限制选修课。其余的体育院校都将部分中医课程列为必修课,表明各体育院校非常重视中医在体育学的应用。体育院校使用自编教材,在一定程度上能够进行较有针对性的教学。因为医科院校的教材是偏重于医学的,没有能够体现体育特色。比如中医药与运动性疾病的防治、中医药与运动创伤、中医药或药膳对训练期间和赛前应激的调理、中医药提高运动能力、传统中医健身(气功、太极拳、武术等)与健康促进或疾病康复、中医药与运动疲劳、中医药联合运动与健康促进或疾病康复,这些都是目前中医药在运动医学领域研究的热点的问题,只有通过各体育院校、中医院校的从事中医运动医学的工作者共同的探讨和研究,才能编写出有体育特色的中医课程的教材,体育院校的学生才能了解到自己专业的优势和特长所在,也能更进一步推动中医运动医学的发展。

在首都体育学院周军教授的组织下,联合成都体育学院、武汉体育学院、上海体育学院、沈阳体育学院、天津体育学院、西安体育学院等 6 所体育院校编写了《中医学概论》、《针灸学》、《推拿学》3 门教材,开创了体育院校统编中医教材的先河,大力促进了中医运动医学工作者的交流。相信不久将来,中医运动医学教学、科研、临床工作者之间的联系会更加广泛与深入,从事中医运动医学的学者、专家队伍会更加壮大。

4. 体育院校从事中医运动医学的师资情况　各体育院校从事中医教学的教师已占有了一定的比例,这对学科和专业的发展也起到了推动的作用。问卷显示成都体育学院从事中医学的教学、科研、临床的教师人数占有很大的比例,这些教师中 25% 是中医院校毕业的教师。成都体育学院以中医骨伤为特色,他们取得的成果也是有目共睹的,在体育院校的中医教学方面起着带头的作用,可以给大家更多的借鉴。体育院校从事中医学的教师的概况如表 10 - 4。

表 10 - 4 体育院校从事中医学的教师的概况(人)

	从事中医学的教学、科研、临床的教师	中医院校毕业的教师	其他院校中医学专业毕业的教师
上海体育学院	3	2	1
南京体育学院	1	1	0
哈尔滨体育学院	6	6	0
首都体育学院	6	3	3
成都体育学院	84	21	63
河北体育学院	5	3	2
天津体育学院	4	1	3
山东体育学院	4	4	0
西安体育学院	9	3	6
广州体育学院	2	1	1
吉林体育学院	2	2	0
沈阳体育学院	2	2	0
武汉体育学院	12	5	7
北京体育大学	4	3	1

(三) 学生学习中医学所遇到的问题

1. **课堂实践操作** 中医是中国传统文化积累酝酿形成的,所以与现在的思维方式难免有一些差异,这样就导致了学习中医具有一定的难度。其难点就在于中医的抽象思维,感觉看不见摸不着,中医建立在中国古代哲学的基础之上的,哲学是抽象的,所以中医也是抽象的,就增加了学生在理解上的难度。

传统的观念一般认为中医的学习都是从小开始学、师傅带徒弟的教学模式,相关的实践证明这种培养人才固有的模式也是行之有效的,并且为中医学得以代代相传提供了保障,保证其能够绵延不绝的发展继承下去。而现在中医基础教学主要在学校完成,实践与跟师学习放在以后的实习工作中。体育学院学生主要学习针灸、推拿、中医骨伤与筋伤等操作性强的课程,学生提出的较多的意见就是建议再多增加一些实践的课程。熟能生巧在中医这些操作性的课程上面更加适用,在中医医院的一些针灸科和推拿科的医生都把他们自己比作一个熟练的操作工,因此我们也可以看出对于熟练于心的人来说,推拿、针灸和火罐也可以算是一门技术性质的工作。

2. **中医课程的实习与培训** 学生实习单位有医院康复科、体育运动队、体育院校医务室、体育科研部门(如体育学院实验室、国家或各省市体科所)、体育健身公司(如健身中心、健身器材销售)。其中在各大医院的康复科和运动队是运动人体科学专业学生实习的主要地点,这两个地方也能够为学生提供与专业知识相对应的临床实习的条件、病人以及相关的设施操作。问卷表明学生实习过的中医治疗方法有针灸、推拿和火罐;在传统中医健身方面

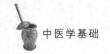

是传统的养生功法,如太极拳、气功、五禽戏、八段锦、八卦掌、易筋经等。85％的学生认为需要增加中医相关科室的实习。

成都体育学院中医学专业、运动人体科学专业都要到成都体育学院附属医院、成都中医药大学附属医院、四川省骨伤医院进行实习。实习科室不仅仅在推拿科和针灸科,还有中医骨科、伤科等,这样成都体育学院的运动人体科学专业的学生比其他体育学院学生来说实习中医机会更多,掌握也更好。

学生除了根据专业要求学习、实习中医外,成都体育学院的学生参加过针灸课程的培训并且取得了证书;上海体育学院有的学生参加过中级推拿保健的培训并且取得了《中级保健按摩师职业资格证书》。相关证书的获得是在很大程度上给予学生在某项专业技能上的一种肯定,在以后的工作中也是一种证明自己专业水平的体现。而且在同等条件下,多数用人单位还是会考虑选择具有一技之长的学生。

(四)体育院校中医课程的教学效果

64％的学生希望把中医相关的课程列为必修课。必修课、限制选修课和任意选修课在课程设置的要求上就把中医课程放在一个很重要的地位,体现了学生对此课程的重视程度。学生愿意以更认真的态度及花费更多的时间精力学习中医课程。

88％的学生对中医课程还是感兴趣的,86％学生都希望增加中医相关课程的学习。其原因之一是学生从小对中医的涉猎较少,对中医的了解甚少,对于中医的印象是深奥的、神秘的,因此能够引起一些没有接触过中医或者涉入中医的这个门槛较浅的学生的好奇心和探求欲。另外,部分学生学习了针灸、推拿等中医治疗方法后,在实践中得到了应用,如为运动员治伤、为亲朋好友治病,有的还去医院的针灸推拿科实习,体会到了中医的作用与效果,激发了学习中医课程的兴趣。

成都体育学院、广州体育学院、武汉体育学院、首都体育学院的运动人体科学专业有10％以上的学生毕业后进修中医、从事中医为主的工作、报考中医研究方向的研究生,可见在体育院校学习好中医对就业与深造也有帮助。

(五)对中医运动医学课程与相关专业建设的建议

1. **加强中医运动医学的师资培训与交流**　各高等中医药院校运动医学专业的师资力量难以满足该专业发展的需求,表现在专业教师数量缺乏,其中尤为缺少既有较高专业理论水平、又有实践经验的基础理论课教师。由于中医学(运动医学方向)专业开设不久,中医院校教师对体育学的知识还掌握不够;同时,大部分体育院校医院规模都还较小,在中医药防治运动性疾病与运动损伤的研究上投入不够,体育院校老师对中医的新技术与研究进展学习交流也不多。体育院校与中医药院校可通过互派访问学者,互相招收硕士、博士研究生及博士后,同时鼓励人员流动与横向合作研究来促进中医运动医学的师资培训与交流。

2. **体育学院组织编写统一中医运动医学相关教材**　教材是学生学习的基础,通过教材能够了解和掌握好自己专业的知识。统一教材的目的在于使学生的学习具有针对性,突出专业学习的重点,明确该专业的学习内容和特色。编写统一教材强调的是实用性和适用性,交叉学科更需要自己编写出符合自己特色满足自身需要的教材。同时,教材编写有利于各体育学院从事中医运动医学工作者之间的沟通联系,有利于教学科研临床经验与成果交流。

3. **加强中医运动医学的实践教学,进一步完善实习基地**　学以致用对于每一门学科都是很实用的,包括中医学或者运动人体科学,学了以后该如何用,是一个主要问题,解决关键还是在于加强实践和实习,学生希望学校尽其最大的努力为他们提供实践与实习的条件和设施,让他们能够真正的学以致用,这也是一个专业培养人才的真正目的所在,这样就需要学校和相关部门能够提供更多的实习基地。对于中医运动医学来说,实习基地包括体育医院与运动康复中心、中医骨伤医院或中医院骨伤科,建议安排更多的这类医院接受更多的学生实习,让他们在实践中领悟和学习中医的潜在的奥秘。

4. 体育学院加强培养武术和中医相结合的体育康复保健人才 中医与武术应用于康复简便易行,一般不需要昂贵的医疗设备和复杂操作技术,可由病人本身及其家属或基层医务人员来进行康复医疗。我国卫生发展要求在 2010 年人人享有公共卫生服务和基本医疗服务,国家着力建设融医疗、预防、保健、康复、健康教育和计划生育服务"六位一体"的社区卫生服务网络,而一些沿海发达地区在社区卫生服务中心的投入更大,可率先基本实现这一目标。

各个社区卫生服务中心理想的康复治疗师配置是 3~5 名,故以上社区卫生服务中心实际康复治疗师差额在 50% 左右。要逐步实现"大病进医院,康复在社区",社区内残疾人"人人享有康复服务",这对如何充分发挥中医、武术等简练的传统特色康复保健方法在人才培养、科研等方面提出了更高要求,同时国外的"中医热"、"武术热"也为掌握中医与武术的康复保健人才在国外发展提供了理想的平台。

现国内各体育院校运动人体科学专业、运动康复与健康专业都培养从事康复保健的人才,武医结合应成为体育学院培养康复治疗师、保健师的重要特色。如何将中医、武术、运动疗法三者联合,培养适合社区需要的康复治疗师、保健师,另一方面加强外语学习,设立七年制康复国际班等,培养出具有中国传统康复保健特色的外向型、国际型的康复保健人才,将是体育学院在康复与保健教学中应重点推进的内容。

5. 加强中医运动医学的学科建设,积极扩大中医运动医学相关专业的规模 调查表明中医运动医学这个概念已被大多数的人所接受,并且认为 5~10 年后可能成为一门独立的学科。为此需要做的还有很多,比如教材、学位授予、全国性的学术组织和专业杂志等问题还比较突出,而这些都是我们未来需要共同克服的。其中最为重要的是如何体现出这门学科所具有的别的专业所没有的特色。同时应加强中医药与运动创伤、中医药与运动性疾病、中医药与运动能力、中医药与运动心理、传统体育养生与康复及中医药联合运动与养生康复等热点问题的研究。一方面是加强宣传力度,让更多的学者了解知道这些方面的研究状况,吸引更多有识之士来加入这个研究;另一方面是要加强中医运动医学的学术交流,或者成立类似"中医运动医学"的学术组织,定期召开学术会议,促进共同发展、共同进步,推动中医运动医学这门新兴学科的起步和发展。

二、中医运动医学的临床现状与分析

目前我国运动队的日常医疗服务主要通过体育医院、体育学院的附属医院、运动康复中心、运动队的治疗室来完成,而中医治疗手段在这些体育医疗单位中运用非常普遍,对运动员的伤病防治发挥了重要的作用。通过对 18 家体育医院、体育康复中心、体育学院附属医院进行问卷调查,对成都体育医院、广西体育医院等具有中医特色的体育医院进行了考察或访谈,结果如下。

(一) 体育医疗单位概况

整体来看,全国各专业运动队都会有自己的康复治疗室,这是最小规模也是最基础的治疗部门,规模较大的治疗部门则成立了专科医院或康复中心。一些省市取名为运动创伤专科医院,如吉林运动创伤医院;山东成立运动员康复中心,负责全省各运动队运动员的医务工作;很多体育学院成立了自己的附属医院,如成都体育学院、上海体育学院、北京体育大学、武汉体育学院、南京体育学院、沈阳体育学院等;一些体育学院医务条件还不够好,就取

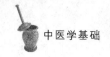

名为卫生所或医务室,如哈尔滨体育学院的卫生所;全国挂牌的体育医院有国家体育总局运动医学研究所体育医院、上海体育医院、成都体育医院、陕西体育医院、广东体育医院、广西体育医院、湖南体育医院等。

(二)中医运动医学的临床现状的分析

1. 体育医院的分布 目前我国体育医院的发展正处在上升阶段。体育医院地域发展呈现出不平衡性,华北、华东、华南经济比较发达的地区体育医院数量较多,而华中、西南、西北等经济欠发达地区数量较少。但却是这些所占比例小的地区的体育医院发展是比较好的,如成都、武汉、西安等地的体育医院都是特色鲜明,知名度较高的医院。这主要是因为这些地区起步较早,都在 20 世纪 50 年代便成立了医院,因此在多年的发展中找到了一条适合自己的路,在行业内有了自己的知名度。而经济发达地区资金充足,可以建立具有一定规模的体育医院,但起步晚,特色不够突出,制约了医院的发展方向。东北地区不仅起步晚,资金投入也不充足,因此都是规模不大,是以体工队医务室为主的医疗机构。

2. 体育医院从事中医工作的人员统计 各个体育医院中从事中医工作的人数占到医院总人数的比例都比较高,约占到48.98%,如表10-5所示。成都体院附属医院中共30多人的医院几乎都是从事中医方面工作的,而陕西体育医院中的36人中从事中医工作的人有25位之多。其他医院不论规模大小从事中医的人数也较多。可见中医是体育医院中较有特色的项目,是体育医院发展的重点。以规模最大的成都体育医院来说,此医院又称中医骨伤医院,也是成都骨伤研究所,可见中医在成都体育医院中的重要地位。

表 10 - 5 各体育医院人员分配情况调查(人)

单　　位	总人数	从事中医工作	毕业于中医院校	毕业于其他院校中医学	其他专业(如运动人体科学)
哈尔滨体育学院卫生所	6	3	2	1	0
山东省运动员康复中心	28	10	10	0	0
陕西省体育医院	36	25	11	14	0
上海市体育医院	42	32	32	0	0
武汉体育学院医院	71	24	10	3	0
国家体育总局体育医院	88	25	10	15	0
南京体育学院医院	37	13	9	2	2
河北体育学院医院体工队医务室	58	8	3	5	0
湖南省体育医院	60	18	14	4	0
广西体育医院	60	18	17	0	0
广东体育医院	50	16	7	9	0
浙江体育职业技术学院体育医院	79	39	38	1	0
沈阳体育学院附属医院	15	2	2	0	0
成都体育学院附属医院	38	35	21	14	0
北京体育大学医院	35	4	3	1	0
吉林省体育系统运动创伤医院	39	5	5	0	0
上海体育学院附属伤骨科医院	40	3	3	0	0
四川省骨科医院	300	250	87	163	0

但我们也应该看到,虽然各体育医院中从事中医的人数较多,但 53.58% 的人是中医院校毕业的,其他学校中医学(如成都体院中医学)比例占到 43.96%。而上海体育医院中 32 位中医工作人员均来自中医院校,山东省运动员康复中心的 10 位中医工作人员也是如此。由此我们分析:

(1) 各体育医院在对人员引进问题上偏向中医学这个对治疗损伤相对实用的学科,对与体育其他相关学科如运动人体科学不是很重视。

(2) 中医在各体育医院中占主要地位,是各体育医院中的特色项目。

3. 各体育医院中医科室设置情况　如表 10 - 6 所示,各体育医院中医科室建设并不全面,除了山东省运动员康复中心对各个科室并没有细分,只有一个运动员治疗室外,其他医院中有 12 家医院有针灸科,11 家医院有推拿科,13 家医院有中医骨伤科,只有 7 家医院有中医内科,4 家医院设置了中医外科。而如武汉体育学院医院这样发展较好的医院也只设置了中医骨伤科这一个与中医有关的诊室。这主要是跟体育医院的治疗特点有关,大部分体育医院以治疗运动员为主,而运动员是受伤较多的一个群体,因此治疗损伤的骨伤科是医院普遍设置的科室。而中医内科、中医外科等科室治疗的一些疾病与运动员联系并不那么密切,因此没有设置此类科室。

表 10 - 6　各体育医院科室建设情况

单　　位	针灸科	推拿科	中医内科	中医外科	中医骨伤科	其他科室
哈尔滨体育学院卫生所	√				√	
山东省运动员康复中心						运动员治疗室
陕西省体育医院	√	√			√	
上海市体育医院	√	√	√	√	√	
武汉体育学院医院					√	
国家体育总局体育医院	√	√				
南京体育学院医院	√				√	
河北体育学院医院体工队医务室	√				√	
湖南省体育医院	√	√	√			颈肩腰腿痛专科
广西体育医院	√	√	√		√	中药外洗烫疗
广东体育医院					√	
浙江体育职业技术学院体育医院	√	√	√	√	√	
沈阳体育学院附属医院					√	
成都体育学院附属医院	√	√	√	√	√	
北京体育大学医院	√				√	
吉林省体育系统运动创伤医院	√	√	√	√	√	
上海体育学院附属伤骨科医院					√	
四川省骨科医院	√	√	√	√	√	

4. 实习生进修情况　如表 10 - 7 所示,大部分实习生进入医院是在针灸、推拿、中医骨

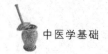

伤科实习。推拿科室一般情况下是允许实习生进行操作的,但针灸科、骨伤科学生实际操作机会较少,基本上只是在做一些拔针或者拔火罐的工作,这对于实习人员的专业操作技术的提高是十分不利的,对于医院后备人才的培养也有一定的限制作用。

表 10 - 7　实习生实习进修情况调查表

单　　位	针灸科	推拿科	中医内科	中医外科	中医骨伤科	其他科室
哈尔滨体育学院卫生所	√					
山东省运动员康复中心	√	√				
陕西省体育医院	√	√			√	
上海市体育医院	√	√			√	
武汉体育学院医院	√	√				
国家体育总局体育医院	√	√				
南京体育学院医院	√	√				
河北体育学院医院体工队医务室	√	√			√	中医养生
湖南省体育医院	√	√			√	
广西体育医院		√			√	
广东体育医院	√	√			√	
浙江体育职业技术学院体育医院	√	√	√			
沈阳体育学院附属医院	√					
成都体育学院附属医院	√					
北京体育大学医院	√		√			
吉林省体育系统运动创伤医院						
上海体育学院附属伤骨科医院						
四川省骨科医院	√	√	√	√	√	

5. **中医应用的比例**　中医手段在体育医院中应用平均比例有 66%~71%,最少的应用中医治疗的比例也有 40%~49%,而最多的成都体育学院附属医院已经达到了 80%。可见中医在体育医院中的应用是十分广泛的,而中医在治疗运动性疾病和损伤是非常有特色的,中医在运动医学中占有极其重要的地位。

6. **各体育医院中医治疗的手段**　从表 10 - 8 中内容综合来看,最常用的方法是针灸、推拿、中药外敷。这主要还是与运动员受外伤较多的特点所决定的,运动员在训练量大的时候容易疲劳,而肌肉、韧带等部位在训练中也是十分容易受伤,因此针灸、推拿这种以外治内的治疗方式十分受欢迎。中药应用也是以外敷为主,其主要方药为运动损伤专家郑怀贤教授所研发的"新伤药"、"旧伤药"。内服方药使用最多的也只是六味地黄丸或者四君子汤等调理类的药物,这与运动员要经常参加比赛的特点有关,运动员在比赛前的兴奋剂检测使他们不可能随意服中药。

表 10 - 8　各体育医院常用中医手段和常用药方

单　　位	采用的中医手段	常用药方
哈尔滨体育学院卫生所	针灸、推拿和自制丸散胶囊等中药内服	无
山东省运动员康复中心	针灸、推拿、穴位注射或敷贴、火罐	生脉散
陕西省体育医院	针灸、推拿、自制中药外用剂外用	新伤药
上海市体育医院	针灸、推拿、自制中药外用剂外用、购买中成药内服或外用	三色外敷方、熏洗方
武汉体育学院医院	针灸、推拿、穴位注射或敷贴、火罐、自制中药外用剂外用	新伤药、旧伤药
国家体育总局体育医院	针灸、推拿	新伤药
南京体育学院医院	针灸、推拿、穴位注射或敷贴、火罐、自制中药外用剂外用	新伤药、旧伤药
河北体育学院医院体工队医务室	针灸、推拿、开中药处方,药店或药房配方后煎服	无
湖南省体育医院	针灸、推拿、穴位注射或敷贴、火罐、自制中药外用剂外用	自拟
广西体育医院	推拿、自制重要外用剂外用	自配经验方
广东体育医院	针灸、推拿、穴位注射或敷贴、火罐	新伤药
浙江体育职业技术学院体育医院	针灸、推拿、自制中药外用剂外用	筋伤软膏、骨伤软膏
沈阳体育学院附属医院	针灸、推拿、自制中药外用剂外用	跌打外敷药、接骨丹
成都体育学院附属医院	针灸、推拿、穴位注射或敷贴、火罐、开中药处方,药店或药房配方后煎服	六味地黄丸,四君子汤
北京体育大学医院	针灸、推拿、穴位注射或敷贴、火罐、开中药处方,药店或药房配方后煎服	新伤药
吉林省体育系统运动创伤医院	针灸、推拿、穴位注射或敷贴、火罐、自制中药外用剂外用	无
上海体育学院附属伤骨科医院	针灸、推拿、穴位注射或敷贴、火罐、自制中药外用剂外用	经验方
四川省骨科医院	针灸、推拿、穴位注射或敷贴、火罐、开中药处方,药店或药房配方后煎服、自制中药外用剂外用、自制丸散胶囊等中药内服	软坚散,1、2、3 号熏洗药、六味地黄丸

7. 各体育医院中医运动医学的科研情况　各医院科研课题还不多,级别也不高。由于医院治疗最多的为损伤类的疾病,因此临床的研究也就在损伤方面和运动性疾病方面是最多的,约占 31.8% 和 34.1%,其他如心理应激的调理、传统养生与健康促进等方面的课题很少,分析原因是与医院的规模和发展方向有关。首先许多体育医院目前还在起步阶段,没有足够的研究实力申请到级别高的课题;其次如何增加医院收入是工作重点,要保持医院一定的门诊量,在资金有限情况下,医院投入到科研的精力和资金自然有限;再者可能与运动队

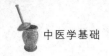

的合作不够密切,仅仅起到了一个治疗服务的作用,没有对疗效机制、治疗新方法、新药开发、提高运动队能力等方面进行深入研究。

(三) 结论与建议

1. 加强中医临床技能培训,充分发挥中医在防治运动员伤病上的优势　一般可以看到,对于运动员的伤病治疗,中医起着重要作用,虽然当运动员出现较重的损伤,我们采用西医手术手段,但在其康复阶段仍要用到中医药,刘翔、姚明等著名运动员在术后康复阶段中医药所起的作用就是很好的证明。在日常应用中,处理小的损伤方面,中医手段无疑是很好的选择。中医的治疗手段不仅可以对运动员的伤病进行治疗,还可对运动员的身体进行调理,从而预防运动性疾病和运动性损伤。

我们应加强对体育医院工作人员的中医临床技能的培训,在体育医院之间、体育医院与中医医院之间进行人才的流动或进修学习等,不断学习如小针刀、特效方药、独特推拿手法等中医治疗损伤、促进康复的新方法与新技术。

2. 增大投入,建设更多具有中医特色的体育医院　我们调查发现体育医院的规模与数量还有待提高,有关部门应增大这方面的投入。很多地区只是以体工队治疗室的形式在为运动员提供医疗服务,由于资金不足,无法引进更多的人才,也不能建立起具有一定规模的体育医院,因此限制了医疗服务的质量,使其医疗特色无法发挥。建设以中医为特色的体育医院相对投入较少,在针灸、推拿、中医骨科上面形成自己的特色,充分发挥中医在治疗运动员伤病上的优势,对提高运动成绩和保护运动员少受损伤都是十分必要的。事实证明目前成都、广西、武汉的体育医院主要以中医为特色,医院已形成规模,除对运动员进行日常医院服务外,对外诊疗也取得了不错的经济与社会效益,对运动医学学科发展也起到了重要的推动作用。

3. 发挥中医药与运动在保健康复中的作用,加强体育医院保健康复职能　体育医院除了治疗伤病的职能外,还有提高国民体质与保健康复的职能。运动康复及中医药在康复保健上非常有优势,但还没有一家体育医院以运动康复、健康促进为特色。而且如前所述,医院在引进人才时,也少有运动人体科学或运动康复专业的学生。体育医院目前忽视了保健康复的职能、对全民健身的指导。一方面,我们希望尽快建成一些以运动康复保健为特色的体育医院,突出运动疗法、中医药在康复保健中的作用。上海体育学院附属医院已在这方面进行了尝试,引进了相关设备及专业人才,我们希望它能率先成为以运动康复为主要特色的知名体育医院。在另一方面,现有体育医院应加大康复保健设备的购置与投入,引进专业人才,为促进国民健康作出贡献。

4. 加强国际交流,扩大中医运动医学的国际影响　在运动医学领域,西医运动医学经过了多年的发展与研究,比之我国传统医学为载体的中医运动医学更具有主导地位。事实上,西方运动医学对我国传统中医是非常关注的,2009 年 5 月美国运动医学第 56 届年会就邀请我国从事中医运动医学的科研教学人员 6 人组团参加。因此我们在不断努力发展自身的同时也要加强国际交流与合作,真正地让我们传统的中医运动医学疗法走出国门,走向世界。只有这样,才能让更多的人了解中医运动医学,学习中医运动医学,中医运动医学才能得以发扬光大。

5. 重视中医运动医学的理论研究,以科研带动临床　我们应该看到,运动医学的蓬勃发展,与基础和临床研究有着密不可分的联系,中医运动医学同样如此。实际上,科研与临床应互相促进,科研工作做得好,课题的级别、研究成果有突破,对充分发挥中医药调理运动员的身体技能,改善其竞技状态,缓解比赛带给运动员的种种压力,激发运动员潜能,提高运动员成绩有着很好的促进作用;同样,运动队成绩好了,医院知名度自然得到提升,便可吸引更多的病人,增加医院的收入。

总之,通过以上中医运动医学临床现状与分析,我们认为中医运动医学的临床优势和特色在以下几个方面:对运动性疾病、运动创伤依照辨证论治寻求更有效的中医治疗方法、中医药或药膳对赛前应激的调理、中医药提高运动能力、中医药抗运动性疲劳、运用中医运动医学的理论对运动者进行咨询服务、辨证指导等。我们应该充分看到中医的强大潜力,充分开展中西医结合研究,形成有中国特色的中医运动医学理论模式。这样才能发挥祖国医学的强大力量,使中医运动医学真正在运动医学领域内占有一席之地,进而真正促进运动医学的整体发展。

我们坚信,随着运动医学的不断完善发展,中医在其中的优势将越来越明显,也将是以后运动医学临床治疗中一个重要的应用手段。

三、中医运动医学的科研现状与分析

医学科研的最终目的是寻求更有效的手段从而防止疾病的发生,保证人民身心的健康水平。众所周知,人是医学科学研究的最终对象,而研究的内容主要是围绕人类生命自然周期中的一系列变化规律及其应对的方式方法。目前,实验医学已成为现代医学科学研究中最重要的部分,而研究基本上都是按照一般的先试验后临床的过程进行。中医运动医学的科研研究与这种程序相比有着自身的特点:

(1)以辨证论治这一传统医学理论为基础为竞技体育及群众体育提供医疗保障服务。

(2)以中医药科学积累的丰富临床经验和应用结果为主要手段,运用现代科学方法对于研究对象进行临床观察、效果评定,进而将结果进行经验的再总结,规律的再摸索,然后运用于实验研究之中去,以此阐明其原理。

(3)积极发掘、整理、验证、开发、推广具有中医特色的医疗体育和预防疾病的传统体育养生方法如太极拳、八段锦等进而应用于健康促进和疾病。

(一)中医运动医学科研的内容

以我国中医运动医学的发展现状而言,当前的科研内容大体可归纳为以下几个方面:

(1)对于运动医学定义的运动性疾病、运动创伤依照辨证论治为理论基础进行再分类,寻求更有效的中医治疗方法。

(2)中医药或药膳对训练、赛前应激的调理。

(3)中医药提高运动能力的研究。

(4)传统体育养生对于健康促进或疾病康复方面影响的研究。

(5)中医药与运动性疲劳的研究。

(6)中医药联合运动对于疾病的预防、康复方面的研究。

(7)中医运动医学学科建设与课程设置等方面研究。

(8)运用中医运动医学的理论和技术对运动者进行咨询服务、辨证指导。

(二)中医运动医学研究论文特征分析

运动医学作为一门将运动与医学相结合的学科,主要研究的是运动引发的一系列医学问题,探讨出一种有效的方法,进而提高运动员的训练水平,提高运动成绩,使大众人群更安全有效地进行锻炼,提高全民身体健康水平。随着奥林匹克运动的发展,运动员的训练与竞赛日益激烈,带来的医学问题也日益增多。无疑运动医学的内容也就需要不断的更新与增加。中医运动医学正是在这一不断开拓、不断创新的过程中苗壮成长。

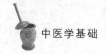

1. 论文数量分析 通过对1997年至2009年6月出版发行的具有代表性的21种期刊，其中重点囊括了我国13个体育专业类核心期刊:《北京体育大学学报》、《武汉体育学院学报》、《成都体育学院学报》、《上海体育学院学报》、《西安体育学院学报》、《天津体育学院学报》、《广州体育学院学报》、《山东体育学院学报》、《体育科学》、《体育与科学》、《体育学刊》、《中国体育科技》、《体育文化导刊》,2个医学专业类核心期刊即《中国运动医学杂志》、《中国康复医学杂志》,以及其余6所体育类院校学报《哈尔滨体育学院学报》、《河北体育学院学报》、《吉林体育学院学报》、《南京体育学院学报》、《沈阳体育学院学报》、《首都体育学院学报》的筛选,获取了1 380篇有关中医运动医学方面的论文。《中国康复医学杂志》及《中国运动医学杂志》在刊载论文的数量上较其他期刊具有明显的优势。这在一定程度上表明中医运动医学的科研工作已越来越受到世人的重视,在我国运动医学研究中也占据着一定的地位。

体育类院校以其独特的办学特色和教育方式,多年来为我国的体育事业输送了大批人才,而各个学校中有关中医运动医学的科研研究也在不断改进和完善。随着部分院校学报陆续划归为我国体育专业类核心期刊范畴,中医运动医学研究领域的文章也被多次刊载在这些期刊的显要位置,无论从论文数量上还是质量上都有了一定程度的提高。从以上数据中我们可以看到,中医运动医学论文刊载较多的学校集中在北京、武汉、吉林、沈阳、山东等几所院校的学报。而无论从地理位置、人文环境,还是从科研力量来看,北京体育大学更是以其得天独厚的资源优势在中医运动医学科研文章的收编方面体现出了一定的领先地位。而武汉体育学院的扈克文教授曾师从于我国著名中医骨伤专家郑怀贤,并在该校创建了以诊疗运动损伤为特色的武汉体院医院。这也为他们的中医运动医学研究提供了扎实的基础。

在这14所院校中,以成都体育学院的中医骨伤专业最具特色,可以说是中医运动医学方面研究和实践在所有体育类院校中的最突出体现。虽然在成都体育学院学报中对于中医运动医学相关文章收录相比较而言不多,但它的专业设置以及学科教学特点已具备了中医运动医学发展的要求。成都体育学院开设的中医学专业(中医骨伤科学方向)已有四十多年的历史,是全国体育院校中唯一的医学类专业,也是全国高校中建立最早的中医骨伤科专业。该专业所完成的科研项目达70余项,其中多项成果获得省部级科技进步奖、教学成果奖。在运动损伤的治疗、药物和仪器研制、运动技术诊断、运动性疲劳、人体功能评定等研究领域处于国内领先地位,在国际上也有一定影响。他们在我国中医骨伤领域的泰斗级元老郑怀贤教授的带领下,全身心地投入到伤科诊疗、中药、按摩等各项科研研究工作中,几十年来,运动医学系和附属体育医院为体育系统和卫生系统培养了大批主要以中医为主、中西医结合的骨伤科医师、运动医学教师、科研人员、运动队队医等方面的人才,为我国中医运动医学的发展做出了卓越的贡献。其所创的"一号新伤药"、"舒活酒"、"铁弹丸"、"三七散"、"抗骨质增生丸"、"一号活络膏"、"虎骨木瓜酒"等郑氏良方,以其独特功效,为众多疑难运动类创伤提供了良好的解决方案,也为千百万患者解除了痛苦。而这其中出版的《郑怀贤医著集粹》、《中医骨伤科学》、《伤科诊疗》等著作也为中医运动医学的科研和教学提供了系统、完善的理论依据。

2. 研究内容分布

(1) 21种期刊论文内容分布:我们将1 380篇论文分别从传统中医健身、中医药与运动性疾病、中医药与运动性疲劳、中医药与运动创伤、中医药或药膳对训练、赛前应激的调理以及学科建设类6大方面进行了分类。论文内容的分布情况非常明显,中医药在运动创伤方面的研究几乎占据了一半的比重,达到46%;而在运动性疲劳的研究以及传统中医健身领域的研究分别占据32%和10%的比例;其他如关于学科建设的讨论,中医药膳对于训练及赛前应激方面的影响,中医药在运动性疾病中的应用等方面的论文总共只占 12%。

（2）医学类期刊中医运动医学的论文情况:通过近 10 年中国知网中国期刊全文数据库的医药卫生类期刊进行了详细检索,获得中医运动医学相关论文 2 605 篇。其中运动性疾病类相关文章约 111 篇,训练与赛前调理约 16 篇,运动性创伤相关文章约 815 篇,运动性疲劳相关文章约 282 篇,传统中医健身方面文章约 1 381 篇。这些数据表明中医运动医学的科研内容并非局限于体育类期刊,在基础及临床医学类期刊中中医运动医学研究报道也很多。

3. 中药的安全性问题　中医运动医学的发展,在很大程度上要依赖于中药的运用。应该说在我国的运动医学发展史中,中药的使用也可谓是由来已久,很多运动员都曾服用中草药调节机体,以达到提高运动成绩的目的,或使用中草药外敷以加速损伤的愈合。伴随着国际体育界对于我国中药安全性等诸多方面的质疑和猜测,我国近几年对于中药相关科研研究中的安全性评价问题进行了进一步研究,并主要针对中药的毒性、不良反应(毒副作用)和兴奋剂的问题进行了深入讨论。

据史书记载,炎帝神农氏尝百草,一日遇七十毒,这是有史以来第一例药物不良反应,神农最后是误食断肠草,崩葬于今日的湖南省炎陵县。我国中药第一部专著《神农本草经》,是对当时已知的 365 味中药进行安全性分类,即上品、中品、下品。上品大多是滋补类,药性平和,使用安全程度高。下品药性猛烈,不少药具有毒性。由此我们知道,中药的药性是经过无数先辈们用鲜血和汗水甚至以牺牲生命的代价得以证明的。对于中药的毒副作用我们应该理性地看待。俗话说“是药三分毒”,而中药药品的所谓副作用与药品的有效性是相依相存的。但是对于运动员服用药物后出现的不良反应如胃部不适或腹泻等症状的出现,仍然与炮制药物的过程以及用药的药量及用法有很大的关系,这部分研究正在进一步开展。国家自然科学基金委员会已于 2002 年正式对于中药毒副作用研究项目立项研究,目前已取得了可喜的成绩。而目前运动队中中药运动补剂的使用已越来越趋于安全化,将毒副作用降低到了最大限度,充分利用了中药的特性,对于运动员提高运动成绩发挥了重要作用。

在有关中药与兴奋剂检测方面的科研工作目前正有条不紊的进行。而针对有些中草药的植物化学成分中含有属于国际奥委会(IOC)规定的禁用物质,如麻黄即含有 IOC 禁用物质麻黄碱等问题,我国中医运动医学科研工作者做了大量研究。国家食品药品监督管理局公布了涉及 IOC 禁用物质的中成药制剂,可以为运动员、队医使用适当的中药制剂提供参考,以免误服。对于此方面的研究目前仍然遇到如科研经费、方法等方面的制约。但如何更有效,更安全的发挥中药在中医运动医学中的应用已成为科研工作者努力的方向,相信在不久的将来,会有更多具有良好效果的中药制剂问世,为我国体育运动的发展保驾护航。

（三）中医运动医学科研课题情况

对全国 14 所体育类院校,18 所体育医院或运动康复中心,12 所体育科研所,8 所相关医科院校调查表明,各单位近 3 年研究中医运动医学的课题共 133 项,其中中医药与运动性疲劳 34 项,传统中医健身(气功、太极拳、养生等)与健康促进或疾病康复 37 项、中医药与运动创伤 23 项、中医药与运动性疾病 13 项、中医药或药膳对训练期间、赛前应激的调理 11 项、中医运动医学学科建设与课程建设 9 项、中医药联合运动与健康促进或疾病康复 6 项。高级别课题不多,只有 1 项国家级课题(国家自然科学基金)。

（四）结论与建议

通过以上各方面的分析研究表明,要想切实地提高中医运动医学科学研究,坚定的树立这一具有广阔发展前景的研究领域,并使之不断开拓创新,科研工作者必须团结一致,多加交流,才会在学术上、科研上迈向更高的台阶。而总结目前我国中医运动医学科研现状中存

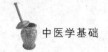
在的问题并结合实际情况提出相关意见和建议,更深入的挖掘中医运动医学的潜能,提高中医运动医学科研工作向更高水平不断迈进,我们认为应做好以下几个方面的工作:

1. 重视发展中医运动医学,加大投入力度　近几年来我国加大了对于体育科研方面资金的投入力度,很大程度上促进了相关科研工作的顺利进行,越来越多的科研成果被提出并实际应用到我国体育事业中来。但通过我们的研究发现,纵观近几年来特别是近3年来有关中医运动医学科研课题的资助情况看仍不十分理想。表现出虽然涉及的研究领域在不断扩增,但课题等级参差不齐,省部级以上课题稀少,而国家级课题更是凤毛麟角。国家在肯定中医运动医学领域研究发展的同时应借助目前良好的发展势头,加大对于科研投入的力度。支持并应长期支持有特点、有发展前景的研究课题项目不断深入研究。

2. 科研突出重点　通过对于我国目前中医运动医学论文、课题等科研领域的研究发现,中医药与运动创伤、传统中医健身与健康促进或疾病康复、中医药与运动性疲劳相关方面为近些年来代表我国中医运动医学的主要研究方向。我们应该抓住这几方面的研究优势,集中力量重点突破科研工作中遇到的疑点和难点问题。注重理论与实际的结合,在某些方面注重基础性研究的同时切不能忘记与临床实际研究的结合,做到将科研成果真正应用到实际中去。但也不可一味追求临床疗效而忽视个体差异等问题,时刻以中医运动医学的理论为基础,辨证论治,总结并归纳出中医运动医学研究领域中热点问题,促进其他方面各项科研水平的不断提高。

参 考 文 献

[1] 曲绵域.实用运动医学.北京:北京大学医学出版社,2003

[2] 沈邦华.运动医学领域中的中西医结合及其理论的学术特征.湖北体育科技,2001,20(2):52～54

[3] 韦军湘,韦金亮,徐锡杰,等.高等中医药院校运动医学专业人才培养模式与课程建设研究.体育科技,2008,29(2):19～23

[4] 邹军.关于建立运动中医学学科的思考.中国中医基础医学杂志,2006,12(9):665～667

[5] 董利升.运动损伤的中医保健疗法.长春中医药大学学报,2009,25(1):129～130

[6] 马红霞.当代中医药治疗运动损伤探讨.陕西中医,2007,28(3):383～384

[7] 郭德兵,吴红梅.中医药对运动性疲劳的恢复作用.首都体育学院学报,2007,19(3):41～43

[8] 谢琴,马亚妮.针灸在运动医学领域中的应用.山西体育科技,2007,27(1):4～6

[9] 白雪冰,陈力,黄日权.针刺法在消除运动性疲劳中的应用.辽宁中医药大学学报,2006,8(6):8

[10] 胡炳麟,王晨.中医推拿对女足运动员体能恢复的影响.中西医结合学报,2003,1(4):244

[11] 韩晓实.中医在运动损伤康复中所起的作用.河北医学,2002,8(10):80～81

[12] 任德全.科学认识、研究、对待中药安全性问题.中成药,2007,29(1):1～2

[13] 国家食品药品监督管理局.关于公布含有兴奋剂目录所列物质药品名单的通知.2008

[14] 邹军.中医运动医学.北京:人民体育出版社,2011.6

图书在版编目(CIP)数据

中医学基础/邹军主编. —上海：复旦大学出版社,2013.10(2018.3 重印)
ISBN 978-7-309-09452-7

Ⅰ. 中⋯　Ⅱ. 邹⋯　Ⅲ. 中医医学基础-体育院校-教材　Ⅳ. R22

中国版本图书馆 CIP 数据核字(2013)第 005068 号

中医学基础

邹　军　主编

责任编辑/贺　琦

复旦大学出版社有限公司出版发行

上海市国权路 579 号　邮编：200433
网址：fupnet@ fudanpress.com　　http://www.fudanpress.com
门市零售：86-21-65642857　　团体订购：86-21-65118853
外埠邮购：86-21-65109143　　出版部电话：86-21-65642845
江苏凤凰数码印务有限公司

开本 787×1092　1/16　印张 19.25　字数 479 千
2018 年 3 月第 1 版第 2 次印刷

ISBN 978-7-309-09452-7/R · 1295
定价：60.00 元